ここが知りたい

強心薬のさじ加減

編著 北風政史
**国立循環器病研究センター
臨床研究部部長**

中外医学社

執筆者一覧 (執筆順)

杉町　　勝	国立循環器病研究センター循環動態制御部　部長	
木原　康樹	広島大学大学院医歯薬保健学研究院循環器内科学　教授	
髙島　成二	大阪大学大学院医学系研究科医化学　教授	
瀬口　　理	国立循環器病研究センター重症心不全・移植医療部	
筒井　裕之	北海道大学大学院医学研究科循環病態内科学　教授	
朝倉　正紀	国立循環器病研究センター臨床研究部　室長	
中本　　敬	大阪大学大学院医学系研究科循環器内科学	
坂田　泰史	大阪大学大学院医学系研究科循環器内科学　教授	
佐藤　幸人	兵庫県立尼崎総合医療センター循環器内科　科長	
肥後修一朗	大阪大学大学院医学系研究科循環器内科学　助教	
塚本　　蔵	大阪大学大学院医学系研究科医化学　助教	
柳澤　輝行	東北大学大学院医学系研究科・医学部分子薬理学分野　教授	
髙濱　博幸	国立循環器病研究センター心臓血管内科	
大西　勝也	大西内科ハートクリニック　院長	
長谷川拓也	国立循環器病研究センター心臓血管内科	
猪又　孝元	北里大学医学部循環器内科学　講師	
絹川真太郎	北海道大学大学院医学研究科循環病態内科学　講師	
市来　智子	Mayo Clinic Associate Professor of Medicine	
坂本　隆史	九州大学病院循環器内科	
岸　　拓弥	九州大学循環器病未来医療研究センター未来心血管治療学共同研究部門　准教授	
橋村　一彦	阪和記念病院　副院長/心臓血管センター長	
吉原　史樹	国立循環器病研究センター高血圧・腎臓科　医長	
大郷　　剛	国立循環器病研究センター心臓血管内科　医長	
安村　良男	大阪警察病院循環器内科　部長	
安斉　俊久	国立循環器病研究センター心臓血管内科　部長	
舟田　　晃	金沢大学大学病院救急部　講師	
神﨑　秀明	国立循環器病研究センター心臓血管内科　医長	

福井重文	国立循環器病研究センター心臓血管内科
中西宣文	国立循環器病研究センター肺高血圧先端医療学研究部 部長
佐田　誠	国立循環器病研究センター呼吸器・感染症診療部 医長
朝野仁裕	大阪大学大学院医学系研究科循環器内科学 助教
上田友哉	奈良県立医科大学第1内科学 診療助教
斎藤能彦	奈良県立医科大学第1内科学 教授
坂根和志	大阪医科大学内科学III教室・循環器内科 助教
石坂信和	大阪医科大学内科学III教室・循環器内科 教授
田巻庸道	天理よろづ相談所病院循環器内科
中川義久	天理よろづ相談所病院循環器内科 部長
永井利幸	国立循環器病研究センター心臓血管内科
浅沼博司	京都府立医科大学循環器内科学 特任准教授
北風政史	国立循環器病研究センター臨床研究部 部長
佐々木英之	阪和記念病院心臓血管センター 副部長
天木　誠	国立循環器病研究センター心臓血管内科
大原貴裕	国立循環器病研究センター心臓血管内科
山本博之	千葉西総合病院心臓病センター 副部長
川上将司	国立循環器病研究センター心臓血管内科
野口暉夫	国立循環器病研究センター心臓血管内科 部長
中野　敦	国立循環器病研究センター臨床研究開発室 室長
塩島一朗	関西医科大学内科学第二講座 教授
岩嶋義雄	国立循環器病研究センター高血圧・腎臓科 医長
白石　公	国立循環器病研究センター小児循環器科部 部長
菅野康夫	国立循環器病研究センター心臓血管内科 医長
大谷朋仁	大阪大学大学院医学系研究科循環器内科学 助教
花谷彰久	大阪市立大学大学院医学研究科循環器内科学 講師
和泉　徹	新潟南病院 統括常勤顧問

緒言

　本書のタイトルは,「強心薬」と「さじ加減」という2つのキーワードから成り立つ. この2つの言葉の「どこを知りたい」というのか？　といぶかる方もおられよう. そのお気持ちはよくわかる. というのも, この2つの言葉は, 医学・医療の世界においては時代遅れであるからだ.「強心薬」に関しては, 多数の大規模介入臨床試験において, 慢性心不全の生命予後を改善するどころかかえって悪化させてしまうことが知られている. また,「さじ加減」は, ガイドラインや evidence-based medicine とは真逆をいく概念である. それは, 医師個人の判断で, その患者さんの病態や様子により薬剤を投与したりしなかったり, 量を増減させようというものであるからだ. でも, 今回, 私はあえてこのタイトルをつけた慢性心不全の治療に関する成書を企画したのには, 2つの理由がある.

　その1つ目の理由は, 心不全の病態は, 特に急性または重症心不全では, 強心薬がなければ患者さんの生命を救えないことが少なからずあるからだ. 以前私が行っていた心臓移植部の病棟回診において, 強心薬を長期間静脈内投与しないと生命が維持できない心臓移植の待機重症心不全患者さんを診るにつけその感を強くしてきた. 急性心不全の治療現場においても, 利尿薬や hANP だけで乗り切ることが難しく, 強心薬を使って救命できた症例に出会うことはよくある. しかし, この臨床現場での事実に対する科学的なエビデンスがないのも事実である. 急性・慢性心不全のどのような病態において, どれぐらいの期間, どのような強心薬を投与するべきかについてはコンセンサスがない. 強心薬は両刃の剣であり, その使いかたを大規模研究で明らかにすることはきわめて困難であるからだ. 2つ目は, ガイドラインのもとになる大規模臨床研究では, 慢性心不全にβ遮断薬・ACE 阻害薬・ARB・アルドステロン拮抗薬を投与するべきであるかを教えてくれたが, 高血圧・心筋症・弁膜症・心筋虚血などによる異なる原因による心不全に対して, 強心薬をどのように使うべきか, もしくは使わないべきかについて, 誰も教えて

くれない．でも，強心薬は慢性心不全の長期予後に対して効果がないから，その用量が不明だから，使いかたがわからないからといって，急性・重症心不全の患者さんを助けないわけにいかない．まさしく「さじ加減」の世界である．実は「さじ加減」という単語のなかに使われている「おさじ」とは，江戸時代，将軍または大名の侍医のことを指す．つまり「さじ加減」とは，将軍または大名の侍医の虎の巻のようなもので，narrative-based medicine と密接に関係する．でも，narrative-based medicine は evidence-based medicine の対極に立つもので科学的ではない．一方，我々医療関係者は，科学的に正しいと考えられることを患者さんに施行する責務がある．つまり「循環器病医療での必要性はあるのだが，科学的 evidence を得るのが困難だ」というのが，強心薬と心不全の関係であり，このような状態をどのように打破し，なるべく正確な情報を循環器病の診療に携わっておられる方に届ける必要があると感じていた．どうすれば，いいのであろうか？

そこで考えたのが，一流の循環器医師のなかでも特に臨床経験が豊富でしかも科学的思考のできる先生方に，強心薬の使いかたをその病態に分けてなるべく科学的見地から語っていただくことである．この試みが無茶なことは百も承知の上であり，実際，執筆をご依頼させていただいた先生のなかには，自分の分担部分に対して明確なエビデンスがないことを理由に，ご執筆を断ってこられた方もおられた．でも，一流の循環器医師は，自分の頭のなかで科学に基づいた治療に関する SOP（standard operating procedure，標準作業手順書）をもっており，それらを本書でご披露していただいた次第である．熱心な先生方のご尽力で，かけがえのない良い本ができたと自負している．ご執筆いただいた先生方に深く感謝するとともに，本書が，心不全の治療に携わっておられる先生方の御役に立てることができれば，編者の大きな喜びである．そして最後に，より多くの患者さんとその心臓を救える理想的な強心薬が創薬されることも心から祈念したい．

2016 年春寒の頃

北 風 政 史

目　次

第1章　心臓の収縮と弛緩のメカニズム
1. 生理学的観点から……………………………………〈杉町　勝〉　1
2. 心筋細胞のカルシウムハンドリング………………〈木原康樹〉　7
3. 高エネルギーリン酸の観点から……………………〈髙島成二〉　12
4. 分子生物学的観点から………………………………〈瀬口　理〉　18
5. 臨床の観点から………………………………………〈筒井裕之〉　29

第2章　強心薬とは
1. 強心効果のメカニズム………………………………〈朝倉正紀〉　38
2. 経口強心薬……………………………〈中本　敬　坂田泰史〉　43
3. ドパミンとドブタミン………………………………〈佐藤幸人〉　53
4. ノルエピネフリン・エピネフリン…………………〈肥後修一朗〉　59
5. PDE III 阻害薬………………………………………〈塚本　蔵〉　66
6. 薬理学的視点からみた各種強心薬の特徴…………〈柳澤輝行〉　73

第3章　強心薬を投与すべき病態とは
1. 強心薬が必要な病態とは？…………………………〈髙濱博幸〉　85
2. どのような病態に強心薬が必要か？
　　──血行動態の観点から……………………………〈大西勝也〉　87
3. どのような病態に強心薬が必要か？
　　──心エコー図からわかること……………………〈長谷川拓也〉　95
4. 急性心不全──虚血性，非虚血性の病態と治療の差異
　　………………………………………………………〈猪又孝元〉　103
5. クリニカルシナリオ3の病態と強心薬………………〈髙濱博幸〉　109
6. 急性心不全──いかに強心薬をweaningするのか？
　　………………………………………………………〈猪又孝元〉　116
7. 慢性心不全の病態と治療……………………………〈絹川真太郎〉　121

8. 慢性心不全——いかに強心薬を weaning するのか？
　　　　　　　　　　　　　　　　　　　　〈絹川真太郎〉128
9. 心不全患者の血行動態と神経体液性因子の関連性
　　　——強心薬により是正は必要か？ また，可能か？…〈市来智子〉134
10. 心不全患者の血行動態と交感神経活性化の関連性
　　　——強心薬の投与はどのような影響を及ぼすのか？
　　　　　　　　　　　　　　　　　〈坂本隆史　岸　拓弥〉141

第4章　急性心不全における強心薬の使いかた

1. Forrester 分類からみた考えかた……………〈橋村一彦〉148
2. クリニカルシナリオからみた考えかた………〈橋村一彦〉154
3. Nohria-Stevenson 分類からみた考えかた………〈橋村一彦〉160
4. 腎不全を併発しているとき………………………〈吉原史樹〉166
5. 肺高血圧症を合併するとき………………………〈大郷　剛〉173
6. 心機能が極端に低下しているとき………………〈安村良男〉179
7. 心機能が保たれているとき………………………〈安斉俊久〉186
8. 電撃性肺水腫での使いかた………………………〈舟田　晃〉192
9. 左心不全が主体のときの使いかた………………〈神﨑秀明〉199
10. 右心不全が主体のときの使いかた………〈福井重文　中西宣文〉207
11. COPD を合併したときの使いかた………………〈佐田　誠〉213
12. 強心薬の効果が十分でないときの対応…………〈朝野仁裕〉218

第5章　慢性心不全における強心薬の使いかた

1. HFrEF での強心薬の使いかた…………………〈木原康樹〉224
　　コラム：HFpEF での強心薬の位置づけ………〈髙濱博幸〉231
2. NYHA が悪化してきたときに
　　強心薬を用いるべきか？……………………〈橋村一彦〉232
3. 腎機能が悪化してきたときにどのように
　　強心薬を用いるのか？………………〈上田友哉　斎藤能彦〉237
4. BNP が上昇してきたときに強心薬を使うべきか？…〈橋村一彦〉243
5. EF が低下してきたときに強心薬を使うべきか？……〈橋村一彦〉247

6. 心拡大が生じてきたときに強心薬を使うべきか？
　　　　　　　　　　　　　　　　〈坂根和志　石坂信和〉252
  7. 虚血性心疾患による心不全に強心薬を使うべきか？
　　　　　　　　　　　　　　　　〈田巻庸道　中川義久〉262

第6章　強心薬と他の薬剤との併用のさじ加減

  1. 強心薬と利尿薬 …………………………………〈永井利幸〉267
  2. 強心薬とβ遮断薬 ………………………………〈安村良男〉274
  3. 強心薬とRAS阻害薬 ……………………〈浅沼博司　北風政史〉278
  4. 強心薬と血管拡張薬 ……………………〈佐々木英之　橋村一彦〉286

第7章　病態による強心薬の使いかた

  1. 拡張型心筋症による心不全と強心薬 ……………〈髙濱博幸〉294
  2. 肥大型心筋症による心不全と強心薬 ……………〈舟田　晃〉300
  3. 大動脈弁疾患における強心薬 ……………………〈天木　誠〉306
  4. 僧帽弁疾患による心不全と強心薬 ………………〈天木　誠〉311
  5. 三尖弁疾患による心不全と強心薬 ………………〈大原貴裕〉317
  6. 頻脈性および徐脈性心不全における
     強心薬の使いかた ………………………〈山本博之　橋村一彦〉324
  7. 心筋梗塞後の心不全と強心薬 …………〈川上将司　野口暉夫〉333

第8章　強心薬についてのワンポイントレッスン

  1. 臨床で強心薬を用いると心筋細胞は
     傷害されるのか？ …………………………………〈髙濱博幸〉341
  2. 強心薬使用による心筋傷害は検出できるのか？ …〈中野　敦〉344
  3. 強心薬と内皮機能は関係するのか？ ……………〈塩島一朗〉353
  4. 強心薬とアディポネクチンは関係するのか？ …〈岩嶋義雄〉356
  5. 呼吸機能に強心薬は関係するのか？ ……〈山本博之　橋村一彦〉361
  6. 強心薬は耐糖能異常と関係するのか？ …………〈佐々木英之〉367
  7. 強心薬は小児にどう使うのか？ …………………〈白石　公〉373
  8. 強心薬は高齢者にどう使うのか？ ………………〈菅野康夫〉380

第9章　重症心不全患者の強心薬の使いかた

1. 重症心不全患者の強心薬の使いかた ……………………〈大谷朋仁〉385
2. カテコラミンの導入・離脱の実際 ………………………〈瀬口　理〉391
3. IABPとの併用・IABP weaning時の使いかた…………〈花谷彰久〉404
4. PCPS/VASとの併用・weaning時の使いかた…………〈花谷彰久〉410
5. 植込み型補助人工心臓時代の強心薬の使いかた ………〈瀬口　理〉418

第10章　強心薬の将来像 ……………………………………〈和泉　徹〉429

索　引……………………………………………………………………… 439

第 1 章　心臓の収縮と弛緩のメカニズム

1. 生理学的観点から

take home messages

① 左室は時変弾性体で巨視的にモデル化できる．
② 巨視モデルで血行動態や酸素消費量を予測できる．
③ 強心作用による拍出量増加は，不全心でより効果的である．
④ 強心薬の酸素浪費効果は徐脈により打ち消すことができる．

1 時変弾性モデルによる巨視的理解

　心臓の各心腔の機械物理学的特性は，精度を失うことなく巨視的に理解することが可能であり，このことは臨床での直感的な理解を可能にしている．心腔は拡張末期に最も柔らかく収縮末期に最も硬い，心周期内の時相によりその弾性を変える性質によって特徴づけられる．これは細胞内カルシウム濃度の周期的な変化により惹起されるが，現象論的には心周期ごとに弾性（エラスタンス）が変化する血液を貯留する袋と捉えてよい（図 1 左）[1]．この定式化のうえで，（巨視的指標を用いるにもかかわらず）血行動態や心腔酸素消費量の変化について，精度良く定量的に評価できることが知られている．以後の議論では血行動態や心臓酸素消費量に最も影響の大きい左心室について主として述べる．
　心室の弾性は心室圧を心室容積で除して概算できる（正確には無負荷容積

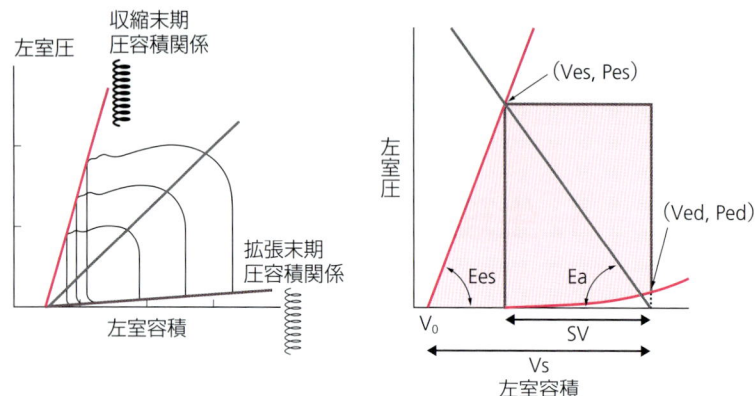

図1 時変弾性体による左室モデル
左：心臓を構成する心腔は，心周期内の時相によりその弾性（エラスタンス）が変化する血液を貯留する袋と特徴づけられる（時変エラスタンスモデル）．弾性の最大値（収縮末期エラスタンス）は収縮性の特性値，弾性の最小値（拡張末期エラスタンス）は拡張性の特性値とされる．
右：収縮末期の左心室（Ees）を動脈実効エラスタンス（Ea）とカップリングさせることにより，負荷容積（Vs）から1回拍出量（SV）を精度よく求めることができる．Ved・Ped 拡張末期容積・圧，Ves・Pes 収縮末期容積・圧，V_0 無負荷容積．Vs は Ved から V_0 を引いたもの．

を差し引いて除算する）．弾性は拡張末期から収縮末期に向けて連続的に増加し最大値（収縮末期エラスタンス）を示した後に，また減少して最小値（拡張末期エラスタンス）に復する（図1左）．しかしながら血行動態や酸素消費量の定量化に最も重要なのは弾性の最大値および最小値の2点のみである．さらに簡略化すれば弾性の最大値/最小値比が最も重要である．弾性の時間経過や最大値を示すまでの時間が大きく影響しないことは，強心薬の効果を見積もる際に重要である．

強心薬の最も大きな効果は，収縮末期エラスタンスの増加である．一方で拡張末期エラスタンスに与える影響は少ない．しかしながら頻脈時など心室の完全な弛緩が起きていない場合には，強心薬によって活動電位持続時間や心室収縮時間が短縮すると，不完全弛緩が解消して見かけ上，拡張末期エラスタンスが減少することがある．強心薬の種類（カテコールアミンは時間を短縮する）や頻脈の程度によってはこの効果は十分に起こらないことがある．

2 強心薬による血行動態への影響のシミュレーション

左心室–動脈結合の枠組み（図1右）[2]）を用いると，1回拍出量を精度良く予測できるので，血行動態シミュレーションを行うことができる．このシミュレーションは強心薬がどのように効果を発揮するのかを考察するうえで重要である．左心室–動脈結合の枠組みでは，1回拍出量は以下のように計算できる．

$$SV = V_s \cdot E_{es}/(E_{es}+E_a)$$

ここで V_s は左室負荷容積（拡張末期左室容積から無負荷容積を引いた容積），E_{es} は収縮末期エラスタンス，E_a は実効動脈エラスタンス（後負荷の指標，体血管抵抗と心拍数の積で近似できる），SV は 1 回拍出量である．

正常の左心室を $E_{es}=3.5\,mmHg/mL$，$E_a=1.1\,mmHg/mL$，$V_s=120\,mL$ で表すと，SV は 91 mL，Pes（収縮末期圧）は 100 mL と算出される．EF（駆出率，無負荷容積を無視して計算）は 76％ である．正常心に強心薬を用い，

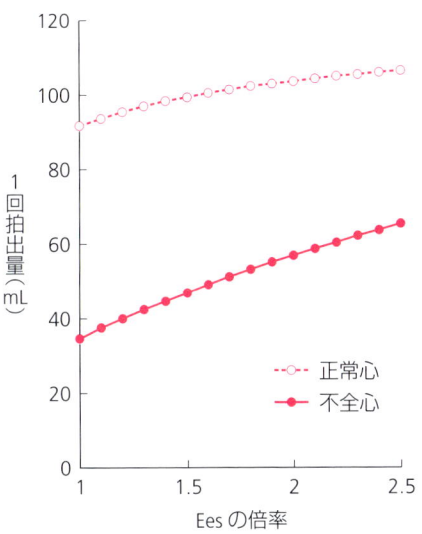

図2 強心効果による心ポンプ能の増加
心拍数，収縮末期圧を一定にした条件で強心薬により収縮性（E_{es}）を増加させた場合の 1 回拍出量の変化．正常心（駆出率76％）と不全心（駆出率22％）では 1 回拍出量の改善率が異なる．

Eesのみを増加させ心拍数の変化はない場合を想定し，さらに圧反射によりPesが変わらないと仮定して，血管抵抗を減少させ（Eaを減少させ），SVを推定した．Eesを1.5倍（5.25 mmHg/mL），2倍（7.0 mmHg/mL）にすると，Eaは1.01 mmHg/mL，0.97 mmHg/mLと減少し，その結果，EFは89%，93%に改善する．しかしSVは99 mL，103 mLとその増加は9%，14%に過ぎない（図2，○点線）．

一方で，不全心をEes＝0.8 mmHg/mL，Ea＝2.9 mmHg/mL，Vs＝160 mLで表すと，SVは35 mL，Pesは100 mmHgとなる．EFは22%である．同様に心拍数の変化はなくPesも一定に保たれる条件で，強心薬によりEesを1.5倍（1.2 mmHg/mL），2倍（1.6 mmHg/mL）にすると，Eaは2.14 mmHg/mL，1.76 mmHg/mLと減少し，その結果，EFは46%，64%に改善する．SVも47 mL，57 mLとなり増加率は35%，64%に達する（図2，●実線）．相対的なEes増加に対するSVの増加は不全心でより機能することがわかる．

3 強心薬と心筋酸素消費

強心薬が心筋酸素消費量を増加させることはよく知られている．1心拍当たりの酸素消費量は，PVA（圧容積面積，図1右で影をつけた部分の面積）に比例して増加し，強心薬で収縮性（Ees）を増加させるとその直線が上方に平行移動することが知られている（酸素浪費効果）[3]．しかし上述のように，強心薬で収縮性を増加させることにより1回拍出量を増加できるので，それに応じて心拍数が減少すれば，単位時間当たりの酸素消費量は増えず，酸素浪費効果を打ち消すことができる可能性もある．

心不全においては交感神経緊張と迷走神経抑制が持続し，強心薬の投与だけで頻脈が抑えられることを期待するのは困難である．これまでに積極的に頻脈を抑制する方法としては，β遮断薬や非ジヒドロピリジン系のCa拮抗薬などが用いられてきたが，これらは強心薬の作用と拮抗するために両者の効果を両立させるのは難しかった．また著者らは迷走神経の電気刺激によりこれを達成しようとしたが，これも収縮性を大きく低下させた．近年になり，特異的徐脈薬が開発され，収縮性を下げずに頻脈を抑制できる可能性が生じてきた．

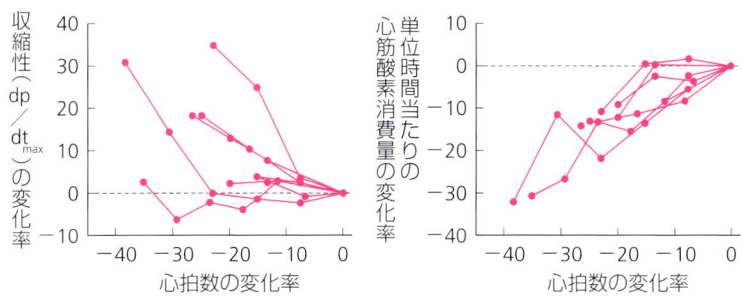

図3 強心薬と徐脈による心筋酵素消費低減効果

微小冠塞栓によるイヌ急性心不全モデルにおいて，徐脈薬により心拍数を減少させた．強心薬などを併用して平均血圧・心拍出量・平均左房圧を正常に近い一定値に維持した．心拍数を減少させると強心薬で収縮性（左）を増加させて血行動態を維持する必要があったが，徐脈による酸素消費量の低減効果が大きく，単位時間当たりの心筋酸素消費量は減少した（右）．

また著者らは心拍数を変化させた場合にでも，平均血圧・心拍出量・平均左房圧を正常値に近い一定値に保つことのできる自動薬剤注入装置を開発し，強心薬の投与量を最適な最低値に保つことに成功した[4,5]．

そこで，著者らはこのことを理論的および動物実験で検討した．理論的検討[5,6]では，かなりの徐脈にならない限り，強心薬と徐脈薬を使って1回拍出量を増加させ頻脈を抑えることにより単位時間当たりの心筋酸素消費量は減少できることが明らかになった．動物実験[5]では，冠動脈内微小塞栓で作成したイヌ急性心不全モデルで，特異的徐脈薬，ペーシング，自動薬剤注入装置を組み合わせて用い，徐脈薬で実現可能な心拍数の範囲では常に，（強心薬を適切に用いても）1回拍出量を増加させ心拍数を減少させるほど酸素消費量は減少した（図3）．

心不全の治療において，今後，心拍数を適切な範囲に制御すること（積極的な徐脈薬の使用）の必要性と，強心薬による酸素浪費効果の定量的な評価が臨床においても必要になるものと思われる．

4 おわりに

左心室の巨視的なモデルである時変弾性モデルによる検討で，強心薬による血行動態や心筋酸素消費量の定量的な変化を予測することができる．拡張

期の不完全弛緩による左室充満圧の上昇を避け，心筋酸素消費量を減少させて，強心薬の効果を最大限に発揮するためには，心拍数の制御が重要であることが示唆される．近年開発された徐脈薬を併用する臨床での検討が進むことを期待する．

【参考文献】

1) Suga H, Sagawa K, Shoukas AA. Load independence of the instantaneous pressure-volume ratio of the canine left ventricle and effects of epinephrine and heart rate on the ratio. Circ Res. 1973; 32: 314-22.
2) Sunagawa K, Maughan WL, Burkhoff D, et al. Left ventricular interaction with arterial load studied in isolated canine ventricle. Am J Physiol. 1983; 245: H773-80.
3) Suga H, Hisano R, Goto Y, et al. Effect of positive inotropic agents on the relation between oxygen consumption and systolic pressure volume area in canine left ventricle. Circ Res. 1983; 53: 306-18.
4) Uemura K, Kamiya A, Hidaka I, et al. Automated drug delivery system to control systemic arterial pressure, cardiac output, and left heart filling pressure in acute decompensated heart failure. J Appl Physiol. 2006; 100: 1278-86.
5) Uemura K, Sunagawa K, Sugimachi M. Computationally managed bradycardia improved cardiac energetics while restoring normal hemodynamics in heart failure. Ann Biomed Eng. 2009; 37: 82-93.
6) Sugimachi M, Todaka K, Sunagawa K, et al. Optimal afterload for the heart vs. optimal heart for the afterload. Front Med Biol Eng. 1990; 2: 217-21.

〈杉町　勝〉

2. 心筋細胞のカルシウムハンドリング

take home messages

① 心筋細胞は微量イオン化カルシウム（Ca^{2+}）の細胞内流入を，細胞内カルシウム貯蔵庫（筋小胞体）からの Ca^{2+} 放出に転換・増幅することで Ca^{2+} シグナルを発生させ，筋原線維の収縮・弛緩を制御している．
② この過程は ATP を必要としているため，エネルギー枯渇に際しては破綻する．

　心筋は休むことなく収縮・弛緩を繰り返す特有な周期的機能を備えている．その機能を遂行するため，カルシウムイオン（Ca^{2+}）に依存した収縮制御システムを発達させている．細胞質内 Ca^{2+} 濃度は細胞外濃度の約 1/10,000 と低く保たれており，ごくわずかな Ca^{2+} 濃度の変化を機械的活動のシグナルとして利用することができる．一方，細胞内 Ca^{2+} 制御はエネルギーに依存しているため，ATP 産生に余裕のない心臓においては，その異常が病態に直結する．

1 心筋細胞の Ca^{2+} 制御

　Ca^{2+} は細胞内メッセンジャーとして心筋細胞の興奮−収縮連関に中心的役割を果たしている[1]．心筋が張力を発生するにはトロポニン C の Ca^{2+} 結合部位に Ca^{2+} が供給・結合することにより収縮タンパクの立体構造が変化し，アクチン−ミオシン間に機械的滑りが生じる過程が必須である．この Ca^{2+} は主として細胞内 Ca^{2+} 貯蔵小器官である筋小胞体（sarcoplasmic reticulum：SR）からリアノジン結合性 Ca^{2+} 放出チャネルを介して供給される．この

Ca^{2+}放出チャネルは隣接する細胞膜のL型Ca^{2+}チャネルから電位依存的に流入するCa^{2+}により正の活性化制御を受けている．そのため心筋細胞は細胞内に貯蔵されたCa^{2+}を用いて収縮タンパクの活性化を行うが，その放出制御は細胞外からのCa^{2+}流入量に依存している．この心筋細胞に特異的な収縮制御はCa^{2+}-Induced Ca^{2+} Release（CICR）とよばれ，膜Ca^{2+}チャネルからの微量Ca^{2+}流入をSRの介在により増幅させ，最終的に収縮に反映させる巧妙なシステムを形成している[2]．一旦SRより放出されたCa^{2+}は細胞質内に受動的に拡散して収縮タンパクを活性化した後，能動的（ATP依存性）Ca^{2+}ポンプによりSR内に再度取り込まれる．細胞外より流入した微量Ca^{2+}はNa^+/Ca^{2+}交換や細胞膜Ca^{2+}ポンプによって細胞外へ搬出され平衡が保たれる．したがって心筋細胞の興奮収縮連関を維持するためにはSRを中心とするさまざまなCa^{2+}関連タンパクが絶えず協調的に機能していることが必要である．

2 心筋細胞内 Ca^{2+} トランジェント

このような心筋細胞内Ca^{2+}ダイナミクスの総和として実験的に記録されるのがCa^{2+}トランジェントである[3]．図1はCa^{2+}依存性発光タンパクを用いて等容左室圧と左室心筋細胞内Ca^{2+}トランジェントとを同時記録したものである[4]．細胞内Ca^{2+}上昇は一過性でスパイク状を呈し，左室圧発生に先行している（図1A）．またCa^{2+}トランジェントの大きさはそれに対応する左室圧レベル（収縮力）を1心拍ごとに決定している（図1B）．図1Cには，トランジェントのピーク値とそれに応じた左室発生圧との関係を示す．ここに示される正の相関関係は，細胞膜剝離標本を用いて静的状況で推定されたHill関係がダイナミックに収縮と弛緩を繰り返す生の心筋細胞においても成立していることを証明している．したがって，収縮タンパクのCa^{2+}親和性が一定である限りCa^{2+}動態は収縮性を決定する1次因子である．

3 拡張期細胞内 Ca^{2+} レベルと心筋弛緩

前述のごとく心筋細胞は拡張期において細胞質内Ca^{2+}をμM以下のレベルに保っている．この濃度勾配に逆らったCa^{2+}再分布過程はエネルギーに

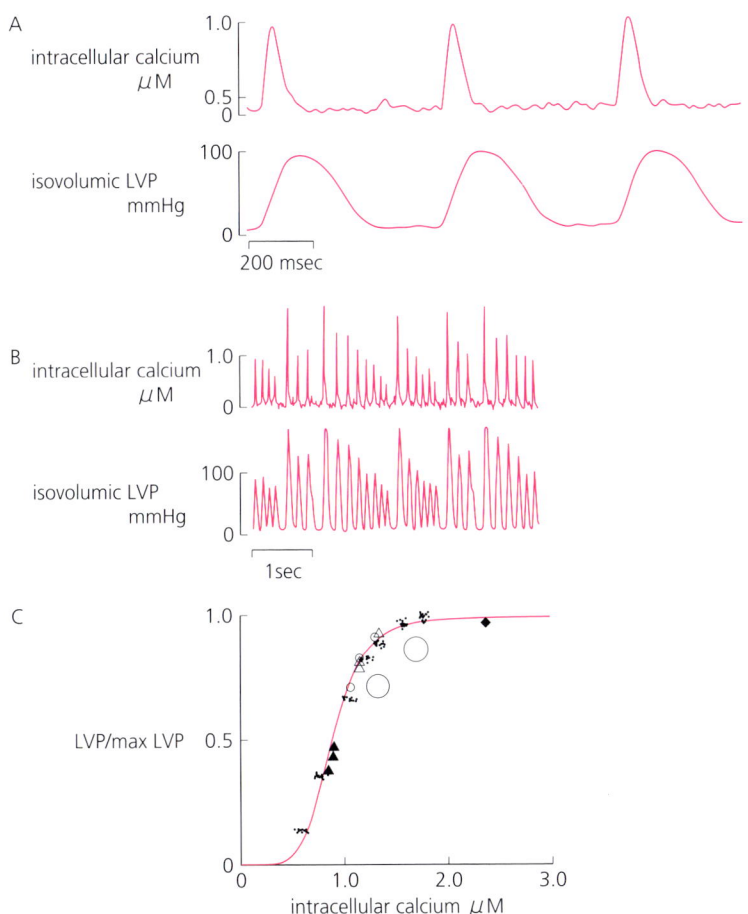

図1 心筋細胞質内 Ca²⁺ トランジェントと収縮
　A: 摘出冠灌流心による心筋細胞内 Ca²⁺ トランジェント(上段)と等容左室圧(下段)の同時記録. 細胞内 Ca²⁺ 上昇は一過性でスパイク状を呈し左室圧発生に先行している.
　B: 刺激間隔をランダムに与え1心拍ごとに収縮力を変化させたときの細胞内 Ca²⁺ トランジェントと左室圧との対応.
　C: Bにおける1心拍ごとの最大 Ca²⁺ 濃度と最大左室圧との関係は Hill 曲線を形成する.
　(Kihara Y, et al. Circ Res. 1989; 65: 1029-44[4) より)

依存している.とりわけ,① tropomyosin ATPase により troponin C に結合した Ca²⁺ を除去する過程,② SR Ca²⁺ ポンプにより細胞質より SR 内に Ca²⁺ を汲み上げる過程,③細胞膜 Ca²⁺ ポンプにより細胞外に Ca²⁺ を搬出する過程は,すべて ATP に依存している.図2には図1と同じ実験条件下

10　第1章　心臓の収縮と弛緩のメカニズム

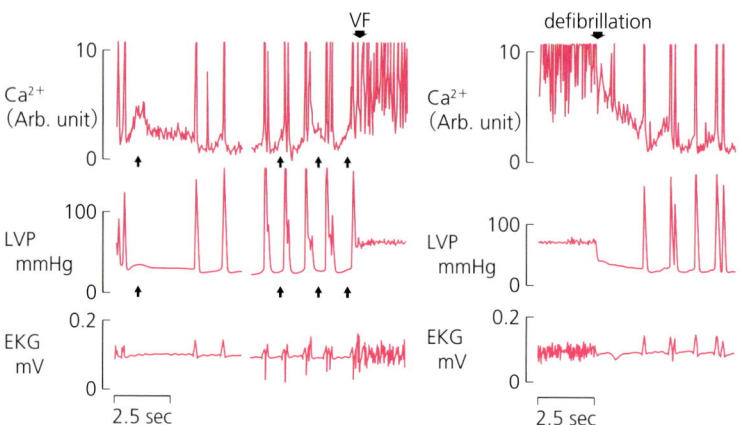

図2 Ca²⁺過剰負荷に陥った摘出冠灌流心でのCa²⁺トランジェントと左室圧との同時記録
拡張期のCa²⁺レベルの揺らぎはそのまま左室拡張期圧波形を決定している．
(Kihara Y, et al. Circ Res. 1991; 68: 1378-89[5]) より)

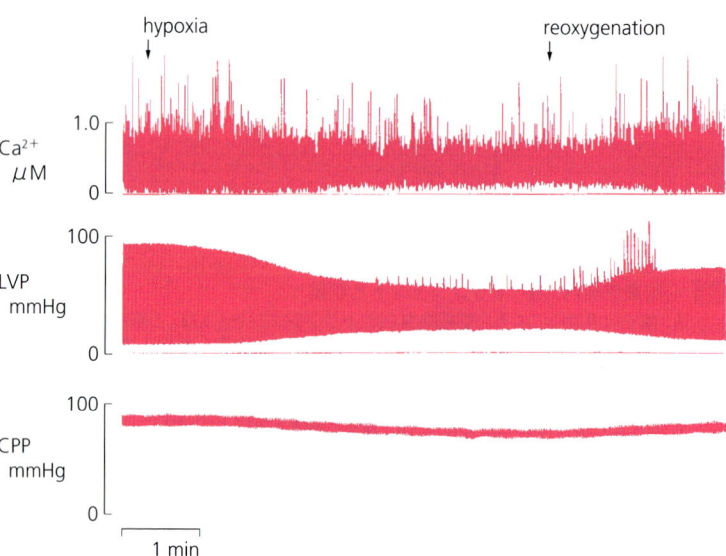

図3 低酸素 (hypoxia) 灌流によって誘導されたCa²⁺トランジェントと左室圧との変化
(Kihara Y, et al. Circ Res. 1989; 65: 1029-44[4]) より)

にてウワバインやリチウムにより細胞内 Ca^{2+} 負荷を誘導すると，拡張期 Ca^{2+} は波動を呈して上昇するとともにそれと同期した拡張期左室圧の上昇が示される[5]．図3には低酸素灌流によって誘導された代謝障害（急性虚血：低酸素下の ATP 枯渇）における変化を示す[4]．ここにおいても拡張期左室圧上昇と拡張期 Ca^{2+} レベル変化が一対一で対応している．したがって，病態に伴う Ca^{2+} 制御異常は収縮力の強弱に影響するのみならず心筋弛緩を介して拡張障害の原因にもなるといえる．

4 細胞内 Ca^{2+} 制御と心筋エネルギー効率

多くの Ca^{2+} を動員するとその再分布にはそれに見合うエネルギーが必要である．したがって収縮力を増大させるカテコラミンなどの薬物は心筋エネルギー消費も増加させる．一方，収縮線維の Ca^{2+} 感受性を強めると，少ない Ca^{2+} 動員，すなわち少ないエネルギー消費でも同じだけの収縮を生むことが期待される．Ca^{2+} 感受性増強薬（センシタイザー）とよばれる一群の強心薬にはそのような利点が期待されたが，実臨床ではその有効性を示すことができなかった．生理学的条件下においても Ca^{2+} 感受性は細胞内 pH，筋伸展の程度などに伴い刻々と制御されていると考えられている．そのなかで薬物による Ca^{2+} 感受性への介入は，総和としての Ca^{2+} 動員にはそれほど顕著な影響を及ぼすことができなかったと想像される．

【参考文献】

1) Wier WG. Cytoplasmic Ca^{2+} in mammalian ventricle: dynamic control by cellular process. Ann Rev Physiol. 1990; 52: 467-85.
2) Fabiato A. Calcium-induced release of calcium from the cardiac sarcoplasmic reticulum. Am J Physiol. 1983; 245: C1-14.
3) Allen DG, Kurihara S. Calcium transients in mammalian ventricular muscle. Eur Heart J. 1980; suppl A: 5-15,
4) Kihara Y, Grossman W, Morgan JP. Direct measurement of changes in intracellular calcium transients during hypoxia, ischemia, and reperfusion of the intact mammalian heart. Circ Res. 1989; 65: 1029-44.
5) Kihara Y, Morgan JP. Intracellular calcium and ventricular fibrillation: studies in the aequorin-loaded working ferret heart. Circ Res. 1991; 68: 1378-89.

〈木原康樹〉

3. 高エネルギーリン酸の観点から

take home messages

① 強心薬による心筋収縮性上昇機序はいまだ不明である．
② 強心薬効果を考えるときに ATP 代謝は重要な要素である．
③ 心臓はきわめてダイナミックなエネルギー代謝を常に行っている．
④ ATP の合成反応の律速部位は生態環境によって変化する．
⑤ 電子伝達系を活性化させることにより強心作用を発揮する強心薬の開発可能性がある．

　強心薬の作用などを考えるうえでエネルギー代謝も考慮に入れるという発想は興味深い．他項で述べられているように，心不全における強心薬の使用は奥が深く，その適切な使用や投与による結果の解釈にはさまざまな心臓における生化学代謝も考えておくべきである．本項では ATP 代謝を中心に心臓の収縮性と強心薬との関係を概説する．

1 強心薬の細胞生物学的作用

　現在臨床応用されている強心薬はカテコラミンおよび PDE III 阻害薬であり作用点はほぼ同じと考えられる．両者は心筋細胞中の環状アデノシン一リン酸（以下，cAMP）を上昇させることが知られており，cAMP の上昇こそが心筋の収縮性を上昇させることはほぼ間違いない．しかし，cAMP 以下の心筋の収縮性が上昇する経路はいまだ不明の点が多い．cAMP はタンパク質

キナーゼA（以下，PKA）を活性化させることが知られている．cAMPがPKAの制御サブユニットに結合すると触媒サブユニットが解放され活性型となる．この事実は構造学的にも示されているのでおそらく正しいと考えられる[1]．ただPKAは多くの器質をもつかなり非特異的なシグナル経路を有するリン酸化酵素であり，一体どの標的が強心作用につながるかは明確でない．ただcAMPの上昇は心筋細胞内のCaイオンの濃度上昇につながることからPKAがホスホランバンをリン酸化することがその本質であるという考えかたもある．トロポニンやその他の収縮制御に関わる多くのタンパク質もPKAによりリン酸化されることが知られており，これらの複数の標的のリン酸化が強心作用に関わっていると考えられる．リン酸化酵素の複数の器質に対するKmやVmaxは異なる場合が多いため，心臓におけるcAMP濃度上昇時にPKAによるリン酸化レベルが明確に上昇する標的を絞り込めれば，新しい作用機序の強心薬の開発につながることが期待される．逆に，強心薬の作用機序がいまだ不明であることがその治療による結果の解釈を難しくしているともいえる．

2 強心薬とエネルギー代謝

　強心効果の既知メカニズムについての詳細は他項に譲るとして，強心薬投与により心拍数や収縮力が増強する事実に間違いはない．特に収縮力の増強は顕著である．前述したように強心薬の作用機序は不明であるが心筋細胞内cAMPの上昇は収縮装置のなかのATP分解酵素であるミオシンの活性を強め収縮力を上昇させる．この際，当然のことであるがATPの消費は上昇する．ATPは心筋細胞のなかでは解糖系およびミトコンドリアで合成されるが，心臓においては特にミトコンドリアにおけるATP産生が重要である．心臓は1日に体重と同等量のATPを合成すると計算されている．その旺盛な消費を賄うためにはミトコンドリアでの還元物の完全酸化による収率の高いATP産生を必要とする．さらにミオシンATP分解酵素にとってADPは強力な活性阻害薬であり，この上昇を局所で抑制するために筋肉組織にはクレアチンリン酸が比較的多く存在する．それでもミトコンドリアの酸化的リン酸化過程におけるATPの大量合成が続かなければ心筋は数分でATP枯渇とADP上昇により収縮を止めてしまう．すなわち強心薬による収縮性の上昇

にはATP産生が十分行われていることが必須である．

通常強心薬の使用に際してATPは十分供給されており，たとえ強心薬の作用によりATPがより必要になっても産生が十分増強されると考えられている．それではATP消費が上昇した際にATP産生が増加する分子メカニズムについて次に概説する．

3 ATP産生と酸素供給

ミトコンドリアにおけるATPの合成は主にミトコンドリア内膜に存在するFoF1-ATP合成酵素とよばれる分子複合体により行われる．この分子複合体はミトンドリア内膜の内外のプロトン濃度勾配を利用して分子モーターを回転させ，その力でATPを合成する．このプロトン濃度勾配をつくるのが電子伝達系である．電子伝達系においては解糖系やTCA回路などで作成された酸化還元電位の高いNADHから電子伝達系の最後尾に位置するチトクロームオキシダーゼに結合した酸素に向かって電子が流れる．この電子伝達の際に発生する光子エネルギーによりプロトンがミトコンドリア内膜内側から外側に移動する．電子を受け取った酸素は還元されて水になる．電子伝達系では実に1日70gあまりの酸素が消費されると推定されている．つまり心臓ではその収縮のために常にATPを必要としそれを合成するために大量酸素を必要とする．心臓には網の目のように毛細血管が張り巡らされており常に酸素が拡散供給できる状態にあり，細胞質に浸透した酸素は心筋のなかにぎっしり詰まったミトコンドリアに絶え間なく供給される．ミトコンドリアで合成されたATPはそのすぐ横に並ぶ収縮装置に供給され即座に消費される．このように心臓は非常にダイナミックなエネルギー代謝を常時行っていることが理解できる．

4 ATP合成の律速となるのは？

それでは通常の心臓に強心薬を加えて収縮力が上昇したときの心臓生理をエネルギー代謝の側面から考察してみよう．強心薬が加わると拡張末期圧は変化せずに収縮性が上昇する．強心薬の分子メカニズムは不明であるが細胞内Ca濃度を上昇させ1個1個の心筋線維のミオシンATP分解酵素の活性

を上げる．これにより ATP の消費が急激に上昇する．すると心筋内のクレアチンリン酸は急激に減少し，ミトコンドリア内の ATP も減少する．ATP の減少は ADP＋Pi ⟷ ATP の平衡を右にシフトさせることによりミトコンドリアの FoF1-ATP 合成酵素の合成速度を上昇させる．この上昇には個々の FoF1-ATP 合成酵素の回転速度が上昇するという説と，休止していた FoF1-ATP 合成酵素が動き出すという説が存在するが確認されていない．ATP 合成速度の増加はミトンドリア内外のプロトン濃度勾配を少なくし，これによりプロトン濃度勾配というエネルギー障壁により抑制されていた電子伝達系が活性化され NADH の酸素による酸化が進む．それではこの反応過程で何が ATP 合成の律速となっていたのだろうか．この場合当然 ATP 濃度そのものである．つまり NADH のもととなるブドウ糖や酸素は十分供給されているのが通常であり，電子伝達系や FoF1-ATP 合成酵素は活性に十分予備力があると考えられる．すなわち ATP の低下により瞬時に酸化的リン酸化経路を活性化させることができる．これは強心薬の投与時のみならず拡張末期圧が上昇する運動時や心不全の代償期にも起こる生理現象である．

5　ATP 合成の破綻と心不全

　上記の健全な反応が失われる状況に循環器医は遭遇する．その状況は上記の仮説から明らかであるが基質が供給されないときあるいは ATP 合成酵素群の活性低下するときである．もちろんこれらの状況は心不全の主な原因ではないが各論する．まず基質である NADH や酸素が供給されない状態であるが，前者の状態は滅多に存在しないのでここでは触れない．酸素が供給されない状況は冠動脈に狭窄がある場合，肥大型心筋症などでみられる．重度の冠動脈不全では一部の心筋を貫流する血管の酸素飽和度が極度に低下する．酸素飽和度が低い状態では上記のメカニズムにより FoF1-ATP 合成酵素，電子伝達系ともエネルギー的には最大限活性化された状態になっていることが予想される．そのため，たとえば強心薬で無理にたたいても ATP 合成酵素群の活性がこれ以上上がらないため ATP は合成されず収縮性は上がらない．ここで血流が確保されればすべての問題は解決するのであるが血流が回復しない状態で収縮性を確保する方法が存在する．

6 ATP合成酵素の活性上昇による虚血性心不全の加療

　生体内で最も酸素を使う部位は酸化的リン酸化酵素群に含まれるチトクロームオキシダーゼであり，活性中心にある鉄に酸素を配位させて捕捉し，流れてきた電子と結合させ還元する．この電子の流れでプロトンを運び出すのであるが，低酸素になるとこの速度が低下する．チトクロームオキシダーゼと酸素との親和性は非常に高いと予測されているが酸素濃度が低下すると電子伝達速度を低下させATP産生が低下する．ATP産生が低下するとプロトン濃度勾配が低くなり電子伝達系のエネルギー障壁は低くなるため電子伝達系はさらに活性化されることになり各酵素の活性が律速になると考えられる．このような低酸素状況では実は酸素濃度が電子伝達系の酵素反応の速度を規定するものになっているのか，あるいは電子伝達系の酵素活性そのものが律速になっているのかの判断は難しい．当然前者がメインではないかと考える読者が多いのではないかと考える．しかし低酸素の度合いによっては電子伝達系そのものが律速になっている可能性も考えられる．さらに酸素消費が増加しても酸素分圧は変わらないことが予想されるから，酸素濃度が律速になっているにしろ最大呼吸鎖活性が律速になっているにしろ結局低酸素のときにエネルギー産生を規定するものは酸化的リン酸化の最大活性である．もちろん酸化的リン酸化の反応速度が最大に上昇しているという仮説は成り立っていなければならない．それなら電子伝達系の最大活性をさらに増加させることが可能であれば生体にとって優位である．そのような分子機構が実は生体には備わっていることが近年明らかになってきている．今後これらの酵素活性を上昇させる新たな強心薬が開発されることを期待する[2,3]．

7 おわりに

　強心薬の作用をATP代謝から論じるのは非常にユニークな試みであったと考える．心不全の重症度評価が最大酸素消費量で行われているところからもまた虚血性心疾患の患者数の多さからも，心臓の収縮性と酸素消費，ATP合成を念頭に強心薬を投与することは必要だと考えられる．またATP代謝の調節を行うことによる新たな治療法の確立も待たれる．

【参考文献】
1) Johnson DA, Akamine P, Radzio-Andzelm E, et al. Dynamics of cAMP-dependent protein kinase. Chem Rev. 2001; 101: 2243-70.
2) Hayashi T, Asano Y, Shintani Y, et al. Higd1a is a positive regulator of cytochrome c oxidase. Proc Natl Acad Sci U S A. 2015; 112: 1553-8.
3) Kioka H, Kato H, Fujikawa M, et al. Evaluation of intramitochondrial ATP levels identifies G0/G1 switch gene 2 as a positive regulator of oxidative phosphorylation. Proc Natl Acad Sci U S A. 2014; 111: 273-8.

〈髙島成二〉

4. 分子生物学的観点から

take home messages

①心筋収縮に携わる基本構成タンパクはアクチンとミオシンである．
②ミオシンによる張力発生のメカニズムには "lever-arm model" と "biased Brownian ratchet model" の 2 つの学説が存在する．
③細胞内カルシウム濃度上昇に引き続くトロポニン–トロポミオシン複合体によるアクチン–ミオシン間相互作用ブロックの解除が心筋収縮のトリガーである．
④近年ミオシンそのものを標的とした強心薬である "omecamtiv mecarbil" の開発が進められている．
⑤心臓型ミオシン軽鎖キナーゼおよびその基質であるミオシン軽鎖は新たな強心薬開発の標的となり得る可能性がある．

　分子生物学的観点からみた"心臓の収縮と弛緩のメカニズム"とはすなわち心筋収縮の構成単位であるサルコメアならびにその最小構成単位であるアクチン–ミオシン連関のメカニズムである．古くから筋収縮には骨格筋であれ，平滑筋であれその収縮をつかさどる基本タンパクとしてアクチンとミオシンとよばれる分子が存在し，筋収縮に関わることが知られていた．一般にミオシンというと筋肉組織にのみ存在する筋収縮に関わるタンパク，というイメージがあるが，実はミオシンは非筋組織にも存在する．ヒト生体内に発現するミオシン自体は遺伝子として 1 から 18 のファミリーが存在し，その多くは心筋や骨格筋よりもむしろ平滑筋や非筋組織内で発現し，機能してい

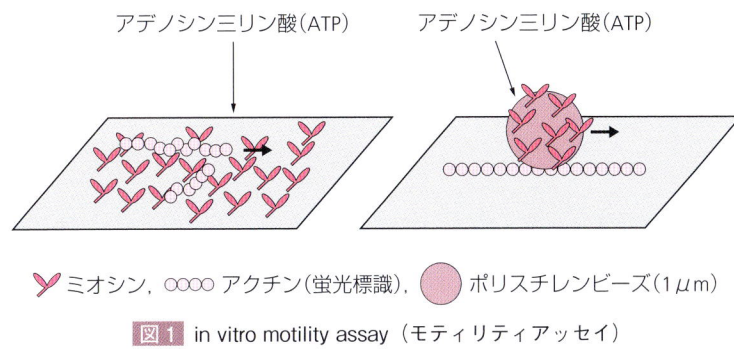

図1 in vitro motility assay（モティリティアッセイ）

る．非筋組織におけるミオシンは骨格筋や心筋のようなサルコメア構造は形成せず，たとえば細胞分裂や，細胞内の物質輸送，細胞骨格の構築といった細胞の基本的な生命活動に深く関わる生体内分子モーターとして機能する．そのため，普段から筋組織のように細胞内に存在しているわけではなく，細胞の生命活動に応じて必要時に発現し，機能している．アクチンも同様にそれら非筋組織や細胞内で必要に応じて発現し，細胞内骨格として重合，脱重合を繰り返し，生体モーター分子のミオシンにとってレールのように機能する．興味深いことにミオシンとアクチンはサルコメア構造のような構造体を形成せずともそれぞれのタンパクが存在し，エネルギーとしてのATP（アデノシン三リン酸）が供給されれば分子モーターとして機能する．in vitro motility assay は古くから存在する実験技術であるがそのようなアクチン，ミオシンの分子モータータンパクとしての基本的な機能を評価するのに有用な実験技術である（図1）[1]．ミオシン頭部を含むミオシンタンパクの一部をガラス板上に固着させ，その上に蛍光ラベルしたアクチンフィラメントをのせる．あとはエネルギーとしてATPを加えると，蛍光ラベルしたアクチンフィラメントがガラス板上を走り出す．ミオシンが単なる筋収縮に関わるタンパクということのみならず，生体内分子モーターとして機能していることを一目瞭然で理解できる実験技術であり，アクチン，ミオシン間の相互作用に関して多くの知見をもたらしてきた．

本項では"心臓の収縮と弛緩のメカニズム"としてその機能に携わる最も基本的なタンパク分子であるアクチンとミオシンに焦点を当て，分子生物学的観点から心筋収縮を考察する．強心薬との関わりという点では近年ミオシ

ン分子を直接の標的とした新たな強心薬の開発も進んでおり，その話題についても取り上げたい．

1 心筋収縮のメカニズム

　心筋収縮はミオシンやアクチンといったサルコメア関連タンパク同士の相互関係のなかで，1心拍ごとに化学エネルギーを物理エネルギーに変換することによってもたらされる．古くは1950年代にイギリスのHugh E. Huxleyらが，筋組織のなかのサルコメア繊維の構造を明らかとし，サルコメア構造を形成するアクチンフィラメント，ミオシンフィラメントがサルコメア内でスライディング（滑走）を起こし，筋収縮が引き起こされるとの説（滑走説, sliding theory）を提唱した．アクチン，ミオシンの研究はその後，弟子のSpudichらにより引き継がれ，筋収縮の機序についてさまざまな現象が明らかとなってきている．

　サルコメアは複雑な構造をもつ構造タンパクであり，その収縮発生の主要な構成単位はアクチン，ミオシンに加えてトロポニンやトロポミオシンといった多様な調節タンパクが含まれる．アクチンフィラメント（長さ1 μm）は球状のアクチン分子約360個が2重らせん構造を形成することで構成されている．心筋において発現するミオシンはαミオシン重鎖（α myosin heavy chain, gene ID: MYH6）とβミオシン重鎖（β myosin heavy chain, gene ID: MYH7）の2つである．健康な状態ではATPase（ATP加水分解酵素）活性が高いαミオシン重鎖が多く発現しているが，圧負荷や心不全などによりβミオシン重鎖の発現が上昇してくるといわれている[2]．また年齢や心臓の場所により発現するミオシン重鎖のパターンは異なる．実際のミオシン複合体はこれら2種類のミオシン重鎖に加え，2対のミオシン軽鎖（ミオシン調節性軽鎖: Myosin regulatory light chain: MRLC，ミオシン必須軽鎖: Myosin essential light chain: MELC）によって構成される．ミオシン重鎖はATPase活性をもつ球状ドメインとアクチン結合部位をもち，アクチンとの相互作用により収縮力を発生すると考えられている（図2）．心筋トロポニン（cardiac troponin: cTn）とトロポミオシン（tropomyosin）は複合体を形成し，ミオシンとアクチンの相互作用をカルシウム依存的に調節する．休止時には心筋細胞のカルシウム濃度は低く保たれており，トロポニン–ト

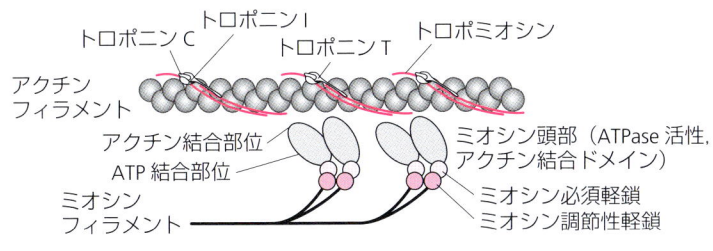

図2 サルコメアを構成する分子の模式図

ロポミオシン複合体はミオシン，アクチン間のクロスブリッジの形成をブロックしている．心筋細胞の脱分極はSR（sarcoplasmic reticulum）からのカルシウム放出につながり，サルコメア内のカルシウム濃度上昇からカルシウムがcTnに結合することでトロポミオシンの移動を引き起こし，ミオシン，アクチン間のクロスブリッジ形成が可能となる．それに引き続き，ミオシン頭部はアクチンと結合し，ATPを加水分解することで得られたエネルギーにより張力発生につながる構造変化を起こし，サルコメアの短縮すなわち筋収縮が発生する．細胞内のカルシウムはSRに再度取り込まれ，細胞内カルシウム濃度の低下は再びトロポニン-トロポミオシン複合体の構造変化，移動からミオシン，アクチン間のクロスブリッジをブロックし，心筋は弛緩する．心筋は生体が生存中は永遠に収縮と弛緩を繰り返しているが，このような細胞内カルシウム濃度の1心拍ごとの変化から，タンパクの構造変化が誘導され，収縮弛緩のサイクルが起こっている．

　次にアクチンとミオシンのみの結合に注目してより詳細にアクチン，ミオシンの相互作用について解説する．心筋アクチン-ミオシンサイクルは心筋収縮の最も中心となる収縮力発生の過程であり，これまでも多くの研究が行われてきた．図3にアクチン-ミオシン関連の詳細図を示す．ATPがミオシンに結合した後（図3①），ミオシン頭部は迅速にアクチンから分離する．ミオシンは迅速に結合したATPをADPとPiに加水分解し（図3②），ミオシン頭部とアクチンは緩やかな結合状態となる（図3③）．その後，アクチン-ミオシン-ADP-Pi複合体は次のステップとしてミオシン頭部とアクチンの結合を強固なものに変化させるとともにPiを放出する（図3④）．ステップ④がこのサイクルの律速段階として認識されている．Piの放出はミオシン頭部の屈曲をもたらし，10nm程度のミオシン頭部の移動につながる（図3

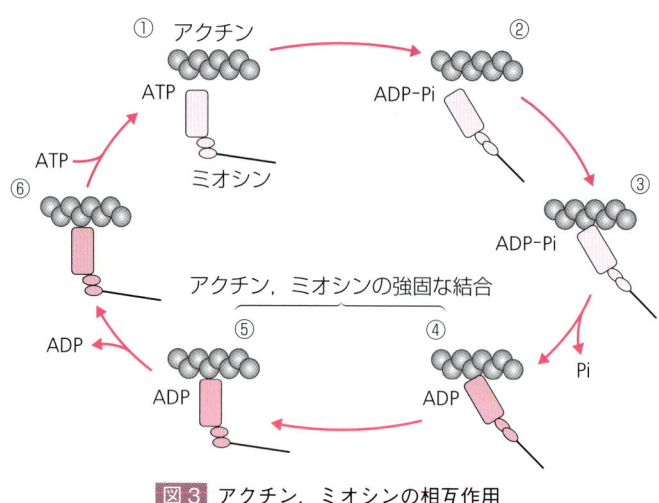

図3 アクチン，ミオシンの相互作用

⑤）．次にADPの放出が起こり，ミオシン頭部とアクチンの強固な結合状態は終了し，ミオシン複合体への新たなATPの結合はアクチンからの分離をもたらし，次のサイクルに移る[3]．

2 ミオシンによる張力発生の原理

　ミオシンフィラメントとアクチンフィラメントそれぞれの分子間でスライディングが起こり，筋収縮が発生することはよく知られた事実である．では，そのスライディングはどのような原理で起こっているのであろうか．教科書的にはいわゆるミオシンの首振り運動といわれるミオシン頭部がミオシンの軸との境界で首を振るように構造変化を起こすことでアクチンフィラメントをたぐり，その結果として収縮運動を起こすと考えられている（lever-arm model）．この説は，1分子のATP加水分解により，ミオシンがアクチン分子1個分移動する（5〜6nm）ことでアクチンフィラメント内に滑り込む，つまり収縮力を発生するとした考えかたで，合理的であるため理解は容易であり，現在においても広く受け入れられている説である．一方で，ミオシンはアクチンフィラメント状でいわゆるブラウン運動によりランダムに運動しており，そのブラウン運動を利用してアクチンとミオシンが相互作用することで筋収縮を起こすという説がある．これはbiased Brownian ratchet model といわれ，1分子イメージング技術により ATP 1 分子の加水分解により アクチンフィラメントが 60 nm も移動できることが観察されたことから提唱された[4]．このモデルでは ATP 1 分子の加水分解はミオシンのランダムなブラウン運動から一方向の運動を選び出すのに使われていると考えられており，lever-arm model と比較し，より効率的に筋収縮は起こると考えている．これらのアクチン-ミオシンの相互関係に関わる 2 つの説は 1980 年代より存在し，それぞれの立場からのその科学的正当性を主張していた．最近，ミオシンはこれら 2 つの説を組み合わせたような形でアクチンフィラメント上を移動しているとする考えかたもあり，いまだ結論は出ていない[5]．これら多くのミオシンの分子モーターとしての機能解析は非筋組織のミオシンを用いて行われることが多く，心疾患，心筋収縮を考えるうえではいずれの説であっても大きな違いはないのかもしれないが，筋収縮に携わる基本分子としてのアクチンとミオシンの 2 大タンパクの相互作用に関わる根本的なメカニズムに 2 つの学説が存在することに加え，それら学説の正当性がいまだに決着していないことは非常に興味深い．

3 筋収縮の基本分子であるミオシンを標的とした新たな強心薬の開発

現在臨床で使用されている強心薬はそのいずれもが細胞内 cAMP 濃度，つまり最終的には細胞内 Ca 濃度を上げるという同じメカニズムに基づいて心筋収縮力増加に働いている．ドパミンやドブタミンといったカテコラミンは受容体を介し，下流のさまざまな細胞内シグナルを動かすことで細胞の cAMP 濃度を上昇させている．近年筋収縮の基本タンパクであるミオシンやその関連タンパクを標的とした強心薬開発が進められている．ホスホジエステラーゼ阻害薬は cAMP の分解を抑制することで結果として細胞内 cAMP 濃度を上昇させている．これら 2 つのメカニズムは細胞内カルシウム濃度の上昇につながり，心筋細胞の収縮性を増強させるが，同時に大きな代償を伴っている．増加した細胞内カルシウムは 1 心拍ごとに SR に能動的に取り込まれる必要があり，それら細胞内カルシウムの調節には多大な ATP が必要となる．このようなエネルギー利用の増加は結果として心筋酸素需要の増加となる．さらに心筋酸素需要の増加は強心薬投与による心拍数増加によっ

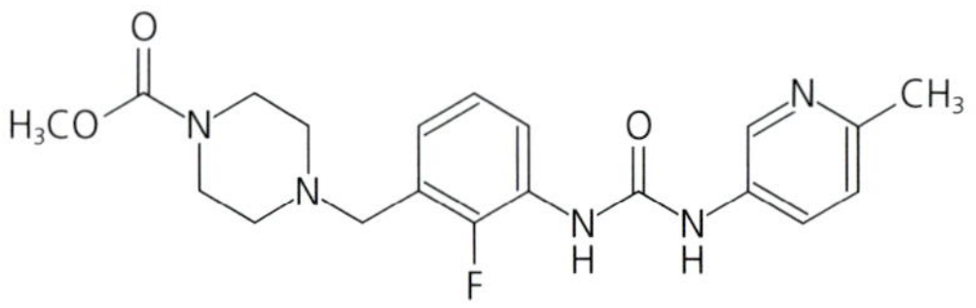

CK-1827452
omecamtiv mecarbil

図4 omecamtiv mecarbil の分子構造

てもより助長され，さらに細胞内カルシウム濃度の上昇とカルシウムトランジェントの増加は不整脈の増加にもつながると考えられている．これら既存の強心薬の影響は臨床現場ならびに，さまざまな研究において不整脈や死亡率の増加として認識されている．さらに既存の強心薬は同時に血管に対しても多大に作用する．ドブタミンやミルリノンといった薬剤は血管拡張に働くことが知られており，この血管拡張作用，ひいては降圧効果は強心薬を必要とする一部の患者にとっては時に危険に作用する．

　近年これら既存の強心薬とはメカニズムを異にする新たな強心薬の開発が進められている．omecamtiv mecarbil（分子量 401.43, CK-1827452）は筋収縮の基本タンパクであるミオシンに働きかける強心薬として現在研究が進められている薬剤であり，ミオシン頭部の ATPase の活性に基づいた化合物のスクリーニングにより同定された（図4）．本薬剤はミオシン ATPase の活性増強により強心効果をもたらすこれまでにない機序を介した強心薬として期待されている．omecantiv mecarbil は理論上ミオシン ATPase の活性をあげることで，アクチン-ミオシンサイクルの律速段階であるステップ④，つまり緩やかなアクチン-ミオシン結合から強固な結合への移行を速やかに進ませることでより多くのミオシン頭部を毎心拍ごとにアクチン-ミオシン結合に寄与することが可能となり，その作用には既存の強心薬での問題点である細胞内カルシウム濃度の上昇を伴わないと考えられている．またアクチンに非依存的な Pi の放出を減少させることで心筋収縮の効率を上げることができると考えられている．Shen らは2つの異なったイヌ心不全モデル（心筋梗塞後の高頻拍ペーシング心不全モデル，慢性後負荷上昇心肥大＋高頻拍ペーシング心不全モデル）を用いて，omecantiv mecarbil の強心効果を解析したところ，24時間の投与により壁厚増加，1回拍出量，心拍出量の増加と

心拍数の減少が認められたと報告した[6].さらに明らかな収縮力増強にもかかわらず,心筋酸素消費については有意な変化は認めなかったとしている.2011年にはomecamtiv mecarbilとミオシンとの結合について詳細な結晶構造解析や,ヒトでの強心効果についても報告された[7, 8].ヒトにおいてomecamtiv mecarbilは用量依存的に収縮期駆出時間の延長,1回拍出量,心室短縮率および駆出率の増加を認めたものの,高用量投与時には収縮期駆術時間の過度の延長による心筋虚血所見が認められたと報告されている.現在本薬剤は臨床応用を目指して臨床研究が行われており,2013年のヨーロッパ心臓病学会にて第II相試験の結果が発表され,急性心不全患者におけるomecamtiv mecarbilの投与は1次エンドポイントである呼吸困難緩和効果は認められなかったが,一定の強心効果が得られたと報告されている.本薬剤の臨床応用にはまだいくつものハードルが存在するが,既存の強心薬とは標的とする機序がまったく異なることから今後,副作用の少ない,新たな強心薬としての臨床応用が期待される.

4 心筋収縮に関連した分子の最近の話題

筆者らは2007年に心不全患者の不全心筋サンプルのマイクロアレイ解析から心不全の重症度に一致してその遺伝子発現が上昇する分子として心臓型ミオシン軽鎖キナーゼ(cardiac myosin light chain kinase:cMLCK)を同定した[9].ミオシン軽鎖キナーゼはミオシン複合体の一構成タンパクであるMRLCをリン酸化するリン酸化酵素としてこれまで非筋型を含む平滑筋型と骨格筋型の2種類のサブタイプ存在が報告されており,心筋細胞においてはこれまで骨格筋型のサブタイプが存在し,機能していると考えられてきた.平滑筋型のミオシンではミオシン軽鎖キナーゼによるMRLCのリン酸化はミオシン収縮,つまり筋収縮を引き起こすシグナルであり,平滑筋収縮の鍵となる分子である.一方で骨格筋および心筋細胞において,筋収縮のシグナルは細胞内カルシウム濃度上昇によるトロポニン-トロポミオシン複合体の構造変化からのアクチン-ミオシン相互関係であり,MRLCのリン酸化はそれら筋収縮時のカルシウム感受性調節に寄与していると報告されている.筆者らはcMLCKによるMRLCリン酸化は心筋細胞のサルコメアの構造構築に関連していることを見出しており,さらにin vivoの解析ではゼブラ

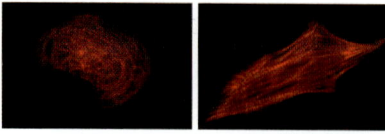

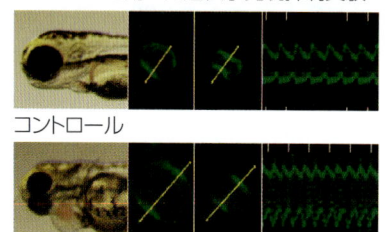

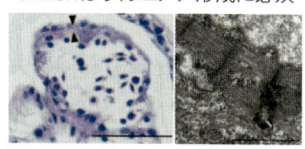

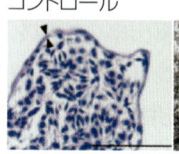

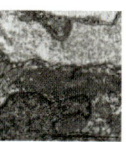

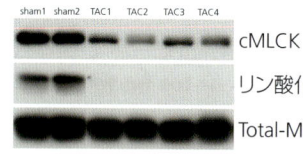

図5 cMLCK：サルコメア構造形成，心筋能との関わり

フィッシュにおけるcMLCKのノックダウンは拡張型心筋症様の表現型を呈していると報告している．cMLCKおよびMRLCリン酸化の心機能，心疾患に関する研究はその後もさまざまな研究グループより報告があり，心疾患，心不全発症の鍵となる分子の1つと考えられている．近年，筆者らは家族性心筋症の遺伝子解析にてcMLCKの遺伝子変異を同定し，本タンパクが実際の心筋症発症の原因となる可能性を見出している．cMLCKはこれまで数多く報告されているサルコメア構成分子のような単なる構造タンパクではなく機能タンパク（リン酸化酵素）であるため，薬剤による介入によりその機能を修飾することで心筋症の根本的な治療に寄与できる可能性があるため，現在cMLCKを標的とした新たな心血管作動薬の開発に向け，研究を進めている（図5）．

5 まとめ

分子生物学的観点からの心筋の収縮，弛緩のメカニズムについて概説した．

アクチンやミオシンといったいわゆる筋肉を構成するタンパクが種々のタンパクとともに，サルコメア構造を形成し，それらサルコメア構造のなかでアクチンフィラメント，ミオシンフィラメントの相互関係により筋収縮を引き起こすことはよく知られている．アクチン，ミオシンの相互作用については古くから研究が行われているが，その分子レベルの解析ではまだ不明な点も多く，アクチン，ミオシンの相互作用の基本的な概念ですら2つの学説間での決着をみていない．これらサルコメアを構成する基本タンパクにはまだそのすべての機能が明らかになっているわけではなく，疾患発症の原因分子として研究する意義や強心薬を含めた新規薬剤開発の標的としての可能性も秘めている．またミオシン，アクチンファミリー分子は筋肉以外の生体内分子モーターとしての機能をもつため，実は生物の生命活動すべてに関わる重要な分子であり，今後のさらなる研究の進歩に期待したい．

【参考文献】

1) Sheetz MP, Spudich JA. Movement of myosin-coated fluorescent beads on actin cables in vitro. Nature. 1983; 303: 31-5.
2) Hamdani N, Kooij V, van Dijk S, et al. Sarcomeric dysfunction in heart failure. Cardiovasc Res. 2008; 77: 649-58.
3) Houdusse A, Sweeney HL. Myosin motors: missing structures and hidden springs. Curr Opin Struct Biol. 2001; 11: 182-94.
4) Yanagida T, Esaki S, Iwane AH, et al. Single-motor mechanics and models of the myosin motor. Philos Trans R Soc Lond B Biol Sci. 2000; 355: 441-7.
5) Nie QM, Togashi A, Sasaki TN, et al. Coupling of lever arm swing and biased Brownian motion in actomyosin. PLoS Comput Biol. 2014; 10: e1003552.
6) Shen YT, Malik FI, Zhao X, et al. Improvement of cardiac function by a cardiac myosin activator in conscious dogs with systolic heart failure. Circ Heart Fail. 2010; 3: 522-7.
7) Teerlink JR, Clarke CP, Saikali KG, et al. Dose-dependent augmentation of cardiac systolic function with the selective cardiac myosin activator, omecamtiv mecarbil: a first-in-man study. Lancet. 2011; 378: 667-75.
8) Cleland JG, Teerlink JR, Senior R, et al. The effects of the cardiac myosin activator, omecamtiv mecarbil, on cardiac function in systolic heart failure: a double-blind, placebo-controlled, crossover, dose-ranging phase 2 trial. Lancet. 2011; 378: 676-83.

9) Seguchi O, Takashima S, Yamazaki S, et al. A cardiac myosin light chain kinase regulates sarcomere assembly in the vertebrate heart. J Clin Invest. 2007; 117: 2812-24.

〈瀬口 理〉

5. 臨床の観点から

take home messages

① 心機能,特に収縮機能と拡張機能の評価は,心不全の診断に不可欠である.
② 「正常な収縮機能」の評価には,どのような指標を用いて収縮機能を評価するか,どの値から正常と考えるかを決定する必要がある.
③ 収縮機能の評価には,日常臨床では左室駆出率(left ventricular ejection fraction; LVEF)がよく用いられる. LVEFは簡便な指標であり,幅広く受け入れられている.
④ LVEFは左室収縮機能のみを反映するのではなく,心拍数,血圧,左室容積などの因子の影響も受けるので,収縮機能評価の真の指標としては限界がある.
⑤ LVEFによって心不全を「左室駆出率が低下した心不全(HFrEF)」と「左室駆出率が保持された心不全(HFpEF)」に分ける.

　臨床の観点から心臓の収縮と弛緩を捉えるには,心機能,特に収縮機能と拡張機能を評価する必要がある.これらの理解は,強心薬を投与すべき病態である心不全,特に低心拍出の診断に不可欠である.本稿では,臨床に必要な心ポンプ機能の理解と臨床の現場で用いられる収縮機能と拡張機能の評価について日本循環器学会の慢性心不全治療ガイドラインをもとに概説する[1].

1 臨床に必要な心ポンプ機能の理解[2]

　心ポンプ機能の1つの指標である心拍出量は1回拍出量と心拍数の積で表される．1回拍出量はさらに前負荷，後負荷および収縮性の3つにより規定される．

a) 前負荷

　前負荷は，拡張末期に心筋にかかる負荷であり，臨床的には左室拡張末期容積または左室拡張末期圧で代用される．前負荷の主たる規定因子には，循環血液量，体内の血液分布，心房収縮がある．すなわち，出血や脱水により循環血液量が減少すると左室拡張末期容積が減少し，それに伴い心拍出量が低下する．体内の血液分布としては，立位では下肢に血液が貯留するために，呼気時に胸腔内血液が減少し，心拍出量が低下する．また，心タンポナーデにより心膜腔内圧が上昇すると心室容積が減少し，心拍出量が低下する．さらに，静脈トーヌスや骨格筋のポンプ作用によっても循環血液量はコントロールされる．心房収縮期には，心房が収縮して左室に血液を送り込むことにより左室拡張末期容積が増加するが，心房細動では心房の規則的収縮が消失するため，左室拡張末期容積が減少し，心拍出量が低下する．

b) 後負荷

　後負荷は収縮末期に心筋にかかる負荷のことであり，収縮期壁応力（σ）はLaplaceの法則により$\sigma=$血圧×半径/(2×壁厚)で算出される．したがって，後負荷は末梢血管抵抗と左室容積で規定される．後負荷が増加すると1回拍出量は低下し，逆に低下すれば1回拍出量は増加する．

c) 収縮性

　心筋の収縮性は前負荷や後負荷に依存しない心筋自体の固有の収縮機能である．心筋細胞レベルにおいて収縮性を決定する因子は，細胞内Ca^{2+}濃度と収縮タンパクのCa^{2+}感受性がある．

2 臨床における収縮機能評価

　収縮機能とは，末梢臓器に必要とされる血液量の左室から大動脈への駆出を規定する機能と考えられる．

a) 左室駆出率（LVEF）

> LVEF ＝ SV/LVEDV
> 　　　＝（LVEDV−LVESV）/LVEDV
> SV: 1回拍出量
> LVEDV: 左室拡張末期容積
> LVESV: 左室拡張末期容積

　LVEFは，非侵襲適検査によって簡便に計測でき，わかりやすい指標であるため，臨床の現場で幅広く受け入れられている．しかしながら，LVEFは左室収縮機能のみを反映するのではなく，心拍数，血圧，左室容積などの他因子の影響も受けるので，収縮機能評価の真の指標としては限界がある．特に僧帽弁および大動脈弁閉鎖不全では，LVEFは収縮機能を過大評価する．また，高血圧性心疾患，肥大型心筋症などの左室壁の肥厚を有する場合にもLVEFは収縮機能を過大評価しやすく，mid-wall fractional shortening を算出することが望ましい．LVEFの算出には，原因疾患の診断，左室形態の観察なども合わせて可能な心エコーが最も広く用いられているが，MRI, CT, RIなど，他の画像診断でも評価が可能である．

　心不全における心機能評価は，従来より左室収縮機能に重点がおかれ，収縮機能の指標としてLVEFが最も広く用いられている．しかしながら，心不全患者の30〜40％では左室駆出率で評価される収縮機能は保持されていることが報告され，心不全症状の出現には収縮機能と拡張機能の両者の障害が寄与していることが明らかとなってきた．一般には収縮機能が低下した心不全を「収縮不全」，収縮機能が低下していない心不全を「拡張不全（diastolic heart failure）」と分類するが，臨床的な心不全では収縮機能も拡張機能もともに低下していることが多く，「収縮不全」と「拡張不全」を明確に区別することは容易でない．そこで「収縮不全」を「左室駆出率が低下した心不全, heart failure with reduced ejection fraction（HFrEF）」，「拡張不全」を「左室駆出率が保持された心不全, heart failure with preserved ejection fraction（HFpEF）」とよぶことが一般的になっている．「正常な左室駆出率」の診断は，一般的には40〜50％をカットオフ値とすることが多い．

　HFpEFの基本病態は，心筋 stiffness（硬さ）の増大と不完全弛緩を含む

拡張不全である．このような患者は，高齢者の女性に多く，高血圧，糖尿病や心房細動を認めることが多い．臨床的に拡張不全が重要視される理由は，まれでないことばかりでなく，収縮不全に比し増加傾向にあること，決して予後が良好ではないこと，さらに治療の進歩にもかかわらず予後の改善が十分でないことなどによる．

b) 1回拍出量

心臓に求められる最終的な仕事は末梢臓器が必要とする血液量を駆出することにあるため，病態評価の一環として心エコー法などを用いて1回拍出量を算出することも多い．ただし収縮機能障害が存在してもFrank-Starlingの法則に基づく代償機転により1回拍出量を維持することは可能であり，1回拍出量は必ずしも収縮機能の指標とはなり得ない．

c) 他の収縮機能指標

等容性収縮期の左室圧の微分値から求める peak positive dp/dt，収縮末期圧-容積関係より求める収縮末期エラスタンス（Ees）など，生理学的にはLVEFに比し，より鋭敏に収縮機能を反映する指標がある．しかし，これらのデータを得るには侵襲的な左室圧測定が必要であるために，日常診療で用いることは一般的ではない．

3 臨床における拡張機能評価

拡張機能とは，左室が大動脈に駆出する血液量に相当する流入血液量を，拡張期に左房から受け入れる機能と定義される．拡張機能は大きく分けると，拡張早期の流入を規定する左室弛緩能，拡張中期から後期の血液の流入を規定する左室スティフネスとに分けられる．左室心筋障害による拡張機能障害のみならず，右室拡大，収縮性心膜炎，心タンポナーデなどに基づく圧迫により左室拡張，流入が制限される場合もある．

左室拡張機能の指標としては，左室弛緩の指標である左室弛緩時定数（tau），左室スティフネスの指標であるスティフネス定数がゴールドスタンダードとされている．しかし，その計測には左室圧記録が必須となり，繰り返して経過追跡を行うことが困難であるため，臨床の現場で，これらの指標を用いた拡張機能評価が行われることはほとんどない．

現在，拡張機能評価法として広く用いられている非侵襲的指標は，直接的

に左室拡張機能を評価しておらず，拡張機能障害のために2次的に生じている左房圧の上昇や形態変化，あるいは拡張機能障害の原因となる組織学的変化の有無などを評価している．

a) 左室収縮性が低下している場合

　左房から左室への血液の流入動態をパルスドプラ法で記録すると，洞調律患者では拡張早期の流入血流速波形E波，心房収縮期の流入血流速波形A波が認められる（図1）[3]．この両波のピーク血流速の比E/Aが低下しE波の減速時間（deceleration time：DT）が延長した「弛緩障害波形」がまず拡張機能障害初期に現れる．拡張機能障害が進行し左房圧が上昇するとE/Aが増加しDTが短縮し，正常波形と類似した「偽正常化波形」となり，さらに拡張機能障害が進行し左房圧がより上昇するとE/Aのさらなる増高とDTのさらなる短縮により「拘束型波形」となる．LVEFが低下している症例ではE/Aが高値でありDTが短縮しているほど左房圧が上昇していると解釈できる．ただし，加齢とともにE/Aは低下しDTは延長するため，評価する際には年齢を考慮する必要がある．

　LVEFが低下している症例の場合，心不全症状の有無にかかわらずACE阻害薬やβ遮断薬を含む標準的薬物治療の対象となり，経過を追跡する必要

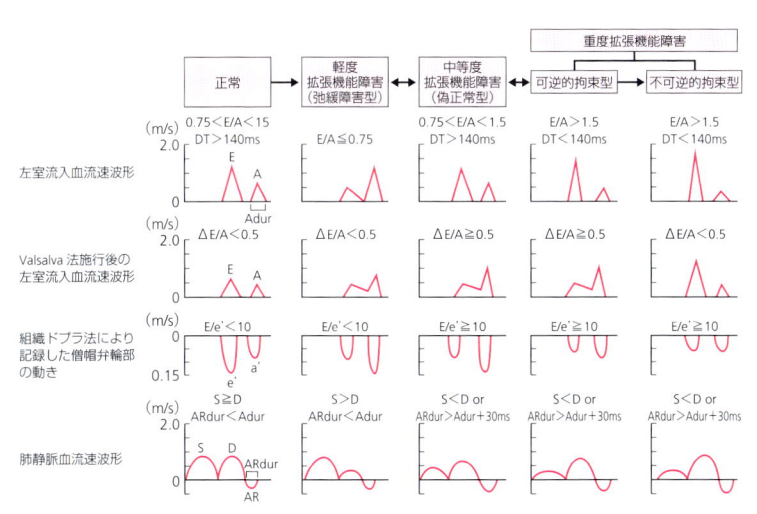

図1 心エコー法による拡張機能の評価
（Redfield MM, et al. JAMA. 2003; 289: 194-202[3] より）

がある．その際には，E/A や DT の絶対値のみならず，前回検査値との比較に留意する．

収縮不全における機能評価は，検査段階における病態把握とともに予後の推測にも有用である．十分な治療を行った後における E/A 高値あるいは DT 低値は，LVEF 低値，進行した左室拡大と左室肥大，血中脳性ナトリウム利尿ペプチド（BNP）高値，肺高血圧などとともに予後不良の指標とされている．

b) 左室収縮性が保持されている場合

LVEF が保持されている場合，E/A や DT は左房圧や左室拡張末期圧と相関せず，左室流入血流速波形のみによる拡張機能評価は困難である．なお，心筋障害に基づく拡張機能障害との鑑別を要する病態の 1 つに収縮性心膜炎がある．左室および右室流入血流速波形の E 波が増高し，その呼吸性変動が大であれば収縮性心膜炎を疑う．

①左室流入血流速波形と僧帽弁弁輪部運動

僧帽弁弁輪部運動を組織ドプラ法で記録すると，収縮期の S' 波，拡張早期の e' 波，心房収縮期の a' 波が得られる（図1）[3]．左室流入血流速波形の E 波と e' 波のピーク速度の比 E/e' は LVEF の影響を受けず，左房圧と正相関することから，心不全診断に有用である．しかしながらその相関は疎であり，特に肥大型心筋症では E/e' > 15 を呈しても左房圧の上昇を伴っていない場合がある．一方，LVEF 低下を有する重症心不全では左房圧評価において E/A のほうが信頼性は高いとの報告もある．

②左室流入血流速波形と肺静脈血流速波形

左房圧や左室拡張末期圧が上昇すると，肺静脈血流速波形の心房収縮期波の幅（ARd）は広がり，左室流入血流速波形の心房収縮期波の幅（Ad）は狭くなり，両者の差（ARd−Ad）は増加する．この関係は LVEF に影響を受けない．

③左房径・容積

左房拡大は，拡張機能障害に基づく慢性的な左房負荷を反映すると考えられ，拡張機能障害の程度と相関し，心不全患者では LVEF の低下がなくても拡大がある．簡便に得られる指標であり臨床的に有用であるが，その値は健常者と心不全患者の間でオーバーラップも大きい．

④左室重量係数

臨床的に心不全症状を呈している場合は，左室肥大は拡張機能障害の存在

1-5. 臨床の観点から

表1 機能評価に用いる指標の日本人の正常値（経胸壁心エコー・ドプラ法を使用）
循環器病の診断と治療に関するガイドライン（2009年度合同研究班報告）
慢性心不全治療ガイドライン（2010年改訂版）
〔http://www.j-circ.or.jp/guideline/pdf/JCS2010_matsuzaki_d.pdf（2016年1月閲覧）より引用〕

	男性	女性
左室拡張末期径 (mm)	48 ± 4	44 ± 3
左室収縮末期径 (mm)	30 ± 4	28 ± 3
左室拡張末期容積係数 (mL/m^2)	53 ±11	49 ±11
左室収縮末期容積係数 (mL/m^2)	19 ± 5	17 ± 5
左室駆出率 (%)	64 ± 5	66 ± 5
左室重量係数 (g/m^2)	76 ±16	70 ±14
左房径 (mm)	32 ± 4	31 ± 3
左房容積係数 (mL/m^2)	24 ± 7	25 ± 8
右室拡張末期径 (mm)（心尖部四腔断面像で計測）	31 ± 5	28 ± 5
右室拡張末期面積 (cm^2)（心尖部四腔断面像で計測）	16 ± 4	13 ± 3
右室面積変化率 (%)（心尖部四腔断面像で計測）	44 ±13	46 ±11
E/E' (中隔)	7.4 ± 2.2	7.9 ± 2.2
E' (中隔, cm/s)	10.0 ± 2.8	10.8 ± 3.2
E/E' (側壁)	5.5 ± 1.8	6.2 ± 1.8
E' (側壁, cm/s)	13.5 ± 3.9	13.7 ± 4.1
Tei index (左室)	0.35 ± 0.10	0.33 ± 0.09

を示すと考えてよいとされている．ただし，左室収縮性が保持された心不全患者の60%では，左室肥大を伴っていないので，左室肥大の欠如から心不全を否定することはできない．

心機能評価を行う上で必要な主たる経胸壁心エコー・ドプラ検査指標の日本人における正常値が示されている（表1）[4]．なお，ここにあげた指標以外に，下大静脈径の測定も容量負荷の有無を評価する上で有用であり，下大静脈径が短径で15mm以上，呼吸性変動50%以下の場合，中心静脈圧は10mmHg以上と推定される．

上記の指標は既に医療現場では広く用いられており，これらの指標を用いて心不全診断のフローチャートが提示されている（図2）[1]．左室収縮性が保持された心不全患者を診断する場合に用いられる指標は，拡張機能障害により2次的に生じる左房圧上昇を反映し，拡張機能を直接的に評価しているわけではないことに注意すべきである．したがって，拡張機能障害のために労作時に容易に左房圧が上昇し，運動耐容能が制限されている心不全患者であっても，安静時に左房圧が上昇していなければ，安静時の検査では異常値を呈さない．このような症例における拡張機能障害の検出には運動負荷試験

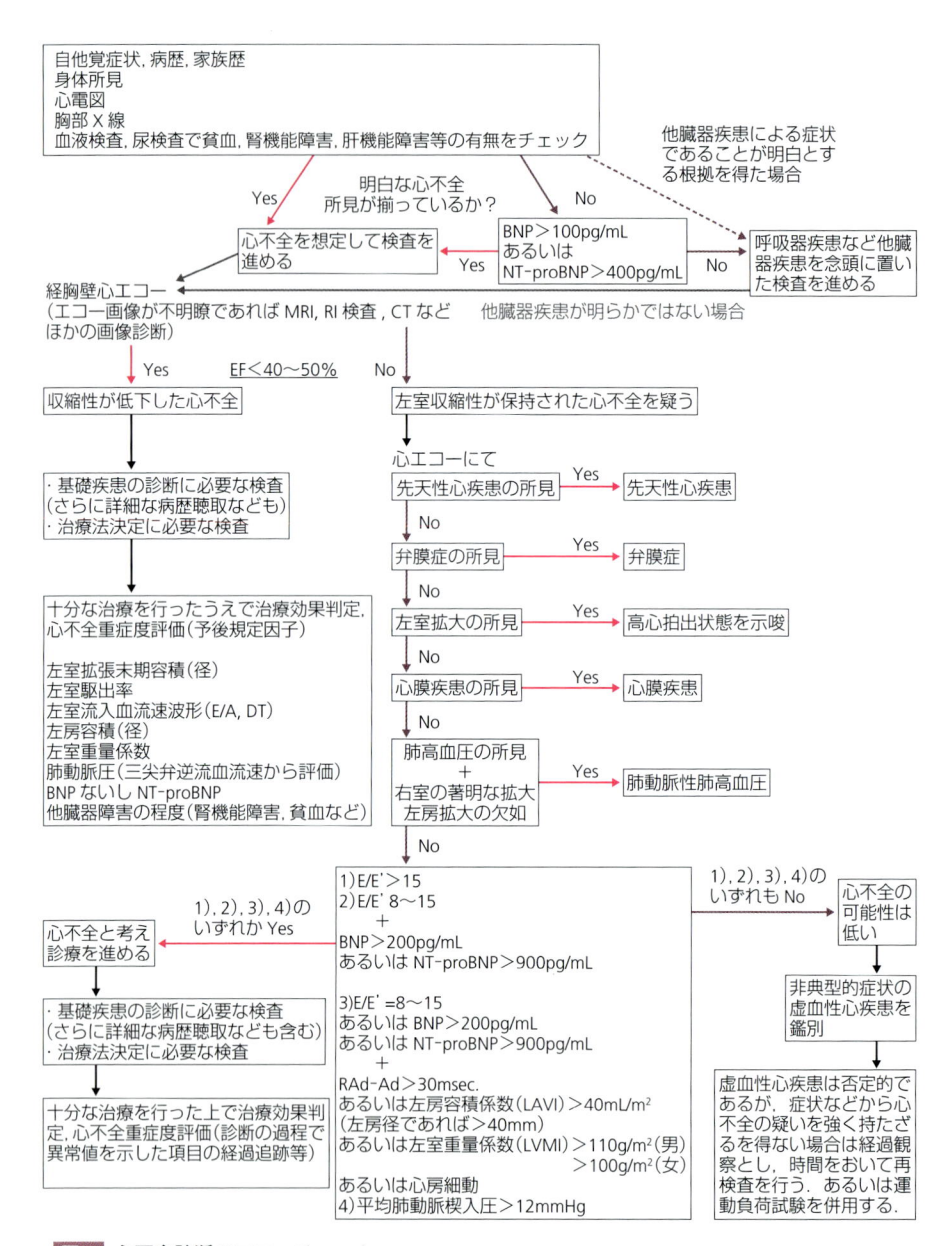

36　第1章　心臓の収縮と弛緩のメカニズム

```
┌─────────────────────────────┐
│ 自他覚症状, 病歴, 家族歴         │
│ 身体所見                     │
│ 心電図                       │
│ 胸部X線                      │
│ 血液検査, 尿検査で貧血, 腎機能障害, 肝機能障害等の有無をチェック │
└─────────────────────────────┘
                │
        明白な心不全所見が揃っているか？
       Yes ↙              ↘ No
   ┌──────────┐    ┌────────────────┐      他臓器疾患による症状
   │心不全を想定│←──│BNP>100pg/mL    │      であることが明白とす
   │して検査を  │Yes │あるいは         │ No → る根拠を得た場合
   │進める     │    │NT-proBNP>400pg/mL│      ↓
   └──────────┘    └────────────────┘   ┌──────────────┐
        │                                │呼吸器疾患など他臓│
   経胸壁心エコー                           │器疾患を念頭に置い│
   (エコー画像が不明瞭であればMRI, RI検査, CTなど  │た検査を進める    │
    ほかの画像診断)        他臓器疾患が明らかではない場合└──────────────┘
        │
    Yes  EF<40〜50%   No
     ↓                ↓
┌──────────┐   ┌──────────────────┐
│収縮性が低下│   │左室収縮性が保持された心不全を疑う│
│した心不全  │   └──────────────────┘
└──────────┘              │
     │              心エコーにて
     ↓            ┌──────────┐ Yes
┌──────────────┐ │先天性心疾患の所見├──→ 先天性心疾患
│・基礎疾患の診断に必要│ └──────────┘
│ な検査(さらに詳細な  │      │No
│ 病歴聴取なども)    │   ┌──────┐ Yes
│・治療法決定に必要な  │   │弁膜症の所見├──→ 弁膜症
│ 検査              │   └──────┘
└──────────────┘      │No
     │              ┌──────┐ Yes
     ↓              │左室拡大の所見├──→ 高心拍出状態を示唆
┌──────────────┐   └──────┘
│十分な治療を行ったうえで│      │No
│治療効果判定, 心不全重症│   ┌──────┐ Yes
│度評価(予後規定因子)  │   │心膜疾患の所見├──→ 心膜疾患
│                  │   └──────┘
│左室拡張末期容積(径)   │      │No
│左室駆出率           │   ┌──────────┐
│左室流入血流速波形    │   │肺高血圧の所見   │ Yes
│ (E/A, DT)         │   │   ＋          ├──→ 肺動脈性肺高血圧
│左房容積(径)         │   │右室の著明な拡大 │
│左室重量係数        │   │左房拡大の欠如   │
│肺動脈圧(三尖弁逆流血流│   └──────────┘
│ 速から評価)         │      │No
│BNPないしNT-proBNP   │      ↓
│他臓器障害の程度     │  ┌────────────────┐
│ (腎機能障害, 貧血など) │  │1)E/E'>15               │
└──────────────┘  │2)E/E' 8〜15             │
                   │  │  ＋                    │
                   │  │BNP>200pg/mL           │
 1),2),3),4)のいずれかYes│あるいはNT-proBNP>900pg/mL│   1),2),3),4)の
         ←────────│                        │   いずれもNo →
┌──────────┐    │3)E/E'=8〜15             │       ┌────────┐
│心不全と考え │    │あるいはBNP>200pg/mL     │       │心不全の  │
│診療を進める │    │あるいはNT-proBNP>900pg/mL│       │可能性は  │
└──────────┘    │  ＋                    │       │低い      │
     │         │RAd-Ad>30msec.           │       └────────┘
     ↓         │あるいは左房容積係数(LAVI)  │            ↓
┌──────────────┐│ >40mL/m² (左房径であれば│       ┌────────┐
│・基礎疾患の診断に必要││ >40mm)                  │       │非典型的症状│
│ な検査(さらに詳細な  ││あるいは左室重量係数(LVMI)│       │の虚血性心疾│
│ 病歴聴取なども含む)  ││ >110g/m²(男)            │       │患を鑑別   │
│・治療法決定に必要な  ││ >100g/m²(女)            │       └────────┘
│ 検査             ││あるいは心房細動          │            ↓
└──────────────┘│4)平均肺動脈楔入圧>12mmHg │  ┌──────────────┐
     │                 └────────────────┘  │虚血性心疾患は否定的│
     ↓                                          │であるが, 症状などから│
┌──────────────┐                              │心不全の疑いを強くも │
│十分な治療を行った上で │                              │たざるを得ない場合は │
│治療効果判定, 心不全重 │                              │経過観察とし, 時間を │
│症度評価(診断の過程で │                              │おいて再検査を行う.  │
│異常値を示した項目の経│                              │あるいは運動負荷試験│
│過追跡等)            │                              │を併用する.         │
└──────────────┘                              └──────────────┘
```

図2　心不全診断のフローチャート
循環器病の診断と治療に関するガイドライン(2009年度合同研究班報告)
慢性心不全治療ガイドライン(2010年改訂版)
〔http://www.j-circ.or.jp/guideline/pdf/JCS2010_matsuzaki_d.pdf (2016年1月閲覧)より引用〕

などが有用と考えられている．

【参考文献】
1) 日本循環器学会．慢性心不全治療ガイドライン　2010年改訂版．
2) 筒井裕之．心不全．小川 聡，井上 博，他編，専門医のための循環器病学．東京：医学書院；2014. p.135-55.
3) Redfield MM, Jacobsen SJ, Burnett JC JR, et al. Burden of systolic and diasstolic ventricular dysfunction in the community: appreciating the scope of the heart failure epidemic. JAMA. 2003; 289: 194-202.
4) Daimon M, Watanabe H, Abe Y, et al. Normal values of echocardiographic parameters in relation to age in a healthy Japanese population: the JAMP study. Circ J. 2008; 72: 1859-66.

〈筒井裕之〉

第2章 強心薬とは

1. 強心効果のメカニズム

take home messages

① 心筋細胞収縮は，β_1受容体刺激➡アデニル酸シクラーゼ賦活化➡cAMP↑➡PKA活性化➡細胞内Ca↑➡心筋収縮という細胞内シグナルで生じる．

② 細胞内cAMP濃度を上昇させる薬剤として，産生を亢進するアデニル酸シクラーゼ賦活剤と分解を抑制するPDE Ⅲ阻害薬がある．

③ まったく新しい強心作用を有する薬剤として，心筋ミオシンを直接の標的とした心筋ミオシン活性化剤（omecamtiv mecarbil）が臨床開発されている．

　心筋収縮力が低下した心不全においては，心筋収縮力の改善が心不全症状の改善につながる．しかし，心筋収縮力を増強する薬剤を長期に使用することは逆に予後を悪化させることが知られている．長期予後を改善するもしくは悪化させない強心薬の開発が望まれている．

1 強心効果のメカニズム──交感神経

　心臓は交感神経と副交感神経に支配され，心拍数や心筋収縮力が制御されている．交感神経が活性化すると，心臓や血管に分布する交感神経終末からノルアドレナリンが分泌され，心筋細胞膜に存在するβ_1受容体を介して心

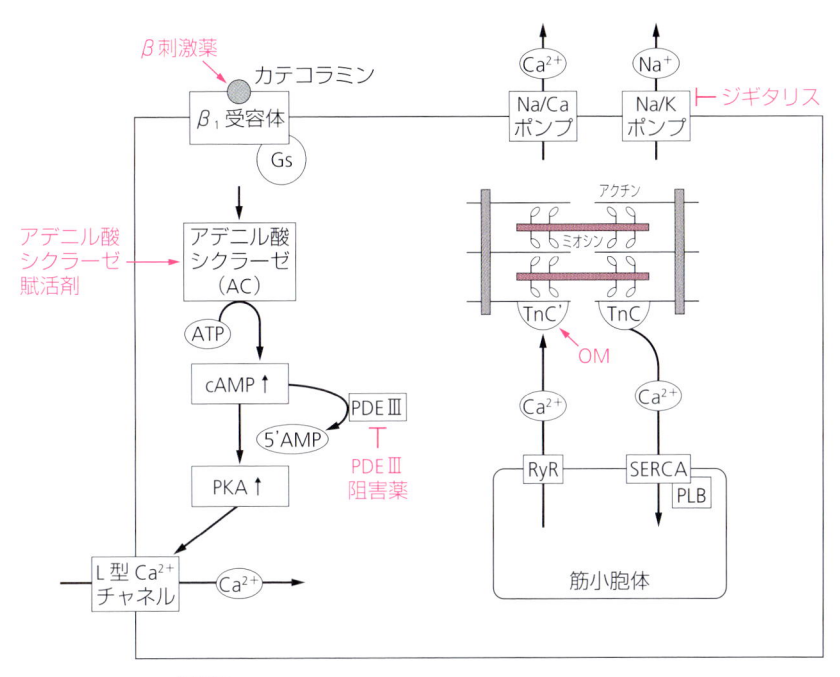

図1 心筋細胞収縮の細胞内シグナルと強心薬の関係

拍数の増加（陽性変時作用）と心筋収縮力の増強作用（陽性変力作用）が惹起される．アドレナリン受容体は大きくα受容体とβ受容体に分類される．さらに，α受容体にはα₁受容体とα₂受容体の2種類が存在し，β受容体にはβ₁受容体，β₂受容体，β₃受容体の3種類が存在する．アドレナリン受容体は，7回膜貫通型で，GTP結合タンパク（Gタンパク）と共役して細胞内シグナル伝達を惹起するGタンパク共役型受容体（GPCR）である．α₁受容体は血管平滑筋に主として存在し，交感神経の亢進に伴い，α₁受容体が活性化し，血管収縮による昇圧作用がもたらされる．β₂受容体も血管平滑筋や気管支平滑筋に多く分布しており，β₂受容体の活性化により血管拡張作用や気管支拡張作用がもたらされる．一方，β₁受容体は心臓に多く分布し，ノルアドレナリンなどによるβ₁受容体が刺激されると，心拍数の増加作用，心収縮力の増強作用，房室伝導の亢進，不応期の短縮などのさまざまな作用が心筋細胞に生じる．β₃受容体は脂肪組織や消化管に存在し，β₃受容体が刺激されると，脂肪分解の促進や消化管平滑筋の弛緩が起こる．

表1 強心効果のメカニズム

β₁受容体刺激作用	ドブタミン ドパミン ノルアドレナリン アドレナリン ドカルパミン デノパミン
アデニル酸シクラーゼ賦活作用	コルホルシンダロパート塩酸塩
PDE III 阻害作用	ミルリノン コアテック ピモベンダン
Na/K ポンプ阻害作用	ジギタリス
Ca センシタイザー	ピモベンダン
ミオシン-アクチン架橋増強作用	omecamtiv mecarbil

　心筋細胞に存在する β₁ 受容体がノルアドレナリンなどで活性化されると，Gs タンパクを介して細胞内アデニル酸シクラーゼが賦活化される（図1）．賦活化したアデニル酸シクラーゼ（AC）は，ATP から cAMP（cyclic adenosine monophosphate）の生成を促進する．生成された cAMP は，プロテインキナーゼ A（PKA）を活性化させる．活性化 PKA は，筋小胞体のリアノジン受容体などをリン酸化し，筋小胞体から細胞質内への Ca 細胞内 Ca^{2+} イオン濃度を促進し，心筋細胞の収縮力を増加させる．

　この心筋細胞収縮の細胞内シグナルからわかるように，心筋収縮力を増強させる薬剤として，β₁ 受容体刺激や細胞内 cAMP を増加させる薬剤などが考えられる（表1）．最上流である β₁ 受容体の刺激をする薬剤として，注射薬としてはドブタミン，ドパミン，ノルアドレナリンがあり，経口薬としてはドカルパミン，デノパミンがある．カテコラミン製剤は薬剤ごとに血管収縮への作用，腎臓への作用などが異なり，心不全の病態に合わせて投与薬剤を選択することが重要である．

2 強心効果のメカニズム──細胞内 Ca シグナル

　細胞内 cAMP 濃度を増加させる方法として，産生を促進する薬剤と分解を抑制する薬剤が考えられる（表1）．産生を促進する薬剤としては，アデニル酸シクラーゼを賦活化することで細胞内 cAMP 濃度が増加し，心筋収

縮力が増加することが期待でき，コルホルシンダロパート塩酸塩が臨床応用されている．一方，分解を抑制する薬剤としては，cAMPを5'-AMPに分解する酵素であるPDE III（ホスホエステラーゼIII）を阻害することで，細胞内cAMPを増加させることができ，強心作用を発揮することができる．PDE III阻害薬としては，ミルリノン，コアテック，ピモベンダンが臨床応用されている．

　心筋細胞の収縮および拡張には，心筋細胞内Ca^{2+}イオン濃度の調節が重要であることはよく知られている．心筋細胞内Ca^{2+}イオン濃度の上昇に伴い心筋は収縮し，心筋細胞内Ca^{2+}イオン濃度が低下すると心筋は弛緩する．心筋細胞内Ca^{2+}イオン濃度を調節する代表的分子は，筋小胞体に存在するリアノジン受容体（ryanodine receptor：RyR），Ca^{2+}-ATPase（sarco/endoplasmic reticulum-type Ca^{2+}-ATPase：SERCA），ホスホランバン（phospholamban：PLB）および細胞膜に存在するNa^+–Ca^{2+}交換ポンプ（Na^+–Ca^{2+} exchanger：NCX）である（図1）．交感神経の活性化などの刺激により，心筋細胞膜であるT管上に存在するL型Ca^{2+}チャネル（LTCC）が活性化し，細胞外の少量のCa^{2+}イオンが心筋細胞に流入する．細胞内に流入した少量のCa^{2+}イオンを感知して，筋小胞体膜に存在するRyRから大量のCa^{2+}イオンの放出が惹起される（calcium-induced calcium release：CICR）．放出されたCa^{2+}イオンは，心筋線維のトロポニンCと結合し，アクチン-ミオシンの架橋が亢進し，心筋細胞の収縮が惹起される．心筋細胞質内に流入した大部分のCa^{2+}イオンは，筋小胞体に存在するSERCAによって筋小胞体へ再度取り込まれる．また，細胞内にあるCa^{2+}イオンの一部は，心筋細胞膜に存在するNa^+–Ca^{2+}交換ポンプを通して細胞外に放出される．これらの機序により，心筋細胞内のCa^{2+}イオン濃度は低下し，心筋細胞は弛緩する．心筋細胞内のCa^{2+}イオン濃度を上昇させることが心筋収縮力を増加させる方法の1つとして考えられる．この作用を有する薬剤として，Ca sensitizer作用があるピモベンダンがある．また，ジギタリスは心筋細胞膜に存在するNa^+–K^+-ATPaseを特異的に阻害することで，細胞内Na^+濃度が上昇する．上昇した細胞内Na^+濃度を低下させる反応として，Na^+–Ca^{2+}交換ポンプにより細胞外へNaが放出されるが，それと引き換えに細胞内にCa^{2+}イオンが流入し，細胞内Ca^{2+}イオン濃度が増加し，心筋の収縮力が増加する．

　細胞内Ca^{2+}イオン濃度が増加すると，Ca結合タンパク質であるトロポニ

ンCに結合し，アクチン-ミオシンの相互作用が惹起され，心筋細胞が収縮する．このアクチン-ミオシンの架橋を増強させる薬剤は，心筋収縮力を増加させることが期待できる．最近心筋ミオシンを直接の標的にした心筋収縮を制御する心筋ミオシン活性化薬である omecamtiv mecarbil が開発された[1]．omecamtiv mecarbil は心筋ミオシンに直接結合することで，アクチン-ミオシン間の結合を増強し（more hands pulling on the rope），心筋収縮力が増加するとされる．omecamtiv mecarbil の投与により，心筋収縮力の増強作用や心筋収縮時間の延長作用をもたらすことが明らかにされ，さらに心筋細胞内 Ca^{2+} イオン濃度を上昇させず，心筋酸素消費量も増加させないとされている．この点が，従来の強心薬である β 刺激薬や PDE 阻害薬が心筋細胞の Ca 濃度を上昇させることで心筋収縮力を増強させることと大きく異なる薬剤である．β 刺激薬や PDE 阻害薬は，心筋酸素消費を増大することや不整脈などを誘発しやすくなる可能性などによる長期予後改善効果が認められなかったが，omecamtiv mecarbil は新しい強心作用を有しており，長期予後改善効果をもたらすことを期待され，現在臨床開発が進められている．

【参考文献】

1) Malik FI, Hartman JJ, Elias KA, et al. Cardiac myosin activation: a potential therapeutic approach for systolic heart failure. Science. 2011; 331: 1439-43.

〈朝倉正紀〉

2. 経口強心薬

take home messages

①経口強心薬の慢性投与で予後を改善したエビデンスはない．
②静注強心薬からの離脱，β遮断薬の導入，QOLの改善を目的とした適応が考えられる．
③漫然と使用するのではなく，明確な目的をもって使用することが重要．

　強心薬は心筋細胞のCa動態を修飾することで心筋の収縮を増強する作用をもつ薬剤であり，一般的には急性非代償性心不全において静注薬として頻用される．しかしながら強心薬は心拍数増加，心筋酸素需要の増加，細胞内Ca過負荷により惹起された重篤な不整脈など，負の側面を多くもち，特に経口強心薬の慢性的な投与は予後を改善しないどころか，悪化させるといったエビデンスも多く存在する[1]．そのため慢性的な投与は避けるべきであり，日本循環器学会の慢性心不全ガイドラインでも，QOL改善，静注強心薬から離脱目的での短期投与，β遮断薬導入時の併用といった限られた場面での使用のみがClass IIaとして掲載されているだけであり，また欧米のガイドラインでは経口強心薬に関する記載はみられない．ここでは経口強心薬の作用機序や適応症例，臨床的エビデンスなどについて概説する．

1 作用機序（図1）

　心筋細胞は細胞膜にあるL型Caチャネルが電位依存性に開口し，細胞内にCaイオンが流入する．この流入による軽度のCaイオンの増加によって，

第 2 章　強心薬とは

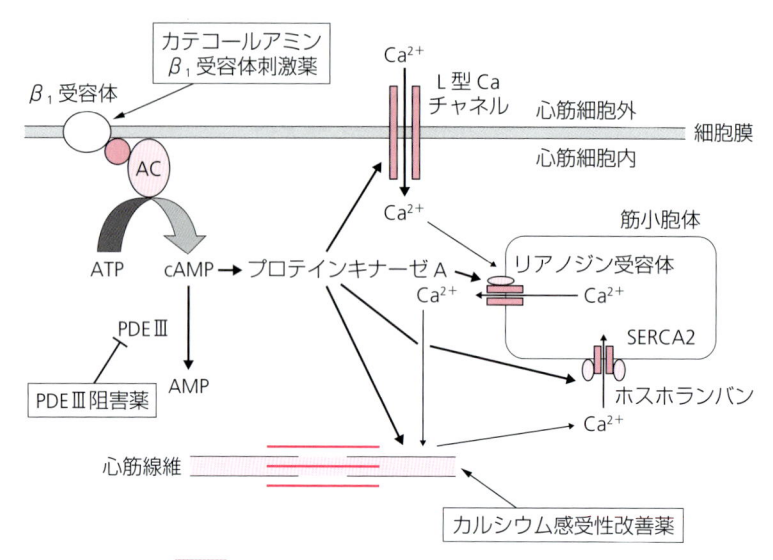

図1 心筋細胞の収縮弛緩と強心薬の作用機序

　筋小胞体に蓄積している Ca イオンがリアノジン受容体（RyR）を通して急激に心筋細胞内に放出され，トロポニン C に結合することで心筋細胞は収縮する．また筋小胞体に存在する Ca ポンプである SERCA2 によって Ca イオンは再び筋小胞体内に取り込まれ，心筋細胞の弛緩が生じる．このように心筋細胞の収縮・弛緩において Ca イオンが重要な働きをしており，強心薬はこの Ca 動態を修飾することで強心作用を発揮する．カテコラミンや β_1 受容体刺激薬は心筋細胞膜に存在する交感神経 β_1 受容体に作用し，アデニル酸シクラーゼの活性化を通して ATP から cAMP を産生し，プロテインキナーゼ A（PKA）を活性化する．活性化された PKA は，L 型 Ca チャネルのリン酸化により細胞外からの Ca 流入を増加させ，また RyR のリン酸化により小胞体からの Ca 放出を促進することで心筋細胞の収縮能を亢進する．さらに PKA はホスホランバンのリン酸化により SERCA2 からの Ca 再取り込みを促進したり，トロポニン I をリン酸化することでトロポニン C からの Ca イオンの解離を促進したりすることで，心筋細胞の弛緩能を高める．また PDE III 阻害薬は cAMP を AMP に分解する PDE III を阻害し，心筋細胞の cAMP 濃度を維持することで心筋細胞の収縮能，弛緩能を高める．またカルシウム感受性増強薬はトロポニンに作用して Ca イオンの反応

性を高めるなどの機序で，心筋細胞内のCaイオン濃度を高めることなく強心作用を発揮する．

2 適応症例

経口強心薬に関しては前述のように予後を改善するといったエビデンスがない．そのため，ACE阻害薬やβ遮断薬のように，予後の改善を目的とした適応はない．

a) 心不全増悪時

心不全の急性増悪で入院加療が必要となった場合，低心拍出による症状を呈する場合や，うっ血症状が主体であっても低心機能のため利尿薬に対する反応が不十分な場合は一般的には静注強心薬が用いられる．これは効果発現までの速さや用量調節の面からも静注薬が望ましい．一方で入院するまで重篤ではないものの同様の状況となった場合や，患者都合や空きベッドの問題などで即座に入院が困難である場合など，経口強心薬の使用を考慮するべきであると考えられる．谷口らはピモベンダンの単回投与4時間後に心係数が36％増加し，肺動脈楔入圧が47％減少した（図2）と報告しており[2]，静

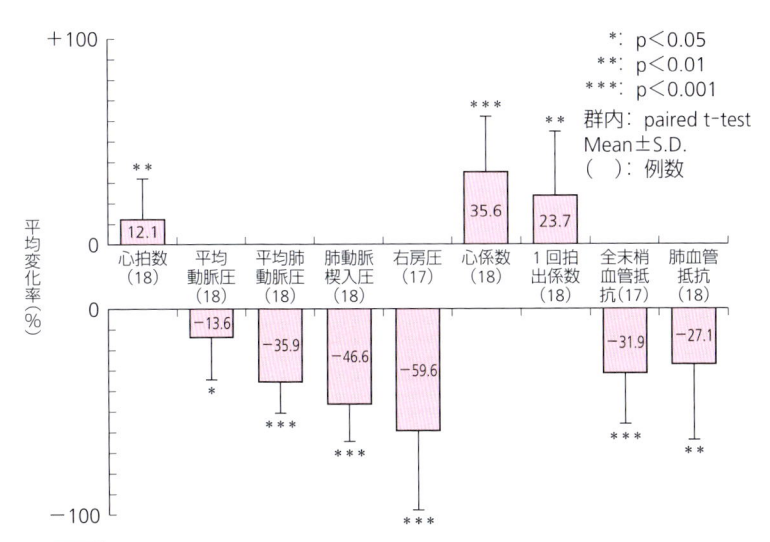

図2 ピモベンダン2.5mg単回投与4時間後の血行動態指標の平均変化率
（谷口興一，他．薬理と治療．1992; 20. 1347-61[2]より）

注薬と比較して効果発現までに時間は要するものの，血行動態の改善には有用と考えられる．

b) β遮断薬の導入

　低心機能である重症心不全症例ではβ遮断薬の導入が困難である場面にしばしば遭遇する．入院症例で静注強心薬を使用している場合，強心薬を中止する前にβ遮断薬を目標量まで導入してから強心薬を減量することも多いが，点滴が入っていることが長期となるため感染のリスクでリハビリが遅れることもあり，静注強心薬を経口強心薬に切り替えて点滴から離脱した後にβ遮断薬を導入する方法も考えられる．ShakerらはNYHA IV度，平均EF 17%の症例にエノキシモン投与後にメトプロロールの導入を行ったところ，8割の症例で導入可能であったと報告している[3]．またYoshikawaらはNYHA III〜IV度の心不全症例でカルベジロール導入に際してピモベンダン2.5 mgを4週間併用することで12週後にわたり心不全悪化が減少したと報告している[4]．β遮断薬のように予後を改善する薬剤が導入可能となることで間接的に経口強心薬が予後を改善させる可能性はある．現時点ではβ遮断薬との併用で長期予後に関するエビデンスはないため今後の検証が必要である．

c) 静注強心薬からの離脱

　当院は心臓移植実施施設であり，移植適応を考慮する重症心不全患者を多数ご紹介いただいているが，なかには心臓以外の臓器障害や全身疾患，社会的背景などから移植適応とならないstage Dの心不全患者も存在する．これらの患者に関しては移植を検討している時点で既に最大限の治療がなされているうえで静注強心薬に依存していることも多く，予後を改善するといった治療は困難であり，QOLに主眼をおいた治療，広い意味では緩和医療を要する段階である．この段階では静注強心薬を離脱して自宅への退院がQOL改善という面では大きな目標となってくるが，実際に0.5 μg/kg/分のドブタミンや0.1 μg/kg/分のミルリノンから離脱できないという患者にもしばしば遭遇する．こういった患者において経口強心薬は大きな武器となる．実際には自宅での温和な生活が可能な程度の心不全症状を許容しながら可能な限り静注強心薬を減量したうえで，ピモベンダンを1.25 mgより導入し，必要に応じて5 mgまで増量しながら静注強心薬からの離脱を図る．それでも静注強心薬から離脱できない際はドカルパミンを追加することで多くの症例で

静注強心薬からの離脱は可能である．これらの症例では腎機能が低下している症例も多く，その点でも主に肝代謝であるピモベンダンは使い勝手の良い薬剤である．

d) QOL の改善を目標とした症例

前述 c) と重なるが，超高齢者など予後の改善よりも QOL の改善を目指した場合，良い適応となる．ベスナリノンの大規模臨床試験である VEST 試験[5] は NYHA III〜IV 度，EF≦30％の心不全症例を対象としているが，実薬群ではプラセボ群に比して死亡率が増加する傾向にあるが，早期の段階で有意に QOL の改善を認めている．このように予後を改善させるといったエビデンスはないものの，QOL を有意に改善するエビデンスは存在しており，長期の予後が見込めない末期心不全症例などでは緩和医療の1つとしても経口強心薬が活躍する場があると思われる．

3 期待される作用と臨床的エビデンス

経口強心薬としては心臓 β_1 受容体を刺激するカテコールアミン製剤（ドカルパミン，イボパミン），同じ β_1 受容体を刺激するもカテコラミン基をもたないデノパミンやキサモテロール，PDE III 阻害薬であるミルリノン，エノキシモン，ベスナリノン，PDE III 阻害作用に加えて心筋細胞内で Ca 感受性を増強させるピモベンダンなどがある．実際にわが国で使用可能であるのは，ピモベンダン（アカルディ®），ドカルパミン（タナドーパ®），デノパミン（カルグート®）の3種類のみである．

a) ピモベンダン

ピモベンダンは PDE III 阻害作用とともに Ca 感受性増強作用を有する薬剤である．これは筋原線維のトロポニン C に直接作用し，Ca 結合部位の親和性を高めることで心筋細胞内の Ca 濃度を上昇させることなく心筋収縮力を増加させる．同程度の強心作用を要する場合，他の経口強心薬と比較して Ca 過負荷を抑えて強心作用を発揮する分，催不整脈性が減少することが期待される．一方で Ca 感受性増強作用は左室弛緩能を悪化させ拡張機能を低下させる可能性が指摘されているが，PDE III 阻害作用による弛緩能の改善が相補的に働くため弛緩能はむしろ改善する[6]．PICO 試験[7] では NYHA II〜III 度，EF 45％以下の心不全症例に対して実薬群で死亡率増加を認めた

が，一方，わが国で行われた臨床試験である EPOCH 試験[8]では NYHA IIm〜III 度，EF 以下 45％の心不全症例に対してピモベンダン 2.5〜5 mg（8 割の症例が 2.5 mg の投与）を用いて，52 週間の観察期間で心不全入院＋心臓死の複合エンドポイントでプラセボ群に比して約 40％の改善を認めている（プラセボ群との有意差はなし）．また有意に QOL，運動耐用能の改善を認めている．なお，EPOCH 試験と PICO 試験で結果が異なる一因として PICO 試験では対象患者に虚血性心筋症が多く含まれていた（PICO 試験：69％，EPOCH 試験：34％）ことがあげられる．基礎になる心不全治療として PICO 試験では ACE 阻害薬は必須となっており，逆に β 遮断薬は併用禁止であり，一方 EPOCH 試験では ACE 阻害薬，β 遮断薬の併用率はそれぞれ 68％，23％であった．少なくとも EPOCH 試験で用いられた低用量では予後を悪化させないことが示されており，後述する各状況では経口強心薬のなかでは第 1 選択となり得ると考えられる．主に肝臓で代謝されるため腎機能が低下した症例でも使用可能であり，また透析性が乏しいため透析症例でも使用しやすいが，CCr が 10 mL/分以下の症例や透析症例では活性代謝物が蓄積するため低用量から開始する．

b）ドカルパミン

カテコラミン製剤であるドカルパミンはドパミンのプロドラッグであり，内服後に代謝を受けてドパミンとなり，心臓 $β_1$ 受容体に直接作用し強心作用を発揮する．同種薬剤である ibopamine は大規模臨床試験 PRIME II[9]において，NYHA III〜IV 度，EF≦35％の心不全症例でプラセボ群に比して平均追跡期間約 1 年の間で死亡率が 26％増加したと報告されている．

c）デノパミン

カテコール基をもたないためカテコラミン製剤ではないが，$β_1$ 受容体を刺激することで強心作用を発揮する．$β_1$ 受容体を選択的に刺激する点ではドブタミンと似ている．長期投与にても β 受容体の down regulation が生じにくいといわれている．同種薬としてキサモテロールがあり，短期間の投与で運動耐用能や QOL，心不全症状の改善を認めるが，NYHA III〜IV の心不全に対して 100 日以内の観察期間において死亡リスクを 2.5 倍に増加させたと報告されており[10]，静注強心薬と同様に可能であれば使用は極力短期間にとどめておくべきである．

d) ベスナリノン

　PDE III 阻害作用によって心筋細胞内 cAMP を増加させるとともに，内向き Ca 電流の増大ならびに外向き K 電流の抑制により活動電位持続時間を延長させ強心作用を発揮する．また心不全に影響を与えるサイトカインの産生を抑制するとのデータもあり，慢性心不全の予後改善効果が期待されていた．当初は小規模な臨床試験で有用性が報告され，これを受けて行われた大規模臨床試験 VEST 試験では，NYHA III〜IV 度，EF≦30％の心不全症例を対象としているがプラセボ群に比して QOL を一時的には改善させるも，60 mg 群では有意に死亡率が増加し，30 mg でも死亡率が増加する傾向を認めた．死亡の多くを突然死が占め，ベスナリノンの催不整脈性が疑われる結果となった．また，顆粒球減少という重篤な副作用（VEST 試験では 60 mg 群の 1.2％で，30 mg 群の 0.2％で出現）を認めることからも使用にあたっては頻回の血液検査を要する．なお，以前はわが国で使用可能であったが現在は発売中止となっている．

4　減量の方法

　強心薬は後述する副作用のため生命予後を悪化させる可能性のある薬剤であり，そのため可能な限り減量，中止するのが望ましいのはいうまでもない．
　β遮断薬の導入に際して強心薬を併用している場合，β遮断薬をどこまで増量してから強心薬を減量するのか決まった方法はないが，我々の施設では導入に苦労する低用量，たとえばカルベジロール 5 mg 程度までは強心薬併用で増量を行い，その後，強心薬を減量・中止し，可能であれば再度β遮断薬の増量を試みている．心不全の急性増悪に際して経口強心薬を使用した場合，強心薬投与下で利尿薬，血管拡張薬などを用いて急性期を脱した後に経口強心薬を減量していくのは，静注強心薬と同様の感覚で行えばよいと思われる．ただし経口強心薬の減量を行う時点では既に外来での治療に移行していることも多く，減量に際しては，より緩徐に行う必要がある．強心薬依存症例においては，経口強心薬の投薬下で血行動態や QOL を維持しているのであり，減量することによって心不全増悪，QOL の悪化を生じる可能性が高く，現実的には減量が困難であることが多い．特に生命予後より QOL 改善を目的とした症例では減量により QOL を低下させる可能性も高く，積極

的に減量を考慮することは当初の目的からも外れる．静注強心薬依存となっている重症心不全で，離脱に経口強心薬（ピモベンダン＋ドカルパミン）が有用であった一例を紹介する．

症例呈示

〔症例〕57歳，男性．
〔基礎心疾患〕拡張相肥大型心筋症．
〔心臓超音波検査〕左室拡張末期径　71mm，左室駆出率　33％．

重症心不全で薬物療法，心臓再同期療法施行も NYHA III より改善なく，心臓移植適応評価目的で当院へ紹介となった．数年前より既に腎障害をきたしており，来院時の血清 Cr は 3.0 mg/dL と著明な腎機能低下を認めていた．静注強心薬投与開始するも Cr は 2.5 mg/dL 程度までの改善にとどまり移植の絶対的禁忌（腎臓の不可逆的機能障害）に該当すると判断．以後は静注強心薬を離脱し自宅へ退院することを目標とし，ドブタミンを漸減．0.5 μg/kg/ 分までは比較的容易に減量可能であったが，ドブタミンを 0.6 μg/kg/ 分から 0.3 μg/kg/ 分に減量したところ，同日より尿量低下を認めた．ピモベンダンを 5mg まで増量するも尿量増加なく，血清 Cr も上昇傾向であったため，ドカルパ

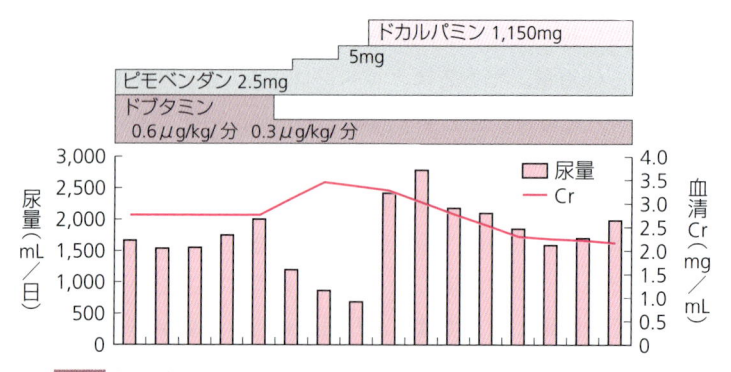

図3 静注強心薬依存となっている重症心不全で，離脱に経口強心薬（ピモベンダン＋ドカルパミン）が有用であった一例
ドブタミンを 0.6 → 0.3 μg/kg/ 分と減量したところ，尿量低下，血清 Cr の上昇を認めた．ピモベンダン増量では改善を認めず，ドカルパミン追加にて尿量増加，血清 Cr 低下を認めた．

ミン 1,125 mg を追加したところ，同日より尿量が増加し，Cr も低下傾向に転じた．以後，ドブタミンを中止するも尿量低下や Cr 上昇なく経過し自宅へ退院することが可能となった（図3）．

5 副作用とその対処法

　経口強心薬も静注強心薬と同様に心筋細胞内の Ca 濃度を高め強心作用を発揮する薬剤であるため Ca 過負荷となり，その結果致死的な不整脈を誘発する可能性がある．種々の大規模臨床試験においてプラセボ群と比較して生命予後が改善せず，むしろ悪化させる傾向を認めるのは，この Ca 過負荷により致死的不整脈が生じ，突然死を誘発した結果と推測される．この点において，Ca 感受性増強作用を有するピモベンダンは，その分だけ Ca 過負荷を起こさずに強心作用を発揮するため，他の経口強心薬より優先して使用するべきである．少数例の検討ではアミオダロンの併用が致死的不整脈の予防に有用であったと報告されており，植込み型除細動器装着とともに考慮されても良いかもしれない．

　PDE III 阻害作用を有する薬剤は末梢血管拡張により血圧低下を生じる．心不全治療としては後負荷の軽減という点で有利に働くと思われるが，低血圧症例での導入には注意を要する．また初期に開発されたアムリノンなどで副作用として血小板減少が報告されており，経口薬でも生じる可能性はあるが，ピモベンダンでの血小板減少は非常にまれであり，臨床現場で遭遇する可能性は低い．

　他にベスナリノンで重篤な顆粒球減少が報告されている．これは中止すると 1〜2 週間程度で回復するため，頻回に採血を行い早めにやめることで避けられる．

6 おわりに

　現在，慢性心不全の治療においては β 遮断薬や ACE 阻害薬など予後の改善に主眼をおいた薬剤選択が中心となっており，予後改善効果をもたない経口強心薬に関して実際に使用する機会は少ないと思われる．しかしながら，心不全治療においてループ利尿薬は予後改善効果がないにもかかわらず最も

頻用される薬であることも事実であり，心不全治療に利尿薬が不要であると考えている臨床医は数少ないであろう．同様に予後改善効果のない経口強心薬についても，目的を明確にして使用することで強力な武器になるのではないだろうか．ここで述べた内容を参考にしながら，予後を改善しないので使えない薬から，予後を改善しないが使える薬として，目の前の患者に適応がないのか今一度，検討いただけると幸いである．

【参考文献】

1) Packer M, Carver JR, Rodeheffer RJ, et al. Effect of milrinone on mortality in severe heart failure. N Eng J Med. 1991; 325: 1468-75.
2) 谷口興一, 廣江道昭, 丹羽明博, 他. 急性心不全に対する Pimobendan (UD-CG 115 BS) カプセル単回投与による血行動態および臨床評価. 薬理と治療. 1992; 20. 1347-61.
3) Shaker SF, Abraham WT, Gilbert EM, et al. Combined oral positive inotropic and beta-blocker therapy for treatment of refractory class IV heart failure. J Am Coll Cardiol. 1998; 31: 1336-40.
4) Yoshikawa T, Baba A, Suzuki M, et al. Effectiveness of carvedilol alone versus carvedilol + pimobendan for sever congestive heart failure. Am J Cardiol. 2000; 85: 1495-7.
5) Cohn JN, Goldstein SO, Greenberg BH, et al. A dose-dependent increase in mortality with vesnarinone among patients with severe heart failure. N Eng J Med. 1998; 339: 1810-6.
6) 荒尾正人, 高木麻理子, 説田浩一, 他. ピモベンダンが心機能および脳血流に及ぼす影響の検討. 心臓. 2005; 37: 374-80.
7) Lubsen J, Just H, Hjalmarsson AC, et al. Effect of pimobendan on exercise capacity in patients with heart failure: main results from the Pimobendan in Congestive Heart Failure (PICO) trial. Heart. 1996; 76: 223-31.
8) The EPOCH Study Group. Effects of pimobendan on adverse cardiac events and physical activities in patients with mild to moderate chronic heart failure. Circ J. 2002; 66: 149-57.
9) Hampton JR, van Veldhuisen DJ, Kleber FX, et al. Randomised study of effect of ibopamine on survival in patients with advanced severe heart failure. Lancet. 1997; 349; 971-7.
10) The Xamoterol in Severe Heart Failure Study Group. Xamoterol in severe heart failure. Lancet 1990; 336: 1-6.

〈中本 敬　坂田泰史〉

3. ドパミンとドブタミン

take home messages

① 点滴強心薬は収縮期血圧と臓器灌流が保持されている患者では第1選択ではない.
② 収縮期血圧が低いか, 臓器灌流が保たれないような状態では, 速やかに投与して血行動態の安定を図る.
③ 点滴強心薬が不要になれば速やかに投与を減量, 中止する.
④ 末期心不全の緩和ケアの一環として, 間歇投与, 在宅投与で用いることもある.

1 作用機序

a) ドパミン

ドパミンは内因性カテコラミンであり, ノルエピネフリンの前駆物質である. 低用量（2μg/kg/min以下）から腎動脈拡張作用による糸球体濾過量の増加と腎尿細管への直接作用により利尿効果を示す. しかしリアルワールドの急性心不全患者においては, 実際にどの程度の利尿効果, 腎保護効果が認められるのかはいまだ解決されていない. 中等度の用量（2〜10μg/kg/min）では, β_1受容体刺激作用と心臓および末梢血管からのノルエピネフリン放出増加により, 陽性変力作用, 心拍数増加, α_1受容体刺激による血管収縮作用を示す. 高用量（10〜20μg/kg/min）ではα_1刺激作用が優位となり血圧と血管抵抗が上昇する.

b) ドブタミン

ドブタミンは合成カテコラミンであり, β_1受容体への選択性が高く, 用

量依存的に陽性変力作用を発揮する．β_2 受容体刺激作用として $5\mu g/kg/min$ 以下の用量では軽度の血管拡張作用による全身末梢血管抵抗低下および肺毛細管圧の低下を示す．$10\mu g/kg/min$ 以下では心拍数の上昇も軽度であり，心筋酸素消費量の増加も少ないという特性がある．

2 期待される主作用と適応症例

　従来，急性心不全における点滴強心薬の効果は，血行動態の改善と症状の改善という短期効果に主眼がおかれていた．しかし最近，長期指標として生存率に注目すると，下記に示すように点滴強心薬投与が長期予後を悪化させる可能性が後ろ向き研究で示唆されるようになった[1,2]．このため，収縮期血圧値と臓器灌流が保たれた急性心不全患者における第 1 選択薬は血管拡張薬が推奨されており，点滴強心薬が第 1 選択となることはない．しかし，収縮期血圧が低い症例や血管拡張薬のみでは血行動態の改善が不十分な症例に，血管拡張薬の投与のみで始終対応すると，かえって臓器低灌流など悪い状態が遷延する．したがって収縮期血圧が低い症例，血管拡張薬が無効な症例では血行動態と症状の改善のために速やかに点滴強心薬を投与し，不要になれば速やかに投与を中止することがガイドラインでも勧められている．ドパミンは低用量では腎血流増加を，中等度の用量では血圧上昇を期待して，ドブタミンは強心作用と軽度の血管拡張作用を期待して使用する．

　このように，ドブタミン，ドパミンの使用は臓器低灌流の急性心不全症例に用いられることが主である．特殊な使用法として，緩和ケアの一環としてのカテコラミン使用がある．生命予後改善効果は期待できないこれらの薬剤であるが，末期心不全患者において呼吸困難，起坐呼吸の改善のために持続的に用いられることがある．また，間歇投与，在宅投与で入院回避や QOL 改善を目的として使用されることもある[3,4]．

3 臨床的エビデンス

　点滴強心薬は低血圧，臓器低灌流の患者にこそ必須の薬である．したがって，真の効果をみるためには低血圧，臓器低灌流の患者に前向き試験を行うべきである．しかし，このような致死的な病態に対してプラセボを用いるこ

2-3. ドパミンとドブタミン

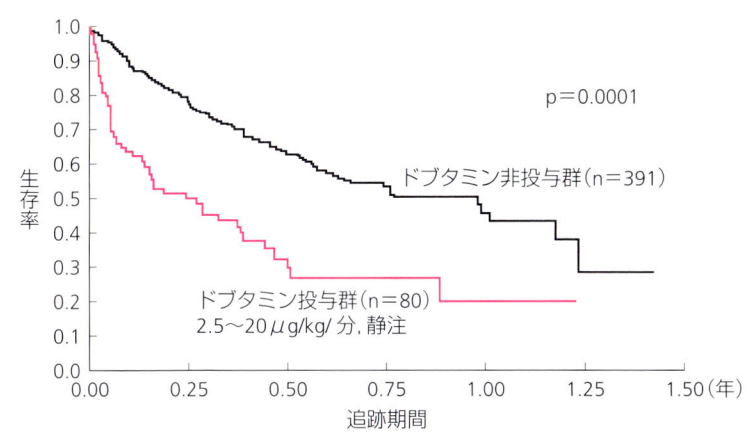

[グラフ：ドブタミン投与群/非投与群の生存率比較、p=0.0001、ドブタミン非投与群（n=391）、ドブタミン投与群（n=80）2.5〜20μg/kg/分，静注]

対象：ループ利尿薬，ジギタリス，ACE 阻害薬の治療を受けているが 1 カ月以上，NYHA 心機能分類Ⅲb〜Ⅳ度である心不全患者 471 例
方法：ドブタミン 2.5〜20μg/kg/分を持続静注内投与し，ドブタミン非投与群と生存率について比較検討

図1 ドブタミン投与群 / 非投与群の生存率の比較
FIRST におけるドブタミン投与群と非投与群の予後に関する後ろ向きの検討．後ろ向きの検討ではドブタミン投与群のほうが予後が悪かった．
（O'Connor CM, et al. Am Heart J. 1999; 138: 78-86[1]）より）

とには倫理的問題があり，プラセボをコントロールとした前向き試験は永久に実施不可能である．したがって，本来点滴強心薬が不要である，収縮期血圧が保たれ，臓器灌流も保たれた患者に対して，プラセボ対照の前向き試験を行うか，後ろ向きに背景因子を補正してデータ解析するかしか検討法はない．NYHA Ⅲ, Ⅳ度の心不全患者 471 例を対象とした検討 FIRST（Flolan International Randomized Survival Trial）において，後ろ向きに平均 2 週間ドブタミンを持続投与した症例の 6 カ月後の慢性期の状態を検討したところ，ドブタミン非投与群では心不全悪化，心停止，心筋梗塞発症が 64.5％，死亡率は 37.1％であったが，ドブタミン投与群ではそれぞれ 85.3％，70.5％といずれも有意に高かった（図1）[1]．ドブタミンが予後を悪化させる可能性としては催不整脈作用，心筋酸素消費量の増加などが考察されている．また欧米の急性心不全のレジストリーである ADHERE のデータベースからは，15,230 例の解析より，血圧などの背景因子を補正してもドブタミンまたはミルリノンの強心薬を投与した患者群ではニトログリセリンまたはネシリチドを投与した患者群よりも院内死亡率が高いことが報告され

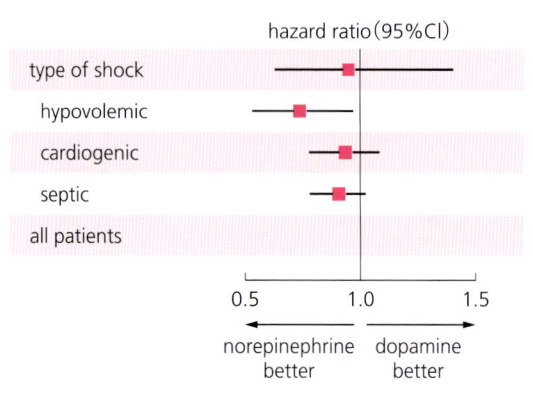

図2 ショック患者に対する，ノルエピネフリンとドパミン使用の比較
心原性ショック患者では，ノルエピネフリン群のほうがドパミン群より予後が良好であった．
(De Backer D, et al. N Engl J Med. 2010; 362: 779-89[5]）より）

た[2]．カテコラミン自体による心筋障害が生じる可能性も否定しきれないと推測する論文も多い．以上の理由により，前向き試験のデータはないが，安全性を考慮して現時点ではカテコラミン製剤は血圧の低下，臓器灌流障害あるときにのみ使用すべきとされている．しかしすべての患者に血管拡張薬だけで対処することは不可能で，ショック状態に近い患者に血管拡張薬のみを投与するとかえって，全身状態が悪化する．ADHERE の解析をみても点滴強心薬使用群は，血管拡張薬使用群に比較して収縮期血圧が低い．数学的に背景因子を補正しても，未知の補正因子がある場合，補正しきれないことに注意が必要であり，結果の解釈も慎重に行うべきである．

SOAP II（The Sepsis Occurrence in Acutely Ill Patients）では，心原性ショック患者ではドパミンを使用するより，ノルエピネフリンを使用したほうが，28日後の予後が良いことが示された（図2）[5]．心原性ショック患者ではドパミンよりもノルエピネフリンで確実に昇圧することが求められる．

また低用量ドパミンは腎血流増加，利尿作用があると古くから使用されてきたがこれは健常人のデータと動物実験から推測されていただけであり，低用量ドパミンの多施設試験の結果（328症例），実際の患者では急性腎不全の予防効果に関して臨床的な有用性は期待できない可能性が最近指摘された[6]．一方で心不全患者を対象にドパミンを投与したところ，腎血流増加が認められたとの報告がある[7]．

4 使用法と副作用

　ドパミンもドブタミンも可能な限り不要な投与は避けたいので，低用量から開始する．脈拍，血圧，酸素飽和度，自覚症状などを総合的に判断し，臓器低灌流でないと判断されるまで投与量を増量する．ただし，10μg/kg/分くらいからは副作用も出現し，臨床的効果も頭打ちになってくるので，10μg/kg/分くらいでも臓器低灌流があると判断した場合は，IABPなどの機械的補助を速やかに検討すべきである．臓器うっ血が改善し，十分な利尿が得られるようになれば，薬剤からの離脱を図るべく徐々に投与量を減量する．

ドパミン

〔作用〕低用量で腎血流増加，高用量で血圧上昇．
〔投与法〕1〜5μg/kg/分で点滴静注，20μg/kg/分まで増量可能．
〔副作用〕不整脈増加，末梢虚血．
〔禁忌〕褐色細胞腫．

ドブタミン

〔作用〕心収縮力増強，肺動脈圧を低下．
〔投与法〕1〜5μg/kg/分で点滴静注，20μg/kg/分まで増量可能．
〔副作用〕不整脈増加，動悸．
〔禁忌〕閉塞性肥大型心筋症．

【参考文献】
1) O'Connor CM, Gattis WA, Uretsky BF, et al. Continuous intravenous dobutamine is associated with an increased risk of death in patients with advanced heart failure. Insights from the Flolan International Randomized Survival Trial. (FIRST). Am Heart J. 1999; 138: 78-86.
2) Abraham WT, Adams KF, Fonarow GC, et al. In-hospital mortality in patients with acute decompensated heart failure requiring intravenous vasoactive medications. An analysis from the Acute Decompensated Heart Failure National Registry (ADHERE). J Am Coll Cardiol. 2005; 46: 57-64.
3) Adamopoulos S, Piepoli M, Qiang F, et al. Effects of pulsed beta-stimulant therapy on beta-adrenoceptors and chronotropic responsiveness in chronic heart failure. Lancet. 1995; 345: 344-9.

4) Nishi K, Sato Y, Miyamoto T, et al. Intermittent infusions of carperitide or inotoropes in out-patients with advanced heart failure. J Cardiol. 2012; 59: 366-73.
5) De Backer D, Biston P, Devriendt J, et al. Comparison of dopamine and norepinephrine in the treatment of shock. N Engl J Med. 2010; 362: 779-89.
6) Bellomo R, Chapman M, Finfer S, et al. Low-dose dopamine in patients with early renal dysfunction: a placebo-controlled randomised trial. Australian and New Zealand Intensive Care Society (ANZICS) Clinical Trials Group. Lancet. 2000; 356: 2139-43.
7) Elkayam U, Ng TM, Hatamizadeh P, et al. Renal vasodilatory action of dopamine in patients with heart failure: Magnitude of effect and site of action. Circulation. 2008; 117: 200-5.

〈佐藤幸人〉

4. ノルエピネフリン・エピネフリン

take home messages

① 内在性に合成されるカテコールアミンである.
② 交感神経受容体を介して昇圧作用を惹起する.
③ 主に緊急時の昇圧目的で他剤無効時に使用する.
④ 組織傷害性をもつことから持続投与は避ける.
⑤ 副作用, 併用薬への注意が必要である.

1 作用機序

循環器診療で主に強心薬として用いられるカテコールアミンは, 内在性に生成されるもの (ドパミン, ノルエピネフリン, エピネフリン) と, 化学合成により生成されるもの (ドブタミン, イソプロテレノール, フェニレフリン) に分類される. カテコールアミンの受容体への刺激は細胞内メカニズム

表1 ノルエピネフリン, エピネフリンの受容体結合特性, 適応症例, 投与量
(Overgaard CB, et al. Circulation. 2008; 118: 1047-56[2] より)

	受容体結合				適応症例	投与量
	α_1	β_1	β_2	ドパミン		
ノルエピネフリン	++++	+++	++	−	ショック (血管拡張性, 心原性)	0.01〜0.3 μg/kg/min (血圧に応じてさらに増量)
エピネフリン	++++	++++	+++	−	ショック (血管拡張性, 心原性) 心停止 気管支攣縮 アトロピン抵抗性の症候性徐脈・ブロック	持続静注: 0.01〜0.1 μg/kg/min 心停止時: 1mg (最大0.2mg/kg) を静注. 3〜5分ごと.

を通じて多彩な生理作用につながるが，レセプターに対する用量ごとの作用および各臓器の受容体分布に依存して，最終的に得られる生理作用が異なる（表1）[1,2]．

a) ノルエピネフリン

　チロシンを器質とした酵素反応によりドーパ，ドパミンを経て交感神経節後線維や副腎髄質で合成される（図1）．血管平滑筋β_2受容体への刺激は血管拡張につながるが，一方で，強力な動脈血管平滑筋α_1受容体への刺激により，全身の血管抵抗は増大する．心筋β_1受容体への刺激は，Caイオン依存性に筋収縮力を増強する．ノルエピネフリンは収縮期圧，拡張期圧を増加

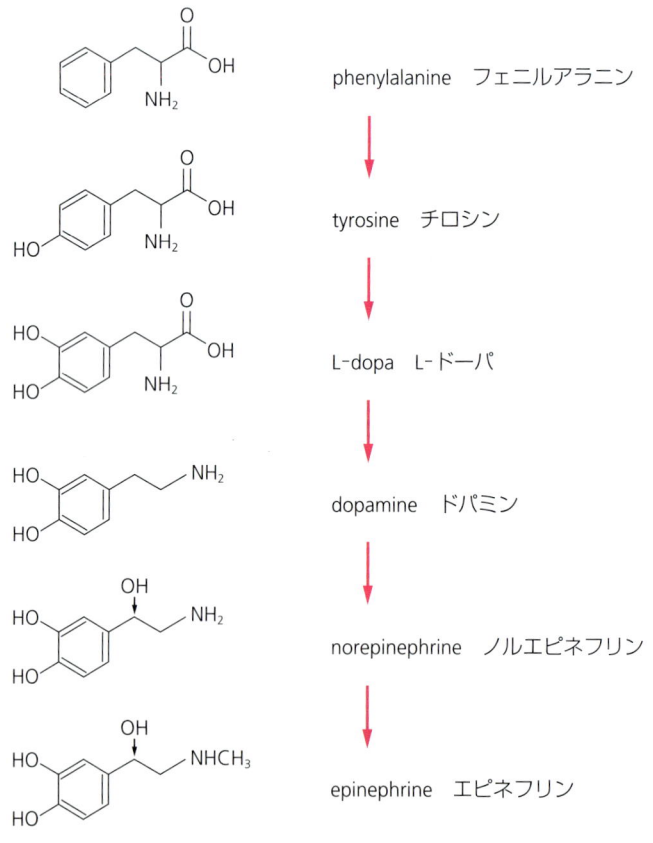

図1 内在性カテコールアミン合成経路
（Overgaard CB, et al. Circulation. 2008; 118: 1047-56[2] より）

させる一方で，その心臓に対する陽性変時作用は少なく，心拍出量に対する影響は小さいため，昇圧が必要だが心拍数に対する影響を避けたい場合には望ましい薬剤と考えられる[2]．拡張期血圧が上昇するため，冠動脈灌流は増加する[3]．ノルエピネフリンの持続的な投与は，PKA の活性化や細胞質 Ca 流入増加による細胞死を誘導することで，心臓に対する直接的な傷害作用につながる[4]．

b) エピネフリン

内在性カテコールアミンの1つで，ノルアドレナリンを前駆物質として体内で合成され（図1），心臓や血管平滑筋組織に存在するβ$_1$，β$_2$，α$_1$受容体に結合する．低用量ではβ受容体を介して，高用量ではα受容体を介して生理作用を発揮する．陽性変時作用により心拍数を増加させ，陽性変力作用により心筋収縮力を増強させる．これらは心拍出量の増加につながるが，同時に心筋酸素消費量の増大をもたらす．α受容体を介して冠動脈を収縮させるが，高心拍数および相対的な拡張期の延長によって冠血流は増加するとされる[5]．直接の血管収縮作用および肺血流増加作用により，肺動脈圧は増加する．高濃度での持続投与は，血管壁への傷害から筋収縮帯の壊死をきたし，直接の心筋細胞死を惹起する[6]．

2 適応症例

a) ノルエピネフリン

各種疾患に伴う急性低血圧，またはショックの補助治療として用いられる．心原性ショック，敗血症性ショック，アナフィラキシーショックにおいて，原因治療に対して反応しない血圧低下に対し，昇圧目的で使用される．低用量性ショックなど強度の末梢血管収縮が生じている状態には使用を避ける必要がある．点滴静注での使用量では，成人において通常 0.01〜0.3 μg/kg/min だが，病態に応じてさらに高用量が必要となることもあり，血圧を経時的に測定し適宜増減させる．1回 0.1〜1 mg の皮下注射による投与も可能である．

b) エピネフリン

急性低血圧またはショック時の補助治療，心停止の補助治療，症候性徐脈に対する代替薬として用いられる．強心薬としての作用以外では，気管支喘

息に伴う気管支痙攣，アナフィラキシー，局所止血治療に用いられる．ショックに対する循環補助として使用される場合や，他の薬剤による治療が奏効しない症候性徐脈において代替薬として使用する場合，0.01～0.02 μg/kg/minで開始し適宜増減する．成人心停止に使用する場合，1回1mgを静注し，必要に応じて3～5分ごとに繰り返す[7]．

3 期待される主作用

上述の作用機序から，収縮期・拡張期血圧を上昇させる目的で使用されるが，末梢血管抵抗の増加，心筋酸素消費量の増加，臓器血流量の減少につながるため，強心薬として単独の使用は避ける必要がある．ほかの強心薬使用ならびに循環血液量の補正によってもショックからの離脱が困難な患者，敗血症性によるショックを呈する患者に用いられる．

4 減量の方法

ノルエピネフリン，エピネフリンは，ともに血圧低下に対する一過性の応急処置として用いる薬物であり，原因診断およびそれに対する適切な処置を優先し，バイタルサインの安定が得られた場合には，呼吸・循環動態の悪化がないことを確認しながら，可及的速やかな減量を目指す．両薬剤ともに，高濃度・長期間の投与は組織傷害性をきたすため，可及的早期の離脱が望ましい．

5 臨床的エビデンス

ドパミン，ドブタミン，PDE III 阻害薬など他の強心薬に比べ，ノルエピネフリン，エピネフリンの心不全治療におけるエビデンスは乏しい．低血圧を伴う急性心不全症例に対して他の強心薬による標準治療を行っても十分な昇圧が得られない場合（収縮期血圧で70～90 mmHg未満）において，ノルアドレナリンの併用（0.01～0.3 μg/kg/min）が推奨されている[8]．ノルエピネフリン，エピネフリンはその末梢血管収縮作用のため，主にショック症例に対して使用される．330名の敗血症性ショック患者を対象に，ノルエピネ

2-4. ノルエピネフリン・エピネフリン

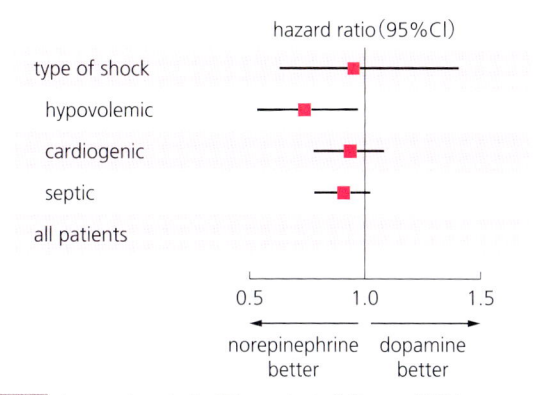

図2 ショックのタイプ別にみたサブグループ解析
(De Backer D, et al. N Engl J Med. 2010; 362: 779-89[10] より)

フリン・ドブタミンの併用群，エピネフリン単独投与群を比較した多施設共同無作為化二重盲検臨床試験では，急性期から慢性期に至る死亡率に差を認めなかった[9]．その後2010年に，ショック患者を対象に初期治療薬としてのドパミンとノルエピネフリンを比較した多施設共同臨床試験の結果が報告された[10]．敗血症性ショック，心原性ショック，乏血性ショックを含む1,679名の患者を対象とし，第1選択昇圧剤としてドパミン，ノルエピネフリンのいずれかが割り付けられ，単剤投与により十分な昇圧が得られない場合，そのほかのカテコールアミン製剤が追加で使用された．結果，1次エンドポイントである28日後の死亡率に両群で差を認めなかったが，ドパミン治療群で不整脈イベントが有意に増加していた．また，心原性ショック患者を対象としたサブ解析では，ドパミンの使用はノルエピネフリンに比較して，28日後の死亡率増加に有意に相関していた（図2）．1000名以上の敗血症性ショック患者を対象としたサブ解析では両群に明らかな差を認めなかったことから，特に心原性ショック患者におけるドパミン使用に対する注意喚起が提唱された．原因として，ノルエピネフリンに比較してドパミン使用による心拍数増加が虚血イベントを増加させたことが考えられた．

6 副作用とその対処法

ノルエピネフリン，エピネフリンともに過度の昇圧反応をきたし，肺水腫，

不整脈，心停止をきたすことがあるため過量投与に注意する．過度の血圧上昇を生じた場合には，α遮断薬などの降圧薬を用いて対処する．強い血管収縮作用をもつため，血管外へ多量の薬剤が漏出した場合，皮膚や組織の壊死をきたす恐れがあり，確実に確保された静脈ルートからの投与，または中心静脈ルートからの投与が望ましい．ノルエピネフリン投与時において，ハロゲン含有吸入麻酔薬は心筋のカテコールアミン感受性を増強させ心室性不整脈を惹起する危険があるため，併用については禁忌（エピネフリンについては併用注意）とされている．エピネフリン投与時において，特定の向精神病薬はα遮断作用をもつため，エピネフリンのβ刺激作用が有意となり低血圧をきたすことがあるため，併用禁忌とされている．その他イソプロテレノールなどのカテコールアミン製剤をはじめ，複数の薬剤において交感神経刺激作用を介した副作用を惹起することから，併用薬剤には注意を払う必要がある．

【参考文献】
1) Francis GS, Bartos JA, Adatya S. Inotropes. J Am Coll Cardiol. 2014; 63: 2069-78.
2) Overgaard CB, Dzavik V. Inotropes and vasopressors: review of physiology and clinical use in cardiovascular disease. Circulation. 2008; 118: 1047-56.
3) Tune JD, Richmond KN, Gorman MW, et al. Control of coronary blood flow during exercise. Exp Biol Med (Maywood). 2002; 227: 238-50.
4) Communal C, Singh K, Pimentel DR, et al. Norepinephrine stimulates apoptosis in adult rat ventricular myocytes by activation of the beta-adrenergic pathway. Circulation. 1998; 98: 1329-34.
5) Jones CJ, DeFily DV, Patterson JL, et al. Endothelium-dependent relaxation competes with alpha 1- and alpha 2-adrenergic constriction in the canine epicardial coronary microcirculation. Circulation. 1993; 87: 1264-74.
6) Singh K, Xiao L, Remondino A, et al. Adrenergic regulation of cardiac myocyte apoptosis. J Cell Physiol. 2001; 189: 257-65.
7) アメリカ心臓協会．心肺蘇生と救急心血管治療のためのガイドライン2010.pdf
8) JCS2011_izumi_h（急性心不全治療ガイドライン）.pdf
9) Annane D, Vignon P, Renault A, et al. Norepinephrine plus dobutamine versus epinephrine alone for management of septic shock: a randomised

trial. Lancet. 2007; 370: 676-84.
10) De Backer D, Biston P, Devriendt J, et al. Comparison of dopamine and norepinephrine in the treatment of shock. N Engl J Med. 2010; 362: 779-89.

〈肥後修一朗〉

5. PDE III 阻害薬

take home messages

① PDE III 阻害薬は細胞内 cAMP 濃度の上昇を介して強心作用と血管拡張作用を発揮.
② カテコラミン抵抗性難治性心不全の治療に威力を発揮.
③ 低血圧と重篤な頻脈性不整脈の発現に注意が必要.
④ 長期連用は予後を悪化.
⑤ 服用中のβ遮断薬の中止は必要ない.

1 作用機序

　交感神経の活性化により放出されたカテコラミンは，細胞形質膜のβアドレナリン受容体に結合し，Gsタンパク質を介して形質膜に存在する膜貫通タンパク質であるアデニル酸シクラーゼ（adenylate cyclase: AC）を活性化する．活性化した AC は ATP からサイクリック AMP（cAMP）を産生し，cAMP 依存性プロテインキナーゼ（PKA）を活性化することで，種々の機能調節タンパク質がリン酸化される（cAMP-PKA シグナルの活性化）．cAMP はホスホジエステラーゼ（PDE）によって速やかに 5'-AMP に加水分解され，その PKA 活性化作用を失い役割を終える．PDE は基質特異性，制御様式，組織分布などの違いにより哺乳類では 11 種類（PDE1〜PDE11）のサブタイプに分類[1]されているが，急性心不全治療薬の標的は PDE III である．

　PDE III 阻害薬は，心筋細胞や末梢・肺動脈平滑筋細胞の cAMP 分解を抑制し（細胞内 cAMP 濃度上昇），cAMP-PKA シグナルを増強することにより心臓の収縮力増強作用（図1）と血管拡張作用（図2）を発揮する．

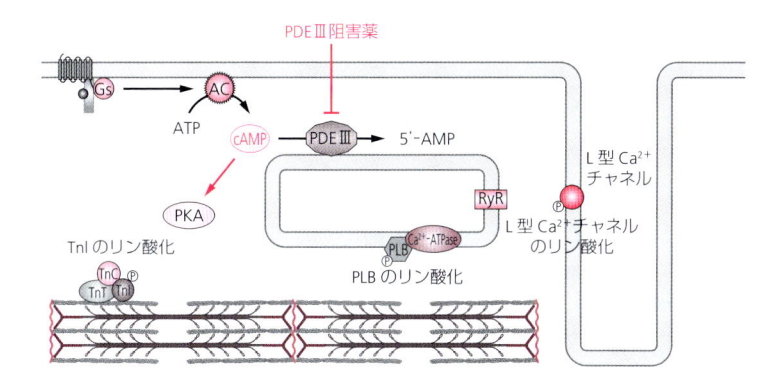

図1 心臓での収縮力増強作用
①電位依存性 Ca^{2+} チャネル活性化による筋小胞体からの Ca^{2+} 放出（Ca^{2+} 誘発性 Ca^{2+} 放出）促進による収縮促進
②ホスホランバン抑制による筋小胞体 Ca^{2+} ポンプ活性化 Ca^{2+} 取り込み促進とトロポニン I リン酸化によるトロポニン C の Ca^{2+} 感受性低下による弛緩促進

2 期待される主作用

　心臓収縮力増強作用と末梢血管拡張作用を併せ持つイノダイレーターとして作用することで，急性心不全患者の症状と血行動態を改善することが期待される．

　カテコラミン製剤との相違点は，①β 受容体を介さない，②心拍数，心筋酸素消費量が増加しにくい，③β 受容体のダウンレギュレーションを起こさない点にある．また，血管拡張薬である硝酸薬と比較して，①血管拡張作用が強く，②耐性が生じにくい（持続的）．すなわち PDE III 阻害薬の特徴は，β 受容体を介さない強心作用と硝酸薬よりも強力かつ持続的な血管拡張作用である．

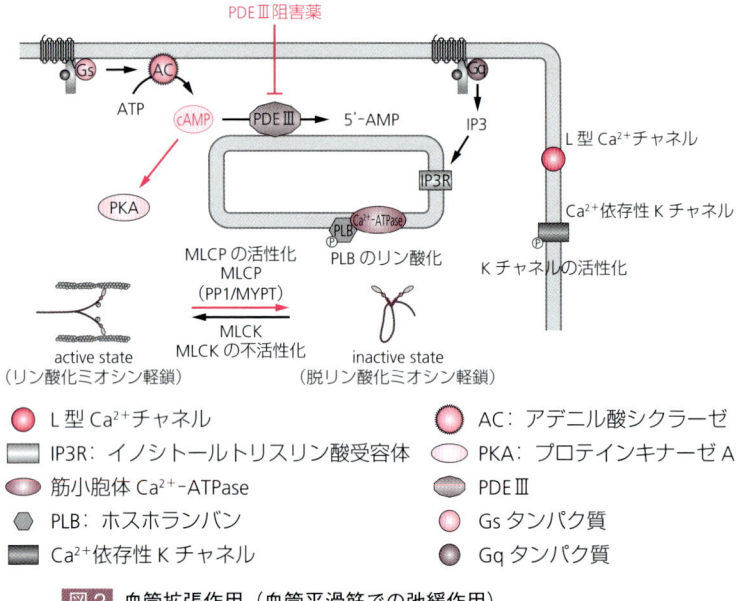

図2 血管拡張作用（血管平滑筋での弛緩作用）
正確な機序はいまだ不明であるが，以下の機序が考えられている．
① K⁺チャネルの開口による過分極
②ミオシン軽鎖脱リン酸化酵素の活性化
③筋小胞体による Ca^{2+} 取り込み促進による細胞内 Ca^{2+} 濃度の低下
④ミオシン軽鎖キナーゼの不活性化

3 適応症例

　強心薬は代償不全に伴う血行動態の改善や安定化に対しては現在でも極めて有効な治療薬であるが，カテコラミン製剤の長期の使用によりその効果が減弱することが知られている．慢性的な交感神経系の活性化やカテコラミン製剤使用によって，心筋細胞および末梢血管系のβ受容体のβ受容体がダウンレギュレーションし，カテコラミンに対する反応性が低下することが一因と考えられる（カテコラミン抵抗性）．このような病態では，カテコラミン刺激による心臓の収縮性の亢進を十分得られることができず，末梢血管ではα受容体感受性優位な状態によりカテコラミン刺激による末梢血管収縮作用が前面に出現し，後負荷の上昇をもたらすことになる．また，カテコラミン製剤は用量依存的に心筋酸素消費量増加，末梢血管抵抗増加，不整脈の発生

が高くなり，長期的には心不全患者の予後を悪化させる．

当初，β受容体を介さず強心作用と血管拡張作用を併せ持つ PDE III 阻害薬は慢性心不全患者の長期予後改善効果が期待されたが，これまでの臨床試験の結果はそれを否定するものがほとんどである（臨床エビデンスの項を参照）．そのため現在の PDE III 阻害薬の使用は急性心不全に対する静脈注射製剤がほとんどである．では，どのような患者が PDE III 阻害薬の良い適応症例か？ PDE III 阻害薬の利点は，①β受容体を介さずに効果を発揮，②カテコラミン抵抗状態にも有効，③カテコラミンよりも心筋酸素消費量の増加が少ない，④持続的血管拡張作用，である．よって，カテコラミン抵抗性難治性心不全において PDE III 阻害薬は最もその効力を発揮できると考えられる．

①投与方法（ミルリノン）

一般的には 0.25〜0.75 μg/kg/分の濃度で持続点滴投与を行うが，血圧，腎機能障害の程度，併用している薬剤に応じて適宜，減量する必要がある．カテコラミン抵抗性難治性心不全患者では既にカテコラミンの持続点滴下にあるため，カテコラミンと PDE III 阻害薬の併用治療となることが多い．よって PDE III 阻害薬の導入に際しては初期のローディングは行わず，0.125〜0.25 μg/kg/分の濃度で開始するほうが安全である．2 時間を目安に自覚症状や血行動態の改善，尿量，身体所見を評価し，必要であれば増量を考える．

収縮期血圧が 160 mmHg を超えるような著しい高血圧を認め，腎機能が正常な場合は，最初にローディングを行うこともある．

②投与禁忌・慎重症例

肥大型閉塞性心筋症および本剤に対する過敏症の既往症例である．また，高度腎機能障害症例，維持透析症例，重篤な頻脈性不整脈（心室頻拍，心室細動）を合併する症例，収縮期血圧が 90 mmHg 未満の症例においては，本剤の使用は原則として禁忌である．

4 減量の方法

自覚症状や血行動態の改善を認めたならば，慢性心不全の治療に準じた経口薬を導入しながら，PDE III 阻害薬の離脱を図る．PDE III 阻害薬の投与

量を半量ずつ減量し，自覚症状や血行動態の悪化がないことを確認しながら 0.125 μg/kg/分まで減量して中止する．カテコラミン併用例においてカテコラミンと PDE III 阻害薬のどちらを先に中止するべきか明確な根拠はないが，血圧が維持できるならばカテコラミンから先に減量・中止した後，PDE III 阻害薬の離脱を図るほうが，血行動態的にはベターであると考える．

5 臨床的エビデンス

a) 慢性心不全に関する臨床的エビデンス

最初の PDE III 阻害薬アムリノンの長期投与により，重症慢性心不全患者の予後を悪化（心機能障害や心筋虚血の悪化，致死的不整脈の増加）が報告された[2]．その後，ROMISE 試験でも重症慢性心不全患者に対する経口ミルリノン製剤の長期投与で死亡率が増加することが示された[3]．さらに，PICO 試験[4]ではカルシウム感受性増強作用を併せもつ経口 PDE III 阻害薬ピモベンダンの効果が検討されたが，ピモベンダンを 6 カ月間投与で慢性心不全患者の運動耐容能は改善したが，QOL の変化はなく，突然死が増加した．これらの結果から，慢性心不全に対する PDE III 阻害薬の長期連用は否定され，現在では急性心不全治療薬として使用がほとんどである．

b) 急性心不全に関する臨床的エビデンス

ミルリノンの静脈内持続性投与は，非代償性急性心不全患者への用量依存的に血行動態改善効果を速やかに発揮する[5]．カテコラミン依存性重症心不全患者においても，カテコラミン製剤とミルリノンの併用により血行動態の改善（心拍出量の増加と全身血管抵抗の低下）を認め，カテコラミン製剤の減量・離脱が可能となった[6]．また，β遮断薬を内服している慢性心不全の急性増悪患者においても，ミルリノンは心拍出量の増加と肺毛細管圧低下を発揮する（ドブタミンではその効果を認めなかった）[7]．しかし，OPTIME-CHF 試験[8]では慢性心不全の急性増悪患者において，ミルリノンは虚血性心疾患が基礎疾患である場合にその死亡率を増加させた．だがその後のサブ解析にて，β遮断薬を服用していた患者において入院後のβ遮断薬中断と心事故増加の関係が明らかになった[9]．すなわち，入院後にβ遮断薬を中断するとミルリノンによる心事故が増加するが，入院後もβ遮断薬を継続した患者では人事故は減少傾向であった．

6 副作用とその対処法

　PDE III 阻害薬の副作用として注意すべきは，低血圧と重篤な頻脈性不整脈（心室頻拍，心室細動）であり，投与開始時より血圧の変動と不整脈の発生に対しては注意深く観察する必要がある．血圧が 90 mmHg 以下に低下した場合は，PDE III 阻害薬の減量・中止を検討し，カテコラミンによる血圧の維持や脱水を伴うようであれば補液を行う必要がある．重篤な不整脈の発生した場合は中止する．頻度は少ないが血小板減少にも注意しなければならない．ミルリノンの血中半減期は 2.5 時間，薬理学的な半減期は 6 時間程度とされている．

　いずれの副作用も投与前にそのリスクを考慮する必要がある．ミルリノンは腎排泄型の薬剤であるため，腎機能低下患者では血中濃度の増加により上記の副作用が出現しやすい．よって通常より投与量を抑える必要がある．血清クレアチニンが 3.0 mg/dL を超える高度な腎機能低下症例や維持透析症例では投与は避けるべきである．脱水のある患者やカテコラミン投与下でも収縮期血圧が 90 mmHg 未満の症例も PDE III 阻害薬投与による血管拡張作用によりショックを引き起こす可能性が高い．また，PDE III 阻害薬を投与する前から重篤な頻脈性不整脈を認める症例も禁忌と考える．

【参考文献】
1) Maurice DH, Ke H, Ahmad F et al. Advances in targeting cyclic nucleotide phosphodiesterases. Nature Rev Drug Discov. 2014; 13: 290-314.
2) Packer M, Medina N, Yushak M. Hemodynamic and clinical limitations of long-term inotropic therapy with amrinone in patients with severe chronic heart failure. Circulation. 1984; 70: 1038-47.
3) Packer M, Carver JR, Rodeheffer RJ, et al. Effect of oral milrinone on mortality in severe chronic heart failure. The PROMISE Study Research Group. N Engl J Med. 1991; 325: 1468-75.
4) Lubsen J, Just H, Hjalmarsson AC, et al. Effect of pimobendan on exercise capacity in patients with heart failure: main results from the Pimobendan in Congestive Heart Failure (PICO) trial. Heart. 1996; 76: 223-31.
5) Seino Y, Momomura S, Takano T, et al. Multicenter, double-blind study of intravenous milrinone for patients with acute heart failure in Japan. Japan Intravenous Milrinone Investigators. Crit Care Med. 1996; 24: 1490-7.

6) Siostrzonek P, Koreny M, Delle-Karth G, et al. Milrinone therapy in catecholamine-dependent critically ill patients with heart failure. Acta Anaesthesiol Scand. 2000; 44: 403-9.
7) Lowes BD, Tsvetkova T, Eichhorn EJ, et al. Milrinone versus dobutamine in heart failure subjects treated chronically with carvedilol. Int J Cardiol. 2001; 81: 141-9.
8) Cuffe MS, Califf RM, Adams KF Jr, et al. Short-term intravenous milrinone for acute exacerbation of chronic heart failure: a randomized controlled trial. JAMA. 2002; 287: 1541-7.
9) Gattis WA, O'Connoe CM, Leimberger JD, et al. Clinical outcomes in patients on beta-blocker therapy admitted with worsening chronic heart failure. Am J Cardiol. 2003; 91: 169-74.

〈塚本 蔵〉

6. 薬理学的視点からみた各種強心薬の特徴

take home messages

①心筋の興奮収縮連関とサイクリック AMP（cAMP）と A キナーゼの影響を理解しよう．
②カテコールアミンは原則静注で用いられる．
③β_1受容体刺激薬と PDE III 阻害薬との併用は不整脈の可能性がある．
④経口強心薬はたとえ延命効果はなくとも，やはり QOL 向上の有益面がある．
⑤開発中の新薬と現在利用できるハイブリッド薬に関心をもってほしい．

　急性心不全治療薬と慢性心不全に対して主に心筋に対する効果により治療に有益と考えられる薬物をその最前線まで薬理学的に概観する．

1 カテコールアミンと類縁強心薬

a) カテコールアミンとその受容体

　カテコール基にアミンを含む側鎖が付いた化合物（生体内での生成順にドパミン，ノルアドレナリン，アドレナリン）をカテコールアミンとよび，これらの受容体をカテコールアミン受容体（ドパミン受容体，アドレナリン受容体サブクラス）とよぶ．すべて細胞膜に存在する G タンパク共役型受容体（GPCR スーパーファミリー）で，ロドプシン様アミン受容体クラスに属す．交感神経系や副腎髄質より分泌されたカテコールアミンは，多くの生理的機能調整に関与しており，恒常性を乱すさまざまなストレスに対する統合反応

第2章 強心薬とは

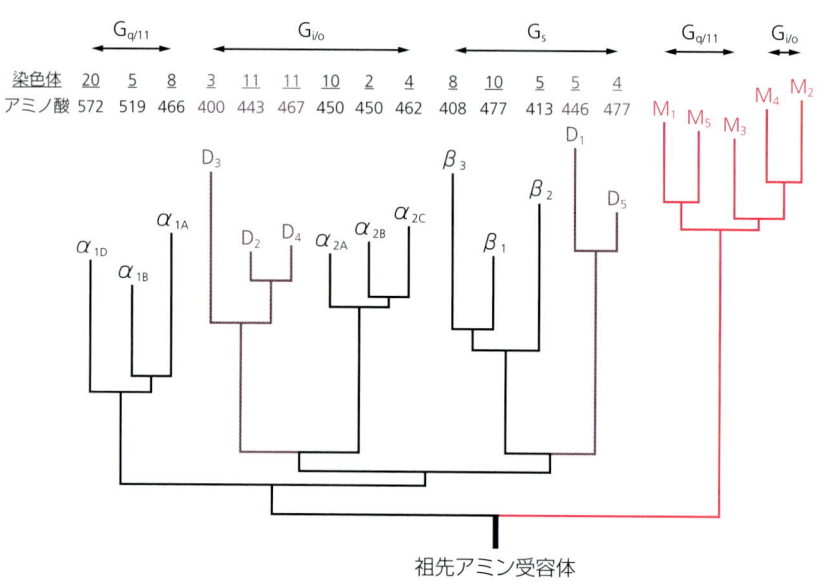

図1 アミノ酸・塩基配列より得られるカテコールアミン受容体系統樹
βとD₁様受容体タイプとα₂とD₂様受容体タイプとがそれぞれ近接関係にあり，共役するGタンパク質も似ていることが読みとれる．比較のためにアセチルコリンのムスカリン受容体サブタイプとの関係を示す．
（柳澤輝行．カテコールアミン受容体．In: 安藤譲二，他編．Vascular Biology ナビゲーター1版．東京：メディカルレビュー社; 2001. p.136-9[1]) より）

の中心的役割を演じている．図1に示すようにアドレナリン受容体は，α_1, α_2, βの3受容体タイプに分類され，それぞれには3つのサブタイプが存在する．ドパミン受容体は，2タイプと5サブタイプ，すなわちD₁様受容体（D₁, D₅）とD₂様受容体（D₂, D₃, D₄）とが同定されており，その染色体上の位置も明らかにされている[1]．系統発生的関係から共役するGタンパクが推定でき，生物学における進化論的視点の有用性を改めて教えてくれる．9種のアドレナリン受容体の情報伝達と関連薬物を図2[2])に，心筋の興奮収縮連関の概念図を図3に示す．活動電位，それに伴う一過性の細胞内Ca濃度［Ca^{2+}］iの上昇（Caトランジェント），心筋収縮・弛緩の分子機序とそれらの機能に対するcAMPとAキナーゼの影響を示している[3,4]．

b) アドレナリン，ドパミン，ドブタミン（図4）

カテコールアミンは経口投与ではバイオアベイラビリティが低いために静注で用いられる．金属イオンの存在やアルカリ性溶液で酸化されやすくキノ

2-6. 薬理学的視点からみた各種強心薬の特徴

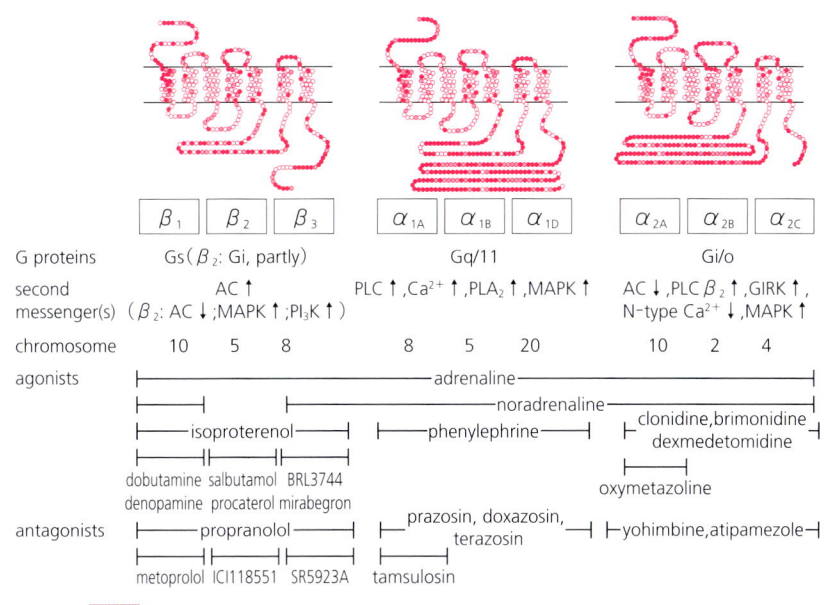

	β₁	β₂	β₃	α₁ₐ	α₁ᵦ	α₁ᴅ	α₂ₐ	α₂ᵦ	α₂ᴄ
G proteins	Gs (β₂: Gi, partly)			Gq/11			Gi/o		
second messenger(s)	AC↑ (β₂: AC↓, MAPK↑, PI₃K↑)			PLC↑, Ca^{2+}↑, PLA₂↑, MAPK↑			AC↓, PLCβ₂↑, GIRK↑, N-type Ca^{2+}↓, MAPK↑		
chromosome	10	5	8	8	5	20	10	2	4

agonists:
- adrenaline
- noradrenaline
- isoproterenol
- phenylephrine
- clonidine, brimonidine, dexmedetomidine
- dobutamine, salbutamol, BRL3744
- denopamine, procaterol, mirabegron
- oxymetazoline

antagonists:
- propranolol
- prazosin, doxazosin, terazosin
- yohimbine, atipamezole
- metoprolol, ICI118551, SR5923A
- tamsulosin

図2 アドレナリン受容体の9サブタイプ

AC: adenylyl cyclase,
AR: adrenergic receptor
CA: catecholamine
GIRK: G-protein-activated inwardly rectifying potassium channel
GPCR: G-protein-coupled receptor
MAPK: mitogen-activated protein kinase
N-type Ca^{2+}↓: N-type Ca^{2+} channel 抑制
PLA₂, PLC, phospholipases A₂, C
(柳澤輝行, 助川淳. カテコールアミン受容体. In: 浅田祐士郎, 他編. 心臓ナビゲーター1版. 東京: メディカルレビュー社; 2004. p.68-9[2]より)

ン体(溶液が薄いピンク色に変色する)となって不活化されるため，炭酸水素ナトリウムなどのアルカリ溶液を混注してはならない．

　アドレナリンはβおよびα受容体完全アゴニストである[3]．心停止時，アナフィラキシーショック，他のカテコールアミンに抵抗性の敗血症性ショックに対して使用される．なおノルアドレナリンはβ₁受容体を介する強心作用も生じるがα受容体刺激作用が前面に出る昇圧薬と考えるべきである．アドレナリンの副作用には，頻拍，不整脈，末梢冷感，脳出血，肺水腫などがある．α遮断作用をもつ薬物(典型抗精神病薬や3環系抗うつ薬など)が用いられている場合には，β₂受容体を介する有名なアドレナリン逆転現象の

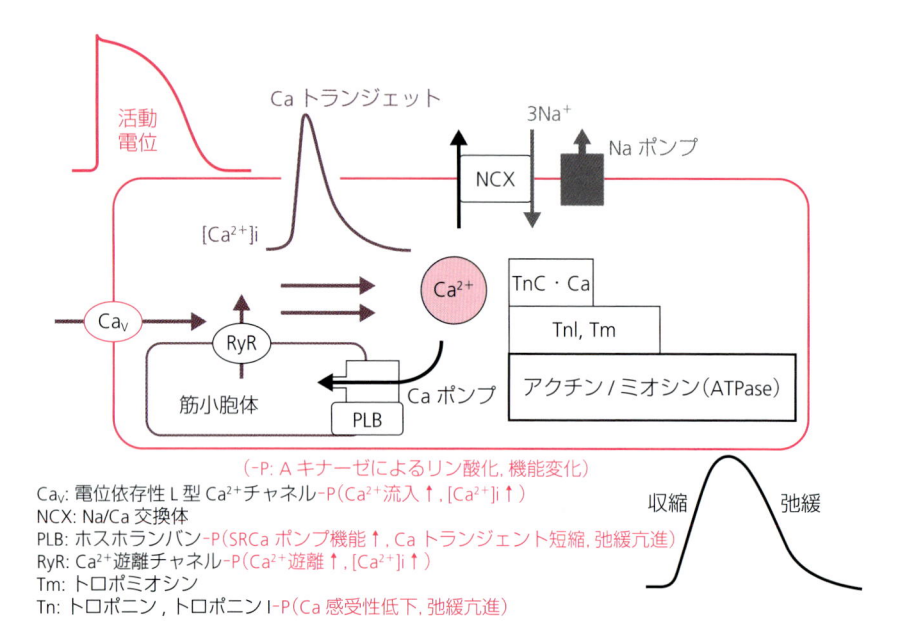

Ca$_V$: 電位依存性 L 型 Ca^{2+} チャネル-P(Ca^{2+} 流入↑, [Ca^{2+}]i↑)
NCX: Na/Ca 交換体
PLB: ホスホランバン-P(SRCa ポンプ機能↑, Ca トランジェット短縮, 弛緩亢進)
RyR: Ca^{2+} 遊離チャネル-P(Ca^{2+} 遊離↑, [Ca^{2+}]i↑)
Tm: トロポミオシン
Tn: トロポニン, トロポニン I-P(Ca 感受性低下, 弛緩亢進)

図3 心筋の収縮・弛緩機序と A キナーゼ

活動電位により L 型 Ca^{2+} チャネルを通じての Ca^{2+} 流入とリアノジン受容体からの Ca による Ca 遊離 (CICR) の増幅系がある. ヒト心室筋では流入 1 に対し遊離 3 と推定される[3]. Ca トランジェットという情報を受け止めるのは, アクチン上にある Ca 結合タンパク質のトロポニン C である. 心筋では拡張期にアクチン (actin) とミオシン (myosin) の相互作用にトロポミオシン (tropomyosin: Tm) が抑制をかけている. その抑制をトロポニン (troponin: Tn) が Ca 依存的にはずし (脱抑制), アクチンとミオシンの相互作用 (クロスブリッジと滑り現象) が ATP のエネルギーを使って生じ, 収縮が起きる (図8). [Ca^{2+}]i の低下は SRCa ポンプ (放出分と同等) と Na/Ca 交換体 (流入分と同等) によりもたらされる. β受容体刺激, PDE III 阻害により cAMP 濃度が高まり, A キナーゼが活性化される. 種々の機能タンパク質が可逆的にリン酸化され, 図6に示すような興奮収縮連関の機能変化が生じる. (柳澤輝行. ハイブリッド薬ピモベンダンの薬理学. 臨床医のための循環器診療. 2009; 11: 36-42[4]より)

血圧低下に注意する. β遮断薬が投与されている例では, α$_1$ 受容体を介した血管収縮が増強し, 急激な血圧上昇や脳出血のリスクがさらに高まる.

内因性のドパミンは, 神経伝達物質として働き, ノルアドレナリンとアドレナリンの前駆物質でもある. 静注されたドパミンは低い用量から, ドパミン受容体, β$_1$ 受容体, α$_1$ 受容体をそれぞれ順番に刺激する. ドパミン治療では D$_1$ 受容体刺激作用による腎血流増加, 尿量増加が重要である[1,3]. ドパミンによる利尿, Na$^+$ 排出促進作用は, 以下の機序による. ① D$_1$ 受容体を刺激して cAMP を生成し, 腎近位尿細管の刷子縁膜での Na$^+$/H$^+$ 交換機構

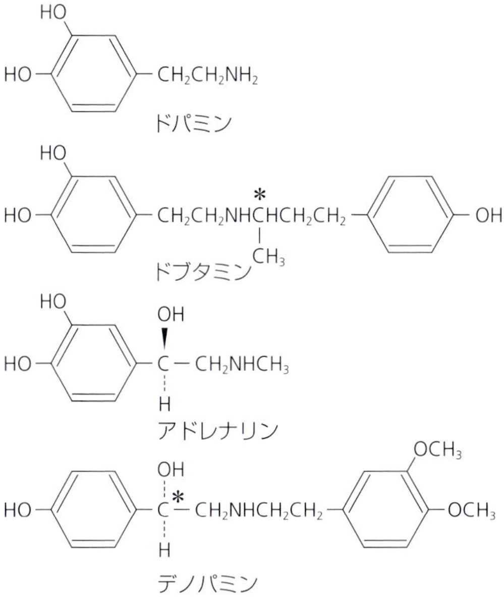

2-6. 薬理学的視点からみた各種強心薬の特徴

図4 カテコールアミンと類縁強心薬の化学構造
 ＊：不斉炭素で光学異性体の存在を示す．市販の薬物はラセミ体である．

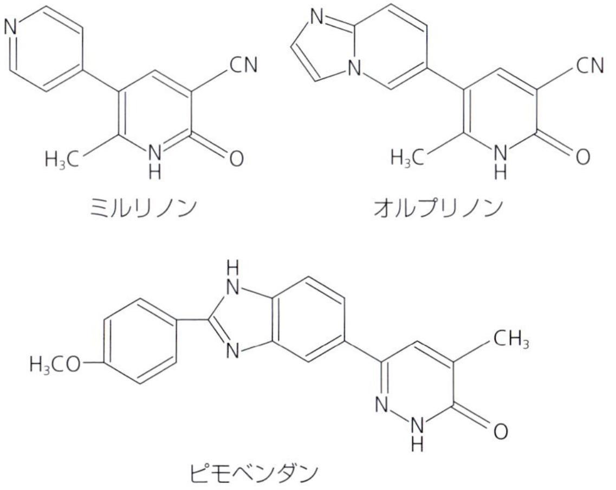

図5 PDE III 阻害薬とピモベンダンの化学構造

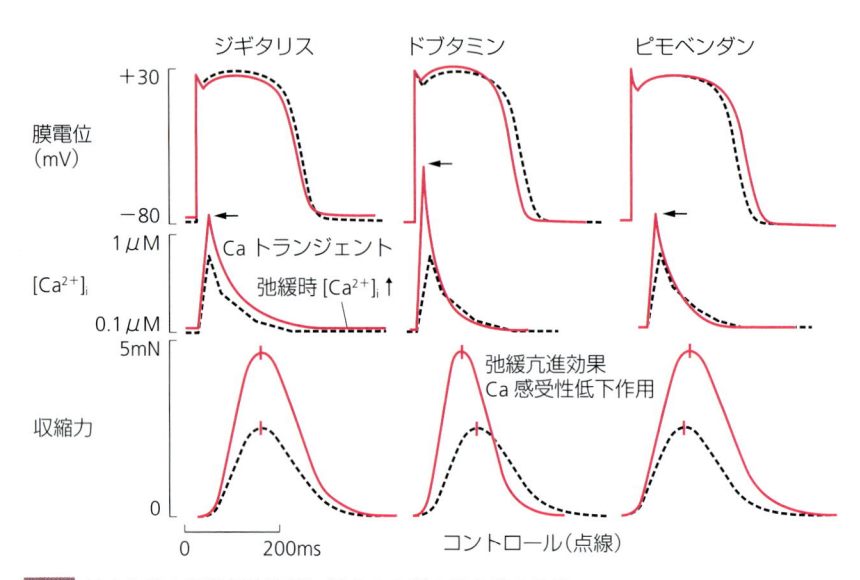

図6 摘出心筋の興奮収縮連関に対する3種の強心薬の効果

心筋の興奮収縮連関のキー事象はCaトランジェントである．ジギタリス作用の特徴は静止時（拡張期）の細胞内Ca濃度の上昇で，高じると遅延後脱分極（DAD）から不整脈が生じる（Ca過負荷→CICRによるCa遊離→Caオシレーション→内向き電流の発生→DAD→PVC→VT）．同様に，β_1刺激薬とPDE III 阻害薬との併用は，高用量の場合過剰なcAMP生成とCa過負荷から不整脈の可能性が高まる．ジギタリスに比較してドブタミンは活動電位の短縮（カリウムチャネル活性化），Caトランジェントのピーク増加と短縮が著しく，弛緩亢進効果もはっきりしている．ピモベンダンは活動電位持続時間の延長と，Caトランジェントのピーク増加と短縮，収縮力増加はあるが，ドブタミンやPDE III 阻害薬のような顕著な弛緩亢進効果がないのが特徴である．摘出心筋で顕著な弛緩亢進効果がないのは，Aキナーゼによる Ca トランジェントの短縮（ホスホランバンのリン酸化により，脱抑制的なCaポンプの活性化）とTnIのリン酸化はあるが，弛緩遅延をもたらすCa感受性増強作用が同時に生じているためと考えられる．このように，ピモベンダンはCa感受性増強とPDE III 阻害作用がハイブリッドされた薬物といえる．一方純粋なCa感受性増強薬と後述するミオシン活性化薬は，Caトランジェントに影響せず収縮力の増加と収縮の持続時間を延長させる．摘出心筋の張力曲線に比較して，生体位の左心室圧-容積関係ではピモベンダンは左室拡張末期を低下させ，現象的には拡張不全をきたさない．
3種の薬物で心筋酸素消費量は，積分張力が2倍時には，それぞれ1.5，3.9，1.6倍となる．
（柳澤輝行．ハイブリッド薬ピモベンダンの薬理学．臨床医のための循環器診療．2009; 11: 36-42[4]）より）

を抑制する．またAキナーゼによるDARPP-32のリン酸化を介してヘンレ係蹄の上行脚 Na^+/K^+-ATPase を抑制する，②腎近位尿細管において，D_1受容体に共役したPLC-βの活性により，Cキナーゼを活性化し，Na^+/K^+-ATPase のリン酸化で活性を阻害する，③ドパミンはプロスタグランジンE_2の産生を促し，利尿，Na^+排出を促す．なお，ドカルパミンはドパミンのプロ

ドラックで，経口投与後体内でドパミンを生じる．

ドブタミンの化学構造はドパミンを2つつないだような構造をしているが，ドパミン受容体を刺激する作用はない．β_1，β_2，α_1 受容体刺激作用をもつ．血管平滑筋に対する α_1 と β_2 作用が相殺されるため，β_1 受容体刺激作用が主体となり，強心薬として使用される[3,5]．β_1 受容体刺激作用の興奮収縮連関への影響を図6に示す[3-5]．ドブタミンによる強心作用は心仕事量と心筋酸素消費量の増加を伴い，高用量ではアドレナリンのような悪影響を及ぼす可能性が高い．

c) 経口部分アゴニスト

カテコールアミンではないデノパミンは β_1 受容体の部分アゴニストであり，経口投与で用いられる．アドレナリンやドブタミンを心不全治療薬として用いた場合の心拍数増加，心筋酸素需要増加，不整脈誘発，耐性発現などの好ましくない作用の原因となっているのはそれらが非選択的な完全アゴニストであるためと考えられる[5]．デノパミンのような β_1 部分アゴニストを慢性心不全の患者に投与した場合には，交感神経から遊離されるノルアドレナリンの β_1 受容体の過剰な刺激作用を遮断しながら，部分アゴニストとして心筋内の cAMP の過剰な生成を伴わずに陽性変力作用をもたらし治療に益すると考えられる[3,5]．

2 ホスホジエステラーゼ-3（PDE III）阻害薬（図5）

cAMP やサイクリック GMP（cGMP）が細胞内情報伝達の担い手として確立され，その不活化酵素である PDE の実体も解明されてきた[3]．その成果が11種のアイソザイムの同定（表1）と選択的アイソザイム阻害薬の開発である[6]．PDE III は心筋，平滑筋，血小板で cAMP を分解する酵素で強心薬のターゲット分子である[6]．血管拡張作用で後負荷を軽減し β 遮断薬存在下でも心収縮力増強作用を発揮する PDE III 阻害薬の原型薬はアムリノンであった[3]．現在用いられているミルリノンはアムリノンよりも10倍強力である．次いでオルプリノンも開発されて，これらは経口投与可能である．しかしながら重症心不全患者に経口投与でミルリノンを用いた場合長期予後が必ずしも良くないために[7]，両薬物とも急性心不全に対して静注として用いられている．血管平滑筋での PDE III 阻害作用のため末梢血管拡張作用が

表1 PDEファミリーの特徴

PDE	基質	Km (μM) cAMP	Km (μM) cGMP	発現部位
1	cAMP<cGMP*	70〜120	0.6〜6.0	心臓,脳,肺,平滑筋,T細胞,精子
2	cAMP=cGMP	30	10〜24	副腎,心臓,肺,肝臓,血小板
3	cAMP>cGMP**	0.2〜0.4	0.02〜02	心臓,肺,肝臓,腎臓,卵母細胞,脂肪細胞,T細胞,血小板,炎症細胞
4	cAMP	1.5〜10	—	腎臓,脳,肝臓,肺,平滑筋,心臓,血管,セルトリ細胞,炎症細胞
5	cGMP	290	2.9〜6.2	肺,血小板,血管,平滑筋
6	cGMP	610〜700	15〜17	光受容器
7	cAMP	0.03〜0.2	—	骨格筋,心臓,腎臓,脳,膵臓,T細胞,好酸球,好中球
8	cAMP	0.06	—	睾丸,眼,肝臓,骨格筋,心臓,腎臓,卵巣,脳,T細胞
9	cGMP	230	0.2〜0.7	腎臓,肝臓,肺,脳,脾臓,小腸
10	cAMP<cGMP	0.2〜1.0	13〜14	睾丸,脳
11	cAMP=cGMP	2.0〜3.2	0.95〜21	骨格筋,前立腺,腎臓,肝臓,脳下垂体,睾丸,唾液腺

*: Ca^{2+}/Calmodulin-stimulated　**: inhibited by cGMP

しっかりとあり，後負荷を軽減でき，また冠血管拡張作用がある．経口投与可能なベスナリノンはPDE III阻害作用とカリウムチャネル遮断作用を併せ持つハイブリッド薬であり，血管拡張作用はあまりない[3]．

3 Ca感受性増強薬（Ca sensitizers）

　心筋の興奮に伴うCaトランジェントが同じでも効率良く心筋収縮力を高めるCa感受性増強作用をもつ強心薬ピモベンダンが用いられている[4]．心不全は必ずしもCaトランジェントが不十分なために生じるわけではないので，Caトランジェントを増加させて強心作用を得る他の強心薬よりも，心筋酸素消費量が少なくてすみ，また不整脈の発生が少ないであろうと期待できる．ピモベンダンのCa感受性を増強する作用機序はtroponin Cに対するCa^{2+}の親和性を高めて結合を促進する点にあると考えられる．慢性心不全治療でβ遮断薬を導入する際の支援的な強心作用が有用である．ただ，ピモベンダンの脱メチル化された代謝産物はCa感受性増強作用をもたずにピ

モベンダンよりも10倍も強力なPDE IIIの阻害薬である．代謝産物と合わせて生体位で用いた場合にはPDE III阻害とCa^{2+}感受性増強の2つの作用がハイブリット効果を示す[4]．

4 新規作用機序をもつ心不全治療薬

a) 心筋ミオシン活性化薬

Omecamtiv mecarbil（図7）は心筋のミオシンに特異的に結合し，強固なアクチン・ミオシン結合と増強された収縮力が発生する（図8）[8, 9]．骨格筋や平滑筋そして非筋肉系のミオシンには結合しない特異性をもつ．そのために骨格筋や平滑筋などへの影響はなく，ミオシン活性化に伴う副作用の可能性は低い．PDE III阻害作用をもたず，Caトランジェントや弛緩時の$[Ca^{2+}]i$には影響しない．この効果はcAMP上昇の機序をもつ他の強心薬でみられる催不整脈作用が少ないと考えられる．

b) istaroxime (PST-2744)

この薬物はジギタリスに似たステロイド構造をもち（図7），分子全体でジギタリス様作用（Naポンプ阻害）と心筋SRCaポンプ（SERCA2a）活性化のハイブリッド薬である[8, 10]．ジギタリスで問題となる弛緩期の$[Ca^{2+}]i$上昇をもたらさずに，Caトランジェントの増加と陽性変力作用を示す．Ca

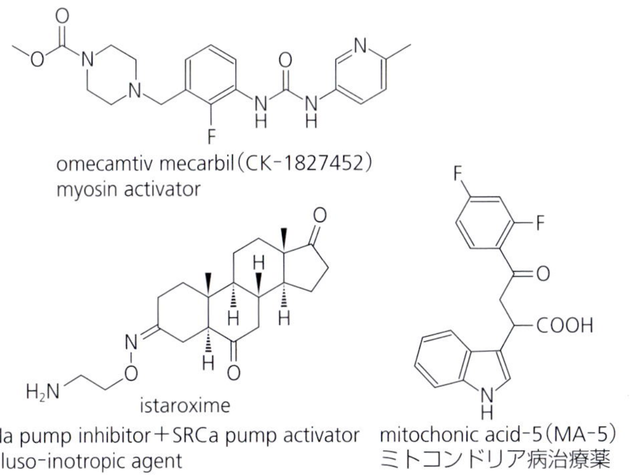

omecamtiv mecarbil（CK-1827452）
myosin activator

istaroxime
Na pump inhibitor ＋ SRCa pump activator
luso-inotropic agent

mitochonic acid-5（MA-5）
ミトコンドリア病治療薬

図7 新規作用機序をもつ心不全治療薬

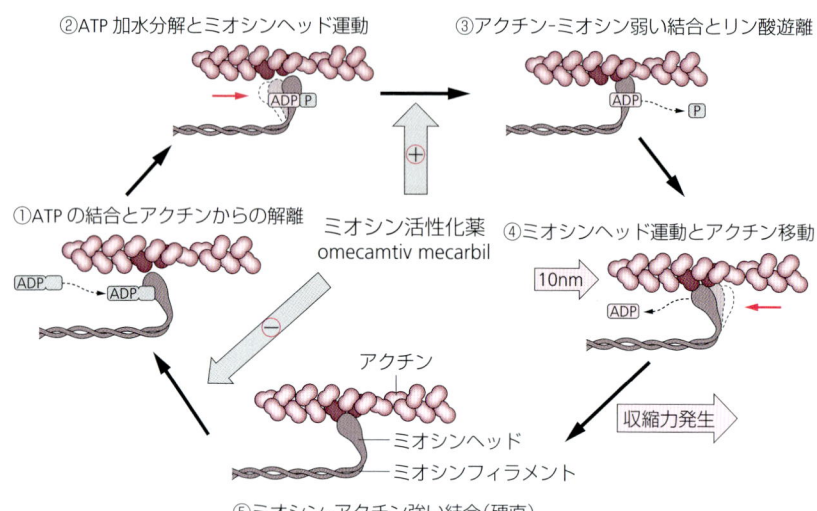

図8 アクチン−ミオシン相互作用のサイクルとミオシン活性化薬の作用機序

アクチン・ミオシン相互作用は図のような各ステップを高速で回り，ADP結合型ミオシン（④）がADPを解離する段階（④→⑤と⑤の状態）で強固なアクチン・ミオシン結合と収縮力が発生する．サイクルが回るにはATPがミオシンヘッドに結合し，強固な結合から解離せねばならない．結合したATPを加水分解し，ADPとリン酸（Pi）とを結合しているミオシンヘッドはアクチン上の高親和性の結合部位に結合はしているが（②→③），弱い結合状態である．強い結合状態への移行とアクチンの移動（10 nm）とがなければ，収縮は生じない．ミオシン活性化薬がミオシンに結合していると，ミオシンヘッドからのリン酸の解離（③→④）が亢進する．それに加えて，アクチンからのミオシンヘッドの解離を促すATP結合（⑤→①）を抑制することで，収縮力を生じる強固な結合時間を延長させる．総和として単位ATP消費に対して単位収縮力を高め，心筋の酸素消費の著しい上昇はない．
（de Goma EM, Vagelos RH, Fowler MB, et al. Emerging therapies for the management of decompensated heart Failure. From bench to bedside. J Am Coll Cardiol. 2006; 48: 2397-2409[8]．Malik FI, Hartman JJ, Elias KA, et al. Cardiac myosin activation: a potential therapeutic approach for systolic heart failure. Science. 2011; 331: 1439-43[9] より）

トランジェントの増加作用は，Naポンプ阻害→細胞内Na濃度上昇→Na/Ca交換体によるCaの細胞外へのくみ出し抑制→$[Ca^{2+}]i$上昇，という一連の機構が働くためである．弛緩期の$[Ca^{2+}]i$上昇を防いでいるのは，cAMP, Aキナーゼ系を介さずに心筋SRCaポンプにかかっているホスホランバンのブレーキを外すこと（脱抑制）によるSR内へのCaの取り込みの亢進のためである[10]．もともとジギタリスは心筋酸素消費を過剰に高めずに，β遮断薬存在下でも心収縮力を増す薬物であったが，Ca過負荷から，DAD，不整脈発生の有害作用が問題であった．ことに心不全時の動物やヒ

トの心筋 SRCa ポンプは機能不全となっているが，この状態でも istaroxime によりそのポンプ機能を高めることが示されている．すなわち，有害作用が生じにくいジギタリスといえるのではないか．さらに弛緩亢進効果ももつので弛緩・収縮改善薬（luso-inotropic agent）ともいわれている[10]．

c) ミトコンドリア病治療薬から心不全治療薬へ

　ミトコンドリア病は，ミトコンドリア機能が障害され，心不全を含む多彩な臨床症状が出現する病態の総称である．ミトコンドリアはエネルギー産生に加えて，活性酸素産生，アポトーシス，細胞内 Ca^{2+} のバッファ機能[3]，感染防御などの生物学的機能が関与している．植物ホルモンのオーキシン関連化合物から mitochonic acid-5（MA-5）が開発され，ミトコンドリア病マウスでの生存改善とヒトミトコンドリア病由来の細胞での ATP 産生改善と活性酸素抑制，そして細胞生存率の改善が報告されている[11]．薬剤（抗がん薬，抗ウイルス薬など）で誘発されたり，加齢に伴うミトコンドリア品質管理機構低下により生じる慢性心不全の治療薬にもなり得る．

5　おわりに

　心不全の治療薬としてジギタリスに代わる新規強心薬の研究に没頭したのは自分が 30 歳代前半であった．薬物開発がある程度成功し，臨床の場面に登場してきたのは 1980 年代末あった．しかしながら，「確かに心不全の症状は軽くなり QOL は向上し患者は大いに歓迎するが，残念ながら延命効果がない」と，一部を除いて顧みられなくなった．ところが現在では，超高齢の慢性心不全患者数が爆発的に増加して社会と臨床医の意識が変化してきた．新規経口強心薬のニーズが高まり，そのうえに検査・診断法などが進歩して患者状態や病状の趨勢の把握が簡便化，適切化してきたなかで，かつては評価の低かった薬物が見直されているようである．でも，それらはもはや新薬とはいえず，自分としては 30 年以上も待たされた感がある．ありがたいことに，細胞内情報伝達系や小器官の機能と病態に関する研究の進展とともに，新規機序を有する有望な薬が特徴的なハイブリッド薬として登場してきている．

【参考文献】

1) 柳澤輝行．カテコールアミン受容体．In: 安藤譲二，他編．Vascular Biology ナビゲーター 1 版．東京: メディカルレビュー社; 2001. p.136-9.
2) 柳澤輝行，助川 淳．カテコールアミン受容体．In: 浅田祐士郎，他編．心臓ナビゲーター 1 版．東京: メディカルレビュー社; 2004. p.68-9.
3) 柳澤輝行．Ca シグナリングと薬物作用機序；交感神経に作用する薬物；心不全治療薬と強心薬．In: 柳澤輝行，編著．新薬理学入門．3 版．東京: 南山堂; 2008. p.41-52; p.63-70; p.140-50.
4) 柳澤輝行．ハイブリッド薬ピモベンダンの薬理学．臨床医のための循環器診療．2009; 11: 36-42.
5) 柳澤輝行．β受容体サブタイプと陽性変力作用．日薬理誌．1991; 100: 193-204.
6) Bender AT, Beavo JA. Cyclic nucleotide phosphodiesterases: Molecular regulation to clinical use. Pharmacol Rev. 2006; 58: 488-520.
7) Paker M, Carver JR, Rodeheffer RJ, et al. Effect of oral milrinone on mortality in severe chronic heart failure. N Engl J Med. 1991; 325: 1468-75.
8) de Goma EM, Vagelos RH, Fowler MB, et al. Emerging therapies for the management of decompensated heart Failure. From bench to bedside. J Am Coll Cardiol. 2006; 48: 2397-409.
9) Malik FI, Hartman JJ, Elias KA, et al. Cardiac myosin activation: a potential therapeutic approach for systolic heart failure. Science. 2011; 331: 1439-43.
10) Ferrandi M, Barassi P, Tadini-Buoninsegni F, et al. Istaroxime stimulates SERCA2a and accelerates calcium cycling in heart failure by relieving phospholamban inhibition. Brit J Pharmacol. 2013; 169: 1849-61.
11) Suzuki T, Yamaguchi H, Kikusato M, et al. Mitochonic acid 5 binds mitochondria and ameliorates renal tubular and cardiac myocyte damage. J Am Soc Nephrol. 2015 Nov 25. ［Epub ahead of print］.

〈柳澤輝行〉

第3章 強心薬を投与すべき病態とは

1. 強心薬が必要な病態とは？

1 心不全治療において強心薬が必要な病態とはどのような状況か

　結論から述べると明確なエビデンスはいまだに存在しない．多くの臨床研究で急性心不全の治療においてカテコラミンをはじめとした強心薬の使用はむしろ予後悪化に関連すると報告されている[1-3]．また，強心薬自体が心筋自体に必ずしも良い影響を与えていないことは基礎実験のレベルでも既に証明されている．このような背景から強心薬の適応を慎重に考える必要はある．一方，real world では心不全治療の際にドブタミンの投与により明らかに症状の改善をみる重症患者も散見する．強心薬が心筋に悪影響を及ぼすことが懸念される一方で，一時的であっても血行動態の破綻は新たな"心不全悪化を助長する基質"（神経体液性因子の活性化[4]やその他の因子の賦活化[5]）を生み出し，これが長期的に持続することがさらなる病態の悪化・悪循環を惹起する可能性がある．強心薬にはこの悪循環を断つ作用も期待され得る．第3章では強心薬を投与すべき病態について各シチュエーションから論じる．

2 ガイドライン上の強心薬の適応

　わが国のガイドライン（日本循環器学会・急性心不全ガイドライン・2011年改訂版）では心原性ショックを伴う急性心不全症例にはカテコールアミンの投与は推奨クラスI，エビデンスレベルCである．

3 強心薬を必要とする病態

　ガイドラインの適応とは離れて，それでは仮に低心拍出状態が惹起されるとどのような不利益が生じるであろうか？　それは臓器低灌流であることは容易に想像ができる．また低心拍出状態は（特に腎における低灌流状態は），レニン-アルドステロン-アンジオテンシン系をはじめとした液性因子を賦活化させ悪循環を形成する．カテコラミンを投与すべき病態として考え得る病態としてはこれらの臓器低灌流を呈した症例であろう．では，このような低灌流状態を評価する方法としてはどのようなものがあるのだろうか？　現状では身体所見上の低灌流所見や血圧，混合静脈血酸素飽和度などを指標とすることが多い．また特に血圧の高い症例でも1回心拍出量が低下している症例や交互脈の症例では臓器低灌流となっている症例も散見される．本章では強心薬を必要とする病態について各シチュエーションごとに各項で論じる．

【参考文献】

1) Abraham WT, Adams KF, Fonarow GC, et al. In-hospital mortality in patients with acute decompensated heart failure requiring intravenous vasoactive medications: An analysis from the acute decompensated heart failure national registry (adhere). J Am Coll Cardiol. 2005; 46: 57-64.
2) O'Connor CM, Gattis WA, Uretsky BF, et al. Continuous intravenous dobutamine is associated with an increased risk of death in patients with advanced heart failure: Insights from the flolan international randomized survival trial (first). Am Heart J. 1999; 138: 78-86.
3) Cuffe MS, Califf RM, Adams KF Jr, et al. Short-term intravenous milrinone for acute exacerbation of chronic heart failure: A randomized controlled trial. JAMA. 2002; 287: 1541-7.
4) Nakada Y, Takahama H, Kanzaki H, et al. The predictability of renin-angiotensin-aldosterone system factors for clinical outcome in patients with acute decompensated heart failure. Heart Vessels. 2015 in press.
5) Imazu M, Takahama H, Asanuma H, et al. Pathophysiological impact of serum fibroblast growth factor 23 in patients with nonischemic cardiac disease and early chronic kidney disease. Am J Physiol Heart Circ Physiol. 2014; 307: H1504-11.

〈髙濱博幸〉

2. どのような病態に強心薬が必要か？
──血行動態の観点から

take home messages

① 拡張末期圧が高く1回心拍出量が低い患者が適応.
② CS3 の患者が良い適応.
③ Nohira-Stevenson で cold 患者が良い適応.
④ 強心薬選択には，血管拡張作用を考慮.
⑤ ドブタミンと PDE III 阻害薬の併用は有効.

　急性左心不全あるいは慢性左心不全の急性増悪のときに，重要なことは心拍出量の確保とうっ血の解除である．うっ血の解除も重要であるが，心拍出量が十分確保されないと生体は脱水と理解し，レニン-アンジオテンシン系が活性化され，さらなる水分貯留が生じる．十分な心拍出量を出すためには，大きく分けて，心収縮能の増強，心拡張能の増強，左室後負荷の低下，左室前負荷の増加があげられる[1]．うっ血性心不全においては，前負荷は十分過ぎるほど動員されているため，いかに有効に左室後負荷を低下させるか，いかに有効に左室収縮能を増強させるか，いかに有効に左室拡張能を改善させるかが重要である．左室後負荷を低下させるためには血管拡張薬が有効である．左室収縮能を改善するためには強心薬が有効である．左室拡張能を改善させるためには，左室前負荷が十分高い心不全においては左室を勢いよく空にする (emptying) ことが重要で，そのためには左室の弛緩速度 (relaxation) を改善させること，左室の硬さ (stiffness) を改善させること，左室から血液が早く出せるような状態を作り出すこと，が求められる．その点から，血管拡張作用のある強心薬が有効である．一方，心血行動態の観点から見た強心薬の負の側面は，心筋酸素消費量が増大することである[2]．慢性心不全においては，心筋細胞も相対的に低酸素状態で，そのうえ酸素消費量が高けれ

ば，相対的な心筋虚血が生じ，心収縮力の低下だけではなく，心筋細胞の虚血による脱落も危惧される．強心薬は，適当な心不全患者に対して，少量そして短期間使用することが推奨される．

1 強心薬の適応症例

　強心薬は，低心拍出量を改善するために使用されるが，どのような病態において，適応があるのだろうか？　心拍出量を考慮するのに最も重要なのは，Guyton の心機能曲線で，どれだけ左室に血液が入ったときにどれだけ心拍出量が増やせるかというものである（図1）[3]．この曲線が平坦になればなるほど，左室の前負荷を増やしたときに，心拍出量を増加させることができない．これを左室前負荷に対する予備能の低下という．この状態では，前負荷を増加させても，心拍出量は増えないだけでなく，左室拡張末期圧が上昇するため，左房圧，肺静脈圧も上昇し，肺うっ血が生じる．

　クリニカル・シナリオ（CS）においては，収縮期血圧が低心拍出量のため

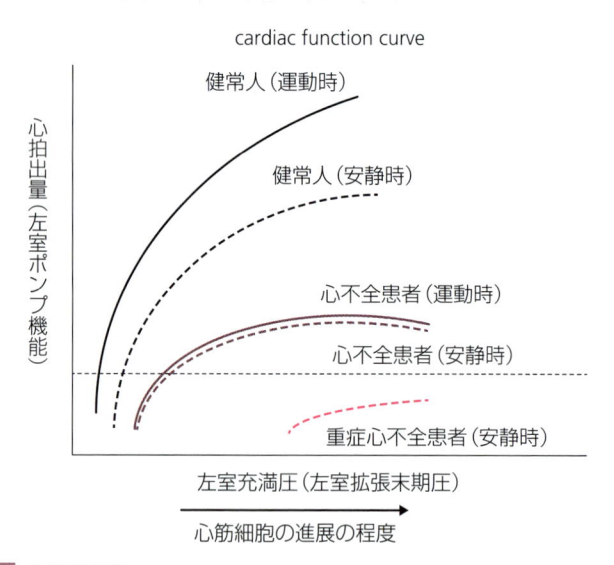

図1　心機能曲線
健常人では，左室前負荷（左室充満圧）が増加すれば，心拍出量は増加する．運動時にはさらにその効果は増強する．心不全患者では，左室前負荷の増加に伴う心拍出量の増加が乏しく，特に運動時に顕著である．

100 mmHg 以上に上がらない状態すなわち CS3 において適応となる場合が多い[4]．血圧＝心拍出量×末梢血管抵抗であるが，急性心不全においては末梢血管抵抗が上昇している場合が多いにもかかわらず，血圧が 100 mmHg 未満の CS3 の患者においては心拍出量の著しい低下が推測される．この状態で，末梢血管抵抗だけを低下させると，さらなる血圧低下をきたし，腎血流量低下に伴う尿量減少，水分貯留をきたし，うっ血症状が増強することがある．このような症例において，強心薬は適している．

Nohira-Stevenson の分類からみると低灌流を示す cold の状態で適応がある[5]．そのなかでも，wet の状態では，左室の emptying を増加させないと，左室のうっ血は解除されないため，必要と考えたときには積極的に強心薬を投与することが推奨される．

2 強心薬使用前の心血行動態的注意点

強心薬を使用する前に心血行動態的の観点から考慮しなければいけないことがいくつかある．強心薬は，原則的に心筋の収縮力を増強する薬剤である．個々の心筋収縮力を増強させる効果はあるが，ネットとして左室のポンプ機能を増強させることができるか，心拍出量を増やすことができるかを，臨床現場では評価する必要がある．強心薬は，心筋細胞に対しカルシウム過負荷を生じることにより，心筋酸素消費量を増加させ，不整脈を惹起し，低酸素状態であれば心筋細胞自体を損傷し得る．たとえば，左脚ブロックのような左室非協調運動の状態の左室に，強心薬を使用すると，十分な効果が得られないだけではなく，心拍数増加により左室非同期運動が増悪し，十分な効果が得られない場合もある．

強心薬にはドブタミンや PDE III 阻害薬のように，動脈拡張作用を有するものから，アドレナリンのように，むしろ動脈収縮作用を有するものまである．末梢血管抵抗への影響を考慮しながら薬剤を選択することは重要である．

右室と左室の強心薬に対する反応性の違いも考慮する必要がある．右室の収縮力が増加し，左室の収縮力の増加が不十分なとき，右室から左室に送られる血液量が増えるが，左室がそれを処理できないため，肺うっ血が進行する場合がある．強心薬投与早期より起こり得るので，慎重なモニタリングが

必要である．

　いずれの場合においても，ネットとしての左室ポンプ機能が改善するかを，使用後から適宜モニタリングすることによりリスクを回避することができる．強心薬を新規投与時，増量時，あるいは変更時には特に注意が必要である．慢性心不全の重症例においては，慢性的にうっ血があるため重症度の割に患者の自覚症状が乏しく，少しの心血行動態の変化において，急激に臨床所見・症状が悪化することがあるため，必要に応じて Swan-Ganz カテーテルを使用して，肺動脈楔入圧および心拍出量のモニタリングが推奨される．

3 各種降圧薬の心血行動態に及ぼす影響

　いろいろな強心薬の分類があるが，①細胞内 cAMP を増加させる薬剤，② sarcolemmal ion pumps/channels に影響を与える薬剤，③筋小胞体のカルシウム放出の増強やカルシウムに対する収縮タンパクの感受性を上げることにより細胞内カルシウム動態を調整する薬剤，④多機能を有する薬剤に大きく分けられる[6]．急性心不全の治療に用いられる，細胞内 cAMP を増加させる薬剤であるカテコラミン系強心薬のなかでも，臨床上よく使われるドブタミンと PDE 阻害薬の左室圧容積関係に及ぼす影響について言及し，その適応について述べる．

a) ドブタミンと PDE 阻害薬の薬理作用

　カテコラミンはアドレナリン受容体（α_1，α_2，β_1，β_2）と結合して種々の生理作用を示す．心筋に存在する β 受容体の大部分は β_1 受容体であり，心筋収縮力増強（inotropic effect），心筋弛緩速度短縮（lusitropic effect），心拍数増加（chronotropic effect），刺激伝導速度増加（dromotropic effect）を有する[7]．血管平滑筋に存在する β_2 受容体刺激は末梢血管拡張作用を示す．主に血管平滑筋に存在する α_1 受容体刺激は，血管収縮を示し，心筋 α_1 受容体刺激では軽度の収縮性の増強を示す．ドブタミンは，β_1，β_2，α_1 受容体刺激作用を有するが，血管平滑筋に対する α_1 と β_2 作用が相殺されて，β_1 受容体刺激作用を呈し，心収縮力を増強する．5 μg/kg/min 以下の用量では，β_2 受容体刺激作用により軽度の血管拡張作用による全身末梢血管抵抗低下および肺毛細管圧の低下をもたらす．また，10 μg/kg/min 以下では心拍数の上昇も軽度である．

PDE III 阻害薬は，β受容体を介さない血管拡張作用と強心作用を併せ持つため，カテコラミン抵抗状態にも有効な薬剤である[7]．収縮末期圧を上昇させないため，心筋酸素消費量の増加がカテコラミンに比し軽度であるが，PDE 阻害作用が心筋のカルシウム感受性を低下させることもあるため，臨床上あまり大きなメリットとはならない．ドブタミンに比べ，臨床上血管拡張作用が強く，急性心不全では静注投与開始後作用発現が速やかであり，血行動態改善効果はほぼ用量依存的であるが，血圧低下には注意が必要である．β遮断薬が投与されている慢性心不全急性増悪症例では，交感神経受容体がブロックされているので，ドブタミンの強心効果は制限されるが，β受容体を介さない PDE III 阻害薬は，優れた心拍出量増加と肺毛細管圧低下作用を得ることができる．

b) 左室容積関係

　それぞれの薬剤のネットとしての左室機能に及ぼす影響について述べる前に，左室圧-容積関係について解説する．左室圧-容積関係がどのように変化するかを知ることが，逆に心不全治療でどのようなときに，どのような強心薬を使えばよいかのヒントとなる．正常心からいかに遠い状態であるのか，正常心にいかに近い状態に戻せるかということを考慮して治療を選択できる．

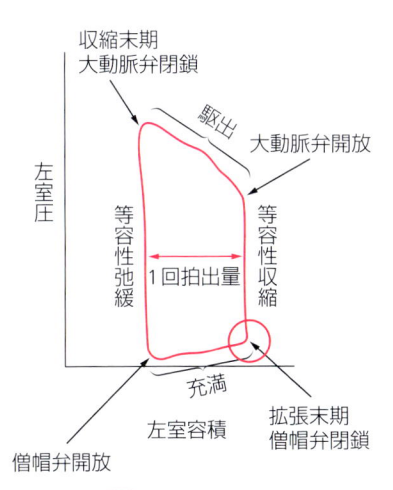

図2 左室圧-容積関係

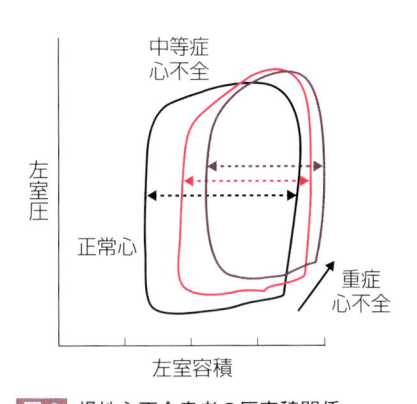

図3 慢性心不全患者の圧容積関係
心不全が重症化するに従い，拡張末期点は右上方にシフトしていき，1 回拍出量は低下する．

心臓カテーテル検査で求められる左室の圧波形はX軸が時間，Y軸が左室圧であるが，そのX軸を左室容積に変更したのが，左室圧-容積関係である（図2）．拡張末期点を始点とすると，心一周期で始点へ帰ってくる．このようにして求められる曲線を左室圧-容積曲線（P-V loop）とよぶ．このループが大きいほど，左室仕事量（stroke work）が大きいと一目でわかる．臨床上，P-V loopを描くことは困難であるが，求められる指標から推測すれば，心不全治療に役立つと思われる．今回は，特にP-V loopの右下の点（左室拡張末期点），左上の点（左室収縮末期点），左右の直線部分の間隔（1回拍出量：stroke volume）に注目してみてみたい．心不全になると，拡張末期容積が増加し，拡張末期点は右上にシフトする．前負荷が増える割に左室収縮力が低下しているため血圧も上がらない．収縮末期点は左下に低下するが，1回拍出量は増加しないため，左方への偏位は小さい．P-V loop自体は小さくなる，すなわち心仕事量は低下している（図3）．

c）ドブタミンとPDE III 阻害薬のP-V loopに及ぼす影響

心不全患者に対してドブタミンを投与すると，左室収縮能が増加するため，左室収縮末期容積は減少し，1回拍出量は増加する（図4）．血管拡張作用および左室収縮力増強による左室emptyingの効果により，左室拡張末期容積は減少し，拡張末期圧も低下する．収縮末期圧の上昇は著明ではない．

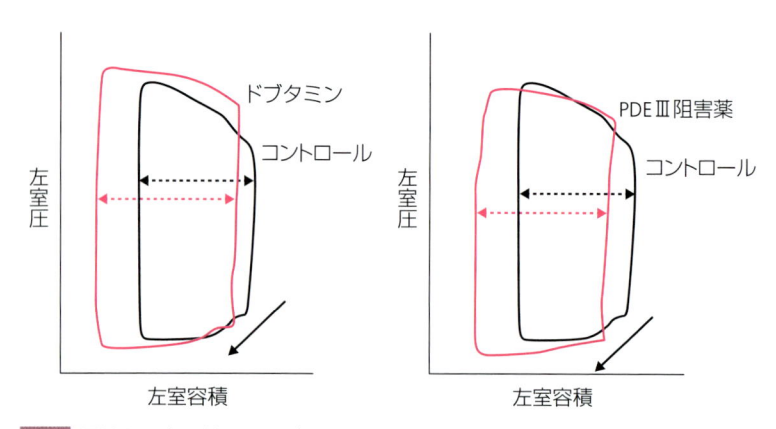

図4 慢性心不全に対するドブタミンとPDE III 阻害薬の圧容積関係に及ぼす影響
左：ドブタミンは左室拡張末期点を左下方にシフトさせ，1回拍出量を増加させる．収縮末期点は左上方にシフトさせる．
右：PDE 阻害薬は左室拡張末期点を左下方にシフトさせ，1回拍出量を増加させる．収縮末期点は左下方にシフトさせる．

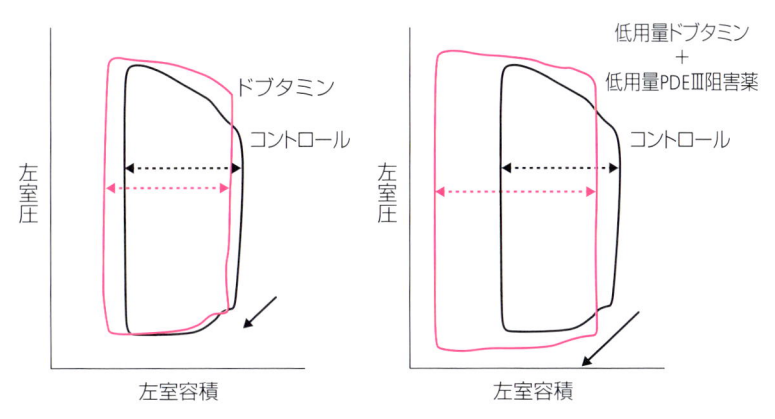

図5 β遮断薬使用下の慢性心不全に対するドブタミンとPDE III阻害薬併用の圧容積関係に及ぼす影響
左：ドブタミンの効果は減弱する．
右：ドブタミンとPDE阻害薬は左室拡張末期点を左下方にシフトさせ，1回拍出量を単独療法に比べ増加させる．

　心不全患者に対してPDE III阻害薬を投与すると，左室収縮能が増加し，著明な血管拡張作用を生じるため，左室収縮末期容積は減少し，1回拍出量は増加する．血管拡張作用により，左室拡張末期容積は減少し，拡張末期圧も低下する．収縮末期圧は低下する．

　β遮断薬を使用しているようなカテコラミン抵抗性の状態では，ドブタミンの効果は激減する（図5）[8]．β遮断薬を慢性投与下の慢性心不全に対するドブタミンの急性血行動態変化は5μg/kg/min以上でも増強されないことが示されている．一方，PDE III阻害薬は，β受容体を介さずに細胞内cAMP濃度を上昇させるが，重症心不全例では細胞内cAMP濃度自体が低下している可能性もある．両者を半量ずつ投与することで，お互いの欠点を相補できる場合がある．P–V loopでみると，拡張末期点はより左下にシフトし，収縮末期点も左に著明にシフトし，1回拍出量はさらに増加し，P–V loopは著明に大きくなる．

4 まとめ

　強心薬が必要な病態について解説した．強心薬で治療した際，何を求めて

いるのか，ゴールを設定することが重要である．心不全の急性増悪時，最も重要なことは心拍出量を確保することである．心拍出量を確保しながら，うっ血の管理をするために，必要と考えれば強心薬の使用を躊躇することはない．

【参考文献】

1) 大西勝也．カテーテル時代に知っておきたい新しい心血行動態入門: いちから学びたい人に Dr. 大西から 80 のクエスチョン．大阪: メディカ出版; 2014.
2) Takaoka H, Takeuchi M, Odake M, et al. Comparison of hemodynamic determinants for myocardial oxygen consumption under different contractile states in human ventricle. Circulation. 1993; 87: 59-69.
3) Guyton AC, Hall JE. Textbook of medical physiology 11th ed. Philadelphia: Elsevier Saunders; 2006.
4) Mebazaa A, Gheorghiade M, Pina IL, et al. Practical recommendations for prehospital and early in-hospital management of patients presenting with acute heart failure syndromes. Crit Care Med. 2008; 36: S129-39.
5) Nohria A, Tsang SW, Fang JC, et al. Clinical assessment identifies hemodynamic profiles that predict outcomes in patients admitted with heart failure. J Am Coll Cardiol. 2003; 41: 1797-804.
6) 和泉 徹，磯部光章，伊藤 浩，他．急性心不全治療ガイドライン（2011年改訂版）．
7) Opie LH, Gersh BJ. editors. Drugs for the heart. 5th ed. Philadelphia: Saunders; 2001.
8) Merta M, Nodari S, D'Aloia A, et al. Beta-blocker therapy influences the hemodynamic response to inotropic agents in patients with heart failure. J Am Coll Cardiol. 2002; 40: 1248-58.

〈大西勝也〉

3. どのような病態に強心薬が必要か？
——心エコー図からわかること

take home messages

①不全ではうっ血と低灌流の評価を行う．
②エコーは血行動態の定量評価に役立つ．
③エコーで薬剤治療による治療効果をみる．
④エコーで心不全の基礎疾患を把握する．

1 心不全の病態と強心薬

　心不全とは，基礎心疾患がある患者において全身臓器への低灌流，うっ血所見のために労作時息切れ，起坐呼吸，浮腫などをきたしている病態である．これらの自覚症状を改善するために利尿薬，血管拡張薬が使われるが，主にうっ血の改善を期待して使用する．病態によってはこれらの薬剤でも心拍出量が増加して低灌流も改善するが，高度な心筋障害をきたした例などでは，心筋の収縮性を改善することを目的として強心薬を使うことがある．

　全身の低灌流の有無，うっ血の有無により心不全の病態を 4 つに分類するのが Noria-Stevenson 分類である．このコンセプトは，急性心筋梗塞の際の心不全に対する治療法を示す分類である Forrester 分類の概念を踏襲していると考えられる．Forrester 分類では心拍出量（心係数），肺動脈楔入圧により低灌流，うっ血を評価して血行動態を 4 群に分けて心不全の治療法を示している．Forrester 分類では，心係数が $2.2\,\mathrm{L/min/m^2}$ 以下は低灌流，肺動脈楔入圧が 18 mmHg 以上をうっ血としており，低心拍出量かつうっ血のある状態（Forrester IV 型）において強心薬を使用することを推奨している．しかし臨床で遭遇する心不全の全症例にカテーテル検査を行うことはできず，Noria-Stevenson 分類のように理学的所見，胸部 X 線写真などを用

いて心不全の状態を把握して治療を行っている．心エコー検査により血行動態評価を定量的に評価し，さらに基礎心疾患を把握することで，心不全診療に重要な情報を得ることができる．

2 心エコーによる血行動態の評価

a) エコーによるうっ血の評価

うっ血評価の指標として，左心系のうっ血では左房圧，右心系では右房圧があげられる．平均右房圧は下大静脈径から推測する（表1）[1]．心不全罹患期間が長く右室機能が低下していることが予測される症例，三尖弁逆流が強い症例では，下大静脈径から平均右房圧を正しく推測できないことがある．しかし，同一症例において利尿薬などで体液コントロールを行っている場合には，右房圧の絶対値は正確には評価できなくても，ほとんどの症例で血管内体液量の変化を評価できる．よって心不全増悪時の体液量の評価のために，安定期での下大静脈径を計測しておくことが有用である．

左房圧を推定することは難しい．左室流入圧波形，および僧帽弁輪運動速度の拡張早期波の比である E/Ea は左房圧を推測するのに良い指標とされているが，$8 < E/Ea < 15$ の症例ではオーバーラップが多く，左房圧の絶対値の推測，治療による変化をみることは容易ではない[2]．

一般の心不全診療においては，肺血管抵抗が極度に高くなる病態はかなり少ないため，心エコー検査で肺高血圧があれば左房圧も高いものと判断して治療していることが多い．三尖弁逆流に平行して連続波ドプラをあてると，右房右室間最大圧較差が測定できる．これに推定右房圧を加えると収縮期肺動脈圧が推定できる（図1）．また肺動脈弁逆流が認められるときには，それに平行して連続波ドプラをあてて，拡張末期の肺動脈右室間圧較差を測定できる．それに推定右房圧を加えると拡張期肺動脈圧が推定できる（図1）．

b) 心エコーによる低灌流の評価

1回拍出量は左室流出路時間積分（VTI）と左室流出路断面積の積から算出される．1回拍出量に心拍数を掛けると心拍出量が計算できる．1回拍出量が低下していることをVTI値だけで簡便に判断することもある．VTI < 15 cmであれば1回拍出量は低下している推測される[3]．このように心エコー検査で心拍出量の評価も可能であるが，左室流出路径の測定位置の違い，

表1 下大静脈径による推定右房圧
(Rudski LG, et al. J Am Soc Echocardiogr. 2010; 23: 685-713[1] より)

下大静脈径	呼吸性変動の有無 (collapse with sniff)	推定平均右房圧
≦ 21 mm	あり (50%以上)	normal 0〜5 (3) mmHg
≦ 21 mm	少ない (50%以下)	intermediate 5〜10 (8) mmHg
> 21 mm	あり (50%以下)	
> 21 mm	少ない (50%以下)	high 15 mmHg

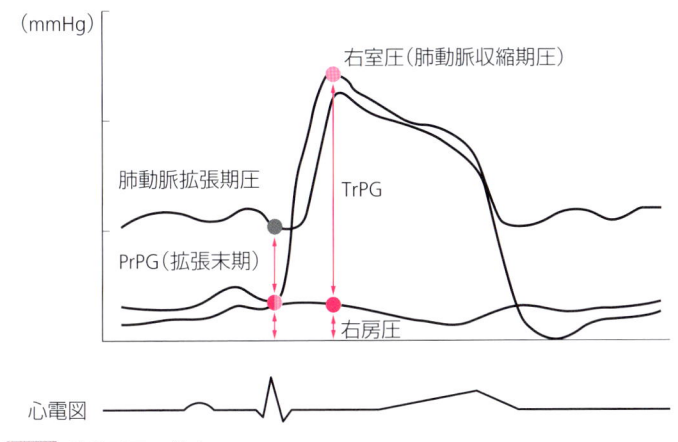

図1 肺動脈圧の推定
三尖弁逆流から得られる最大圧較差 (TrPG) は，右房右室間の最大圧較差であり，最大肺動脈圧（肺動脈収縮期圧）を得るには右房圧を加える必要がある．PrPG: 肺動脈弁逆流圧較差

VTIを測定するサンプルボリュームの位置の違いにより，心拍出量が正しく計算できないことも起こる．心エコー検査結果と臨床所見が一致しないと判断した場合には，右心カテーテル検査による血行動態評価が必要である．

左室駆出率は左室収縮機能の指標の1つであるが，左室駆出率が低くても1回拍出量，心拍出量が低いというわけではない（表2）．強心薬が必要な病態とは，全身臓器への灌流が不足している状態である．つまり左室駆出率が低いからといっても強心薬が必要であるわけではない．

表2 左室駆出率と1回拍出量

左室拡張末期容積	左室収縮末期容積	1回拍出量	左室駆出率	心拍数	心拍出量
300 mL	210 mL	90 mL	30%	70/分	6.3 L/分
100 mL	70 mL	30 mL	30%	70/分	2.1 L/分

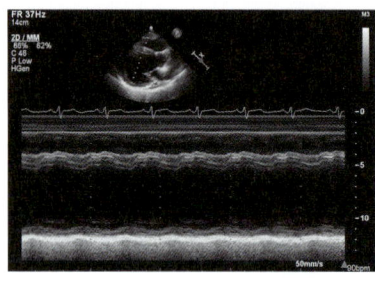

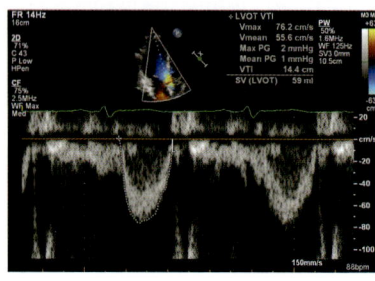

LVEFが同じでも1回拍出量は同じではない．表のように，左室拡大があれば左室駆出率が低くても1回拍出量，心拍出量が保たれていることもある．
提示した症例では左室駆出率は19%であったが，カテーテル検査でも心エコー検査でも1回拍出量（59 mL, 38 mL/m²），心拍出量（4.9 L/分, 3.1 L/分/m²）は保たれていた（表のデータとは異なる）．

3 心エコーによる基礎心疾患の評価

　心不全の治療において基礎心疾患の診断は重要である．強心薬の使用により病態，血行動態がむしろ悪化することがあるため，そのような疾患があるかどうかを把握しておくことが必要である．

a）虚血性心疾患

　強心薬の使用により心筋酸素消費量が増加するため，冠動脈に高度狭窄があれば心筋虚血が誘発され，心機能が低下したり心室性不整脈が出現したりすることがある．心エコー検査では冠動脈の走行分布に一致した左室局所壁運動異常，壁性状の異常の有無に注意する必要がある．高度な冠動脈狭窄を有する患者では，強心薬よりも血行再建による心筋虚血の解除のほうが心機能の改善に有効であることが多い．虚血性心疾患患者で強心薬を使用する際には胸部症状，心電図変化などに注意をして，状況によっては早めの血行再建も検討する．

b）肥大型心筋症

　高度な肥大型心筋症では高度な脱水により左室前負荷が減少すると，1回拍出量が低下し得る．さらに左室流出路狭窄をきたすと，1回拍出量がさら

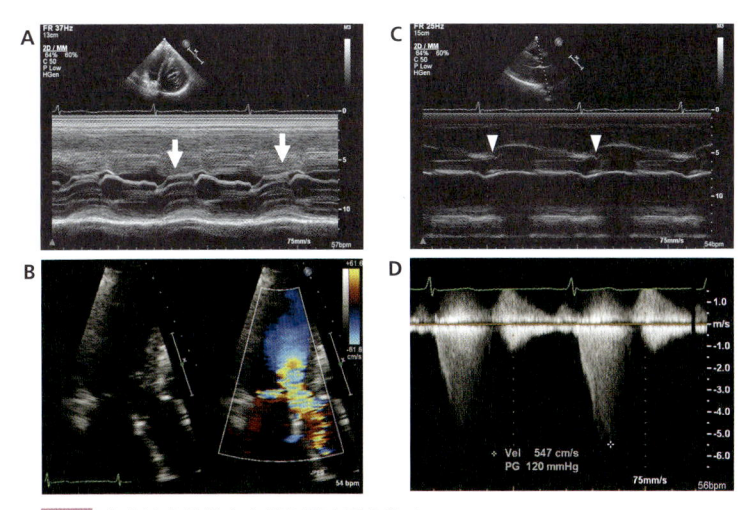

図2 左室流出路狭窄を伴う肥大型心筋症
収縮期に僧帽弁前尖の前方運動（図A），左室流出路狭窄（図B, D）が起こると，1回拍出量が低下する．図Cは左室からの血液の駆出が減少するにより，大動脈弁が収縮期であるにもかかわらず閉鎖しようとしていることを示している．心室中隔基部の肥厚を伴う肥大型心筋症では脱水や強心薬による左室収縮性の上昇により左室流出路狭窄が顕在化し，1回拍出量の低下，血圧の低下をきたすことがあるので注意が必要である．

に低下して血圧低下をきたす．このような病態による全身灌流低下を改善するためにドブタミンなどの強心薬を使用すると，左室収縮性が増加し左室流出路狭窄がさらに増悪することにより1回拍出量がさらに下がり全身灌流はさらに低下する．心室中隔基部の肥厚が強いものでは，安静時では左室流出路の圧較差が目立たなくても，前負荷の低下（脱水），収縮性の増加（強心薬）により左室流出路狭窄が顕在化することがあるため注意が必要である（図2）．

c）心タンポナーデ

心囊液の急速な貯留（急性心筋梗塞後の心破裂など），多量な貯留（癌の心膜浸潤による緩徐な貯留など）による心囊内圧の上昇により心腔の拡張が高度に障害されると，前負荷不足により1回拍出量の減少が起こる．このような症例では強心薬のみでは十分な心拍出量の増加は得られないため，心囊ドレナージが必要となる．

心囊液が急速に貯留すると少量の心囊液でも循環虚脱（心タンポナーデ）

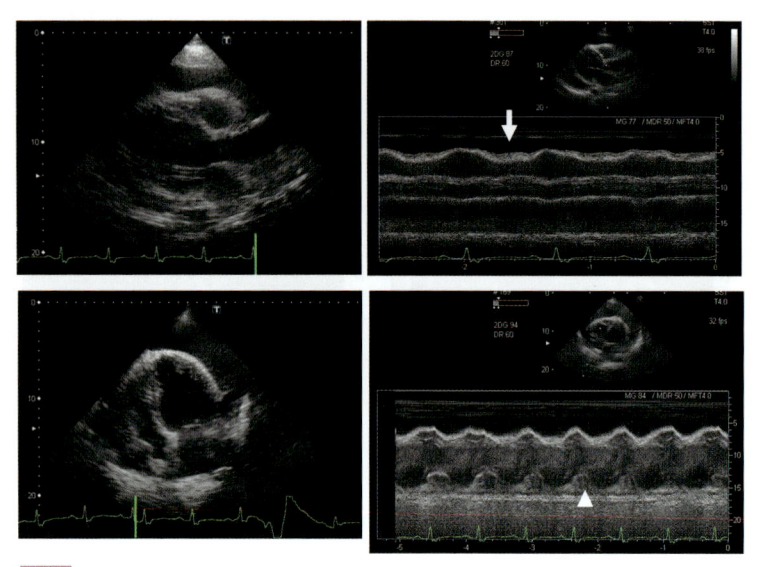

図3 心タンポナーデ
右房の虚脱〔矢頭：収縮期（心房が拡張するとき）〕，右室の虚脱（矢印：拡張早期）に注意する．

が起こる一方で，心嚢液が緩徐に増加すると心膜も引き延ばされるため，多量の心嚢液であっても心内腔を圧迫せずに循環虚脱をきたさないことも多い．このため心タンポナーデをきたしているのかどうかを評価する必要がある（図3）．右房自由壁の圧排だけみられるような症例では心嚢ドレナージを行っても循環不全は十分に改善しない可能性が高い．より心内腔圧の高い右室の圧排所見があれば，心嚢液貯留が心拍出量低下に寄与している可能性があり，心嚢ドレナージが循環不全の改善に有効であると考えられる．

d）大動脈弁狭窄症

高度な大動脈弁狭窄症では大動脈弁の硬化，開放制限のため，血液のより強い駆出が必要となり，十分な左室前負荷をかけて左室駆出を増やそうとしている．このため，過度に利尿をかけると1回拍出量が急激に低下してショックになることもある．また強心薬の使用により左室心筋の酸素消費量が増えることで心筋虚血を誘発することがあるため注意が必要である．

e）肺動脈性肺高血圧症

前記のごとく，右房右室間最大圧較差が高ければ右室収縮期圧が高く，肺動脈弁狭窄がなければ肺動脈収縮期圧が高いことを示している．日常診療の

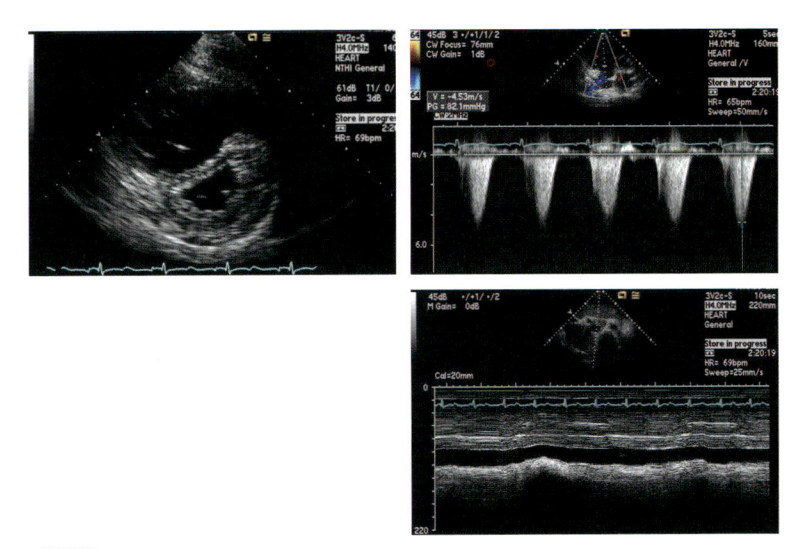

3-3. どのような病態に強心薬が必要か？──心エコー図からわかること

図4 肺動脈性肺高血圧症
右房右室間圧較差は82mmHgと著明な高値であり，下大静脈の拡張もある．収縮末期に心室中隔が左室側に強く圧排されており，肺血管抵抗の上昇による肺高血圧が疑われた．カテーテル検査では肺高血圧は認めたものの肺動脈楔入圧は正常範囲，肺血管抵抗は高値であり，他の画像検査結果から慢性血栓閉塞性肺高血圧症と診断された．

多くの場合では肺動脈，肺静脈に高度な狭窄はないので右房右室間最大圧較差が高いことは左房圧が高いことを意味している．しかし，肺動脈，肺静脈に狭窄病変があるときには左房圧が低くても肺血管抵抗が高いために肺動脈圧が高くなり，右房右室間最大圧較差が高くなる．高度な肺動脈性肺高血圧症の場合において強心薬を使用せずに右房右室間最大圧較差が正常になるまで利尿薬で前負荷をとろうとすると，前負荷が不足して心拍出量の低下をきたし体血圧低下，ショックとなることがあるため注意が必要である．

心エコー検査において傍胸骨左室短軸像で心室中隔が左室側に圧排されている場合には，高度な右室（圧，容量）負荷をきたしていることを示唆しており，肺動脈性肺高血圧症，右室心筋疾患の可能性があり，通常の利尿薬や血管拡張薬だけでは心不全のコントロールがつかない可能性があることも考えておく必要がある（図4）．

【参考文献】

1) Rudski LG, Lai WW, Afilalo J, et al. Guidelines for the echocardiographic assessment of the right heart in adults: a report from the American Society of Echocardiography endorsed by the European Association of Echocardiography, a registered branch of the European Society of Cardiology, and the Canadian Society of Echocardiography. J Am Soc Echocardiogr. 2010; 23: 685-713.
2) Ommen SR, Nishimura RA, Appleton CP, et al. Clinical utility of Doppler echocardiography and tissue Doppler imaging in the estimation of left ventricular filling pressures: A comparative simultaneous Doppler-catheterization study. Circulation. 2000; 102: 1788-94.
3) Dickstein K, Cohen-Solal A, Filippatos G, et. al. ESC Committee for Practice Guidelines (CPG). ESC Guidelines for the diagnosis and treatment of acute and chronic heart failure 2008: the Task Force for the Diagnosis and Treatment of Acute and Chronic Heart Failure 2008 of the European Society of Cardiology. Developed in collaboration with the Heart Failure Association of the ESC (HFA) and endorsed by the European Society of Intensive Care Medicine (ESICM). Eur Heart J. 2008; 29: 2388-442.

〈長谷川拓也〉

4. 急性心不全
——虚血性，非虚血性の病態と治療の差異

take home messages

①急性心不全では，新規発症の急性冠症候群と虚血性心筋症の急性増悪を考える．
②急性冠症候群では，より早期の再灌流療法が最大の急性心不全治療である．
③急性心筋梗塞に伴う急性心不全では，体液量がさほど増えない．
④再灌流療法が成功しても，時に急速な梗塞後左室リモデリングが生ずる．
⑤虚血性の心機能低下例では，積極的に完全血行再建術を行う．

1 虚血性心不全の特異性は何か

　心不全の病態論として，神経体液性因子の過刺激による心筋組織および周辺臓器への影響が語られることが多い．各種調整薬が開発され，大規模臨床試験によりガイドラインとしてまとめられ，今やエビデンスに基づいた治療は定着した．しかし一方で，神経体液性因子が大きく関わらない心筋組織以外の要因が，実臨床の現場で問題視されることも少なくない．弁膜症とともに問題視されるのが，心筋虚血である．超高齢者社会の到来を迎え，その重要性は増している．

　急性心不全において，非虚血性に比して虚血性がもつ特異性は何であろうか．急性心不全は，新規発症の心不全と慢性心不全の急性増悪とに二分される．急性心筋梗塞は，ある一時点からまさに突然に発症する急性心不全であ

ることが多い[2]．ただし，過量の血管拡張薬では，時に血圧低下をきたす例がある．近年，急性心不全時の低血圧イベントが遠隔期予後の悪化をきたすことが指摘され[3]，慎重な治療選択が求められる．

強心薬は，心筋虚血を増悪させる可能性がある．PDE III 阻害薬は，冠灌流圧を低下させ，虚血性の急性心不全後の遠隔期予後を悪化させるとの報告[4]がある．ただし，血行動態破綻時には機械補助の必要性も絡め，その使用に躊躇すべきでない．心拍数を上昇させない，必要最小限の使用を心がけたい．

c) 亜急性期の左室リモデリング

左室リモデリングは，まさに急性心筋梗塞後の基礎および臨床両面の研究から認識されるに至った．しかし，冠動脈の形態や動態の観察と介入に主眼がおかれ，心ポンプの保全という本来の治療標的が観察項目として欠如する臨床現場が少なくない．再灌流療法が成功し，同様な心筋壊死量であっても，非虚血性では経験しがたい急速な左室リモデリングを経験する（図1）．わが国のレジストリでも，心筋梗塞後のβ遮断薬使用が不十分であり，遠隔期不良予後の独立した予測因子である[5]．非虚血性以上に，神経体液性因子調

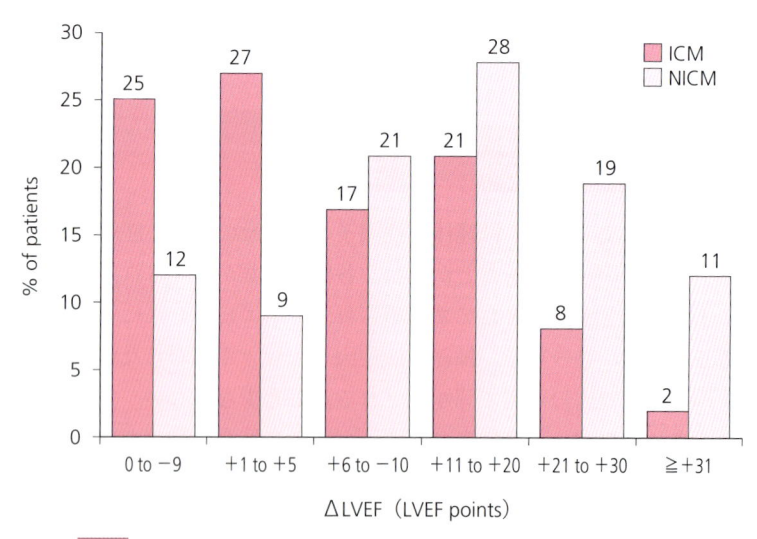

図1 急速に左室リモデリングが進行した急性心筋梗塞例
十分な急性期再灌流療法にかかわらず，わずか4週間で1.5倍もの左室容量の拡大が生じた．

る．慢性心不全の病態論に慣らされた現在ではむしろ特異な心不全であり，高頻度にかかわらず，意外に理解が進んでいない．一方，慢性期に向けての病態として，心筋梗塞後の左室リモデリングは特異性が高い．また，β遮断薬などに伴う左室逆リモデリングは，虚血性心不全で得られにくい．このような特徴は，急性期から慢性進行性病態へと変貌する心不全患者において，治療戦略に関わる大きな足かせとなる．

2 急性心筋梗塞による急性心不全

a）冠動脈再灌流がもつ立ち位置

　心不全とはあくまでも「病名」ではなく，単なる結果としての「状態名」に過ぎない．裏を返せば，心不全という「状態」をきたす「原因」が必ず存在する．心不全症例に遭遇した場合，「状態」への対処のみに専心しがちであるが，同時にその「原因」を追求し，解除策を練る必要がある．基礎病態の変化に乏しい慢性心不全例では，まず心不全という「状態」を良くし，しかる後に「原因」の検討と介入を加えればよい．しかし，管理初期から疾患特性を自覚すべき，あるいは原因介入が有効な場合があり，特に急性心不全の新規発症例で留意する．頻度的に突出するのが，急性心筋梗塞をはじめとする急性冠症候群である．心ポンプ不全が刻一刻と進行し，より早期の再灌流療法が最大の心不全治療および予防である[1]．まず，迅速な冠動脈造影が第1ステップだが，急性心不全をきたした急性冠症候群の疑診例において，どの時点で冠動脈造影を行うかの十分なコンセンサスは得られていない．

b）体液貯留の乏しいうっ血と薬剤の使いかた

　心不全の基本は，心機能の低下に伴い神経体液性因子が活性化し，体液が貯留することでさまざまな臨床徴候が生ずる病態と規定される．つまり，体液量の増加である．しかし，急性心筋梗塞に伴う急性心不全では，突然の心機能悪化に伴う物理的な処理能低下がうっ血や低心拍出を生み出すため，進展の早さに時に代償機構が追いつけない．心不全における体液量の増加は代償機構の1つだが，体液量がさほど増えない点が急性心筋梗塞に伴う急性心不全の最大の特徴である．一般的に，うっ血解除には除水と血管拡張の2つの方法論が存在するが，急性心筋梗塞では血管拡張をより推奨するゆえんである．肺うっ血例では，亜硝酸薬とともに少量の利尿薬を用いる手法をと

整薬の導入に執心すべきである．

3 虚血性慢性心不全の急性増悪

心不全の基本病態は，慢性進行性である．その経過のなかで，増悪と軽快を繰り返す．つまり，心不全再入院が急性心不全のもう1つの基本病態である．その対策として，心不全の病態進行を止める先制治療が有効であり，虚血解除と左室逆リモデリングへの理解が欠かせない．

a）虚血解除の意義

いわゆる虚血性心筋症において，薬物療法と血行再建術を比較した報告は意外に多くない．そのなかで，中等度以上に心機能が低下した虚血性心不全例で行われた前向きランダム化試験がSTICH研究[6]である．中央値56カ

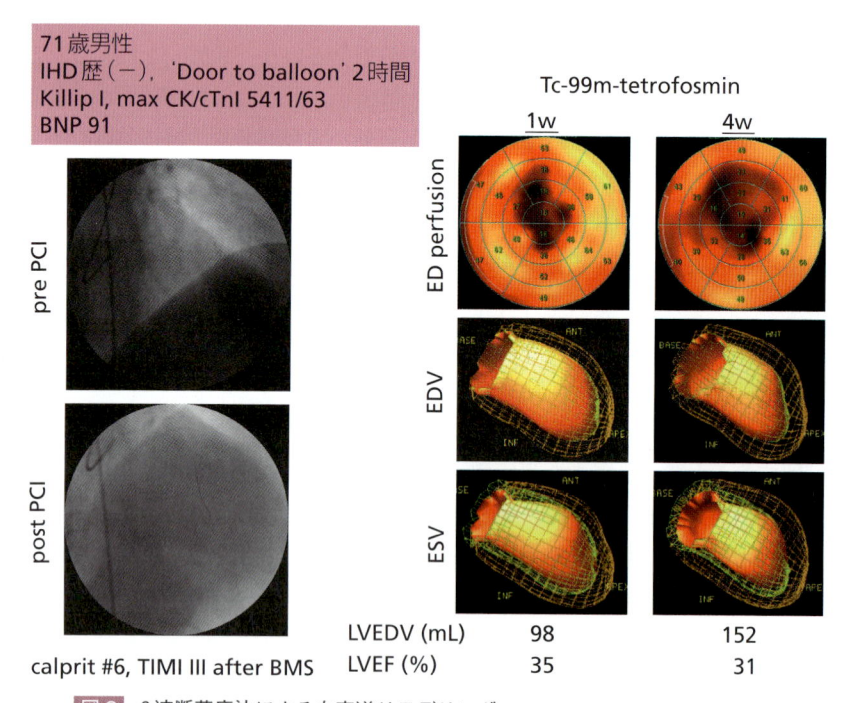

71歳男性
IHD歴（−），'Door to balloon' 2時間
Killip I, max CK/cTnI 5411/63
BNP 91

Tc-99m-tetrofosmin

	1w	4w
LVEDV (mL)	98	152
LVEF (%)	35	31

図2 β遮断薬療法による左室逆リモデリング
虚血性心不全では，一般的にβ遮断薬による心室逆リモデリング効果が乏しい．
（O'Keefe JH Jr, et al. J Nucl Cardiol. 2000; 7: 3-7[7] より）

月の追跡期間で，薬物療法群に比し，これに冠動脈バイパス術を加えた群で心血管イベントの出現が有意に少なかった．バイパスかPCIかの議論は残るものの，現状では心機能低下例に対し積極的に完全血行再建術を行うべきとされる．ただし，心筋バイアビリティ評価も絡め，risk-benefitの議論は見解の一致をみない症例が散見することも事実である．

b) 薬物治療と左室逆リモデリング

目に見えない予後というアウトカムを標的とする際に，手がかり指標として左室逆リモデリングは有用である．心筋梗塞後を含めた虚血性心不全では，一般的にβ遮断薬による心室逆リモデリング効果が乏しい（図2）[7]．拡張型心筋症など非虚血性心不全で散見される，正常化に至るほどの大幅な左室逆リモデリング例にはまず遭遇しない．

ただし，大規模臨床試験やメタ解析では，β遮断薬による心不全例での予後改善効果は，虚血性と非虚血性とで有意な差がみられない[8]．その理由は明らかでないが，再梗塞などの虚血イベントや重症不整脈による心臓突然死などの心不全増悪以外のイベントがβ遮断薬で抑制される可能性が推測される．

4 おわりに——乏しいエビデンス

急性心不全一般にいえることだが，遠隔期予後を見据えた治療エビデンスが，虚血性で特に欠如している．心不全専門医が主に心筋症を研究対象にし，一方で，虚血性心不全は主に冠動脈インターベンション従事医が担ってきた背景があろう．いずれにせよ，心不全診療全体に占める虚血性例は増加の一途を辿っており，その特異性を踏まえた議論が望まれる．

【参考文献】

1) Wright RS, Anderson JL, Adams CD, et al. 2011 ACCF/AHA focused update incorporated into the ACC/AHA 2007 Guidelines for the management of patients with unstable angina/non-ST-elevation myocardial infarction: a report of the American College of Cardiology Foundation/American Heart Association Task Force on Practice Guidelines developed in collaboration with the American Academy of Family Physicians, Society for Cardiovascular Angiography and Interventions, and the Society of Thoracic Surgeons. J

Am Coll Cardiol. 2011; 57: e215-367.
2) Cotter G, Metzkor E, Kaluski E, et al. Randomised trial of high-dose isosorbide dinitrate plus low-dose furosemide versus high-dose furosemide plus low-dose isosorbide dinitrate in severe pulmonary oedema. Lancet. 1998; 351: 389-93.
3) Patel PA, Heizer G, O'Connor CM, et al. Hypotension during hospitalization for acute heart failure is independently associated with 30-day mortality: findings from ASCEND-HF. Circ Heart Fail. 2014; 7: 918-25.
4) Felker GM, Benza RL, Chandler AB, et al. Heart failure etiology and response to milrinone in decompensated heart failure: results from the OPTIME-CHF study. J Am Coll Cardiol. 2003; 41: 997-1003.
5) Shiba N, Watanabe J, Shinozaki T, et al. Poor prognosis of Japanese patients with chronic heart failure following myocardial infarction--comparison with nonischemic cardiomyopathy. Circ J. 2005; 69: 143-9.
6) Velazquez EJ, Lee KL, Deja MA, et al. Coronary-artery bypass surgery in patients with left ventricular dysfunction. N Engl J Med. 2011; 364: 1607-16.
7) O'Keefe JH Jr, Magalski A, Stevens TL, et al. Predictors of improvement in left ventricular ejection fraction with carvedilol for congestive heart failure. J Nucl Cardiol. 2000; 7: 3-7.
8) Fauchier L, Pierre B, de Labriolle A, et al. Comparison of the beneficial effect of beta-blockers on mortality in patients with ischaemic or non-ischaemic systolic heart failure: a meta-analysis of randomised controlled trials. Eur J Heart Fail. 2007; 9: 1136-9.

〈猪又孝元〉

5. クリニカルシナリオ 3 の病態と強心薬

take home messages

① 初療時の収縮期血圧 100 mmHg 以下の急性心不全患者がクリニカルシナリオ 3 と分類され，疫学的には全体の 1 割程度を占める．
② EF の低下や低心拍出状態を伴うことが多い．
③ 組織低灌流所見を見逃さないように注意することが肝要である．
④ 強心薬を投与すべきかの判断基準として組織低灌流の有無がポイントとなる．

1 クリニカルシナリオ 3 の急性心不全患者の病態

　近年，主に初療時の収縮期血圧によって急性心不全患者の病態分類を行う手段としてクリニカルシナリオ（CS）という分類が提唱されており，まずこの分類について説明する．本分類は初療時の収縮期血圧によって CS1（収縮期血圧 140 mmHg 以上），CS2（収縮期血圧 100〜140 mmHg），CS3（収縮期血圧 100 mmHg 以下）の 3 つに，さらに急性冠症候群を CS4，右心不全を CS5 に分類するものである．CS1 群では血圧上昇を特徴とする急性心不全で，発症は比較的急激で体重増加も著明ではなく，肺水腫を呈することが多く体液の再分布を特徴とするものが多い．したがって CS1 では治療として血管拡張薬を要することが多い．一方，CS3 は血圧 100 mmHg 以下の急性心不全で，発症は比較的緩徐で病態としては低拍出状態である．EF 低下を伴い，低心拍出状態・低灌流状態を呈することが多い．体液量については貯留傾向の患者が多い印象である．したがって体液量の調節に加えて，低灌

流状態を呈した患者には強心薬の適応を考慮する．本分類の特徴は初療時に迅速に患者の病態やリスクを層別化し初期段階から治療のゴールをある程度定めることが可能である点，また医療従事者間で共通の認識形成を促しチーム医療が可能となる点にあるが，当然ながら本分類が心不全の原因を評価しているものではない点，血圧値のみで治療方針を決定できない点などに注意が必要である．ただ急性心不全患者の初期診療では短時間で病態把握を行わねばならないことが多く，緊急時の治療適応判断において CS 分類の意義は決して低いものではない．ここでは心不全患者において特にこの分類に従って弁別化された CS3 群の病態と治療に焦点を当てて概説する．

2 クリニカルシナリオ3の急性心不全患者の疫学や長期予後

それでは CS3 を呈する心不全患者は急性心不全患者全体のどの程度の頻度を占めるであろうか？　わが国で行われた急性心不全の疫学研究（ATTEND レジストリー）を参照すると，血圧が 140 mmHg 以上を呈した群（CS1 に相当）は全体の 49.5％，100〜140 mmHg を呈した群（CS2 に相当）は全体の 42.4％を占めたのに対して，血圧 100 mmHg 以下の群（CS3 相当）は全体の 7.9％であった[1]．また急性心不全患者の入院時の血圧は短期予後にも関連することがよく知られている．OPTIME-HF など，心不全患者の大規模レジストリー研究の結果から初診時の血圧低値は院内予後と関連する[2]ことがうかがえる．つまり急性心不全患者の約1割程度をこのような予後が不良な急性心不全患者が占めていることに注意する．

3 クリニカルシナリオ3の心不全患者の臨床的特徴とマネージメント

CS3 の患者の臨床像を特徴づける明確なエビデンスはないが，前述のわが国で行われた ATTEND レジストリーでは収縮期血圧 120 mmHg 以下の群では EF 40％以下の心不全患者が全体の 60.9％を占めた一方，EF の保持された心不全患者（heart failure with preserved ejection fraction）は 39％にとどまっている[3]．基本的に CS3 の急性心不全患者群には左室の収縮性

が低下している患者が多いことがうかがえる．また組織低灌流を呈する重症症例が多いことにも注意を払う必要がある．

　CS 分類は血圧値に基づく分類であることは前述したが，それでは血圧値のみで重症度判断が可能であろうか？　答えは No である．こうした左室収縮性低下を伴う例では安定期，たとえば定期外来診察時でも収縮期血圧は 100 mmHg 以下となることはまれではない．つまり血圧値のみでは組織低灌流の有無はわからない．このような患者に対して血圧のほか，まず把握しなければならないのはショックの有無，続いて組織低灌流の程度である．ショックの有無は血圧のほか，意識障害，四肢冷感，冷汗や乏尿から判断する．組織低灌流の程度の判断法については後述する．すなわち目の前の患者の組織低灌流所見を見逃さないことが治療選択のポイントとなる．

4 どのように組織低灌流を判断するか？

　すなわち強心薬を投与するか？　の目安は低灌流所見の有無にあるといっても過言ではないかもしれない．わが国のガイドラインでは Nohria-Stevenson らの病態分類が身体所見上の分類として推奨されている．図 1 に示すように，うっ血所見と低灌流所見から 4 つのサブセットを用いて病態の

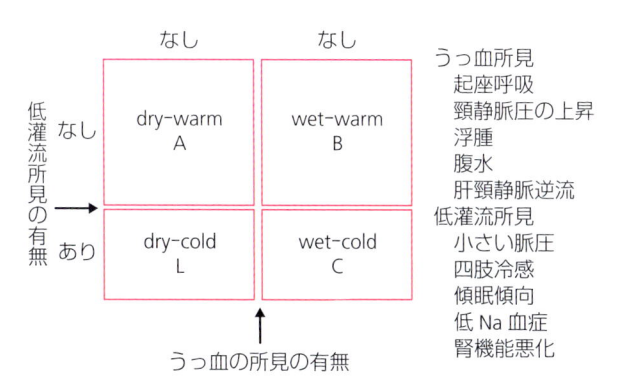

	なし	なし	うっ血所見
低灌流所見の有無 なし	dry-warm A	wet-warm B	起座呼吸 頸静脈圧の上昇 浮腫 腹水 肝頸静脈逆流
あり	dry-cold L	wet-cold C	低灌流所見 小さい脈圧 四肢冷感 傾眠傾向 低 Na 血症 腎機能悪化

うっ血の所見の有無

図1 Nohria-Stevenson の分類
循環器病の診断と治療に関するガイドライン（2010 年度合同研究班報告）
急性心不全治療ガイドライン（2011 年改訂版）
〔http://www.j-circ.or.jp/guideline/pdf/JCS2011_izumi_h.pdf（2016 年 1 月閲覧）より引用〕

アセスメントを行う方法が報告されている．タイプC（wet-cold）は最も予後が不良であることが知られている．この報告からわかるように小さい脈圧や四肢冷感，傾眠傾向や低ナトリウム血症や腎機能低下などが低灌流所見としてあげられている．また重症例で全身状態の悪さに比較して肺うっ血所見が乏しい例が散見することにも注意する必要がある．すなわち酸素化の程度は低灌流所見と比例しない症例も散見される．血液検査上は肝機能異常をみることが多い．傾眠傾向や不穏については症例により多彩であり，冷汗，身の置き所のない不快感や不安感などのみを呈し，古典的な心不全症状（呼吸苦）には乏しいこともあるので注意が必要である．右心カテーテル検査上は混合静脈血の酸素飽和度は1つの目安となろう．混合静脈血酸素飽和度は肺動脈酸素飽和度と等しく，全身を循環されてきた最も酸素飽和度の低い血流の酸素飽和度を意味する．すなわち低心拍出・組織低灌流状態では低下がみられる．貧血や呼吸器疾患などによる低酸素血症でも低値を示す傾向があることに注意する．心不全患者での明確なカットオフ値を示した報告はみられないが55〜60％以下を1つの目安とする．混合静脈血酸素飽和度は治療推移の経過指標としても有用であろう．ただし近年の多くのエビデンスは右心カテーテル留置による血行動態のモニタリングについては有効性を示していない[4]．日本循環器学会のガイドラインでは通常の治療反応性の評価を目的とした右心カテーテル評価はクラス2，レベルCである．したがって実施の機会も減っていると思われるが，CS3の症例群のように血圧低値であり治療選択が短・中期予後に及ぼす影響が高い症例において"ワンポイントの右心カテーテル検査"は重症度評価や体液量の調節などで個々の症例では有

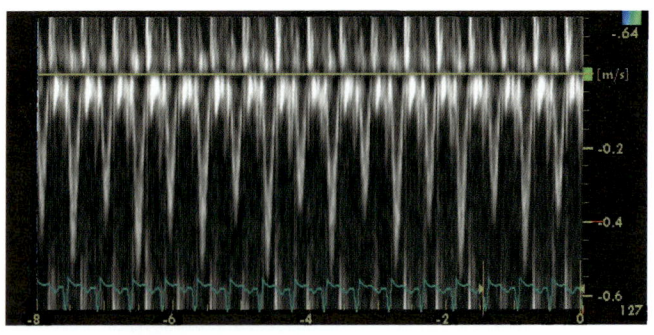

図2 LVOTのパルスドップラー（交互脈）

3-5. クリニカルシナリオ3の病態と強心薬

効な指標となり得ると思われる．このような症例群においての右心カテーテル検査の実施は日本循環器学会のガイドライン上もクラス1，レベルCとなる．

　また心エコー上の交互脈の存在も組織低灌流を示すパラメータの1つとなる．筆者らの施設での一例を示す（図2）．一般的には低心拍出状態を示唆するが，安定した症例でも散見されることがあり，他の指標と組み合わせた総合的判断が必要となる．このように低灌流を示す基準は一様ではなく，時に判断に難しい症例に遭遇する．身体所見は多分に主観的な要素を含むことからも，客観的なデータも含めて常に多角的に病態を評価・把握することが肝要である．

5　強心薬のさじ加減

　それではこのような低心拍出・低灌流状態を呈した心不全患者にどのように治療をすべきであろうか？　前述したように低灌流所見を有する患者には強心薬の適応との立場から議論を進めたい．まず薬剤選択について考える．カテコラミンの種類については他項に譲るが，当施設では後負荷の軽減作用

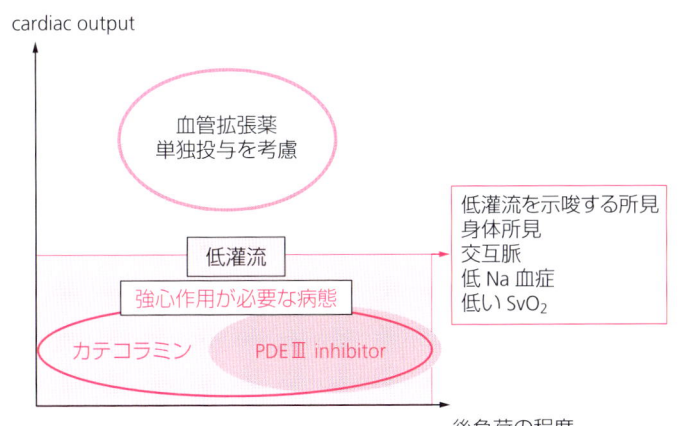

注：CS3の症例でのみの適応（CS1, Flush pulmonary edema, HFpEFの症例は除外する）．

図3　CS3群の量における強心薬の適応の考えかた
注：CS3の症例でのみの適応（CS1, Flush pulmonary edema, HFpEFの症例は除外する）．

など薬効も加味してドブタミンを汎用している．次に選択肢としてあがるのは現状では PDE III 阻害薬の投与であろう．1 回心拍出量は左室後負荷と左室収縮末期エラスタンスの関係に影響を受けている．すなわち後負荷が高い症例では血管拡張作動薬による血管拡張作用が 1 回心拍出量の増加に寄与する可能性がある．図 3 に CS3 群での治療選択について考察した．基本的には低心拍出状態に低灌流所見を伴った患者に強心薬の適応を考慮する．さらに後負荷が高い状態が持続している症例ではカテコラミンに加え血管拡張作用を併せ持った強心薬である PDE III 阻害薬の併用を考慮している（図3）．ここで後負荷とは厳密には左室に生じた wall stress を意味するが，臨床上は厳密な評価を行うことは困難である．評価する方法として種々の方法が提唱されているが，臨床上は簡便性や汎用性から effective arterial elastance（Ea＝左室収縮期内圧/stroke volume）や末梢血管抵抗（systemic vascular resistance）などを用いることが多い．なお，後負荷が高くても低血圧症例，もしくは低心機能・低心拍出状態・組織低灌流状態である患者について単純に血管拡張薬（硝酸薬やカルペリチド）の単独投与を行うとショックに陥ることがあるため注意する．また投与の必要がある場合でもきわめて慎重なモニタリングを要する．

6 おわりに

　急性心不全の治療の難しさは上記のような治療方法の選定にあたってのエビデンスの少なさにもある．また有症状の急性心不全患者に対して限られた時間で臨床研究を実施すること自体に現場ではかなりの困難が伴う．現状では病態の正しい把握と治療薬の薬効特性の理解が重要であることはいうまでもない．

【参考文献】

1) Sato N, Kajimoto K, Keida T, et al. Clinical features and outcome in hospitalized heart failure in japan (from the attend registry). Circ J. 2013; 77: 944-51.
2) Gheorghiade M, Abraham WT, Albert NM, et al. Systolic blood pressure at admission, clinical characteristics, and outcomes in patients hospitalized with acute heart failure. JAMA. 2006; 296: 2217-26.

3) Kajimoto K, Sato N, Sakata Y, et al. Relationship between systolic blood pressure and preserved or reduced ejection fraction at admission in patients hospitalized for acute heart failure syndromes. Int J Cardiol. 2013; 168: 4790-5.
4) Binanay C, Califf RM, Hasselblad V, et al. Evaluation study of congestive heart failure and pulmonary artery catheterization effectiveness: The escape trial. JAMA. 2005; 294: 1625-33.

〈髙濱博幸〉

6. 急性心不全
——いかに強心薬を weaning するのか？

take home messages

①強心薬依存を，臨床的 Frank-Starling（フランク-スターリング）曲線から理解する．
②急性期には強心薬で「とりあえずの」FS 曲線シフトアップを図り，慢性期にはそのサポート下に恒常的な FS 曲線のシフトアップを図る．
③恒常的な FS 曲線のシフトアップには，β 遮断薬などで左室逆リモデリングを狙う．
④低心拍出の解除なしには，β 遮断薬は導入できないと考えておく．
⑤左室逆リモデリングの予見は，強心薬 weaning の治療戦略につながる．

1 まず強心薬が必要な心不全を理解する

　強心薬の weaning 法を練るには，なぜその心不全患者が強心薬を必要とするのかを理解しなければならない．それは，「うっ血」と「低心拍出」の綱引き，言うならば，臨床的 Frank-Starling（FS）曲線を意識することである．うっ血と低心拍出の関係を心筋線維の特性に投影させると，Forrester 分類や Nohria 分類の 2 次元空間に FS 曲線を想定できる（図 1）．うっ血解除の減負荷治療は同曲線上を左下方向に沿って移動させ，volume を減ずると心拍出が低下する．重症心不全例では，FS 曲線が下方にシフトするため，うっ血解除の過程で低心拍出が出現する．低心拍出を解除するには，一定の volume 負荷が必要だが，その結果うっ血が招来してしまう．このよう

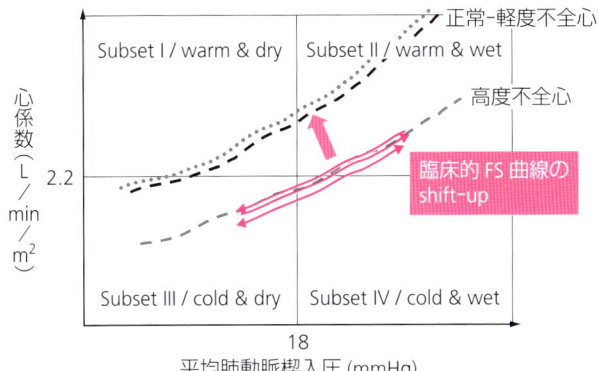

3-6. 急性心不全——いかに強心薬を weaning するのか？

図1 臨床的 Frank-Starling 曲線
Forrester 分類内にフランク-スターリング曲線を想定できる．低機能心ではうっ血解除により心拍出低下が生じる可能性があり，うっ血と低心拍出の往復状況を回避する FS 曲線のシフトアップ法が求められる．

に，うっ血と低心拍出の行き来を繰り返すため，一向に心不全状態から脱却できない．この解決には，FS 曲線を上方にシフトさせるしか方法がない．そこで，①急性期には静注強心薬などで「とりあえずの」FS 曲線シフトアップを図る，②慢性期には①のサポート下に恒常的な FS 曲線のシフトアップを図る，との 2 段構えの戦略を立てることになる．

2 臨床的 FS 曲線を上方シフト・維持させる具体的方策（表1）

上記①の急性期での「とりあえず」策として，最も一般的な手法は静注強心薬である．さらに，後負荷軽減を目的とした血管拡張薬の併用が有用な場合があるが，血圧低下を招来した場合には，心拍出量の増大が尿量の増加につながらぬ場合もあり，うっ血増悪の危険性もはらむ．高度な僧帽弁逆流を併発する場合は，後負荷軽減が逆流量を減少させ，前方駆出を増やすことでFS 曲線のシフトアップに大いに寄与する症例がある．その意味でも，大動脈バルーンパンピングも大いに検討に値し，時に驚くほどの有効性を発揮する．

ただし，ここで認識しておきたいのは，①の「とりあえず」策はあくまで

表1　臨床的FS曲線のシフトアップ法

I. 急性対処：「FS曲線の暫定的 shift-up」
　①強心薬：DOB（+PDEI）
　②IABP（PCPS）

II. 慢性対処：「FS曲線の恒常的 shift-up 維持」
　①薬物治療：'Triple Therapy'（ACEiorARB＋MRA→＋BB）
　②CRT（@wide QRS／HR↓）
　③tolvaptan（@Na↓，血管外うっ血）
　④基礎疾患への介入：虚血，MR，不整脈
　⑤ASV
　⑥VAD→心移植

「とりあえずの」治療で血行動態を支えながら，同時に「最終的な」状況脱却法を進めていく．

一時しのぎに過ぎない点である．たとえば，強心薬を止めてしまえば，FS曲線はもとにシフトするだけで，再びうっ血と低心拍出の行き来を繰り返す状態に逆戻りする．したがって，①の「とりあえず」策を続けながら，抜本的にFS曲線が上方にシフトする，あるいは，それにつながる方策②を同時進行で組み立てねばならない．ここで，異常の主体が心ポンプ異常であれば，それは左室逆リモデリングを狙うことにほかならない．心筋虚血など器質的心疾患への介入を除けば，逆リモデリングを期待できる2大治療ツールはβ遮断薬と心臓再同期療法である．

3　重症例にいかにβ遮断薬を導入するか

　そもそも心不全には禁忌であったβ遮断薬であるがゆえに，重症例へ導入するには，その陰性変力・変時作用を踏まえた「失敗しない」導入法を系統的に身につける必要がある．特に重要な点は，リスク評価であろう．導入における心臓サイドの高リスク因子は，重症心不全，徐脈，高度弁逆流症である．心不全のうち，うっ血が多少残存しても修練を積んだ医師にとって導入は可能なことが多い．むしろ，問題は低心拍出である．低心拍出が存在する場合，原則としてβ遮断薬は導入できないと考えておいたほうがよい．心不全の重症度としてBNPが汎用されるが，BNPはあくまでうっ血指標であり，BNP高値は必ずしも導入困難の予見とはならない．いずれにせよ，β遮断薬による左室逆リモデリングなしにFS曲線が上方維持できないのであれば，β遮断薬を導入させることをまず第一に考える．したがって，強心薬の

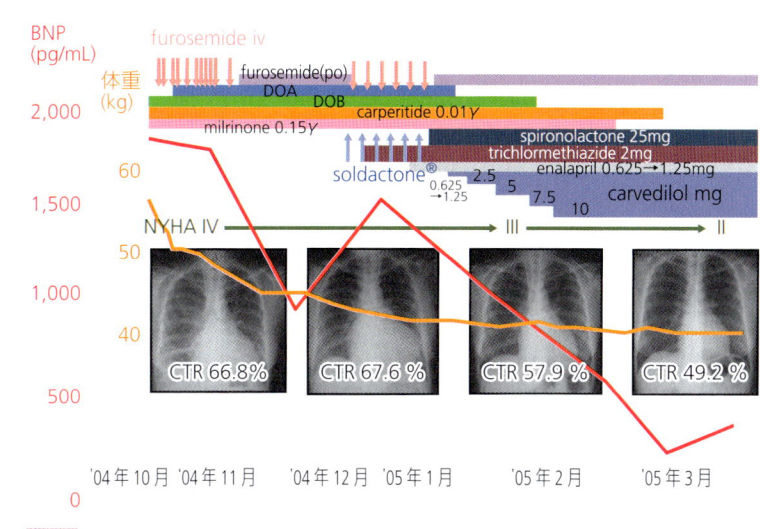

3-6. 急性心不全──いかに強心薬を weaning するのか？

図2 β遮断薬を用いた重症心不全での強心薬 weaning 法
40歳代女性．NYHA4を脱却できない強心薬依存の拡張型心筋症．利尿薬とともにACEI/ARBを少量から併用した．「やや wet」まで volume コントロールがついた時点で，β遮断薬を導入し，心拍数10％減を目標にごく少量から漸増させた．強心薬は，2～3増量の2～3段階までは併用させた．

weaning 過程で低心拍が露呈する場合，β遮断薬は一向に導入がかなわないはずであるから，一定量の投与が可能となるまでは，静注強心薬をじっと我慢して使い続ける治療戦略が基本となる（図2）．

4 左室逆リモデリングを見立てる意義とは

拡張型心筋症では，いまやβ遮断薬による逆リモデリングは約半数に出現する[1]．残り半数の逆リモデリングを期待できない症例では，速やかに心臓再同期療法などの別の逆リモデリング対策を練らないと，強心薬依存から脱却できない．したがって，逆リモデリングを予見できれば，β遮断薬以外の追加治療を前倒しする理論的裏づけが得られることになる．その予測因子として急速に存在感を増しているのが，心臓MRIでのGd遅延造影像である[2]．

【参考文献】

1) Nabeta T, Inomata T, Iida Y, et al. Baseline cardiac magnetic resonance imaging versus baseline endomyocardial biopsy for the prediction of left ventricular reverse remodeling and prognosis in response to therapy in patients with idiopathic dilated cardiomyopathy. Heart Vessels. 2014; 29: 784-92.
2) Ikeda Y, Inomata T, Iida Y, et al. Time course of left ventricular reverse remodeling in response to pharmacotherapy: clinical implication for heart failure prognosis in patients with idiopathic dilated cardiomyopathy. Heart Vessels. 2015; Epub ahead of print.

〈猪又孝元〉

7. 慢性心不全の病態と治療

take home messages

① 慢性心不全の病態には神経体液性因子の活性化が重要な役割を果たしている．
② 慢性心不全は，急性増悪を繰り返しながら徐々に悪化する進行性の病態である．
③ レニン–アンジオテンシン–アルドステロン系抑制薬やβ遮断薬による生命予後改善および心筋リモデリングの進展抑制・改善が薬物療法の中心である．
④ 疾病管理や運動療法による急性増悪による入院回避も重要な治療目標である．
⑤ 経口強心薬の多くは生命予後を悪化させることが知られているが，症状やQOLの改善目的に投与することもある．

1 慢性心不全の病態

a） 神経体液性因子の活性化と心筋リモデリング

慢性心不全は虚血性心疾患，高血圧，心筋症，弁膜症などあらゆる循環器疾患の末期像である．これらの心疾患によって心筋障害が起こると，心ポンプ機能障害がもたらされ，その代償機構として神経体液性因子の活性化が起こる．初期には血行動態保持のために働くが，慢性的に活性化した神経体液性因子は心筋リモデリングを引き起こし，さらなる心筋障害および心ポンプ機能低下をもたらす．このような悪循環サイクルから心不全は進展する（図1）[1]．

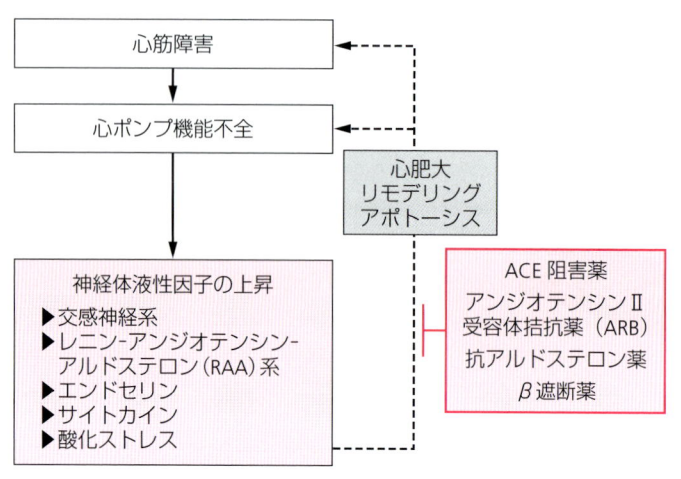

図1 慢性心不全の病態と神経体液性因子の活性化

b) 症状と繰り返し入院

　臨床的には，心不全は臓器うっ血と末梢低灌流による症状を呈する病態である．急性増悪をきたした際のこれらの症状は治療によってコントロールされても，さまざまな負荷によって増悪し，再入院を繰り返す．増悪を繰り返しながら，徐々に悪化する進行性の病態である（図2）．増悪の要因は，虚血，血圧コントロール不良，不整脈，感染などの医学的要因だけでなく，むしろ服薬アドヒアランス不良，塩分・水分制限不徹底，過労，精神的ストレス

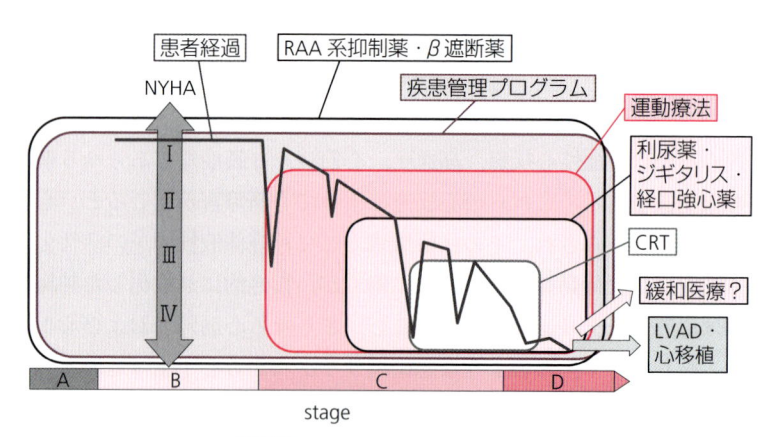

図2 慢性心不全の重症度と治療

などの環境的な要因が多いことが知られている[2]．

c）他臓器障害

慢性心不全患者では，腎機能障害，貧血，糖代謝異常，骨格筋異常，睡眠時呼吸障害，血管内皮障害などの全身の他臓器障害を合併している．特に，心腎貧血症候群とよばれる病態は最近注目されており，心不全の予後と密接に関連していることが知られるようになった．血行動態異常や神経体液性因子の活性化が関わっていると考えられている．また，心不全の骨格筋異常は古くから知られており，予後の規定因子であり，慢性心不全の重症度を示す運動耐容能低下の原因の1つであると考えられている[3]．

2 慢性心不全の治療

a）治療目標

慢性心不全の治療目標は①心筋リモデリングの進展抑制，②生命予後の改善，③慢性心不全の急性増悪の予防，④症状・運動耐容能・QOLの改善である．これらの目標を達成するために，薬物療法・非薬物療法・疾病管理が行われる．図2に示すように，慢性心不全の病態は，stage B, C, Dへと進行性である．さらに，それぞれの時点において，症状つまりNYHA心機能分類で表される重症度があり，多くの患者で増悪による入院を繰り返す．目標の①や②はstageの進行を遅らせ，図2の横軸をいかに長くするかである．一方，目標の③は増悪の波をいかに減少させるかである．さらに，目標の④は運動耐容能やQOLを改善させ，図2の縦軸をいかに上方に保つかである．

b）神経体液性因子抑制

神経体液性因子の活性化は慢性心不全の病態形成に重要である．特に，レニン-アンジオテンシン-アルドステロン（RAA）系や交感神経系の慢性的な活性化は心筋リモデリングの進展に重要な役割を果たすとともに，生命予後の悪化とも密接に関連している．アンジオテンシン変換酵素阻害薬，アンジオテンシン受容体拮抗薬，アルドステロン拮抗薬によるRAA系の抑制によって，慢性心不全の生命予後の改善が証明されている．また，β遮断薬は多くの大規模臨床試験によって，その生命予後改善効果が証明されている．さらに，β遮断薬は心筋リモデリング抑制効果が知られており，この効果は濃度依存的であると考えられている．これらの治療はほとんどすべての重症

度の心不全に対して治療効果が証明されており，日本循環器学会のガイドラインでもクラス I である[4]．

c) 利尿薬

心不全の症状の多くがうっ血による．また，うっ血の残存は予後悪化と関わっていることも知られており[5]，可能な限りのうっ血の解除が必要である．心不全増悪による再入院の予防として，体液管理が重要であり，塩分制限とともに，利尿薬の適切な調節が必要である．一方で，ループ利尿薬の投与は予後を改善しないばかりか予後悪化と関わっている可能性も指摘されている．特に，ループ利尿薬の用量が増加する程，予後が悪いことも知られている．ループ利尿薬は神経体液性因子の活性化，腎機能悪化，低ナトリウム血症などを引き起こすことが関わっていると考えられている．一方，バソプレシン受容体拮抗薬であるトルバプタンは電解質を含まない純水の再吸収を抑制することによって，水利尿をもたらす．トルバプタンはループ利尿薬の問題点を改善し，体液管理を行うことができる可能性が示唆されている[6]．

d) 強心薬

これまでに慢性心不全に対する経口強心薬の臨床試験が行われてきたが，予後改善効果を示した結果はなく，むしろ予後を悪化させる結果に終わった．したがって，日本循環器学会のガイドラインでは慢性心不全に対する経口強心薬の投与はクラス III とされている[4]．しかしながら，慢性心不全の生活の質の改善も治療目標の1つである．強心薬は短期的には血行動態改善および症状の軽減をきたし，運動耐容能を改善する．難治性心不全や高齢者心不全で死亡率の改善に限界があると考えられる症例では生活の質の改善を目指した経口強心薬の使用を考慮してもよいと考えられる．このような状況下で，本邦では EPOCH 研究[7]の結果も受けて，生活の質の改善，経静脈的強心薬からの離脱を目的とした PDE III 阻害薬であるピモベンダンの短期投与はクラス IIa とされている[4]．

洞調律の慢性心不全患者を対象として行われた DIG 試験[8]では，ジゴキシンは総死亡や心血管死亡に変化がなかったが，心血管事故による入院や心不全増悪による入院を減少させることが示された．したがって，洞調律の慢性心不全患者に対するジギタリス投与については血中濃度 0.8 ng/mL 以下で維持することを条件としてクラス IIa とされ，症状の改善，入院の回避，生活の質の改善を目的とする[4]．一方，頻脈性心房細動を有する心不全患者

において心拍数コントロールを目的とした投与はクラス I とされている[4]．

e) 疾病管理プログラムと運動療法

　心不全増悪による再入院の誘因は，医学的な要因よりむしろ予防可能な因子が多いことが知られている[2]．多職種がチームを組んで実施する疾病管理が注目されるようになり，多くの臨床試験によりその効果が検証されてきた．我々が行った慢性心不全患者に対する疾病管理プログラム（看護師による自宅への訪問，患者教育，カウンセリング，電話での経過観察）の精神心理的状況，QOL スコア，死亡，再入院への効果を検証する無作為化比較試験（J-HOMECARE）では，疾病管理プログラムが抑うつや不安を軽減するとともに，QOL を改善し，心不全増悪による再入院を抑制することが明らかとなった[9]．

　慢性期の症状として，運動耐容能低下に起因するものがある．運動耐容能低下は慢性心不全患者の予後規定因子であり，重要な治療ターゲットである．適切な処方に基づく運動療法は骨格筋異常を改善し，運動耐容能を向上させるとともに QOL も改善することが知られている．運動療法では，心筋リモデリングの改善効果や進展予防効果は明らかではないが，メタ解析の結果では死亡率や再入院予防に対しては有効であると報告されている[10]．さらに，運動療法を含む包括的な外来心臓リハビリテーションプログラムによって，QOL が改善し，6 分間歩行距離が増加し，1 年後時点での重症心不全比率が低下し，あらゆる原因による再入院率が低下する．

f) 心臓再同期療法

　薬物療法以外で，左室リモデリングや生命予後の改善に寄与する治療法としては，心臓再同期療法（CRT）がある．日本循環器学会の慢性心不全ガイドラインでは，CRT の適応は，「最適な薬物治療でも NYHA III 度または一時的に IV 度の慢性心不全を呈し，左室駆出率 35% 以下，QRS 幅 120 msec 以上で，洞調律を有する場合（クラス I），心房細動を有する場合（クラス IIa），ペースメーカー治療により高頻度に心室ペーシングに依存する場合（クラス IIa）」とされている[4]．適応があり有効な症例では，リモデリング改善，生命予後改善だけでなく，運動耐容能の改善も報告されている．

g) 補助人工心臓と心臓移植

　十分な薬物療法，適切な非薬物療法および多職種による疾病管理プログラムによっても，慢性心不全の病態は進行することがある．stage D の最終段

階においては，補助人工心臓や心臓移植治療が必要となる．心不全治療に携わる循環器内科医はどのようなタイミングで補助人工心臓や心臓移植を考慮すべきか，適応があるかどうかなどを判断しなければならない．一方で，年齢，合併症，社会的な問題などにより，これらの治療の適応とならない場合もあり，終末期としての緩和医療を考慮しなければならない状況もある．しかしながら，わが国においては慢性心不全に対する緩和医療の考えかたはまだ十分な議論が行われていない．

【参考文献】
1) Braunwald E, Bristow MR. Congestive heart failure: fifty years of progress. Circulation. 2000; 102: IV14-23.
2) Tsuchihashi M, Tsutsui H, Kodama K, et al. Clinical characteristics and prognosis of consecutively hospitalized patients with congestive heart failure: A study in Fukuoka, Japan. Jpn Circ J. 2000; 64: 953-9.
3) Okita K, Kinugawa S, Tsutsui H. Exercise intolerance in chronic heart failure-skeletal muscle dysfunction and potential therapies. Circ J. 2013; 77: 293-300.
4) 松﨑益徳, 石井正浩, 和泉 徹, 他. 循環器病の診断と治療に関するガイドライン. 慢性心不全治療ガイドライン (2010 年改訂版).
5) Damman K, van Deursen VM, Navis G, et al. Inceased central venous pressure is associated with impaired renal function and mortality in a broad spectrum of patients with cardiovascular disease. J Am Coll Cardiol. 2009; 53: 582.
6) Matsuzaki M, Hori M, Izumi T, et al. Efficacy and safety of tolvaptan in heart failure patients with volume overload despite the standard treatment with conventional diuretics: A phase III, randomized, double-blind, placebo-controlled study (QUEST study). Cardiovasc Drugs Ther. 2011; 25: S33.
7) The EPOCH Study Group: Effects of pimobendan on adverse cardiac events and physical activities in patients with mild to moderate chronic heart failure. The effects of pimobendan on chronc heart failure (EPOCH Study). Circ J. 2002; 66: 149-57.
8) The effect of digoxin on mortality and morbidity in patients with heart failure. The Digitalis Investigation Group. N Engl J Med. 1997; 336: 525-3.
9) Tsuchihashi-Makaya M, Matsuo H, Kakinoki S, et al. Home-based disease management program to improve psychological status in patients with

heart failure in Japan. Circ J. 2013; 77: 926-33.
10) Piepoli MF, Davos C, Francis DP, et al. Exercise training meta-analysis of trials in patients with chronic heart failure (ExTraMATCH). BMJ. 2004; 328: 189.

〈絹川真太郎〉

8. 慢性心不全
——いかに強心薬を weaning するのか？

take home messages

①慢性心不全に対する長期的な経口強心薬の投与は予後を悪化させることが知られており，可能な限り投与しない．
②経口強心薬を投与する前に，生命予後を改善させる治療法や心機能の改善が見込める治療法を可能な限り模索する．
③わが国においては，症状や生活の質の改善を目的として経口の PDE III 阻害薬による治療を行うことがある．
④低心機能の重症心不全において，強心薬の静脈内持続投与からの離脱が困難な場合に，経口強心薬の投与が考慮される．
⑤β遮断薬の導入・増量が困難な低心機能の重症心不全患者において，PDE III 阻害薬によって導入・増量が可能となることがある．

1 慢性心不全に対する強心薬治療

a) 末期心不全

　慢性心不全は進行性の病態であり，さまざまな薬物療法および非薬物療法によって予後改善，症状軽減，運動耐容能の向上を目指す．しかしながら，最大限の治療をもってしても NYHA IV から脱することができない場合には，補助人工心臓や心臓移植を目指すことになる．一方で，これらの治療はすべての心不全患者に適応があるわけではなく，断念せざるを得ない状況もある．このような場合には，症状軽減や運動耐容能向上を目指した治療によって，

QOLの改善を図る治療が中心となる．

　強心薬は静脈内持続投与で用いられる薬剤と経口で投与される薬剤がある．慢性心不全の急性増悪で，低心機能・低心拍出症候群を呈する際には強心薬の持続投与が必要とされる．慢性心不全において強心薬が必要な場合は，①末期心不全で強心薬の静脈内投与から離脱できない場合，②他の薬物および非薬物療法を行っても心不全増悪で入院が必要であり，症状軽減や運動耐容能向上を目的とする場合，③β遮断薬の導入が強心薬なしでは困難な場合があげられる．

b）経口強心薬

　上記の慢性心不全において強心薬が必要な場合に経口強心薬を用いることとなる．しかしながら，経口強心薬を用いる場合にまず考えなければならないのは，補助人工心臓や心臓移植の適応があるかどうかである．これまでに行われた大規模臨床試験において，経口強心薬はいずれも予後改善効果がないばかりか予後を悪化させる結果に終わっている（表1）．

　DIG（Digitalis Investigation Group）試験では，洞調律の患者を対象として行われ，ジゴキシンは総死亡や心血管死亡は変化がなかったが，心血管事故による入院や心不全増悪による入院を減少させることが示された[1]．PROMISE（Prospective Randomized Milrinone Survival Evaluation）試験[2]ではPDE III阻害薬のミルリノン（欧米では経口投与可能），VEST（Vesnarinone Trial）[3]ではPDE III阻害作用とともにナトリウムチャネルに対する作用を有するベスナリノン，PICO（Pimobendan in Congestive Heart Failure）試験[4]では血管拡張作用とカルシウム感受性増強作用を有するPDE III阻害薬であるピモベンダンの予後に対する効果が検討された

表1 慢性心不全に対する経口強心薬の効果を検討した臨床研究

臨床試験	強心薬	NYHA	患者数	死亡率（対プラセボ）
DIG	ジゴキシン	II～III	6,800	死亡のハザード比が0.99
PROMISE	ミルリノン	III～IV	1,088	死亡の相対危険が28%増加
VEST	ベスナリノン	III～IV	3,833	死亡の相対危険が11%増加
PICO	ピモベンダン	II～III	317	死亡のハザード比が1.8
EPOCH	ピモベンダン	II～III	276	死亡のハザード比が0.63
Xamoterol	ザモテロール	III～IV	516	死亡のハザード比が2.5
PRIME II	イボパミン	III～IV	1,906	死亡のハザード比が1.26

が，いずれも死亡率が増加した．わが国で行われた EPOCH（Effects of Pimobendan on Chronic Heart Failure）研究では，欧州で行われた PICO 試験の結果と違い，ピモベンダンの長期投与は生命予後を悪化させずに，心事故発生率を低下させ，運動耐容能を有意に保った[5]．経口の β_1 選択性の β 受容体の部分アゴニストであるザモテロールは死亡の危険が 2.5 倍であることが示された[6]．さらに経口のドパミン類似薬で，血管拡張作用を有するイボパミンは PRIME（Prospective Randomized Ibopamine Mortality Evaluation）において心不全症状を改善することが示されたが，その後に行われた PRIME II では死亡率を増加させる結果に終わった[7]．

c) 日本循環器学会のクラス分類[8]

洞調律の慢性心不全患者に対するジギタリス投与については血中濃度 0.8 ng/mL 以下で維持することを条件としてクラス IIa とされ，症状の改善，入院の回避，生活の質の改善を目的とする．一方，頻脈性心房細動を有する心不全患者において心拍数コントロールを目的とした投与はクラス I とされている．

慢性心不全に対するその他の経口強心薬の長期投与は予後を悪化させることが示され，クラス III とされている．しかしながら，慢性心不全の治療は死亡率の改善だけでなく生活の質の改善も目標の 1 つである．わが国では EPOCH 研究の結果も受けて，生活の質の改善，経静脈的強心薬からの離脱を目的とした短期投与はクラス IIa とされている．一方，慢性心不全に対する β 遮断薬治療は確立している．しかしながら，一部の重症心不全症例で β 遮断薬へ忍容性がなく，β 遮断薬の導入が困難である．PDE III 阻害薬は β 受容体を介さない経路で強心作用を発揮するため，β 遮断薬の導入に有効であると報告されている（クラス IIb）[9]．

2 強心薬の離脱と β 遮断薬の導入

a) 末期心不全における強心薬の静脈内投与

きわめて重症な心不全において，強心薬の離脱が困難な場合がある．左室補助装置や心臓移植適応外の場合には，少量ずつ強心薬の減量を試みるが，困難な場合には心臓の機能そのものを改善させる治療が必要である．まずは体液量が至適であるかどうかを考慮し，利尿薬の調整を行う．この際，ナト

リウム排泄性利尿薬だけでなく，水利尿作用を有するトルバプタンを考慮する．トルバプタンは肺動脈楔入圧を減少させても心拍出量にはあまり影響しない可能性が指摘されている．また，アンジオテンシン変換酵素阻害薬やβ遮断薬の導入や用量調節を行う．β遮断薬が未導入の場合には導入を試みるが，その際にはドブタミンやドパミンなどのβ受容体を介して作用する静注強心薬ではなく，PDE III 阻害薬を用いた方が良い[10]．一方，慢性心不全で末期心不全状態の場合にはすでにβ遮断薬が投与されていることが多いが，強心薬の離脱が困難な場合にはβ遮断薬の減量が必要なこともある．さらに，心臓再同期療法の適応があるかどうかを考慮する．ベッド上でのゴムバンドやボールを用いたストレッチ運動によって強心薬の離脱が可能となった症例も報告されており試みる価値はある．このような検討を行っても困難な場合には，経口強心薬である PDE III 阻害薬を併用することで離脱を試みる．

b）心不全症状および生活の質の改善を目的とした経口強心薬の導入

レニン-アンジオテンシン-アルドステロン系阻害薬およびβ遮断薬で治療され，心臓再同期療法適応の場合に導入され，患者一般管理ならびに心臓リハビリテーションが行われ，心臓移植適応がない患者で，運動耐容能が制限されている場合，心不全の症状や生活の質の改善を目的とした経口強心薬導入が行われる．わが国で行われた EPOCH 試験では，NYHA IIm あるいは III の左室駆出率 45% 以下の心不全患者を対象として，経口強心薬 PDE III 阻害薬であるピモベンダンのプラセボに対する二重盲検比較試験が行われた[5]．52 週間の観察が行われ，主要エンドポイント（突然死，心不全死，心不全での入院の複合）は両群で有意な差がなかったが（図 1 左），副次評価

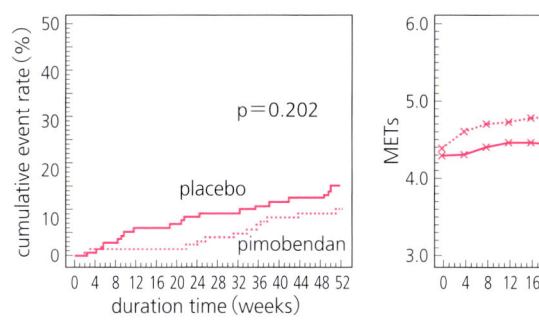

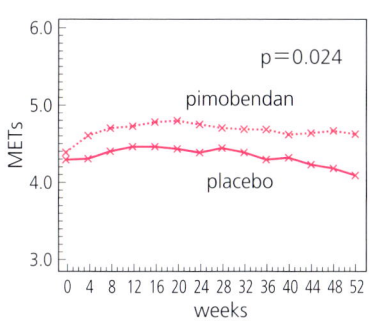

図 1 慢性心不全患者に対するピモベンダンの効果

項目である specific activity scale がピモベンダン群で改善した（図1右）．この結果によって，わが国では，症状および生活の質の改善目的に経口のピモベンダンが投与されるが，1.25 mg を1日2回の低用量が推奨されている．このような場合でも，ピモベンダンの導入後β遮断薬の増量が可能で，さらにピモベンダンの減量中止が可能となることがあり，可能な限り試みることが重要である．

c) β遮断薬の導入・増量

　収縮性が低下した心不全患者に対するβ遮断薬の導入および増量は予後改善につながる重要な治療法である．しかしながら，低心機能の重症心不全で，低血圧を呈する場合にはβ遮断薬の導入や増量が困難なことがある．このような場合には，経口強心薬PDE III阻害薬を併用することによって，導入・増量が可能となることがある．また，PDE III阻害薬の催不整脈作用をβ遮断薬は減弱させる．したがって両者の併用は慢性心不全治療に有効であるかもしれない．

【参考文献】

1) The effect of digoxin on mortality and morbidity in patients with heart failure. The Digitalis Investigation Group. N Engl J Med. 1997; 336: 525-33.
2) Packer M, Carver JR, Rodeheffer RJ, et al. Effect of oral milrinone on mortality in severe chronic heart failure. N Engl J Med. 1991; 325: 1468-75.
3) Feldman AM, ,Bristow MR, Parmeley WM , et al. Effects of vesnarinone on morbidity and mortality in patients with heart failure: Vesnarinone Study Group. N Engl J Med. 1993; 329: 149-55.
4) Lubsen J, Just H, Hjalmarsson, et al. Effect of pimobendan on exercise capacity in patients with heart failure: main results from the Pimobendan in Congestive Heart Failure（PICO）Traial. Heart. 1996; 76: 223-31.
5) The EPOCH Study Group. Effects of pimobendan on adverse cardiac events and physical activities in patients with mild to moderate chronic heart failure. The effects of pimobendan on chronc heart failure（EPOCH Study）. Circ J. 2002; 66: 149-57.
6) Xamoterol in Severe Heart Failure Study Group: Xamoterol in severe heart failure. Lancet. 1990; 336: 1-6.
7) Hampton JR, van Veldhuisen DJ, Kleber FX, et al. Randomized study of effect of ibopamine on survival in patients with advanced heart failure.

Lancet. 1997; 349: 971-7.
8) 日本循環器学会 慢性心不全治療ガイドライン（2010年改訂版）「循環器病の診断と治療に関するガイドライン（2009年度合同研究班報告）」.
9) Shakar SF, Abraham WT, Gilbert EM, et al. Combined oral positive inotropic and beta-blocker therapy for treatment of refractory class IV heart failure. J Am Coll Cardiol. 1998; 31: 1336-40.
10) Metra M, Nodari S, D'Aloia A, et al. Beta-blocker therapy influences the hemodynamic response to inotropic agents in patients with heart failure: a randomized comparison of dobutamine and enoximone before and after chronic treatment with metoprolol or carvedilol. J Am Coll Cardiol. 2002; 40: 1248-58.

〈絹川真太郎〉

9. 心不全患者の血行動態と神経体液性因子の関連性
——強心薬により是正は必要か？ また，可能か？

take home messages

① 心不全は心機能低下と神経体液性因子の亢進が悪循環に陥った状態である．
② 神経体液性因子の異常を是正する治療が心不全予後を改善させている．
③ 血漿中の神経体液性因子も心不全の病態把握に重要である．
④ 強心薬は短期的に一部の神経体液性因子を改善させる可能性がある．
⑤ 強心薬の長期投与は神経体液性因子の再増悪を招く可能性がある．
⑥ 神経体液性因子の長期的な是正が可能な強心薬治療の開発が必要である．

　心不全は，心臓の機能的低下に併せて神経体液性因子の亢進が複雑に絡み合い，悪循環に陥った状態である．以前は単に短期的な心臓のポンプ失調もしくは循環血液量過多を指標に強心薬や利尿薬を使用していたが，それに加えて神経体液性因子の亢進をどう克服するかという，心不全の病態生理に基づく治療に焦点が移ってきている．心不全の神経体液因子の異常においては，ノルエピネフリン，そしてアンジオテンシンⅡやアルドステロンの産生が異常亢進し，これらの"心臓刺激因子"がさらなる心臓の肥大や線維化，後負加の増加をさらに促進する．神経体液因子には，血管拡張作用や心臓線維化抑制作用などをもつ"心保護因子"である利尿ペプチドも含まれ，心筋の進展により産生・分泌される[1]．これらの神経体液性因子は心不全の初期段

階より亢進が始まり，心不全の病態の進行と悪循環をもたらしていく．したがって，心不全においては神経体液性因子の把握と是正が予後を改善する最も重要なファクターと理解されるようになってきている．事実β遮断薬やACE阻害薬などの心臓刺激因子を抑制するものは心不全予後を有意に改善しているのに対し，強心薬を始めとした神経体液性因子に直接作用をもたない薬物は心不全患者の予後を改善しないか，もしくは悪化させている[1]．ここでは特に収縮性心不全における神経体液性因子是正の重要性と強心薬との関連，今後の展望について述べる．

1 心不全と神経体液性因子

1960年代より交感神経系の亢進が心臓の機能調節に重要な因子であると理解されてきた．正常人においては交感神経系の亢進が心筋収縮を起こし，心拍出量を調整する．急性心不全になると，臓器循環を維持するために代償性に交感神経系が亢進，血管収縮と血圧上昇を引き起こす．加えて，交感神経系の亢進は，循環体液量を調節するためのレニン–アンジオテンシン–アルドステロン系（renin–angiotensin–aldosterone system：RAAS）を刺激する[2]．心不全の進行に伴い，利尿ペプチド系においては血中のBタイプ利尿ペプチド（B-type natriuretic peptide：BNP）と前駆体からの代謝産物であるN末端プロBNP（NT-proBNP）の増加を認めるが，この現象はこれらの測定系が非活性型の前駆体プロBNPを大部分検出しているという報告があり，実際に心臓保護効果のある活性型BNPは枯渇していると考えられる[3]．これらの神経体液性因子の異常は結果的に心筋の障害と心室の異常なリモデリングをもたらし，さらに心不全を悪化させる悪循環を引き起こしていく[2]．神経体液性因子の異常が心不全の病態生理において非常に重要な役割を担っていることは，心臓刺激因子の是正をターゲットとする2種類のブロッカー治療，すなわち交感神経系亢進に対するベータブロッカーとRAAS亢進に対するACE inhibitorもしくはARBブロッカーの大規模臨床試験の成功により明らかである．また，血漿中の種々の神経体液性因子測定は，心不全の診断，重症度把握，予後予測，治療効果判定に有用である（表1）．血漿利尿ペプチド濃度，特にBNPとNT-proBNPは，呼吸苦を主訴とする患者において心不全の診断に有用であり，現在世界中で心不全診療に頻用されてい

表1 心不全マーカーとしての主な神経内分泌因子

		病態生理	診断	重症度	予後	治療判定
ノルエピネフリン	(意義) (作用)	交感神経系の活性化, 後負加時に上昇 血管収縮による昇圧, 心筋肥大と壊死, RAAS亢進	+	Class IIa [‡]	Class IIa [‡]	−
アンジオテンシンII	(意義) (作用)	アンジオテンシン系の活性化, 後負加時に上昇 循環血漿量の増加と血管収縮による昇圧, アルドステロン産生促進, 心筋肥大とアポトーシス, 心筋線維化	+	−	−	−
アルドステロン	(意義) (作用)	アンジオテンシンIIにより産生 腎臓でのNa貯留と交感神経亢進に伴う昇圧, 心筋肥大とアポトーシス, 心筋線維化	+	−	−	−
レニン活性	(意義) (作用)	腎血流量低下により産生 アンジオテンシンIからIIへの代謝促進	+	−	+	−
ANP/ NT-proANP	(意義) (作用)[*]	心房・心室筋の進展, 心腔内圧の上昇 利尿, 抗心筋線維化, 抗RAAS効果	++	++	++	−
BNP/ NT-proBNP	(意義) (作用)[*]	心房・心室筋の進展, 心腔内圧の上昇 利尿, 抗心筋線維化, 抗RAAS効果	Class I [†‡]	Class I [‡]	Class I [†‡]	Class IIb [†] Class IIa [‡]
エンドセリン	(意義) (作用)	サイトカインやRAAS, シェアストレスなどによる血管内皮への刺激や障害 強力な血管収縮に伴う昇圧と血管リモデリング	+	++	++	−
アドレノメデュリン	(意義) (作用)	サイトカインによる分泌刺激 血管拡張	+	+	+	−

−: 賛否両論もしくはエビデンスがない, +: 報告があるがエビデンスが低い,
++: 報告がありエビデンスがある, class I or IIb: AHA/ACC ガイドラインの推奨レベル.
*アッセイのクロスリアクティビティにより, 非活性型である前駆体を大部分測定していると考えられている.
[†] ACC/AHA 2013 ガイドライン推奨レベル, [‡] JCS 2010 ガイドライン推奨レベル.

るバイオマーカーとなっている. LatiniらはVal-HeFTスタディに参加した患者4,300人における血漿中の神経体液性因子, BNP, ノルエピネフリン, レニン活性, アルドステロンやエンドセリンレベルを測定した. このなかで血漿BNPが最も鋭敏に, 続いてノルエピネフリンとレニン活性が有意に予

後を推測できるマーカーであった．BNP と NT-proBNP は AHA/ACC 2013 ガイドラインと JCS 2010 ガイドラインにおいて，診断・重症度・予後予測・治療効果判定に関し Class I から Class IIb の推奨がなされている（表 1）．

2 短期強心薬投与中における神経体液性因子

　急性心不全では，血管拡張薬や利尿薬の使用による血行動態是正に伴い，血漿中の神経体液性因子濃度が改善することがよく知られている．たとえば，Johnson らによる報告では，強心薬を使用していない NYHA class IV 患者の血管拡張薬と利尿薬の投与により血行動態の改善を認め，血漿エンドセリン 1，ノルエピネフリンや利尿ペプチドレベルが有意に減少している[4]．メタアナリシスによる研究から，75 歳以上の収縮性心不全患者での BNP/NT-proBNP による治療効果判定は心不全の予後を改善させる可能性があり，現在 NT-proBNP に対し GUIDE-IT 多施設共同研究（ClinTrials.gov: NCT01685840）が進行中である[2]．しかし，強心薬の使用がこれらの神経体液性因子にどう影響を及ぼすかに関しては検討は少ない．腎障害を合併した急性心不全患者 360 人に対する BNP（Nesiritide）とドーパミンの低用量 72 時間持続投与の比較検討試験（The ROSE Acute Heart Failure Trial）では，72 時間後両群ともにプラセボ群と比較し，NT-proBNP の有意な改善を認めなかった[5]．Lanfear らは NYHA Class IV 患者 10 人のミルリノン 24 時間投与における血漿中の神経体液性因子濃度の検討を行った．24 時間の持続投与後，サイトカインである IL-6 や TNF alpha，アポトーシスマーカーである Fas と Fas-ligand および NT-proBNP は有意に改善していた[5]．ドブタミンに代わる強心薬として期待されたレボシメンダンは，マイオフィラメント（myofilament）選択性のカルシウム増感作用を有し，かつ PDE III 抑制による血管拡張効果も併せ持つことから，心筋酸素需要を増やさず予後に有用なのではないかと期待されていた．虚血性心不全 151 人を対象とした第 2 相試験では，レボシメンダンの 24 時間持続投与により血漿 ANP 濃度の減少とノルエピネフリン濃度の増加を有意に認めた[7]．第 3 相試験である SURVIVE 試験では収縮不全に伴う急性心不全患者 1,327 人における予後についてドブタミンとの比較検討がなされ，両群とも 24 時間以上の持続投与を行った．血漿 BNP レベルは 5 日間の観察期間において両群とも減少

したが，レボシメンダンのほうが減少も大きく抑制効果も持続した．しかし，両群間に180日後の予後においてドブタミンを上回る効果を認めなかった[8]．SURVIVE試験の結果よりレボシメンダンはわが国や米国では認可されていないが，ヨーロッパを中心に認可され使用されており，今後さらなる検討がなされると思われる．これらの結果より，ミルリノン・ドブタミン・レボシメンダンなどの強心薬の投与は短期的に利尿ペプチドレベルの減少や血中サイトカインの改善をもたらすが，ノルエピネフリン濃度の上昇に示唆される交感神経系の賦活化は持続していると考えられる．

3 長期投与もしくは強心薬依存状態における神経体液性因子

　強心薬の長期投与が神経体液性因子に及ぼす影響に関しての検討はほとんどなされていない．前項のように短期的に交感神経以外の因子の改善をもたらしても，強心薬による心筋酸素需要の増加からくる心筋虚血や交感神経系活性持続に伴う長期的な心筋細胞障害と壊死は進行すると考えられ，神経体液性因子による悪循環は再燃し，さらなる心筋リモデリングと病態の進行，そして強心薬依存状態や予後悪化につながることが予想される．Potapovらは強心薬依存状態の重症心不全患者における神経体液性因子について，それらが患者予後と関連するか検討を行っている．他院から搬送された強心薬依存患者86人を対象に，心原性ショックに陥ったグループ（Decompensation），血行動態が安定し待機的心臓移植かLVAD装着に至ったグループ（Stable），強心薬を離脱できたグループ（Weaning）の3群に分け，転院時と最終的な帰結より3～5日前からのBNPおよびNT-proBNPさらに血管内皮障害を示すEセレクチン濃度の変化を観察し比較検討した．入院時DecompensationグループはStableやWeaningグループと比較し有意に高いBNP，そしてEセレクチン濃度を示した．Decompensationグループにおける血漿BNP and NT-proBNP濃度はstableグループより継続的に高く，ショック前にさらに増加を認めた．Eセレクチン濃度≧65 ng/mL，BNP濃度500 pg/mLをカットオフとした場合の心原性ショックを予測するオッズ比は11.1（$p < 0.001$），特異度86.8%，感度65%であった．WeaningグループのNT-proBNP濃度は入院時より継続的に低下し，離脱後も1年以上生

存した[9]．BNP/NT-proBNPなどの神経体液性因子は長期的強心薬投与・強心薬依存状態の病態把握と予後予測になり得ることが示唆され，その濃度の改善がない場合，もしくは上昇する場合は速やかに機械的補助循環の導入，LVADや心臓移植への検討が必要と考えられる．いずれにしても，現行の強心薬による神経体液性因子の是正は一部かつ短期的に過ぎず，不要な導入は避け，導入が避けられない場合でも神経体液性因子の変化に留意することが必要だろう．

4 まとめ

　神経体液性因子の是正は心不全患者の長期予後改善に必須であるが，強心薬投与中の神経体液性因子の変化については検討が少なく，エビデンスに乏しいのが現状である．現在使用されている強心薬に神経体液性因子を是正する直接作用をもつものがなく，長期予後を改善しない一因になっている．今後交感神経系，RASSを抑制し，利尿ペプチド系を増強するような強心薬の開発や，降圧および心機能抑制をきたさない神経体液性因子改善薬との併用療法も効果的かもしれない．この分野に関するさらなる臨床データの蓄積とエビデンスの構築が待たれる．

【参考文献】

1) Reed BN, Street SE, Jensen BC. Time and technology will tell: the pathophysiologic basis of neurohormonal modulation in heart failure. Heart Fail Clin. 2014; 10: 543-57.
2) Braunwald E. Heart failure. JACC Heart Fail. 2013; 1: 1-20.
3) Ichiki T, Huntley BK, Burnett JC Jr. BNP molecular forms and processing by the cardiac serine protease corin. Adv Clin Chem. 2013; 61: 1-31.
4) Johnson W, Omland T, Hall C, et al. Neurohormonal activation rapidly decreases after intravenous therapy with diuretics and vasodilators for class IV heart failure. J Am Coll Cardio. 2002; 39: 1623-9.
5) Chen HH, Anstrom KJ, Givertz MM, et al. Low-dose dopamine or low-dose nesiritide in acute heart failure with renal dysfunction: the ROSE acute heart failure randomized trial. JAMA. 2013; 310: 2533-43.
6) Lanfear DE, Hasan R, Gupta RC, et al. Short term effects of milrinone on biomarkers of necrosis, apoptosis, and inflammation in patients with severe

heart failure. J Transl Med. 2009; 7: 67.
7) Nieminen MS, Akkila J, Hasenfuss G, et al. Hemodynamic and neurohumoral effects of continuous infusion of levosimendan in patients with congestive heart failure. J Am Coll Cardiol. 2000; 36: 1903-12.
8) Mebazaa A, Nieminen MS, Packer M, et al. Levosimendan vs dobutamine for patients with acute decompensated heart failure: the SURVIVE Randomized Trial. JAMA. 2007; 297: 1883-91.
9) Potapov EV, Hennig F, Wagner FD, et al. Natriuretic peptides and E-selectin as predictors of acute deterioration in patients with inotrope-dependent heart failure. Eur J Cardiothorac Surg. 2005; 27: 899-905.

〈市来智子〉

10. 心不全患者の血行動態と交感神経活性化の関連性
——強心薬の投与はどのような影響を及ぼすのか？

take home messages

① 心不全患者の血行動態悪化は交感神経の不適切な活性化が大きな原因である．
② 心不全では交感神経賦活化に対する心筋の反応性が正常心と異なっている．
③ 強心薬投与による血行動態・酸素化改善こそが過剰な交感神経活動を是正し得る．
④ 強心薬投与により交感神経活動を活性化させることがないよう常に病態の把握と治療標的の検討が心不全治療において重要である．

1 交感神経による循環調節

a）交感神経による循環調節システム

　交感神経と副交感神経からなる自律神経系は血圧をはじめとした生体内の恒常性維持において重要な役割を果たしている．図1に示すように動脈圧反射や化学受容器反射などのさまざまな因子が求心性に脳幹部に存在する頭側延髄腹外側野（rostral ventrolateral medulla：RVLM）に影響している[1]．RVLMは血管運動中枢ともよばれており，交感神経活動を最終的に規定している[2]．RVLMにより決定された交感神経活動は遠心性に心臓，血管，腎臓などの効果器に作用し循環を調節している．交感神経による短期での循環調節は心臓特性である収縮性と心拍数，血管特性である末梢血管抵抗と負荷血液量（stressed blood volume）が担っており，そのなかでも主に末梢血管抵抗や負荷血液量の変化が血圧応答に寄与していることがわかっている[3]．

求心性因子

- 動脈圧反射
- 心肺圧受容器反射
- 肺伸展受容器反射
- 化学受容器反射
- 睡眠時呼吸障害
- 骨格筋由来の反射
- 求心性腎臓交感神経
- RAAS
- 免疫系・炎症

血管運動中枢

- 心臓：収縮性，心拍数
- 血管：血管抵抗，負荷血液量
- 腎臓：尿量，レニン分泌
- 副腎：カテコラミン分泌

交感神経活動

迷走神経活動 → 免疫系：脾臓，炎症

心臓：心拍数

遠心性因子

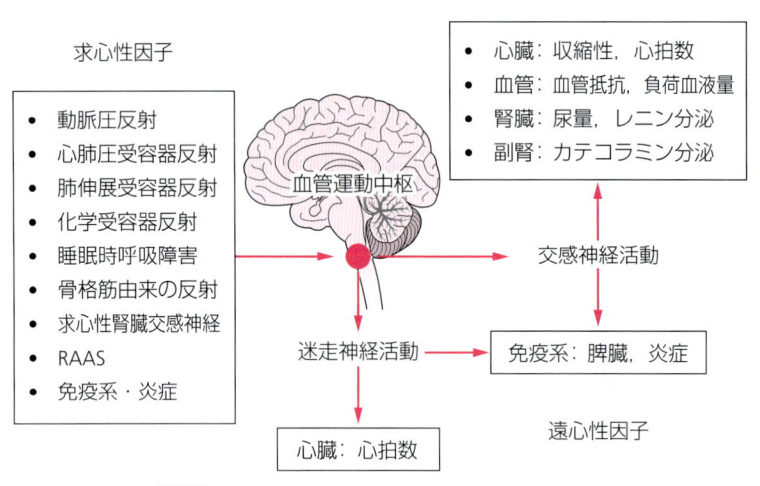

図1 自律神経系の求心性因子および遠心性因子

b) 血行動態を理解するための循環平衡理論

　急性心不全発症時には交感神経は例外なく賦活化しており，交感神経賦活化が血行動態に与える影響を理解することは病態の理解および治療方針決定において重要である．循環動態を理解する枠組みとして，Guyton は心拍出

心拍出量＝静脈還流量

心拍出量曲線
- 収縮性
- 心拍数
- 血管抵抗

循環平衡点

静脈還流曲線
- 負荷血液量

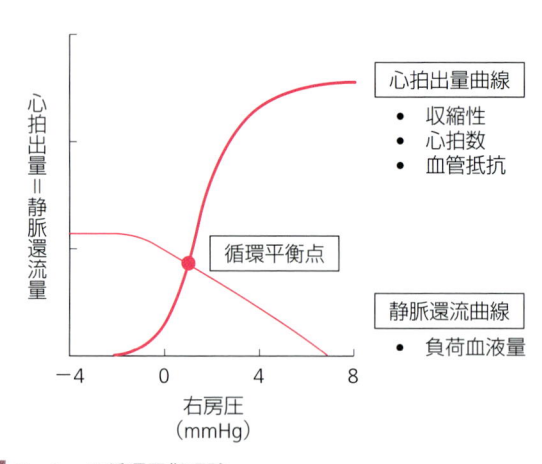

右房圧（mmHg）

図2 Guyton の循環平衡理論
　心拍出量曲線と静脈還流平面からなりその交点である循環平衡点で右房圧と心拍出量が決定する．交感神経の変化により心拍出量曲線は収縮性，心拍数，血管抵抗の変化によりその傾きが変化する．また静脈還流曲線は負荷血液量の変化により上下へシフトする．

量曲線と静脈還流曲線からなる循環平衡理論を提唱した（図2）[4]．定常状態では心臓から出ていく血液量（心拍出量）と心臓に帰ってくる血液量（静脈還流量）は等しいため2つの曲線の交点が循環平衡点となり，心房圧と心拍出量が決定する．心拍出量曲線は心室の収縮性，心拍数，血管抵抗により規定され，静脈還流曲線は負荷血液量により規定される．

c）交感神経賦活化に対する心拍出量曲線への効果は正常心と収縮不全心で異なる

　交感神経の賦活化は収縮性，心拍数，血管抵抗，負荷血液量をすべて増加させるが，これらの増加の循環平衡の枠組みへの影響は異なる．心拍出量曲線への影響については，収縮性と心拍数の増加はその傾きを急峻にするのに対して，血管抵抗の増加は後負荷を増加させるため傾きを緩やかにさせる．つまりこれらの相反する応答を統合した反応が心拍出量曲線の傾きの変化となる．静脈還流曲線については交感神経賦活化が容量血管を収縮することによる負荷血液量の増加は静脈還流曲線を上にシフトさせる．つまり交感神経賦活化による循環平衡点の変化はもともとの各特性の高低および交感神経賦活化への応答性により異なる．

　正常心では血管抵抗が増加しても収縮性の増加が保たれており，その結果としての心拍出量曲線の傾きは急峻になることが知られている．しかし，収縮不全心ではそもそも心拍出量曲線の傾きは緩やかであり，交感神経の賦活化による血管抵抗の増加に対して収縮性の増加が乏しいと考えられるため，心拍出量曲線の傾きは急峻にはなりにくく，収縮性がまったく増加しない場合にはその傾きは緩やかにさえなり得ると考えられる．

d）交感神経賦活化に対する循環平衡点の変化

　負荷血液量の増加により静脈還流曲線が上方へシフトするが，その循環平衡点の移動は正常心と心不全で大きく異なる．図3aに示すように正常心では心拍出量曲線が急峻であるため静脈還流曲線の上方シフトにより循環平衡点は点Aから点Bに移動し，心拍出量は増加するが，心房圧の上昇は軽度であることがわかる．しかし収縮不全心では負荷血液量の増加により循環平衡点は点Cから点Dに移動し，心拍出量曲線の傾きが緩やかであるため心拍出量の増加に乏しく，心房圧は上昇しやすいことがわかる．

　交感神経賦活化による心拍出量曲線の傾きの変化まで考慮するとさらにこれらの傾向は顕著となる．図3bに示すように交感神経賦活化により正常心

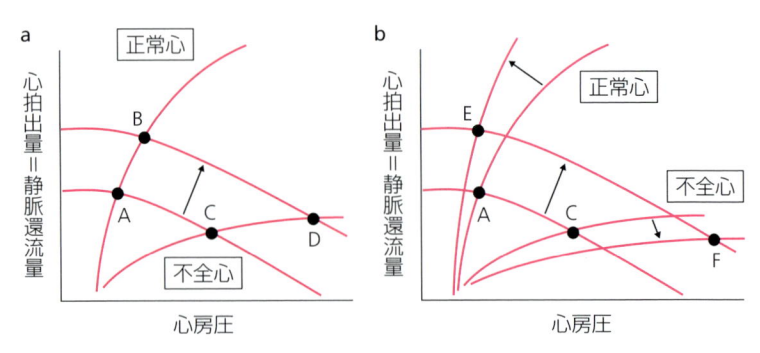

図3 循環平衡からみた循環動態

a: 正常心および収縮不全心における負荷血液量変化時の循環平衡点の変化の概念図．正常心では負荷血液量の増加により循環平衡点は点Aから点Bへ移動する．収縮不全心では循環平衡点は点Cから点Dへ移動する．収縮不全心では正常心と比較して負荷血液量の変化により心拍出量が増加しにくく心房圧が上昇しやすいことがわかる．

b: 正常心および収縮不全心における交感神経賦活化時の循環平衡点の変化の概念図．正常心でも収縮不全心でも負荷血液量は増加する．正常心では交感神経賦活化により心拍出量曲線が急峻になり，心拍出量の増加に比して心房圧は上昇しにくいことがわかる．これに対して収縮不全心では交感神経賦活化により血管抵抗の増加にもかかわらず，収縮性の増加応答が乏しいため心拍出量曲線は緩やかにさえなり得る．このため心拍出量は増加しにくく，心房圧は著明に増加し，血行動態を増悪させる可能性があることを示唆する．なお実際の収縮不全心の収縮能の低下および交感神経賦活化への応答は幅が広いため，本概念図は収縮性が高度に低下しており，交感神経賦活化への応答がほぼないものを想定した．

では心拍出量曲線は急峻になりかつ静脈還流曲線は上方へシフトする．つまり循環平衡点は点Aから点Eへ移動し，心拍出量は増加し，心房圧は変化しにくい．これに対して交感神経賦活化によりまったく収縮性が変化しないような収縮不全心では，心拍出量曲線の傾きはより緩やかとなり，静脈還流曲線は上方シフトする．つまり循環平衡点は点Cから点Fへ移動し，心拍出量は増加しにくく心房圧は劇的に上昇し得ることがわかる．このように急性心不全において交感神経の賦活化そのものが血行動態を悪化させている可能性が考えられる．

e) 交感神経賦活化による心室–血管カップリングと心室のエネルギー効率への影響

心室の圧容積関係において収縮末期エラスタンスは収縮末期点を結んだ線の傾きであり負荷に依存しない収縮性の指標（end-systolic elastance: E_{es}）

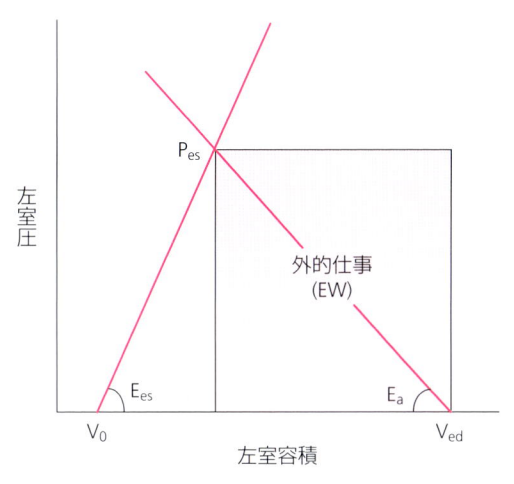

図4 左室の圧容積関係と心臓-血管カップリング

左室の負荷非依存の収縮性を表す E_{es} と後負荷の指標である E_a からなり，グレイの面積が心臓が血管に対して行った仕事（外的仕事，external work: EW）を表す．この E_a/E_{es} が酸素消費に対して心室がする仕事のエネルギー効率の指標であり，正常では 0.5〜1 で推移し，心不全では上昇する．
V_{ed}: 拡張末期容積，V_0: 収縮期非伸展容積，P_{es}: 収縮末期圧

として，また血管特性の特性であり心室の後負荷の指標である実効動脈エラスタンス（effective arterial elastance: E_a）が血行動態の記述に広く用いられている（図4）．この E_a と E_{es} の比である E_a/E_{es} が心臓と血管のカップリングの指標として用いられており，心臓のエネルギー効率を表している．正常心では E_a/E_{es} が 0.5〜1 程度で動作し，駆出率の低下した心臓は E_a/E_{es} が上昇しておりエネルギーが悪いといえる．正常心において交感神経活動の変化はこの E_a/E_{es} を驚くほど維持したまま心臓および血管特性に作用している[5]．ここで後負荷の指標である E_a は末梢血管抵抗と心拍数の積により規定される．この結果から交感神経の賦活化による末梢血管抵抗や心拍数の増加は後負荷の上昇となるが，生理的な状況では収縮性を増加させることで心臓-心室カップリングを保っているとも解釈できる．

しかし心不全では心筋収縮性の交感神経賦活化に対する応答が不良であることが知られている．つまり心不全では交感神経活動の賦活化は後負荷の上昇をきたすが，これに応じた収縮性の増加は期待できず，心臓-心室カップリングは悪化し（E_a/E_{es} のさらなる上昇），心臓のエネルギー効率は悪化す

ることになる．交感神経活動の賦活化は前述のとおり負荷血液量を増加させ，心室の前負荷を増加させるため心筋の酸素需要は増加する．また交感神経賦活化による心拍数増加は心筋の酸素需要をさらに増加させる．この酸素需要の増加に対して，前述のように心拍出量は増加しにくい，つまり供給は増加しにくいため，心筋は虚血にさらされやすくなり，さらなる収縮性の低下を招く危険性を有する．つまり収縮不全心では交感神経の賦活化は心室−血管カップリングや心臓のエネルギー効率を悪化させ，心筋酸素消費量を増加することで心不全の増悪に寄与する可能性があると推測される．

2 強心薬による交感神経を介した血行動態への影響

　強心薬を用いる必要がある急性非代償性うっ血性心不全の主病態は肺静脈圧上昇による肺うっ血および相対的心拍出量低下による組織低灌流である．これらの肺うっ血および組織低灌流は化学受容器反射や動脈圧反射などを介してそれ自体が交感神経を賦活化していると考えられる．交感神経の賦活化は上記のような悪循環を形成し，急性心不全の病態悪化に寄与している．心不全治療の基本である安静や酸素投与だけでなく，強心薬，血管拡張薬，利尿薬などの心血管作動薬は悪化した血行動態，つまりうっ血および組織低灌流を改善する．この血行動態の改善は求心性因子を介して交感神経活動を低下させ，交感神経活動の低下自体が心房圧の低下や心臓のエネルギー効率の改善，心筋酸素消費量を低下させることでさらなる交感神経活動の低下へとつながることが予想される．

　紙面の関係でここでは述べなかったが，交感神経活動と腎臓の圧利尿関係は密接に関係しており，心不全での病態形成に重要な役割を果たしている可能性がある．このように急性非代償性うっ血性心不全において交感神経の賦活化は病態形成に大きく関与しており，また治療ターゲットとなり得るため，常に念頭におくことが病態理解や治療方針決定に際して重要であると考えられる．

【参考文献】

1) 坂本隆史, 砂川賢二. 慢性心不全における自律神経調節. 循環器内科. 2015; 77: 412-20.
2) Kishi T, Hirooka Y, Kimura Y, et al. Increased reactive oxygen species in rostral ventrolateral medulla contribute to neural mechanisms of hypertension in stroke-prone spontaneously hypertensive rats. Circulation. 2004; 109: 2357-62.
3) Sakamoto T, Kakino T, Sakamoto K, et al. Changes in vascular properties, not ventricular properties, predominantly contribute to baroreflex regulation of arterial pressure. Am J Physiol Heart Circ Physiol. 2015; 308: H49-58.
4) Guyton AC. Determination of cardiac output by equating venous return curves with cardiac response curves. Physiol Rev. 1955; 35: 123-9.
5) Kubota T, Alexander J, Itaya R, et al. Dynamic effects of carotid sinus baroreflex on ventriculoarterial coupling studied in anesthetized dogs. Circ Res. 1992; 70: 1044-53.

〈坂本隆史　岸 拓弥〉

第4章 急性心不全における強心薬の使いかた

1. Forrester 分類からみた考えかた

take home messages

① 心拍出量は前負荷と後負荷と心収縮力と心拍数に依存する．
② 心不全急性期には後負荷の上昇により心拍出量が低下しており，後負荷の軽減で心拍出量の増加が期待できる．
③ 強心薬が必要か否かは，心係数だけでは決まらず，血圧も考慮に入れる必要がある．
④ ドブタミンと PDE III 阻害薬の併用は血管拡張作用と強心作用を併せ持つ最も強力な薬物治療である．

　Forrester（フォレスター）分類は，そもそも急性心筋梗塞時の血行動態をもとにした予後分類である．冠動脈の急性閉塞に伴う急激な左心機能の低下と肺うっ血の程度からの分類であるから，慢性心不全やその急性増悪時に適応するのは自ずと限界がある．

　最近は，重症心不全治療において肺動脈カテーテル（Swan-Ganz カテーテル）挿入は予後に影響を与えないという ESCAPE 試験[1]の結果を受け，肺動脈カテーテルを積極的には挿入しない傾向があるが，心不全の治療に難渋するときには肺動脈カテーテル挿入による血行動態把握を躊躇するべきではない．

1 肺動脈カテーテルから得られる情報の基本的解釈

　Forrester 分類はあまりにも有名であり循環器科を志望したごく初期から汎用されるため，肺動脈楔入圧（PCWP）18 mmHg と心係数（CI）2.2 L/m² という数字だけが血行動態を決定する指標として取りざたされる風潮がある．心拍出量は前負荷と後負荷と心収縮力と心拍数に依存する．心拍出量が低い

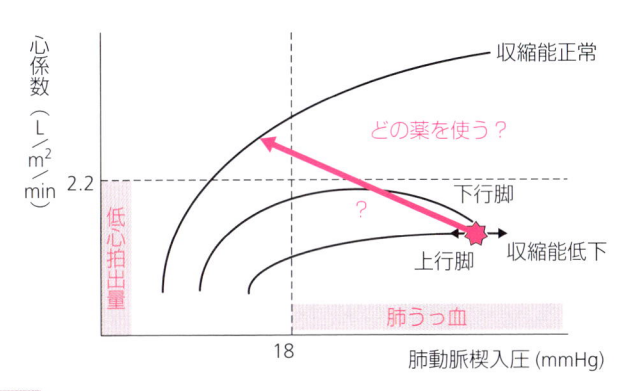

図1 Forrester 分類と Frank-Starling 曲線
Bedside では，Frank-Starling 曲線の上行脚にいるのか，下行脚にいるのかは不明であるから，肺動脈楔入圧を下げる治療（静脈系血管拡張薬）で心係数が低下するのか，増加するかは不明である．

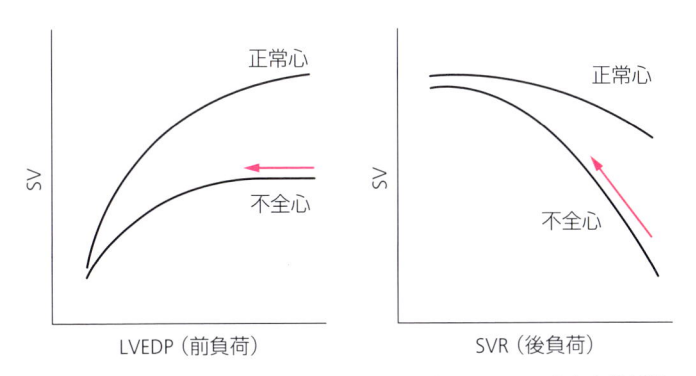

SV：1回拍出量，LVEDP：左室拡張末期圧，SVR：全身血管抵抗

図2 前負荷と後負荷の1回拍出量に及ぼす影響
心不全急性期には後負荷を下げる（動脈系血管拡張薬）ことで1回拍出量の増加が期待できる．

場合，いかにして，それを増加せるかを常に考える必要がある．前負荷である肺動脈楔入圧を下げることは，その心臓がFrank-Starling曲線の上行脚にいるのか，下行脚にいるのかはbedsideでは不明であるから（図1），利尿薬や静脈系血管拡張薬による通常の肺うっ血の改善を目的とする治療（肺動脈楔入圧を下げる＝前負荷を下げる）では心拍出量の増加は期待できない（静脈系血管拡張薬と動脈系血管拡張薬の差は6章4の図2参照）．一方，後負荷は，心不全の急性期には両心室とも（特に右室は）後負荷上昇に対して，より心拍出量を低下させているため（図2），後負荷を下げる治療は心拍出量の増加を期待できる．急性期には前負荷より後負荷に注目すべきゆえんである．

2 Forrester分類（観血的血行動態計測）から見た強心薬のさじ加減

では，心拍出量を上げる必要がある場合，どのような指標で薬剤選択をするべきだろうか？ すなわち，動脈系血管拡張薬で十分なのか，強心薬が必要なのか，その判断材料は何か？

Forrester分類の最も重大な欠点は縦軸に血圧の指標が入っていないことだろう．たとえば2人の患者がいて，同じ肺動脈楔入圧（25 mmHg），同じ心係数（2.0 L/m^2）でも収縮期血圧が100 mmHgと160 mmHgでは選択される薬剤は当然違ってくる．前者では強心薬，後者では血管拡張薬のみで治療が可能かもしれない．強心薬の使用は不整脈の誘発や長期予後を良くしないことを考えると不必要なら使用しないほうがいいと考えられるので（AD-HERE試験[2]），この選択は重要である．

強心薬が必要か否かは，単に心係数だけでは決まらず，その心臓がどれだけの仕事量を出力しているかで決定されるべきである．また，どのような種類の強心薬が必要なのかの決定には後負荷の情報も必要である．それらの指標として左室1回拍出量係数（left ventricular stroke work index：LVSWI）と全身血管抵抗係数（systemic vascular resistance index：SVRI）があげられる．LVSWIは，（平均大動脈圧－平均肺動脈楔入圧）×1回拍出量/体表面積×0.0136として求められ，正常値は，45～75 g.m/m^{2}である．SVRIは，（平均大動脈圧－平均右房圧）÷心係数×80として求められ，正常値は2,000～

$2,500\,dynes/sec/cm^5/m^2$ である.

　急性心不全時によく用いられる静注強心薬の効果により，どの薬剤を使うかが決定される（6章4の図1参照）．一般にドブタミンは強心作用が強いが血管拡張作用は弱い，逆にPDE III阻害薬であるミルリノンやオルプリノンは血管拡張作用が強く強心作用は比較的弱い．ドブタミンとPDE III阻害薬の併用で非常に強い強心作用・血管拡張作用を発揮する[3]．肺動脈カテーテルにより血行動態が把握されたなら前負荷の指標としてPCWPと右房圧（RAP），後負荷の指標としてSVRI，心収縮力の指標としてCIとLVSWIなどを用いて薬物の選択がなされるべきである．すなわち，LVSWIが保たれていれば，強心薬は不要，軽度低下なら少量ドブタミン，あるいはPDE III阻害薬，高度に低下していればドブタミン＋PDE III阻害薬併用となる．また，SVRIが著明に増加していてもLVSWIが保たれていれば動脈系血管拡張薬（ニトログリセリン注，ニカルジピン）だけで治療が可能だが，LVSWIが低下していれば血管拡張薬のみでは心臓の出力増加は期待できず血管拡張と強心作用の両方，すなわちドブタミンとPDE III阻害薬の併用が必要になる（図3）．

　図4にVA function curves[4]を示す．横軸に全身血管抵抗（SVR），縦軸にCP: cardiac power（＝平均大動脈圧×心拍出量×0.0022，単位W）が示されており，左心室と大動脈のカップリング特性を表している．このCPは前述のLVSWIの近似値と考えてよい．正常の心臓は正常のSVRとCP（正常1前後）で作動しているが心不全が重症になればなるほど，その心臓の作動点（○で囲まれた部分）は右下方にシフトする．すなわち重症の不全心では非常に高い血管抵抗のところで低いCPしか出力できていないことがわかる．このような症例に血管拡張薬のみではカーブ上を左方に移動するだけでほとんどCPを上げることができない（点線矢印）．ドブタミン＋PDE III阻害薬のような強力な血管拡張作用と強心作用をもつ併用療法で1つ上のカーブに乗り換える必要がある（実線矢印）．

　これらのことを理解したうえで，筆者らは血圧と心エコーから得られる非侵襲的情報（CPとSVRの代用）をもとに薬剤の選択をしているので参照していただきたい（6章4の図5参照）．

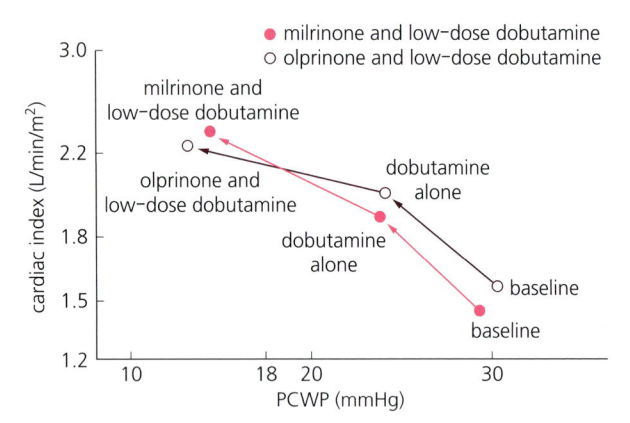

図3 ドブタミンとPDE III 阻害薬併用の急性期血行動態への効果
ドブタミンとIII 阻害薬の併用は最も強力に肺動脈楔入圧を下げ，かつ，心係数を増加させる．

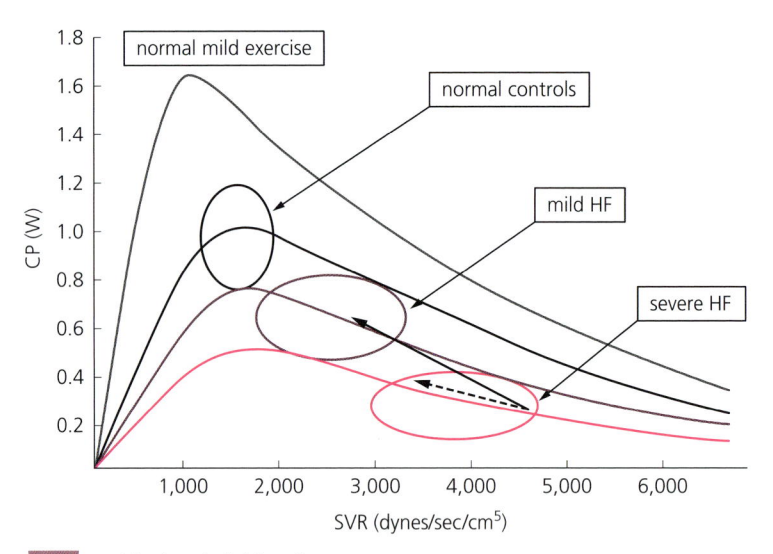

図4 ventriculo-arterial function curves
cardiac power (CP) が極度に低下した重症心不全では血管拡張薬だけではCPの増加は期待できず強心作用が必要である．
(Tan LB, et al. Eur J Heart Fail. 2003; 5: 407-10[4] より)

3 最後に

肺動脈カテーテルから得られる肺動脈楔入圧や心係数だけではなく，血圧や血管抵抗を考慮に入れて薬物の選択をするべきである．

【参考文献】
1) Binanay C, Califf RM, Hasselblad V, et al. Evaluation study of congestive heart failure and pulmonary artery catheterization effectiveness: the ESCAPE trial. JAMA. 2005; 294: 1625-33.
2) Abraham WT, Adams KF, Fonarow GC, et al. In-hospital mortality in patients with acute decompensated heart failure requiring intravenous vasoactive medications: an analysis from the Acute Decompensated Heart Failure National Registry (ADHERE). J Am Coll Cardiol. 2005; 46: 57-64.
3) Watanabe H, Kajimoto K, Hagiwara N, et al. Acute efficacy of Combined PDE III-inhibitor and low dose dobutamine therapy in patients with acute exacerbation of chronic heart failure receiving β blocker. J Cardiol Jpn. 2008; Ed1: 148-54.
4) Tan LB, Williams SG, Wright DJ. Ventriculo-arterial function curves--a new dimension in characterising acute heart failure. Eur J Heart Fail. 2003; 5: 407-10.

〈橋村一彦〉

2. クリニカルシナリオからみた考えかた

take home messages

① CS 分類は後負荷（≒血圧）を考慮した分類である．
② 著明な高血圧を合併した低心機能例では，ニトログリセリン注に加えて少量の強心薬を加えたほうが安全である．
③ 血圧 100〜120 mmHg 程度のシナリオ 2 の症例では血管拡張薬や利尿薬治療でシナリオ 3 に転落することがあり，心拍出量の情報が必須であり，これにより，強心薬が必要か否かを判断する．

　クリニカルシナリオ（clinical scenario: CS）分類は収縮期血圧により 3 群に分け，それに急性冠症候群（CS4）と右心不全（CS5）を加えたものである[1]．Forrester 分類も Nohria-Stevenson 分類も縦軸に血圧が入っていないために初療時の評価にばらつきが生じるのでクリニカルシナリオ分類も併用して考えるとよい．シナリオの 1〜3 の 140 mmHg と 100 mmHg という血圧の絶対値自体にはあまり意味がないと思われるが，要は高血圧，正常血圧，低血圧という区分けであり，血圧により，その病態を単純化し，その後の治療に結びつけようという試みである．表 1 にクリニカルシナリオの病態と治療方針を示した[2]．

● クリニカルシナリオ 1
　収縮期血圧＞140 mmHg で症状は急速に進行し，肺うっ血を主体とする急性心不全であり，体うっ血は最小限にとどまることが多い．vascular failure とよばれ，病態生理は central volume shift である．すなわち血

4-2. クリニカルシナリオからみた考えかた

表1 入院早期における急性心不全患者の管理アルゴリズム（クリニカルシナリオ）
循環器病の診断と治療に関するガイドライン（2010年度合同研究班報告）
急性心不全治療ガイドライン（2011年改訂版）
〔http://www.j-circ.or.jp/guideline/pdf/JCS2011_izumi_h.pdf（2016年1月閲覧）より引用〕

入院時の管理
・非侵襲的監視：SaO₂，血圧，体温　　　・臨床検査 ・酸素　　　　　　　　　　　　　　　　・BNPまたはNT-pro BNPの測定：心不全の診断が ・適応があれば非侵襲陽圧呼吸（NPPV）　　不明の場合 ・身体診察　　　　　　　　　　　　　　・心電図検査 　　　　　　　　　　　　　　　　　　　・胸部X線写真

	CS1	CS2	CS3	CS4	CS5
	収縮期血圧（SBP）>140 mmHg	SBP 100～140 mmHg	SBP＜100 mmHg	急性冠症候群	右心不全
	・急激に発症する ・主病態はびまん性肺水腫 ・全身性浮腫は軽度：体液量が正常または低下している場合もある ・急性の充満圧の上昇 ・左室駆出率は保持されていることが多い ・病態生理としては血管性	・徐々に発症し体重増加を伴う ・主病態は全身性浮腫 ・肺水腫は軽度 ・慢性の充満圧，静脈圧や肺動脈圧の上昇 ・そのほかの臓器障害：腎機能障害や肝機能障害，貧血，低アルブミン血症	・急激あるいは徐々に発症する ・主病態は低灌流 ・全身浮腫や肺水腫は軽度 ・充満圧の上昇 ・以下の2つの病態がある ①低灌流または心原性ショックを認める場合 ②低灌流または心原性ショックがない場合	・急性心不全の症状および徴候 ・急性冠症候群の診断 ・心臓トロポニンの単独の上昇だけではCS4に分類しない	・急激または緩除な発症 ・肺水腫はない ・右室機能不全 ・全身性の静脈うっ血所見

治療
---	---	---	---	---	---
・NPPVおよび硝酸薬 ・容量過負荷がある場合を除いて，利尿薬の適応はほとんどない	・NPPVおよび硝酸薬 ・慢性の全身性体液貯留が認められる場合に利尿薬を使用	・体液貯留所見がなければ容量負荷を試みる ・強心薬 ・改善が認められなければ肺動脈カテーテル ・血圧＜100 mmHgおよび低灌流が持続している場合には血管収縮薬	・NPPV ・硝酸薬 ・心臓カテーテル検査 ・ガイドラインが推奨するACSの管理：アスピリン，ヘパリン，再灌流療法 ・大動脈内バルーンパンピング	・容量負荷を避ける ・SBP>90 mmHgおよび慢性の全身性体液貯留が認められる場合に利尿薬を使用 ・SBP＜90 mmHgの場合は強心薬 ・SBP>100 mmHgに改善しない場合は血管収縮薬

治療目標
・呼吸困難の軽減　　・心拍数の減少　　　　　　・収縮期血圧の維持 ・状態の改善　　　　・尿量>0.5 mL/Kg/min　　と改善 　　　　　　　　　　　　　　　　　　　　　・適正な灌流に回復

行動態に影響しない主に腹部内臓にリザーブされている血管内ボリューム（unstressed volume）が，α受容体を介した急激な血圧上昇により有効循環血液量（stressed volume）に流れ込み肺水腫を発症する．非侵襲的陽圧呼吸や血管拡張薬が治療の主体になる．利尿薬は不必要なことが多い．

● クリニカルシナリオ 2

収縮期血圧 100～140 mmHg で症状は徐々に進行し体重増加を伴い，体うっ血が主体であり，肺うっ血は最小限にとどまる．治療の target は volume control であり血管拡張薬と利尿薬が治療の主体になる．末梢低灌流を伴う場合は強心薬も使用する．

● クリニカルシナリオ 3

収縮血圧＜100 mmHg で低灌流が主体である．充満圧は高いが肺うっ血，体うっ血も顕著ではない．心原性ショックを伴う場合と伴わない場合がある．cardiac failure とよばれる．治療の target は心拍出量のコントロールであり，強心薬が主体になる．

1 クリニカルシナリオ分類における強心薬のさじ加減

クリニカルシナリオ 3 の病態は低心拍出量であるから強心薬が治療の主体になるが，クリニカルシナリオ 1, 2 においても症例により強心薬が必要になる場合がある．

a) 低心機能（EF＜40%）のシナリオ 1

症例を示す．44 歳男性．主訴は呼吸苦．以前より高血圧を指摘され降圧剤を服用していた．1 カ月ほど前から喘鳴および労作時呼吸苦を自覚．呼吸苦のため日常生活困難となり，精査目的にかかりつけ医受診，胸部 X 線で心拡大およびうっ血を指摘され当院に緊急搬送となった．

> **症例呈示**
>
> 〔初診時身体所見〕心拍数 134/min，血圧 200/130（153），呼吸数 36/min，体温 36.2℃，SpO₂ 90%（室内気）．起坐呼吸・冷汗著明，頸静脈怒張あり．
>
> 〔呼吸音〕両側湿性ラ音を聴取する．
>
> 〔心音〕頻脈・整，汎収縮期雑音を心尖部に聴取，奔馬調律あり．肝

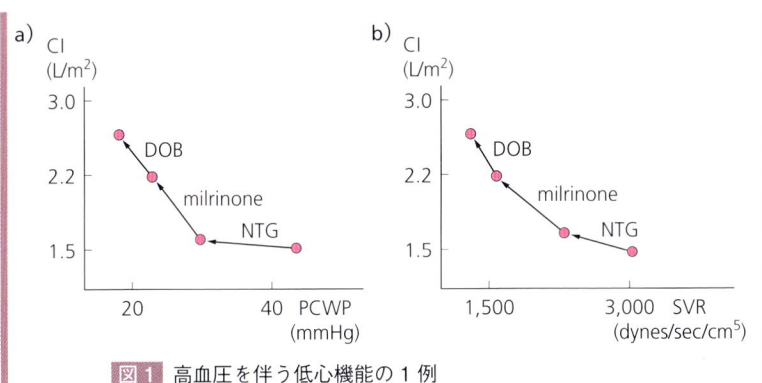

4-2. クリニカルシナリオからみた考えかた

図1 高血圧を伴う低心機能の1例
CI: 心係数, PCWP: 肺動脈楔入圧, NTG: ニトログリセリン, DOB: ドブタミン, SVR: 全身血管抵抗

腫大あり，肝頸静脈逆流あり，下腿浮腫あり，冷感あり，動脈触知良好．〔**心エコー**〕Dd/Ds 65/57 mm, EF 30%, MR 3〜4/4, TR 1/4 Δ P37, VTI 7.5〜11 cm（交互脈）．

血行動態の変化を図1a), b) に示す．治療開始前の肺動脈楔入圧 (PCWP) 45 mmHg, 末梢血管抵抗 (SVR) 3,100 dynes/sec/cm^5 とどちらも著明高値を示していた．ニトログリセリン1γ投与にてPCWP 30 mmHg, SVR 2,300 と低下を認めたが心係数 (CI) は 1.5 L/m^2 から 1.6 L/m^2 とほとんど増加していない．そこでミルリノン0.25γを追加したところPCWP 23 mmHg, SVR 1,600 まで低下し，CIも2.2まで増加した．さらなるCIの増加を期待してドブタミン2γを追加したところ，若干のPCWP, SVRの低下とCIが2.6まで増加し，血行動態は安定した．このことから，著明な高血圧を伴う低心機能患者の初期治療には前負荷，後負荷の両者を下げる目的としてニトログリセリン注が第1選択ではあるが，心収縮力も担保しておく必要があり，PDE III阻害薬やドブタミンなどの強心薬の併用が必要と考えられた．

低心機能（EF＜40%）のシナリオ1には臨床的に2つの型がある．①比較的緩やかに心不全症状が進行し体うっ血を伴い，最後に血圧が上がり肺水腫に至る型，②急激に血圧が上がり分〜時間の単位で肺水腫に至る型で体うっ血は伴わない（電撃性肺水腫）．この症例は1カ月前から心不全症状があり，下腿浮腫を伴っているので①の型と考え

られる．低心機能（EF＜40%）のシナリオ1に関するガイドラインは存在しないが，一般に①の型は右心不全症状を伴っており，低心拍出量のことが多いので，ニトログリセリン注＋ドブタミンが選ばれる．②の型は著明な肺水腫を伴っており，PCWPとSVRの著明高値を呈する．治療の主体は血管拡張薬でニトログリセリン注＋PDE III阻害薬が選ばれる．またNPPVやモルヒネも有効である．

著明な高血圧を伴うが急性期には正常血圧に戻す必要はなく，平均血圧にして25%程度の低下で十分である．

b）血管拡張薬と利尿薬の使用により血圧が下がりシナリオ3に転落しそうなシナリオ2

収縮期血圧100〜120 mmHg程度の低めのシナリオ2の症例に対してvolume overload是正目的にカルペリチドや硝酸薬などの静脈系血管拡張薬，利尿薬を投与すると前負荷の低下のために呼吸苦は改善するかもしれない（6章4の図1, 2参照）が，血圧が下がりシナリオ3に転落する例があり，ドブタミンやドパミンなどの追加を余儀なくされることがある．治療中に血圧が30 mmHg以上低下する例では腎機能悪化（worsening renal function）などのリスク因子である[3]から，この群ではあらかじめ少量のドブタミン（1γ程度）を加えておく必要がある．治療開始前にシナリオ3に転落するか，しないかを予想することが大事であるが血圧だけでは不十分で，治療開始前の心拍出量が一定レベル以上に担保されている必要がある．

筆者らは著明な高血圧を伴わない症例での治療戦略を，心エコーから求められるVTIを用いて簡略化しているので参照いただきたい（4章3の図3）．この群はlukewarm & wetに相当すると思われる．

2 最後に

クリニカルシナリオ分類は血圧により病態を簡略に理解し治療に結びつけようという試みであるが，血圧が保たれている＝心拍出量が保たれている，とは決していえない．例外があることを認識し繊細で失敗しない治療が必要である．

【参考文献】
1) Mebazaa A, Gheorghiade M, Piña IL, et al. Practical recommendations for prehospital and early in-hospital management of patients presenting with acute heart failure syndromes. Crit Care Med. 2008; 36 (Suppl.): S129-39.
2) 日本循環器学会. 急性心不全治療ガイドライン (2011 年改訂版).
3) Voors AA, Davison BA, Felker GM, et al. Early drop in systolic blood pressure and worsening renal function in acute heart failure: renal results of Pre-RELAX-AHF. Eur J Heart Fail. 2011; 13: 961-7.

〈橋村一彦〉

3. Nohria-Stevenson 分類からみた考えかた

take home messages

① 一般に強心薬は warm の場合は不要であるが，lukewarm 症例では利尿薬や血管拡張薬の投与で cold に転落する恐れがある．
② cold & dry は超重症例を含んでおり，輸液か強心薬の選択は決して間違ってはいけない．
③ 左室流出路速度時間積分（VTI）の計測で心拍出量の概算をして定量的治療を推奨する．
④ 血圧も考慮して（クリニカルシナリオ分類）の病態把握が必要である．

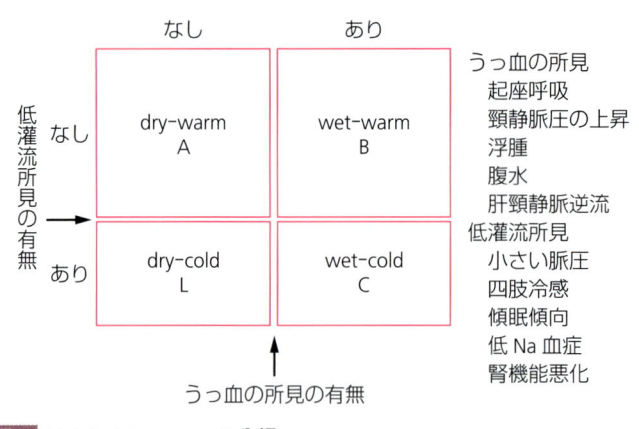

	うっ血の所見 なし	うっ血の所見 あり
低灌流所見 なし	dry-warm A	wet-warm B
低灌流所見 あり	dry-cold L	wet-cold C

うっ血の所見
　起座呼吸
　頸静脈圧の上昇
　浮腫
　腹水
　肝頸静脈逆流
低灌流所見
　小さい脈圧
　四肢冷感
　傾眠傾向
　低 Na 血症
　腎機能悪化

図1 Nohria-Stevenson の分類
循環器病の診断と治療に関するガイドライン（2010 年度合同研究班報告）急性心不全治療ガイドライン（2011 年改訂版）
〔http://www.j-circ.or.jp/guideline/pdf/JCS2011_izumi_h.pdf（2016 年 1 月閲覧）より引用〕

4-3. Nohria-Stevenson 分類からみた考えかた

2002 年，Nohria A, Stevenson LW らは，急性心不全の身体所見からうっ血（後方障害）の有無，組織低灌流（前方障害）の有無で 4 つの病型に分類し治療戦略のガイドとする試みを提唱した[1]（図 1[2]）．

1 急性心不全での VTI 計測の意義と薬物選択

汎用されている Nohria-Stevenson 分類は，身体所見の評価には熟練が必要である．warm と cold の間に lukewarm（生ぬるい）という移行帯を設けることで薬剤選択の幅が広がる．われわれは低灌流所見を定量的評価するた

心拍出量：CO
＝ 1 回拍出量（stroke volume）×心拍数
＝（VTI ×π r²）×心拍数

r（左室流出路半径）を 1 cm，心拍数を 100/ 分とすると，
CO ＝ VTI ×π× 100 ÷ 1,000（mL を L に換算）
　　≒ 0.3 ×VTI

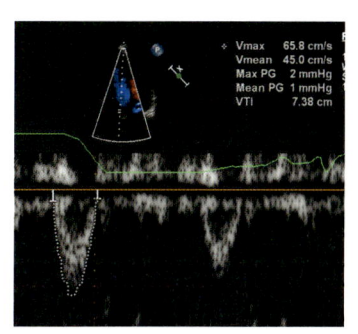

図2　velocity-time integral：VTI

	dry	wet	
LVOT VTI	warm & dry 新たな治療不要	warm hANP または硝酸薬	
			15 cm
		lukewarm hANP ＋ ドブタミン または PDEⅢ阻害薬	
	cold & dry 輸液または DOB ＋ PDEⅢ阻害薬		10 cm
		cold ドブタミン ＋ PDEⅢ阻害薬	

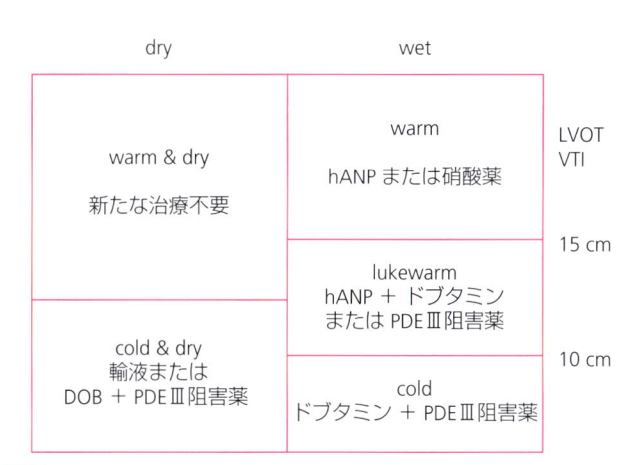

図3　著明な高血圧を伴わない症例での治療戦略
　　hANP: ヒト心房性ナトリウム利尿ペプチド，PDE: ホスホジエステラーゼ，
　　LVOT: 左室流出路，VTI: 速度時間積分

めに心エコーで得られた左室流出路の速度時間積分（VTI）を併用し良好な治療成績を得ている（図2, 3）．ヨーロッパ心臓病学会の心不全ガイドラインでは心拍出量低下を VTI 15 cm 以下からと設定したのを受け，15/10 cm を warm/lukewarm/cold の境界とした．正確な左室流出路径に心拍数をかけて心拍出量を求めることも可能であるが，ベッドサイドでは即座に判断するために VTI×0.3 により大まかな心拍出量を推定している．たとえば VTI＝15 cm なら心拍出量＝4.5 L/分，VTI＝10 cm なら心拍出量＝3.0 L/分．日本人の LVOT 半径が約 1 cm，心拍数が心不全のためやや速く 100 回/分と仮定すると，心拍出量＝VTI×πr^2×心拍数＝VTI×0.314 となる．

　この方法により warm なら，hANP または硝酸薬，lukewarm なら，それにドブタミンまたは PDE III 阻害薬を加え，cold なら最初からドブタミンと PDE III 阻害薬の併用で初期治療を開始するようにしている．

　ただし，著明な高血圧を伴う場合は，この方法では不十分なので6章3の図5を参照していただきたい．

2 Nohria-Stevenson 分類における強心薬のさじ加減

a) warm & dry
うっ血も低灌流所見も認めないので強心薬は不要である．

b) warm & wet
低灌流所見を認めないので原則，強心薬は不要であるが，lukewarm との鑑別のためにクリニカルシナリオ分類での血圧や心エコーでの VTI を計測する必要がある．

c) lukewarm & wet
最も初期治療に悩むのは本症例（VTI 10〜15 cm，推定心拍出量 3.0〜4.5 L/min）と考えられる．血行動態が Frank-Starling 曲線の右下方にいれば血管拡張薬により前負荷を下げることで心拍出量の増加を期待できるが，そうでなければ血圧低下や低心拍出量を呈する．常に強心薬が必要か否かの選択を迫られる．これまでの大規模臨床試験では強心薬の心不全予後改善効果が認められておらずルーチンでの使用は避けるべきである[3]．静脈系血管拡張薬の単独使用では心拍出量が下がる危険性が高いことを考慮し，初期治療に失敗しないためにも低用量の強心薬をできるだけ短期使用し早期離脱を

試みるべきである．具体的には静脈系血管拡張薬（ISDN，低用量 NTG，カルペリチド）で初期治療を開始し，血圧，尿量をみながら適宜，低用量ドブタミン（1～2μg/kg/分）を併用するか，腎機能に問題がなければ PDE III 阻害薬（ミルリノン 0.125～0.25μg/kg/分やオルプリノン 0.05～0.1μg/kg/分）単独で初期治療を開始する．

d) cold & wet

うっ血があり，低心拍出による末梢組織の低灌流状態であり，強心薬の使用をまず考える．強心薬としては，ドブタミンと PDE III 阻害薬が第 1 選択薬になる．一般にドブタミンは，強心作用＞血管拡張作用，PDE III 阻害薬は血管拡張作用＞強心作用を期待して使用される．ドブタミンは 5μg/kg/min 以下では β 受容体作用による軽度の動脈拡張作用により，後負荷が軽減される．虚血による急性心不全に比較的低用量（5μg/kg/分以下）で使用すると心筋酸素消費量をそれほど増加させないために良い適応である．PDE III 阻害薬の強心作用，血管拡張作用は用量により異なる．一般的に硝酸薬の血管拡張作用と比べ，強力かつ持続的とされている．強心作用は用量依存性に増強し，一方，血管拡張作用は低用量では弱く，中・高用量で顕著となる．したがって，血管拡張作用よりも強心作用を期待する場合は低用量を選択する．収縮期血圧が 90 mmHg 以下の超低心機能例や VTI≦10 cm に対しては，ドブタミン単独で治療を開始しても有効な心拍出量が得られず，ドブタミン増量に伴い強心作用よりも心拍数増加，血管収縮作用が前面に出てしまい心筋酸素消費量増加に伴い心不全が悪化する場合が多い．カテコラミン抵抗性や β 遮断薬投与下ではより顕著である．このような場合はドブタミンを増量するよりもむしろ β 受容体を介さず強心効果を得ることができる PDE III 阻害薬の併用を開始すべきである．2 薬剤低用量の併用で前負荷，心拍出量を相乗的に改善することが報告されている（第 4 章 1 の図 3 を参照）[4]．

e) cold & dry

cold & dry には 2 種類の型があると考えられる．1 つは利尿薬の投与の結果として血管内脱水を起こしている型，もう 1 つは超重症心不全である．前者は輸液をすれば warm & dry に戻る可能性がある．後者は心移植待機患者によくみられる型で，胸部 X 線写真では，心拡大はあるものの肺うっ血や胸水はなく，罹病期間が長くなりリンパ管を介した肺間質の水分のドレ

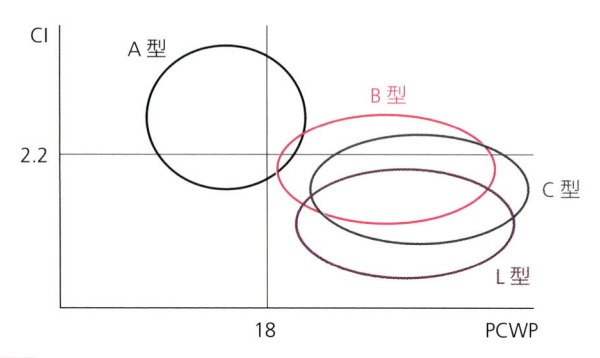

図4 Nohria 分類と Forrester 分類の相互関係
L型方は dry といっても肺動脈楔入圧は高く，心係数は C 型より低い．
(Nohria A, et al. J Am Coll Cardiol. 2003; 41: 1797-804 より)

ナージがうまく機能しているためと思われる．末期心不全であり低心拍出量が主病態である．両者の鑑別は頸静脈怒張の有無やエコーでの下大静脈の径計測で行う．図4に Nohria-Stevenson の原著[5]から起こした Forrester 分類との比較を示す．cold & dry といっても cold & wet と同様に PCWP は高く，CI はむしろ低い値を示している．ドブタミンと PDE III 阻害薬の併用が必要になる．

3 最後に

Nohria-Stevenson 分類は血圧が考慮されておらず，血圧も考慮して（クリニカルシナリオ分類）の病態を把握し治療に役立てるべきである．

【参考文献】
1) Nohria A, Lewia E, Stevenson LW, et al. Medical management of advenced heart failure. JAMA. 2002; 287: 628-40.
2) 日本循環器学会．急性心不全治療ガイドライン 2011 年改訂版．
3) Bayram M, De Luca L, Massie MB, et al. Reassessment of dobutamine, dopamine, and milrinone in the management of acute heart failure syndromes. Am J Cardiol. 2005; 96: 47G-58G.
4) Watanabe H, Kajimoto K, Hagiwara N, et al. Acute efficacy of Combined PDE III-inhibitor and low dose dobutamine therapy in patients with acute exacerbation of chronic heart failure receiving β blocker. J Cardiol Jpn.

2008; Ed1: 148-54.
5) Nohria A, Tsang SW, Fang JC, et al. Clinical assessment identifies hemodynamic profiles that predict outcomes in patients admitted with heart failure. J Am Coll Cardiol. 2003; 41: 1797-804.

〈橋村一彦〉

4. 腎不全を併発しているとき

take home messages

①理想的な強心薬は心拍出量増加と腎循環改善効果をもつ．
②強心薬は心不全改善と予後悪化の相反する側面をもつ．
③強心薬の腎保護効果はエビデンスに乏しい．
④強心薬投与は短期間に厳重な監視下で行われる．
⑤新規強心薬のRCTによるエビデンス形成が期待される．

　腎機能障害は心不全患者における最も重要な合併症の1つで，心血管イベントや生命予後の独立予測因子である．さらに，急性非代償性心不全は腎機能を高頻度に低下させることが明らかとなり，心腎連関症候群（cardiorenal syndrome: CRS）とよばれる．CRSは5つのタイプに分類されるが，本稿に関連する病態はType IとType IIIである．CRS type Iとは，心原性ショックや急性非代償性心不全により急激な心機能低下が生じた結果，急性腎傷害をきたす病態である．一方，CRS type IIIとは，急性腎虚血や急性糸球体腎炎により急激に高度の腎機能低下を生じた結果，急性心不全，不整脈，心筋虚血をきたす病態である[1]．

　腎機能低下は心不全患者における生命予後の独立規定因子であるため，いかに腎機能を維持するかに関する研究が行われてきた．理想的な強心薬とは，心拍出量増加だけでなく腎循環改善効果も併せ持つものである．本稿では強心薬の腎機能へもたらす効果についてその投与量に注目しながら最近の知見をまとめた．

1 適応と注意点

　急性心不全患者に対する強心薬の適応についてまとめた．日本のガイドラインでは「血圧低下，末梢循環不全，循環血液量の補正に抵抗する患者に適応される．一般的には左室拡大と収縮障害を有する患者に対して用いられる」とされる[2]．ESCのガイドラインにおいて，強心薬の投与は，利尿薬や血管拡張薬による最適な治療にもかかわらず末梢循環不全を改善させることが困難な急性心不全患者が適応とされ，ACC/AHAのガイドラインでは，適正なfilling pressureであるにもかかわらず，低心拍出量，収縮期血圧低値（<90 mmHg），高度の収縮能低下の場合に適応とされる．

　CRS type Iにおいて腎機能低下は低心拍出量の指標となり得る．強心薬投与は，腎循環の改善と同時に血圧や末梢循環の維持，患者症状の改善に重要な役割を果たす．その一方で，強心薬投与は生命予後の増悪因子であることが知られている．このことは，強心薬の投与が必要な症例は心不全の病態が重篤であることと，強心薬投与による不整脈などの有害事象が高リスクであるという2つの側面があることを示唆する．よって，強心薬を用いた急性心不全治療は，短期間に厳重なモニターのもと，血行再建・補助循環導入・心移植への橋渡しを目標とした暫定的および一時的治療であることが多い．

2 交感神経β受容体作動薬

a) ドブタミン

　ドブタミンは合成カテコラミンで強いβ_1受容体刺激作用と弱いβ_2受容体刺激作用をもつ．β_1受容体を介して心陽性変力作用による心拍出改善とβ_2受容体を介して血管平滑筋弛緩による後負荷軽減をもたらす．5 μg/kg/min以下の低用量では軽度の血管拡張作用による全身末梢血管抵抗低下および肺毛細管圧の低下をもたらすが，急激な中止は血行動態の悪化をもたらすため，段階的な減量が必要であるとされる[2]．

　ドブタミンの作用機序より腎血流量増加や糸球体濾過率の改善効果が期待されるものの，急性心不全患者を対象とした臨床研究では腎保護効果は同定されていない．FIRSTでは，ドブタミンを投与された症例群80例と非投与群391例の予後比較が行われた．ドブタミン投与群（投与速度中央値：9 μg/

kg/min）において，非投与群と比較して生命予後は有意に不良であった[3]．腎機能に対する効果は報告されていない．LIDO は，ドブタミンとカルシウム感受性増強薬であるレボシメンダン（levosimendan）の間で血行動態改善効果と予後の比較を randomized trial として検討したものである．ドブタミンの投与プロトコールは 5 μg/kg/min で投与を開始し，2 時間後に心係数が 30％以上増加しなければ倍量まで増加させ，24 時間継続投与するというものである．180 日後の生命予後も腎機能の改善度もドブタミン投与群のほうが不良であったと報告されている[4]．

b) ドパミン

ドパミンはドパミン受容体，α 受容体，β 受容体を介して用量依存的に作用を発現する[5]．ドパミンは 3〜5 μg/kg/min の投与速度では用量依存的に β 受容体刺激を介して陽性変力作用をもたらし，心筋収縮力の増強と心拍出量増加をきたす．≦2〜3 μg/kg/min の投与速度では末梢の A1 ドパミン受容体を介して腎動脈，冠動脈，脾動脈，腸間膜動脈，脳動脈の拡張をもたらす．同用量での投与速度では末梢の A2 ドパミン受容体を介して交感神経末端からのノルエピネフリン分泌を抑制し血管拡張作用を増強させ腎血流量を増加させる．5〜15 μg/kg/min の高用量の投与速度では，α 受容体刺激作用が発現し，末梢血管収縮をもたらすため，論理的には腎血流量は減少することとなる．さらに，ドパミンの投与速度 2〜6 μg/kg/min で投与した結果，高度の心不全患者においては腎動脈拡張作用が消失しており，腎血流量増加や糸球体濾過率改善が得られないと報告されている[6]．この結果は，腎血流維持や腎保護効果を期待してドパミン投与の適応有無を検討する際に参考にすべき知見であろう．

ドパミンの心不全および CRS に対する効果を検討した臨床研究を紹介する．DAD-HF I では，急性心不全患者を対象に，高用量フロセミド 20 mg/h 単独群と低用量フロセミド 5 mg/h とドパミン 5 μg/kg/min の併用群を比較したところ，尿流量や呼吸苦スコアや予後に差を認めなかったが，ドパミン併用群のほうが腎機能低下頻度は少なかったと報告されている[7]．本結果からドパミンの腎保護効果が示唆されたものの，腎保護の主体がフロセミド低用量なのか，ドパミン併用なのかが不明であったため，これらを検討する目的で DAD-HF II が施行された．

DAD-HF II では，高用量フロセミド 20 mg/h 単独群，低用量フロセミド

5 mg/h とドパミン 5 μg/kg/min の併用群，低用量フロセミド 5 mg/h 単独群の 3 群比較を行った．高用量フロセミド単独群は他の 2 群と比較して腎機能低下が高頻度であった[8]．つまり，低用量フロセミドとドパミンの併用群と低用量フロセミド単独群の間には腎機能の変化に有意差を認めず，ドパミンの追加投与に伴う腎保護効果は証明されなかった．

ROSE では，腎動脈拡張作用をきたすドパミン投与速度は≦3 μg/kg/min であることを根拠に，低用量ドパミン 2 μg/kg/min の有用性について検討された[9]．対象は eGFR が 15〜60 mL/min/1.73 m^2 の腎機能障害を合併した心不全患者 360 症例．年齢の中央値は 70 歳．eGFR の中央値は 42 mL/min/1.73 m^2．primary endpoint は，72 時間尿量とシスタチン C の上昇度．Secondary endpoint は，血清クレアチニン値，体重，NT-proBNP 値の 72 時間の変化度であった．低用量ドパミン以外にも腎保護効果を検討するべき治療方法としてネシリチド（nesiritide）0.005 μg/kg/min 投与も同様に検討されたが，こちらは本稿のテーマ外であるため詳細は省略する．結果，primary および secondary endpoint のいずれも低用量ドパミン投与群とプラセボ群で有意差を認めなかった．しかしながら，サブグループ解析の結果，低用量ドパミン投与は左心室 ejection fraction（LVEF）低値群において LVEF 保持群と比較して 72 時間尿量が多い傾向であった．この結果から直ちに LVEF 低値の心不全症例に対して 2 μg/kg/min のドパミン投与を推奨することはできないが，今後 LVEF の程度によって治療対象を分類し，腎機能低下を伴う急性心不全患者における低用量ドパミンの有用性を評価する必要がある．

c）ドブタミンとドパミンの併用

臨床の現場において，低用量ドパミンと高用量ドブタミンが併用されることが多い．低用量ドパミンは腎血流をはじめ末梢循環を改善させ，高用量ドブタミンは心拍出量を増加させることから，腎機能を維持・改善させるという点から理にかなった投与方法であるとされるが，併用の適応，投与速度・用量に関しては明らかなエビデンスに乏しい．

d）ノルアドレナリン

ドブタミンやドパミン投与および循環血液量の補正にもかかわらずショックバイタルからの離脱が得られない場合に投与が選択される．$β_1$ 受容体刺激作用による陽性変力作用，陽性変時作用発現と同時に末梢 α 受容体刺激作

用により強力な末梢血管収縮作用を有する．よって，血圧上昇効果をもたらすと同時に心筋酸素消費量増加と腎をはじめ内臓器の血流減少をきたすことを認識したうえで少量かつ短期間の投与が前提である．

日本のガイドラインでは，肺うっ血と同時に収縮期血圧が 90 mmHg 未満の場合，ドパミンを 2〜5 μg/kg/min で開始．昇圧効果をみながら 15 μg/kg/min まで増量し，それでも反応不良の場合，ノルアドレナリンを 0.03〜0.3 μg/kg/min で併用するとされる．また，収縮期血圧が 70 mmHg 未満の場合，ドパミンとノルアドレナリンを開始時より併用するとされるが，いずれにしても早急に IABP や PCPS など補助循環への導入を検討し安易に長期間の投与を慎むことが強調されている[2]．

3 PDE III 阻害薬

日本では主にミルリノンが使用される．本薬剤は cyclic adenosine monophosphate の分解を触媒する phosphodiesterase III（PDE III）を特異的に阻害する結果として心筋収縮力を増強するとされる．通常，初期投与量として 50 μg/kg を 10 分で投与後，0.25〜0.75 μg/kg/min で持続投与される．β遮断薬投与下においてドパミンやドブタミンなどのβ受容体作動薬はその効果が減弱されるが，本薬剤は受容体作動とは異なるメカニズムであるため，β遮断薬を併用してもその影響は受けない．

PDE III 阻害薬は心収縮力増強と同時に血管平滑筋弛緩を介して血管拡張作用を有するため，ミルリノンはドブタミンと比較しても血圧の降下度が大きいことが報告されている．この血管拡張作用は，腎血流の増加を介し腎保護をもたらすことが期待され，OPTIME-CHF のサブ解析が行われた[10]．NYHA 分類で III または IV 度の急性心不全患者 951 例を対象に投与速度 0.5 μg/kg/min で 48 時間のミルリノン投与群とプラセボ群との比較を行った．ミルリノン投与によって BUN 上昇度や eGFR の低下度はプラセボ群と比較して有意な抑制あるいは抑制の傾向が得られたが（BUN：+3.4 mg/dL vs. +5.9 mg/dL, p=0.01, eGFR：-0.27 mL/min/1.73 m^2 vs. -1.9 mL/min/1.73 m^2, p=0.07），生命予後改善は得られず，上室性不整脈や治療を要する遷延性低血圧が高頻度であったため，腎保護目的に同用量のミルリノン投与を推奨するエビデンス形成には至っていない．

ADHERE の 65,180 症例に及ぶ急性心不全患者登録データの解析では，急性心不全の治療経過においてドブタミン，ミルリノン，nitroglycerin, nesiritide を投与した 4 群間の生命予後を比較した場合，ドブタミンおよびミルリノンを投与した群では nitroglyceirn および nesiritide を投与した場合と比較して，生命予後が悪いことが指摘された．一方，ドブタミン投与群とミルリノン投与群を比較すると，ミルリノン投与群の生命予後が良好であるとされた[11]．本研究は retrospective かつ nonrandomized study であり，4 群間の患者の臨床所見が均一ではなく，他の randomized study の患者背景とも異なることが指摘されており，統計学的検定による有意性は確保されているものの，そのまま治療戦略に当てはめることには慎重であることが求められている[2]．いずれにせよ，PDE III 阻害薬の投与も β 受容体作動薬と同様に注意深い観察のもとで使用することが重要である．

4 おわりに

急性心不全の治療における強心薬について，投与量に注目しながら，選択頻度の高いドブタミン，ドパミン，ミルリノンの腎機能への影響について概説した．本文に記載したとおり，薬剤の選択や投与用量の設定についてコンセンサスには至っていないのが現状である．この他にもアデニル酸シクラーゼ賦活薬（コルホルシンダロパート），カルシウム感受性増強薬（ピモベンダン，レボシメンダン）などについても報告があるが，エビデンスレベルが確保されているとは言い難く，今後の大規模臨床研究，randomized control study による検討が期待される．

【参考文献】

1) Ronco C, Haapio M, House AA, et al. Cardiorenal syndrome. J Am Coll Cardiol. 2008; 52: 1527-39.
2) 日本循環器学会．急性心不全治療ガイドライン（2011 年改訂版）．
3) O'Connor CM, Gattis WA, Uretsky BF, et al. Continuous intravenous dobutamine is associated with an increased risk of death in patients with advanced heart failure: insights from the Flolan International Randomized Survival Trial (FIRST). Am Heart J. 1999; 138: 78-86.
4) Follath F, Cleland JG, Just H, et al. Efficacy and safety of intravenous levo-

simendan compared with dobutamine in severe low-output heart failure (the LIDO study): a randomised double-blind trial. Lancet. 2002; 360: 196-202.
5) Rafouli-Stergiou P, Parissis JT, Anastasiou-Nana M. Inotropes for the management of acute heart failure patients with renal dysfunction. Still an option? Expert Opin Pharmacother. 2012; 13: 2637-47.
6) Ungar A, Fumagalli S, Marini M, et al. Renal, but not systemic, hemodynamic effects of dopamine are influenced by the severity of congestive heart failure. Crit Care Med. 2004; 32: 1125-9.
7) Giamouzis G, Butler J, Starling RC, et al. Impact of dopamine infusion on renal function in hospitalized heart failure patients: results of the Dopamine in Acute Decompensated Heart Failure (DAD-HF) Trial. J Card Fail. 2010; 16: 922-30.
8) Triposkiadis FK, Butler J, Karayannis G, et al. Efficacy and safety of high dose versus low dose furosemide with or without dopamine infusion: the Dopamine in Acute Decompensated Heart Failure II (DAD-HF II) trial. Int J Cardiol. 2014; 172: 115-21.
9) Chen HH, Anstrom KJ, Givertz MM, et al. Low-dose dopamine or low-dose nesiritide in acute heart failure with renal dysfunction: the ROSE acute heart failure randomized trial. JAMA. 2013; 310: 2533-43.
10) Klein L, Massie BM, Leimberger JD, et al. Admission or changes in renal function during hospitalization for worsening heart failure predict postdischarge survival: results from the Outcomes of a Prospective Trial of Intravenous Milrinone for Exacerbations of Chronic Heart Failure (OPTIME-CHF). Circ Heart Fail. 2008; 1: 25-33.
11) Abraham WT, Adams KF, Fonarow GC, et al. In-hospital mortality in patients with acute decompensated heart failure requiring intravenous vasoactive medications: an analysis from the Acute Decompensated Heart Failure National Registry (ADHERE). J Am Coll Cardiol. 2005; 46: 57-64.

〈吉原史樹〉

5. 肺高血圧症を合併するとき

take home messages

① 肺高血圧症を合併の場合には，左心不全の存在と肺血管が主体の病態かを検討して強心薬を含めた治療方針を検討する必要がある．
② pre-capillary PH 合併の急性右心不全では強心薬はあくまでもサポートとであり，肺高血圧薬治療で後負荷を軽減することが重要．
③ 左心不全がメインであれば，左心不全の治療としての強心薬の使用を検討する．
④ 左心不全を合併した肺高血圧症の場合は，肺高血圧治療薬の使用で左心不全の悪化させる可能性もある．
⑤ 左心不全と肺動脈の関与する PH における肺高血圧治療薬の効果は不明である．

　肺高血圧症そのものに対する強心薬の影響をみた古いデータはあるが[1,2]，急性心不全における肺高血圧症合併時の強心薬の使用法についてはあまり参考になるエビデンスは少ない．そのため当院での治療の経験がこの項の大半を占める．肺高血圧症を合併する場合には右心不全と左心不全の関係を的確に素早く診断することが重要である．肺高血圧症を合併する急性心不全合併を考えるに当たってはさまざまな病態があり得ることを把握し病態をよく把握したうえで治療を検討し強心薬を使用することが望ましい．急性心不全といっても左心不全なのか右心不全なのかで当然大きく病態は異なり，さらに両心不全が合併しているとなると病態はさらに複雑となる．そこで左心不全を合併していない場合と，合併している場合のまず2つに分けて考える．そ

して左心不全を合併する肺高血圧症を左心不全だけによるものか，左心不全と肺血管病変の合併によるものに分けて考える．この分類は最新の ESC/ERS 肺高血圧ガイドライン（2015 年）で使用されている左心疾患に伴う肺高血圧症の分類である[3]．その分類では 1) pre-capillary PH, 2) post capillary PH 2-A) isolated post-capillary PH, 2-B) combined PH post-capillary and pre-capillary PH, となり，肺高血圧症を合併する心不全病態を表す最新の分類である．それぞれの病態の考察とその強心薬の使用を考える．

1 pre-capillary PH

pre-capillary PH は何らかの肺動脈由来の肺高血圧症が primary で存在している状態であり，左心不全はなく，結果としての右心不全を引き起こす．定義上は平均肺動脈圧が 25 以上あり，肺動脈楔入圧が 15 以下とされる．急性心不全として受診することの多いのは比較的急速に進行する肺動脈性肺高血圧症や急性肺塞栓症により右心室への後負荷が上昇し，右心不全をきたしている場合である．特に肺動脈性肺高血圧症では治療がなされていない場合は持続的に肺血管抵抗が上昇し，右心室への過負荷となる．これが右室肥大，拡大を引き起こし右心不全となり，最終的には死に至る．右心機能，右心不全の有無が肺高血圧症の予後に大きく関与することはこれまで多く示されている．右心室の収縮能低下が大きな右心不全の原因となっており，強心薬を使用することは理屈からいっても意味があると考えられる．しかし重症肺高血圧状態における過剰なカテコラミンの使用は右心不全の悪化を招くおそれや心室性不整脈の増加の可能性があるため，必要最低限のカテコラミンの使用が勧められる．通常，臨床では肺高血圧症患者の急性右心不全に対しては，ショック，血圧低下を合併しているような場合はドパミンを使用し，低血圧を呈していないが心拍出量の低下がある場合の強心作用をメインに期待する場合にはドブタミンを使用している．通常の右心不全のサポートであれば心機能に合わせて 1〜3γ 程度を使用している場合が多いが，さらに重症の症例ではそれ以上必要となることやドブタミンとドパミンの併用もしばしば行われる．基本的には血管収縮作用のあるものは必要最低限にすることが望まれるが，昇圧が必要であるときはノルアドレナリンなどの使用もやむを得ない．問題はこの肺高血圧を起因とした右心不全の状態は強心薬のみで

解決するのは困難であることである．肺高血圧症で治療がなされておらず急性非代償性右心不全にて入院した場合，一旦強心薬を使用し急性右心不全をサポートするが，強心薬を減量し中止にもっていっても肺高血圧症が存在し，後負荷がそのままでは勝ち目はほとんどない．強心薬でサポートしている間にいかに肺高血圧薬を的確に使用して根本的に肺高血圧症の治療を図るかが重要である．肺高血圧薬により肺高血圧症を改善させたうえで強心薬を減量，中止にもっていくことが肝要である．

現在肺高血圧症の治療薬はプロスタサイクリン，エンドセリン，NO の 3 系統の薬が登場している．このなかで重症肺高血圧症にとって最も重要であるのはエポプロステノールの静脈注射である．重症肺高血圧症において治療初期にはエポプロステノールなどの強力な血管拡張薬を使用する場合があるが，特に低心拍出量の患者では初期に血圧低下を招きやすい．このような場合，強心薬を併用することで低血圧などの大きな合併症なく強心薬を併用可能となる場合が多い．この場合低血圧を最初から合併していない限り必ずしもドパミンなどの昇圧薬を必要とするわけではなく，ドパミンのみで心拍出量を上昇しておくだけでスムーズに導入できることが多い．

症例呈示

〔症例〕28 歳，女性．
〔来院時〕重症特発性肺動脈性肺高血圧症にて受診された．
〔現病歴〕数カ月程度より前に徐々に労作時の呼吸苦が増悪してきており，失神を数回起こし緊急で受診された．
〔受診時〕意識は清明であったが，血圧低下を認めており前ショック状態と診断された．緊急で行われた右心カテーテル検査では低心拍出量と高度な肺高血圧症を認めており肺血管抵抗 30（wood 単位）と著明に上昇していた．肺動脈楔入圧は正常範囲であり pre-capillary PH と診断した．急性肺塞栓は血液検査や造影 CT などでも異常はなく否定された．受診時点であり肺高血圧の原因としてはこの時点では完全には診断できていないが少なくとも重症 pre-capillary PH による急性非代償性右心不全であることは判明した．pre-shock の状態であり，軽度の昇圧作用としてドパミン少量と，強心作用を期待しドブタミン少量も併用した．その後血行動態的には肺血管抵抗の変化はないが心拍

出量は増加しており，前ショック状態を脱した．その後エポプロステノールを含めた肺高血圧症治療薬を投与することで肺循環の血行動態の著明な改善を認めたため強心薬は減量，中止とした．その後は特に強心薬中止に伴う悪化は認めなかった（図1）．

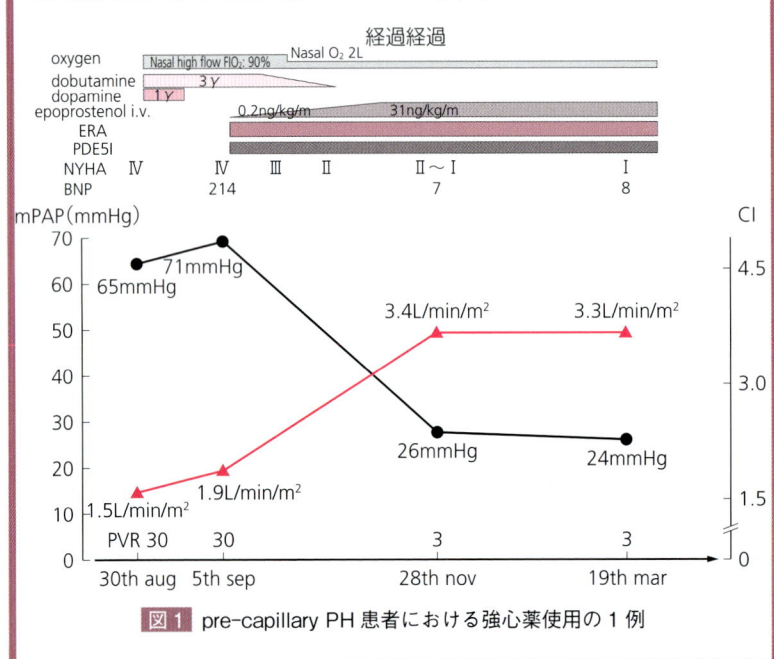

図1 pre-capillary PH 患者における強心薬使用の1例

2 post capillary PH

a) Isolated post-capillary PH

　これは左心不全による左室拡張末期圧上昇，左房圧上昇による肺高血圧である．post-capillary PH とよばれ，定義上は mPAP 25 以上あり，肺動脈楔入圧が 15 以上あれば診断される．肺血管床に特に異常がなく，左心不全による passive な肺高血圧状態である．通常はこの肺高血圧は著明な肺動脈圧上昇にはなりにくい．通常この状態は純粋な左心不全による肺高血圧症であり，肺高血圧症としても重症なものは極めて少ない．重症なもので急性病態として典型的なものは急性心筋梗塞などの原因で乳頭筋断裂による急性僧帽弁閉鎖不全による急性左心不全である．左室の拡張末期圧の上昇するよう

な重症の拡張型心筋症や拘束性心筋症，左房圧の上昇するような重症僧帽弁狭窄症において，何らかの誘引により心不全の急性増悪があるが，この場合も同じ病態である．いずれにせよこの場合は左心不全がまず重要であり，左心不全の治療を優先する．急性増悪の状態であっても基本的には左心不全が中心であり強心薬の使用は左心不全に準ずる．重症の拡張型心筋症や拘束性心筋症が長期経過している場合は長期の passive な右心への容量，圧負荷による右心不全を合併している場合がある．この場合も基本的には左心不全に準じてカテコラミン類を使用する必要がある．

b) combined pre-capillary PH and post-capillary PH

　これは左心不全による左室拡張末期圧上昇，左房圧上昇による肺高血圧が存在し，かつ肺血管自体の問題によると考えられる肺高血圧を合併する病態である．高度な肺高血圧を認める．combined pre-capillary PH and post-capillary PH とよばれ，定義上は mPAP 25 以上あり，肺動脈楔入圧が 15 以上である条件を満たしたうえで肺血管の病変であること示唆する DPG7 以上でありかつ肺血管抵抗が 3 以上と定義されている．この場合は病態が非常に厄介である．問題は肺高血圧症の治療薬を行うことで左心系への還流が増加し左心不全を増悪させる可能性があるからである．ただこの combined pre-capillary PH and post-capillary PH はわかっていないことが多い．isolated post-capillary PH であっても血管容量が多い状態であれば血行動態上は combined にみえる pseudo combined pre-capillary PH and post-capillary PH になっている場合がある．このときには急速に PH のみが悪くなっているわけではなければ左心不全の治療を優先し利尿などだけで isolated の状態まで改善していくことも多く，実際に肺血管病変が関与していると考えられる病態は臨床上少ないのが実感である．PH があるからと慌てて PH の治療を行うより左心不全の治療をまず優先することが有効であることが多い．volume の適正化，心拍出量が低下している場合には強心薬を使用することで病態は変化していき，治療の方向性がみえることが多い．まれに極めて重症の肺高血圧症を合併する場合もあるが，左心への還流の問題から肺高血圧症の治療には慎重を有する．今まで左心不全の肺高血圧症への肺高血圧症治療で十分なエビデンスが得られたものはなくコンセンサスは得られていない．

【参考文献】

1) Shettigar UR, Hultgren HN, Specter M, et al. Primary pulmonary hypertension favorable effect of isoproterenol. N Engl J Med. 1976; 295: 1414-5.
2) Pietro DA, LaBresh KA, Shulman RM, et al. Sustained improvement in primary pulmonary hypertension during six years of treatment with sublingual isoproterenol. N Engl J Med. 1984; 310: 1032-4.
3) Galie N, Humbert M, Vachiery JL, et al. 2015 ESC/ERS Guidelines for the diagnosis and treatment of pulmonary hypertension: The Joint Task Force for the Diagnosis and Treatment of Pulmonary Hypertension of the European Society of Cardiology (ESC) and the European Respiratory Society (ERS) Endorsed by: Association for European Paediatric and Congenital Cardiology (AEPC), International Society for Heart and Lung Transplantation (ISHLT). Eur Heart J. 2015; 46: 903-75.

〈大郷 剛〉

6. 心機能が極端に低下しているとき

take home messages

① 単に左室駆出率が低いからといって，安易に強心薬を使用すると予後を悪化させる．
② 組織低灌流を認めない急性心不全では利尿薬，血管拡張薬が基本である．
③ 組織低灌流の臨床指標として，Nohria-Stevensonの指標がある．
④ 組織低灌流の急性心不全に低用量のドブタミンとミルリノンの併用を検討すべきである．

1 急性心不全において強心薬は予後を悪化させる

わが国の急性心不全のレジストリー研究にATTEND試験があるが，その先駆けとなったのがADHERE試験である[1]．この試験ではリアルワールドの急性心不全が登録されており，プロペンシティ・スコアマッチング法を用いて解析した結果，強心薬は血管拡張薬と比べて予後を悪化させていた．また，重症かつ低心機能の急性心不全患者において，肺動脈カテーテルの使用が予後に影響するかどうかを調べたESCAPE試験でも強心薬の使用は血管拡張薬使用群に比し有意に予後を悪化させていた[2]．これらの試験を受けて，通常の急性非代償性心不全（ADHF）ではたとえ，LVEFが低くても強心薬は一般期には使用すべきではないとされている．わが国のガイドラインでは，強心薬は病態に応じた適応をすること，強心薬のなかでの選択，投与量，投与期間に十分注意を払うべきと記載されている．これらを要約すれば，通常の急性心不全では強心薬は極力避けるべきであり，使用するとしても低用量

2 血行動態から急性心不全の病態を3つに分ける

　Mullenらは心拍出量が低下（CI<2L/min/m^2）した高度のheart failure with reduced ejection fraction（HFrEF）によるADHF患者において，平均大動脈圧＞65mmHgを目標にニトロプルシッド（SNP）を使用し，使用した群は使用しなかった群に比較し，入院中の強心薬の併用や腎機能の悪化が少なかったと報告している[3]．また，SNP群は退院時にβ遮断薬などエビデンスに基づいた治療がより多く施され，長期予後も良好であった．SNPは動脈と静脈を同程度に拡張する血管拡張薬である．動脈を拡張する割合が強いため，血圧の低下には注意を要する．したがって，上記試験は重症心不全でもSNPのような特性をもった血管拡張薬で治療可能ではあることを示している．

　この報告を受けて，YancyらはADHFでの血管拡張薬の重要性を再認識し，図1のようなADHFに対する治療指針を提案している[4]．彼はADHFを3つの病態に分類した．1つは心拍出量（CO）が保たれ，右心房（RA）圧

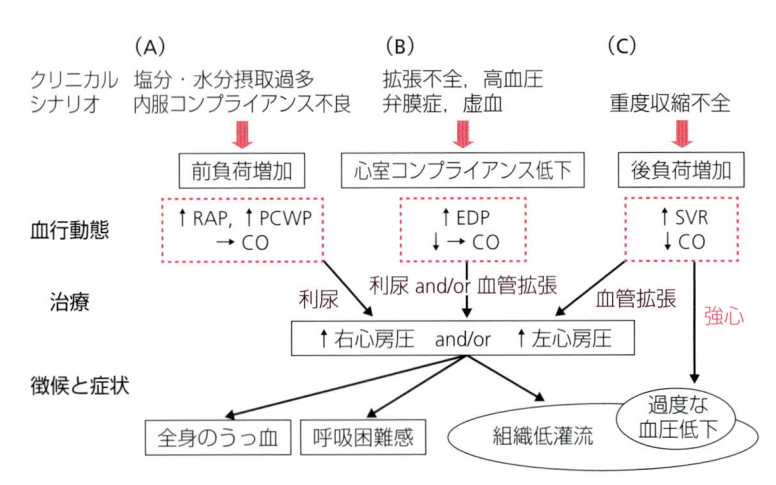

図1 急性心不全の病態別の治療方針（血管拡張薬の重要性）
RAP: 右心房圧, PCWP: 肺動脈楔入圧, CO: 心拍出量,
EDP: 左室拡張末期圧, SVR: 末梢血管抵抗
（Yancy CW, J Am Coll Cardiol. 2008; 52: 208-10[4] より）

や肺動脈楔入圧（PCWP）が上昇，すなわち，①左室拡張末期圧（LVEDP）や右室拡張末期圧（RVEDP）などの filling pressure が上昇している状態（図1A），② CO が正常または少し低下し，filling pressure が上昇している状態（図1B），③ CO が低下し，SVR が上昇している状態（図1C）に分類した．彼は A では利尿薬，B では利尿薬または利尿薬と血管拡張薬の併用が基本であるとした．Mullen らの報告は心拍出量が低下した高度の HFrEF による ADHF 患者において多い C の状態でも利尿薬と血管拡張薬（SNP）の併用で対応できる場合があることを示している．さすがに，下記に示すような組織低灌流を認める ADHF では強心薬が必要である．そこで，組織低灌流を示す ADHF をどう見極めるのかが問題となる．

3　組織低灌流を認める急性心不全

a）低心機能症例では血圧は SV に依存する

正常心では血圧はインピーダンスと1回拍出量（SV）に規定されている．しかし，低心機能の心不全症例ではインピーダンスが上昇し，血圧は SV に規定される[5]．すなわち，血圧の維持や血圧の上昇のためには SV を増加させることが重要であり，単に末梢血管抵抗を増加させるだけではむしろ SV が減少してしまう．正常人では血圧が低下しても組織灌流を維持するために，

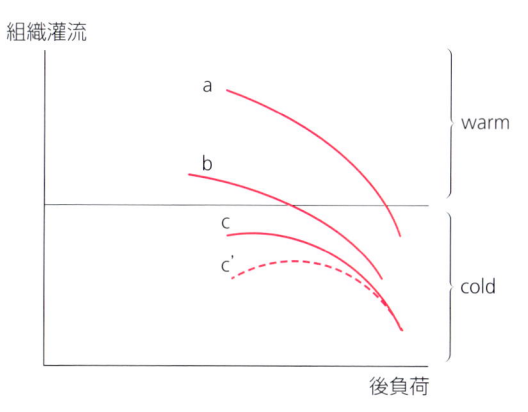

図2　低心機能症例では組織灌流は後負荷に依存
a〜c: 負荷依存性の心臓，心機能は a → c に移行につれて低下している．
ある心機能では後負荷を下げれば，組織灌流は増加する．

"autoregulation"機構が作動し，臓器灌流を一定に保つメカニズムが作動する．しかし，心不全ではこの機構が障害されており，組織灌流を維持できる血圧の閾値がより高くなっている[6]．

　低心機能症例では，後負荷が増大すればSVが低下し（afterload mismatch），血圧が低下しやすい．前述のごとく，血圧の低下は組織灌流の低下につながる．これは低心機能症例ほど顕著である（図2, a→c）．組織灌流の改善のためには強心薬，利尿薬，血管（静脈）拡張薬による心機能の改善（c→a）が必要である．症例によっては血管（動脈）拡張薬が有効であるが，図1Cのように高度の低心機能症例では血圧が低下し，組織灌流の悪化を助長する可能性があるので注意が必要である．

b）日常臨床における組織低灌流の評価

　臨床所見や理学的所見としては低血圧，低い脈圧，意識障害，胸痛，爪の反応，四肢末梢の冷感，尿量低下などがある．もともとの高血圧の有無にも影響されるが，血圧に関しては平均動脈圧は60 mmHg（65 mmHgとする報告もある）以上は必要とされる[7]．中心静脈圧（CVP）の絶対値そのものは低灌流の指標としては役立たないが，水負荷などの治療的介入に対するCVPの反応は有効な指標となる．

　重要臓器の灌流障害の指標としては，心臓ではトロポニン，BNP，腎臓では尿中IL 18やnGAL，血漿シスタチンCやnGALがある．血中の乳酸濃度，動脈血の塩基不足，混合静脈血の酸素飽和度などは全身の組織灌流の指標として用いられることもあるが，必ずしも当てはまらないこともある．たとえば，高乳酸血症といっても，即，組織の酸素不足というわけではない．なぜなら，内因性または外因性にカテコラミンがピルビン酸の産生を増やして好気性に解糖が亢進し高乳酸血症を呈する場合もあるからである．

c）組織灌流低下の判定

　Nohriaらは心不全と診断された拡張型心筋症患者の予後を検討し，①四肢冷感や発汗，②交互脈や微弱な脈，③精神状態の変調，④脈圧（PP）＜25%をもって，組織低灌流とした[8]．また，Stevensonらは，① Nohriaらの条件を満たしたうえで，②ACE阻害薬/アンジオテンシン拮抗薬の不忍容，③ worsening renal function（WRF）をもって組織低灌流とした[9]．Freaらは急性心不全のためにICCUに入院し，左室駆出率が35%より小さい患者において，組織低灌流を判定する指標をCold Modified 2014として考案し

表1 Cold Modified 2014

①〜③の少なくとも 2 つを満たす症例は院内あるいは 6 カ月予後が不良．
①著しい RAS の賦活化
　ACEI/ARB 不忍容，Na＜130 mEq
②組織低灌流
　腎機能
　　WRF　入院から 48 時間で Cr ≧ 0.3 mg/dL
　　　　　または ≧ 25％ または乏尿 (6 時間以上　尿量＜0.5 mL/kg/h)
③組織低灌流
　肝機能
　　ビリルビン ≧ 1.2 mg/dL (心不全以外の原因を除く)

た[10]．彼らは表1の①〜③の少なくとも 2 つを満たす症例は院内あるいは 6 カ月予後が不良とした．この基準は灌流圧よりも，組織灌流そのものを重要視している．実際，低血圧よりも低組織灌流のほうが予後が悪いことが報告されている．Nohria や Stevenson の指標と比べても，Cold Modified 2014 による組織低灌流の指標はより予後不良の因子として使用できると考えられる．

4 強心薬の使いかた

ショック時のように昇圧を必要とする場合はノルアドレナリンやドパミンを使用するが，強心作用を期待する場合はドブタミンが基本である．3 μg/kg/min 以上を必要とする場合は，病態を解析し極力高用量の期間を短くするような治療を模索する．高度の低灌流の場合は PDE III 阻害薬との併用が有用である．ドブタミンの効果が不十分であったり，不十分であることが予測される場合は早期から積極的に PDE III 阻害薬の使用を考慮する．PDE II 阻害薬の効果は β 受容体を介さないため β 遮断薬内服中の患者にも有効である．PDE III 阻害薬は強心作用と血管拡張作用を併せ持つ（inodilator）が用量によって強心作用と血管拡張の比が異なり，低用量では血管拡張作用は少なく，強心作用がメインである．PDE III 阻害薬のもつ血管拡張作用を期待する場合は硝酸薬に比し，確実かつ持続性である．

少量のドブタミン（1.5〜2.0 μg/kg/min）とミルリノン（0.125〜0.25 μg/kg/min）の併用は通常量のドブタミンよりも強い強心作用を示すことが多い．

強心作用を期待する場合はドブタミン1.5〜2μg/kg/minとミルリノン0.125μg/kg/minの併用で開始し，不十分であればミルリノン0.25（場合により0.2）μg/kg/mgに増量する．血圧，心拍数，尿量，左室拡張末期圧の指標をみながらドブタミン3μg/kg/min，ミルリノン2.5μg/kg/minまででとどめておく．warm upできない場合はほかの治療手段も考慮に入れる．極端な低心機能例では上室性頻脈や心室性期外収縮が出現のためミルリノンの増量ができないこともある．warm upが達成され，利尿が持続するようになれば強心薬を漸減するが，ドブタミンのほうから漸減する．使用例を以下に示す．ドブタミンが残っているうちにミルリノンを0.125μg/kg/minに減量し，ミルリノンが残っているうちのドブタミンを終了する．少量の強心薬の漸減が困難な場合はピモベンダン（1.25mgまたは2.5mg/日）を併用する．

　腎機能低下例やactiveな虚血症例では重篤な不整脈が出現することがある．特に，腎機能低下症例では初期の血行動態の改善が大きくてもPDE III阻害薬が蓄積し，あとで重篤な不整脈が出現する可能性が高い．血清クレアチニン濃度は2.0mg/dL以下で開始するのが無難である．早期に血行動態が改善できれば腎機能はむしろ改善していくことがある．すなわち，腎機能が通常よりも悪化して入院している症例である．

【参考文献】

1) Abraham WT, Adams KF, Fonarow GC et al. In-hospital mortality in patients with acute decompensated heart failure requiring intravenous vasoactive medications: an analysis from the Acute Decompensated Heart Failure National Registry (ADHERE). J Am Coll Cardiol. 2005; 467: 57-64.
2) Binanay C, Califf RM, Hasselblad V, et al. Evaluation study of congestive heart failure and pulmonary artery catheterization effectiveness: the ESCAPE trial. JAMA. 2005; 294: 1625-33.
3) Mullen W, Abrahams Z, Francis GS, et al. Sodium nitroprusside for advanced low-output heart failure. J Am Coll Cardiol. 2008; 52: 200-7.
4) Yancy CW. Vasodilator therapy for decompensated heart failure. J Am Coll Cardiol. 2008; 52: 208-10.
5) Cohn JN. Blood pressure and cardiac performance. Am J Med. 1973; 55: 351-61.
6) Cruickshank JM. The role of coronary perfusion pressure. Eur Heart J. 1992; 13 (Suppl D): 39-43.

7) Dunster MVV, Takala J, Ulmer H, et al. Arterial blood pressure during early sepsis and outcome. Intensive Care Med. 2009; 35: 1225-33.
8) Nohria A, Tsang SW, Fang JC, et al. Clinical assessment identifies hemodynamic profiles that predict outcomes in patients admitted with heart failure. J Am Coll Cardiol. 2003; 41: 1797-804.
9) Stevenson LW. Design of therapy for advanced heart failure. Eur J Heart Fail. 2005; 7: 323-31.
10) Frea S, Pidello S, Canavosio FG, et al. Clinical assessment of hypoperfusion in acute heart failure. Circulation J. 2015; 79: 398-405.

〈安村良男〉

7. 心機能が保たれているとき

take home messages

① 左室収縮能が保持された心不全（HFpEF）に強心薬を使うことは少ない．
② HFpEF の病態には拡張機能障害以外のさまざまな要因が関与する．
③ HFpEF は心房細動や血圧上昇を契機に急性増悪することが多い．
④ 強心薬による不整脈，血圧上昇に注意が必要である．
⑤ 敗血症性ショックではノルアドレナリンが第1選択となる．

　米国における急性心不全患者の大規模レジストリである OPTIMIZE-HF 研究の結果によれば，入院する急性心不全患者の約40％は，左室駆出率（EF）が保持された心不全（heart failure with preserved ejection fraction：HFpEF）であるとされている[1]．EF が保たれていることから，急性期において強心薬が用いられることはまれであるが，ここでは，HFpEF の病態と急性心不全発症時の対応について述べることとする．

1 HFpEF の病態

　HFpEF の発生機序には，拡張期における左室弛緩障害と左室硬度の増加といった左室の拡張障害のみならず，大血管弾性や左房機能の低下など左室外因子の関与も明らかにされている．HFpEF で緊急入院する症例の約30％は新規発症の頻拍性心房細動と報告されており[2]，心房収縮の消失に加えて

頻拍の存在が，著しく左室流入を障害することにより急性増悪をきたすと考えられる．

拡張機能障害は，HFpEF の病態の主体をなすと考えられているが，EF には反映されない左室収縮機能の低下，収縮ならびに拡張予備能の低下や肺血管抵抗の異常に伴う肺高血圧，心肺相互作用，末梢酸素利用能の低下，廃用性萎縮，慢性腎臓病，糖尿病，高血圧，冠動脈疾患，肥満，慢性閉塞性肺疾患（COPD），貧血など左室拡張機能障害以外のさまざまな要因が関与していると考えられ，病態は多面性を極めている[3]．

2 HFpEF の急性増悪の原因

本邦における HFpEF の実態に関する多施設共同調査研究である JAS-PER（Japanese heart failure syndrome with preserved ejection fraction）研究では，国立循環器病研究センターなど全国の中核施設に非代償性心不全にて入院した患者のうち，HFpEF と診断された症例が登録され，わが国に

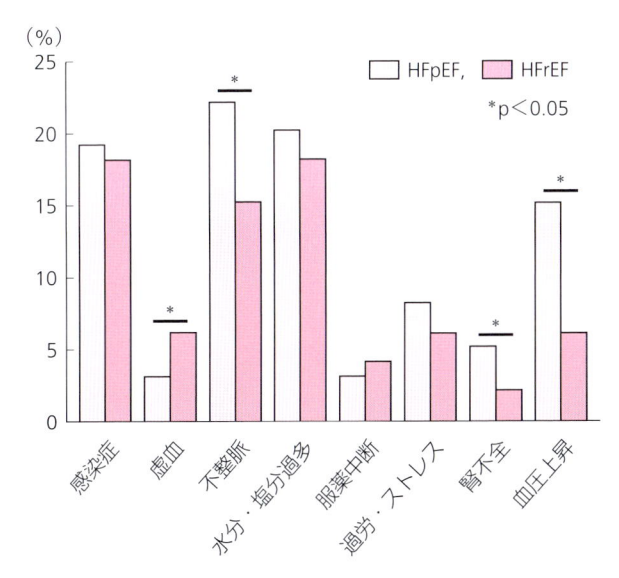

図 1　心不全増悪の原因に関する HFpEF と HFrEF の比較
HFpEF では HFrEF に比べ，心房細動などの不整脈，血圧上昇による後負荷増大が大きな割合を占める．

おけるHFpEFの実態を明らかにし，有効な治療法開発を見出すための基礎データベースを構築するための取り組みがなされている．

JASPER研究の中間解析結果によれば，同時期に国立循環器病研究センターに入院となった患者のうち，左室駆出率が低下した心不全（heart failure with reduced ejection fraction：HFrEF）と比較すると，患者背景因子において，HFpEFではHFrEFに比較し，高齢，女性，高血圧・心房細動の既往が多い一方で，喫煙歴，心筋梗塞，慢性腎臓病，心不全入院の既往が少なかった．入院の原因となった増悪因子に関しては，HFpEFの場合，不整脈，血圧上昇が圧倒的に多く，感染症，水分・塩分過多や過労・ストレスに関しては，2群間で有意差を認めなかった．また，虚血による増悪はHFrEFで多く認めた（図1）．このことから，拡張障害による心不全を悪化させる要因として，心房細動などの不整脈，血圧上昇による後負荷増大が大きな割合を占めることが明らかになった．初期治療薬に関しては，HFpEFにおいてドブタミンやホスホジエステラーゼ（PDE）III阻害薬が用いられることは，HFrEFに比較するとわずかであり，利尿薬が多く用いられていた（図2）．

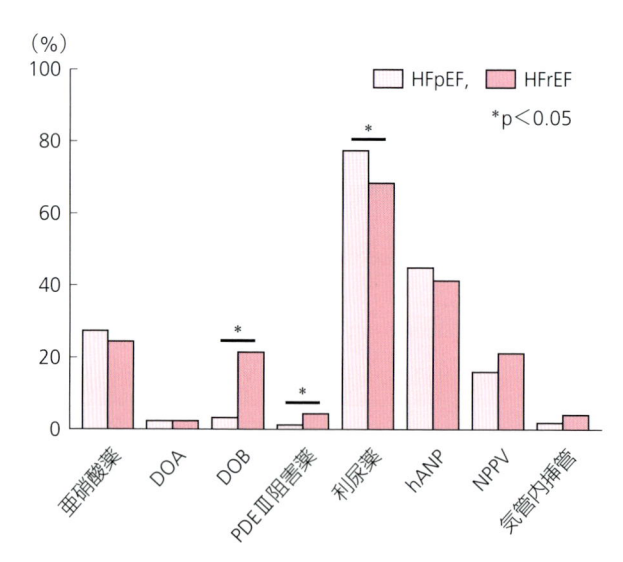

図2 急性心不全の初期治療に関するHFpEFとHFrEFの比較
HFpEFでは，利尿薬，血管拡張薬による初期治療が中心で，強心薬が使われることはわずかである．

3 HFpEF における強心薬

　前述のごとく，HFpEF において強心薬が用いられることはまれであるが，頻脈性心房細動を契機に急性心不全を発症した場合には，心拍数コントロールも兼ねてジギタリスが使用される．心拍数の増大は，拡張機能をさらに低下させる可能性があるため，カテコラミンなどを用いる際の心拍数増大には十分に注意が必要である．当院に急性心不全で入院した HFpEF の症例でカテコラミンが使用された症例は過去 3 年間で 1 例のみであり，敗血症に伴うショックに対して使用されていた．以下にその症例を提示する．

症例呈示

〔症例〕86 歳，男性．
〔現病歴〕40 年前より高血圧，心房細動を指摘され，近医にて降圧薬が投与されていた．30 年前に頻脈性心房細動に伴う心不全にて当院に入院となって以降，抗凝固薬，β遮断薬が導入されていたが，10 年前より糖尿病の悪化とともに下腿浮腫を認めるようになり，フロセミド，スピロノラクトンが処方されていた．年末年始で暴飲暴食が重なり，1 週間前より体重は 2 kg 増加していたが，数日前より咳嗽，発熱が出現し，悪寒戦慄を伴い，呼吸困難感も出現したため緊急受診となった．
〔既往歴〕高血圧，慢性心房細動，糖尿病，脂質異常症，痛風．
〔家族歴〕特記すべきことなし．
〔来院時身体所見〕身長 170 cm，体重 55 kg，体温 38.3℃．血圧 72/36 mmHg，脈拍 88 bpm 不整，呼吸数 24 回 / 分，SpO_2 98 %（O_2 2 L）．意識清明，頸静脈怒張なし，心音 S3（−）S4（−）心尖部に収縮期逆流性雑音を Levine II/VI 聴取，両側肺野ラ音聴取，腹部肝臓を 3 横指触知，肝頸静脈逆流あり，下腿浮腫著明，末梢冷感なし．
〔血液検査所見〕WBC 12,300/μL, Hb 9.2 g/dL, Plt 10.5 万/μL, TP 6.1 g/dL, Alb 2.9 g/dL, TB 0.8 U/L, AST 17 U/L, ALT 12 U/L, GGTP 32 U/L, TC 110 mg/dL, BUN 53 mg/dL, Cre 1.60 mg/dL, CK 63 U/L, Glu 87 mg/dL, Na 136 mEq/L, K 4.1 mEq/L, BNP 277.8 pg/mL, HbA1c 6.4.
〔心電図〕心房細動（心拍数 78 bpm）．
〔胸部 X 線写真〕両側胸水，肺うっ血あり．心拡大あり（CTR 70 %）．

〔心エコー〕左室内径52/36mm，左室駆出率62％，左房径65mm，僧帽弁閉鎖不全2/4，三尖弁閉鎖不全2/4，TRPG 22mmHg，下大静脈径30mm，呼吸性変動なし，Dct 184msec，E/e'(septum)16.4，E/e'(lat)8.4，E/e'(avg)11.1．

〔来院後経過〕感染を契機とした心不全急性増悪と診断された．経過から敗血症性ショックも疑われ，降圧剤は中止とした上で，ノルアドレナリン0.03μg/kg/minより開始とし，その後，収縮期血圧60mmHg台に低下したため，0.15μg/kg/minまで漸増し，収縮期血圧は80mmHgにまで上昇した．来院時の血液培養よりペニシリン感受性肺炎球菌が検出され，入院時より開始されていたスルバクタム/アンピシリンを継続した．ノルアドレナリン投与下にも心拍数は60〜70bpmにコントロールされ，解熱とともに血圧は回復し，ノルアドレナリンは漸減中止となった．入院時認めた体重増加，胸水貯留もフロセミド20mg/日の静脈内投与にて改善し，β遮断薬，利尿薬など内服薬再開の上，第22病日に退院となった．

〔症例のポイント〕左室機能は保たれており，敗血症性ショックにより，心拍出量はむしろ増加している状態にあり，ドブタミンなどの強心薬ではなく，α受容体刺激作用による昇圧効果を期待してノルアドレナリンが選択された．ドブタミンはβ₂受容体刺激により血管拡張作用を示すため，さらに血圧を下げるリスクが生じる．ドーパミンは，敗血症性ショックに対して用いた場合，ノルアドレナリンに比して死亡率を増加させることがメタ解析で示されており[4]，本症例の場合には，ノルアドレナリンが第1選択となる．

4 一般にHFpEFに対する強心薬について

　左室駆出率が保持されている場合には，上記のような特殊な場合を除いて強心薬が用いられる場合はほとんどないが，右心不全を合併しているような場合に用いられる可能性もある．PDE III阻害薬など血管拡張性強心薬は，血圧高値を伴う場合には有効な可能性が考えられるが，不整脈の出現などにも十分注意する必要がある．

【参考文献】

1) Fonarow GC, Stough WG, Abraham WT, et al. Characteristics, treatments, and outcomes of patients with preserved systolic function hospitalized for heart failure: a report from the OPTIMIZE-HF Registry. J Am Coll Cardiol. 2007; 50: 768-77.
2) Chen HH, Lainchbury JG, Senni M, et al. Diastolic heart failure in the community: clinical profile, natural history, therapy, and impact of proposed diagnostic criteria. J Card Fail. 2002; 8: 279-87.
3) Shah AM, Pfeffer MA. The many faces of heart failure with preserved ejection fraction. Nat Rev Cardiol. 2012; 9: 555-6.
4) De Backer D, Aldecoa C, Njimi H, et al. Dopamine versus norepinephrine in the treatment of septic shock: a meta-analysis. Critical Care Med. 2012; 40: 725-30.

〈安斉俊久〉

8. 電撃性肺水腫での使いかた

take home messages

①電撃性肺水腫は左室拡張末期圧の上昇から短時間で急激に発症する.
②急性心不全症候群の約3%に認められ, 血圧上昇に伴う急性心原性肺水腫とは異なった病態である.
③左室収縮能は保たれている場合が多く, 増悪因子である afterload mismatch, volume central shift に対して血管拡張薬や利尿薬を第1選択で使用する. NPPV も有効である.
④左室収縮能低下があり, 初期治療にて血圧低下, 低灌流を伴う場合に強心薬が適応となる.

　急性心不全とは「心臓に器質的および/あるいは機能的異常が生じて急速に心ポンプ機能の代償機転が破綻し, 心室充満圧の上昇や主要臓器への灌流不全をきたし, それに基づく症状や徴候が急速に出現した状態」と定義され, 心臓だけではなく, 血管, 腎臓, 肺を含め, さまざまな病因, 病態からなる複雑な症候群である[1]. 電撃性肺水腫は数分〜数時間以内に急激に発症し, しばしば重度の高血圧を伴うのが特徴である. 電撃性肺水腫は Gheorghiade らの急性心不全症候群の分類では血圧上昇（収縮期血圧>160 mmHg）に伴う急性心原性肺水腫（>25%）から独立した病態として記載されており, 急性心不全症候群の約3%に認められる[2]. 治療目標は血圧と水分バランスの調節であり, 血管拡張薬, 利尿薬によく反応する. しかしながら呼吸不全の状態によっては NPPV さらには挿管人工呼吸器管理が必要となることがある. 電撃性肺水腫の死亡率は約40%と報告されており,

急性心不全とは異なった背景をもつ病態であることを理解して治療にあたる必要がある[3]．本稿ではまず肺水腫の起こるメカニズムについて記載し，その後，急性心原性肺水腫と電撃性肺水腫の違いについて説明した後，各種血行動態，心不全分類における電撃性肺水腫の位置づけ，治療法について述べる．

1 肺水腫が起こるメカニズム

肺における液体の恒常性は肺毛細血管と間質腔の間の静水圧，膠質浸透圧の差，血管の透過性，肺胞の液体クリアランスで維持されている．左室拡張末期圧の上昇，左房圧の上昇により肺胞に接した毛細血管の静水圧が上昇すること，肺毛細血管の障害により透過性が亢進することにより肺における液体恒常性が崩れ肺水腫を発症する[3]．また急性心筋梗塞で急激に左室機能が低下した場合や，左室収縮能が保たれていても拡張不全を有している場合には左室と右室の1回拍出量の不均衡から急性肺水腫を生じやすい．逆に右心機能が低下している場合には急性肺水腫は起こりにくい[4]．

2 電撃性肺水腫とは

電撃性肺水腫という用語は一般的に急激に発症した急性心不全による肺水腫に使用され，数分〜数時間で致死的な状態に至る病態である．高血圧，虚血性心疾患，弁膜症，拡張不全，容量負荷といった一般的な心不全のリスクファクターが電撃性肺水腫の原因とされている．一方で両側性の腎動脈狭窄症，また片腎における腎動脈狭窄でしばしば電撃性肺水腫が認められることから，レニン–アンジオテンシン系などの神経体液性因子の過度な活性が関与していると考えられている．その他，NO合成不全，エンドセリンの上昇，交感神経過剰活性，カテコラミン過剰といった神経体液性因子が肺毛細血管のストレスによる障害，透過性亢進といった病態生理学的変化を引き起こし，肺における液体分布の恒常性が崩れ，肺水腫を容易にさらに急激に発症させる基質となる（図1）．これらの基質が存在し，さらに急激な血圧上昇，急性虚血，容量負荷が加わった場合に，数分〜数時間以内に致死的な状態に至る点が，一般的な急性心原性肺水腫と電撃性肺水腫の違いである[3]．

```
                器質的要因                    神経体液性因子

        拡張不全                          ↑RAAS系活性

        ↑動脈のスティフネス                ↓NO

                                         ↑エンドセリン
        ↓腎灌流
                      左室              ↑交感神経活性
                    拡張末期圧↑

  急激な血圧↑    ⊕        ⊖       ・↑肺のクリアランス
  急激な虚血                         ・↑左室収縮能と拡張能
  急激な容量負荷↑                    ・↑末梢血管拡張

                    電撃性肺水腫
```

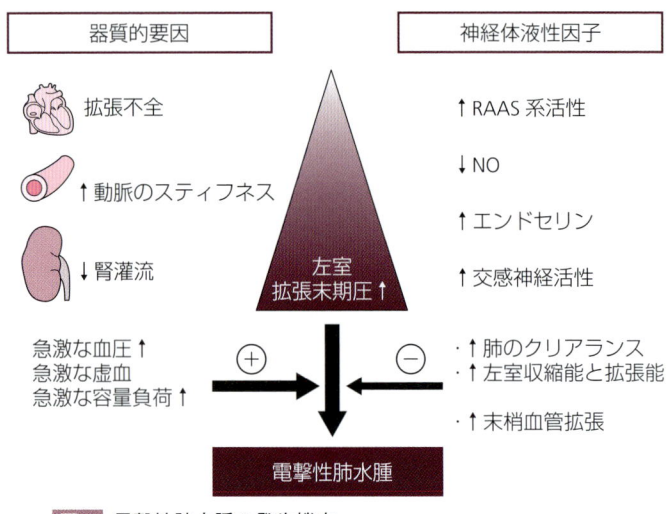

図1 電撃性肺水腫の発生機序
（Rimoldi SF, et al. Prog Cardiovasc Dis. 2009; 52: 249-59[3]）より）

3 電撃性肺水腫に関連した疾患

①左室拡張不全

　高血圧，動脈硬化などの圧負荷により左室肥大が起こり，拡張不全をきたす．拡張不全心では前負荷予備能が低下しており，拡張末期容積を増大させることができず，左室拡張末期圧が容易に上昇し，肺水腫の原因となる．

②高血圧

　血圧の日内変動の消失，脈圧の増大，夜間の血圧上昇，non-dipper型は電撃性肺水腫の発症，再発と関連がある．これは夜間に電撃性肺水腫が多いことと一致する．高血圧緊急症における急激な血圧上昇も電撃性肺水腫を引き起こす．高血圧による左室肥大は拡張能低下だけでなく，冠動脈硬化による虚血も伴いやすく電撃性肺水腫をきたしやすい．

③虚血性心疾患

　急性心筋梗塞で急激に左室拡張末期圧が上昇し電撃性肺水腫が発症する．電撃性肺水腫の患者では冠動脈狭窄の頻度は高い．しかしながら電撃性肺水腫の再発が冠動脈疾患の有無にかかわらず同等であったこと，冠動脈再建施行群と未施行群で電撃性肺水腫の再発率に差がなかったことから，冠動脈の

主要分枝の狭窄よりも微少血管循環障害による心筋虚血がより電撃性肺水腫に関与していると考えられている．高血圧，虚血による一過性収縮能低下と電撃性肺水腫の関連に関しては少数例の検討で否定されている[3,5,6]．

④腎動脈狭窄症
2次性高血圧の原因であり，レニン-アンジオテンシン系の活性から塩分，水分の貯留をきたす．また治療抵抗性の高血圧から左室肥大，拡張不全をきたす．腎動脈狭窄に対する血管内治療で電撃性肺水腫による再入院が減少したとの報告もある[3]．

⑤弁膜症
腱索や乳頭筋断裂による急性僧帽弁閉鎖不全症，虚血性僧帽弁閉鎖不全症の運動誘発性の増悪は電撃性肺水腫の原因となり得る．

⑥閉塞性睡眠時無呼吸症候群
コントロール不良の高血圧を合併することがあり多くはnon-dipper型である．胸腔内圧低下，低酸素，交感神経活性亢進，血管内皮障害から電撃性肺水腫を引き起こす[3]．

4 血行動態，心不全分類における電撃性肺水腫の位置づけおよび治療

a) Forrester分類
急性心筋梗塞に伴う急性心不全の予後分類であり，梗塞による急激な左室機能低下に基づく急性心不全が対象であり，右心機能は保たれており，循環血液量は一定である．肺うっ血（電撃性肺水腫）を伴うのはII, IV群であるが，II群では収縮能は保たれ，拡張不全，容量負荷をベースに肺うっ血をきたした状態と考えられ，利尿薬，血管拡張薬が治療の主体となる．一方でIV群においては左室収縮不全に伴った肺うっ血と考えられ，血管拡張薬，利尿薬に加えて強心薬が必要となる．

b) Clinical Scenarios分類，Gheorghiadeの急性心不全症候群分類
Mabazzaらの提唱したクリニカルシナリオ分類やGheorghiadeらが提唱した急性心不全分類では，初回収縮期血圧に基づいて分類している[2,7]．急性肺水腫を合併するのは高血圧群である．それぞれ高血圧群の定義は収縮期血圧＞140 mmHg，＞160 mmHgと異なっているが，急激な発症，びまん

性の肺水腫が主体，全身浮腫は軽度，後負荷の上昇が病態の主体であり，左室収縮能は保持されていることが多い．これら肺うっ血が主体の場合には，体内水分の再分布（central volume shift）により生じた肺動脈圧上昇と体血管収縮による体血管抵抗上昇を軽減するために，硝酸薬を中心とした血管拡張薬で治療する．また NPPV による酸素療法を併用する．NPPV の効果としては酸素化の改善だけでなく，気道内圧上昇による肺水腫の改善，胸腔内圧上昇による静脈灌流量減少による前負荷軽減，transmural pressure 減少による後負荷減少が期待できる．しかしながら左室収縮能が高度に低下した低心機能例であっても来院時は血圧高値を呈していることがあり，このような極限の状態で血管拡張薬による治療を開始した場合には低灌流からショックをきたす可能性があり強心薬の併用が必要となる場合もある．初診患者で心機能が不明の場合は，血管拡張薬による初期治療後の血圧反応，症状の慎重な経過観察，速やかな心臓超音波での心機能評価が重要である．

c) Cotter 分類

cardiac power index（0.0022×平均血圧×心係数 wat/M^2）と systemic vascular index（全身血管抵抗＝後負荷）によって病態を区別する急性心不全症候群の分類である（図2）．これらによって心原性ショック，急性肺水腫，

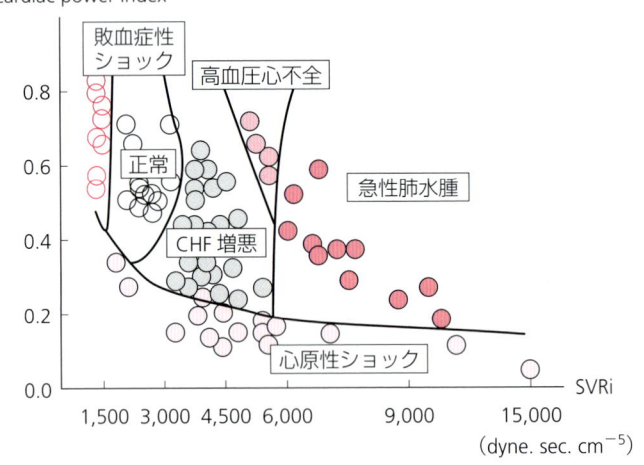

図2 Cotter 分類，cardiac power index と systemic vascular index による病態把握
（Cotter G, et al. Eur J Heart Fail. 2003; 5: 443-51[8]）より）

高血圧性緊急症，慢性心不全急性増悪を分類することができ，さらに治療選択に有用である可能性がある．注目すべきは，肺水腫と心原性ショックが隣合っている点である．ボーダーライン上にある急性肺水腫のなかには安易に血管拡張薬，利尿薬にて後負荷，前負荷を低下させた場合に過度の血圧低下，循環不全をきたす症例が存在すると考えられ，その場合には強心薬の併用が必要と考えられる[8]．

5 急性肺水腫と血圧に関して

肺水腫の最終的なメカニズムは後負荷不適合と左室拡張末期圧上昇であるが，その背景は患者ごとに異なっている．拡張不全をベースとした高血圧性心疾患における後負荷不適合をきたす血圧と，もともとの血圧が低めである拡張型心筋症における後負荷不適合をきたす血圧は一様ではない．また組織灌流維持に必要な血圧も症例ごと異なっており，症例ごとに強心薬の適応を検討する必要がある．強心薬が肺うっ血を伴った急性心不全の第 1 選択薬として使用される頻度は少ないと考えられるが，組織低灌流があり，血圧が低い場合には積極的に用いられるべきである．しかしながら一般に強心薬の使用は予後を悪化させるとされており，必要最小量を短時間で使用すべきである[1, 9]．

6 電撃性肺水腫の再発予防

一般的な急性心不全治療後に，電撃性肺水腫の基質に対しての介入が必要であるが，この点に関しての報告は少ない．高血圧治療を行い，血圧の日内変動を正常パターンへの復帰，血管内皮機能の改善を目指す．虚血性心疾患において適応があれば冠動脈再建を施行する．

7 まとめ

電撃性肺水腫は肺水腫を起こしやすい基質の存在下に急激に発症する点で，血管内の容量，圧の変化により発症する急性肺水腫とは異なった疾患である．一般的な心不全治療である血管拡張薬，利尿薬に加えて NPPV が適応とな

る．心収縮能が保たれている場合が多いが，収縮能低下が背景にある場合，血管拡張薬，利尿薬にて血圧低下，末梢循環不全を呈する場合に強心薬の適応となる．また死亡率が高いことから急性期治療後には基礎疾患の検索と再発予防を目的とした治療が必要である．

【参考文献】

1) 循環器疾患の診断と治療に関するガイドライン2010年度合同研究班報告．日本循環器学会，編．急性心不全治療ガイドライン2011年改訂版. 2011.
2) Gheorghiade M, Pang PS. Acute heart failure syndromes. J Am Coll Cardiol. 2009; 53: 557-73.
3) Rimoldi SF, Yuzefpolskaya M, Allemann Y, et al. Flash pulmonary edema. Prog Cardiovasc Dis. 2009; 52: 249-59.
4) MacIver DH, Clark AL. The vital role of the right ventricle in the pathogenesis of acute pulmonary edema. Am J Cardiol. 2015; 115: 992-1000.
5) Gandhi SK, Powers JC, Nomeir AM, et al. The pathogenesis of acute pulmonary edema associated with hypertension. N Engl J Med. 2001; 344: 17-22.
6) Kramer K, Kirkman P, Kitzman D, et al. Flash pulmonary edema: association with hypertension and reoccurrence despite coronary revascularization. Am Heart J. 2000; 140: 451-5.
7) Mebazaa A, Gheorghiade M, Piña IL, et al. Practical recommendations for prehospital and early in-hospital management of patients presenting with acute heart failure syndromes. Crit Care Med. 2008; 36（1 Suppl）: S129-39.
8) Cotter G, Moshkovitz Y, Kaluski E, et al. The role of cardiac power and systemic vascular resistance in the pathophysiology and diagnosis of patients with acute congestive heart failure. Eur J Heart Fail. 2003; 5: 443-51.
9) Fonarow GC, Heywood JT, Heidenreich PA, et al. Temporal trends in clinical characteristics, treatments, and outcomes for heart failure hospitalizations, 2002 to 2004: findings from Acute Decompensated Heart Failure National Registry (ADHERE). Am Heart J. 2007; 153: 1021-8.

〈舟田　晃〉

9. 左心不全が主体のときの使いかた

take home messages

① 強心薬の持続投与は慢性期予後を悪化させる可能性がある．収縮期血圧 90 mmHg 以上で，循環不全の所見がなければ，強心薬は使用しない．ただし，低血圧で循環不全の徴候があれば，強心薬を必要最少量で最短期間使用する．

② 治療の初期目標は，呼吸困難の軽減，心拍数のコントロール，平均血圧 65 mmHg 以上，尿量 0.5 mL/kg/ 時以上，中心静脈圧 8〜12 mmHg，中心静脈血酸素飽和度（本来は混合静脈血酸素飽和度）70％以上とする．

③ ポンプ失調による循環不全の改善を目的とする場合，ドブタミンを 2 μg/min/kg から開始する．0.5〜1 μg/min/kg で開始する場合には，循環動態をよく観察して必要に応じて増量する．ドブタミンを 3 μg/min/kg 以上に増量する場合は，ミルリノンを 0.125 μg/min/kg から追加する．

④ 収縮期血圧 90 mmHg 未満，通常より 30 mmHg 以上血圧が低下したショック症例で，昇圧を急ぐ場合，ドパミンの 3〜5 μg/min/kg から開始されることが多いが，ポンプ失調が主体であれば，ドブタミンから開始して，必要に応じてノルアドレナリン 0.03〜0.3 μg/min/kg を併用するという選択肢もある．強心薬治療に抵抗性であれば，IABP や PCPS などの機械的補助循環の適応を検討する．

急性左心不全の治療において，まず救命が第一であることはもちろんであるが，その次に大切なことは，可能な限り長期予後を悪化させない治療を心がけることである．強心薬は，血行動態を強力に改善させるため，QOLの早期改善を意識してつい積極的に使用しがちである．しかしながら，急性期の強心薬の使用により，結果として慢性期の予後が悪化している可能性が指摘され[1]，本来必要でない症例での安易な強心薬使用は戒められるようになった．本稿では，左心不全症状が主体の急性心不全の際，強心薬の使いかたについて説明する．

1 左心不全の重症度を把握する

　左心不全は，主として左室のポンプ機能が低下することにより，全身の血液の循環をまかなうことができなくなった状態であり，適切な治療が遅れれば，難治性となり，生命に危険が及ぶ．心拍出量の低下，肺静脈のうっ血，体静脈うっ血の3つに系統立てて手早く心不全徴候をチェックし，まず病態と重症度の把握を行う．

a) 心拍出量の低下

　症状は急速に進行する場合ほど著明であるが，倦怠感，錯乱や傾眠，蒼白，チアノーゼなど多彩であり，特に高齢者では心拍出量の低下を自覚症状から判断するのは困難である．ポンプ失調になると後負荷に抗して収縮期血圧を上昇させることが困難となることから，情報が乏しい初期治療の段階では，収縮期血圧90mmHg未満は強心薬開始の目安である．ただし，慢性心不全では低血圧でも循環が維持されていることも多く，これまでの経過や普段の血圧，採血結果などの情報を集めながら総合的に重症度を判断・修正していく必要がある．

　意識障害や末梢血管の収縮による四肢冷感，冷汗，尿量20mL/時未満（低ナトリウム尿）は代表的な循環不全所見であり，採血では組織低灌流のため，代謝性アシドーシスや乳酸値の上昇などが観察されることもある．一般的には収縮期血圧90mmHg未満（あるいは通常より30mmHg以上の低下）で，上記循環不全の所見があれば，心原性ショックの状態であり，原因検索と並行して強心薬の開始を考える．強心薬開始にもかかわらず収縮期血圧70mmHg未満であれば，IABPを含めた補助循環の使用も念頭におく．循

環維持の初期目標として，平均血圧 65 mmHg 以上，尿量 0.5 mL/kg/時以上，中心静脈圧 8〜12 mmHg，中心静脈血酸素飽和度（混合静脈血酸素飽和度）70％以上がよく用いられる．ちなみに冠循環は，冠灌流圧（大動脈拡張期圧－左室拡張末期圧）が 50 mmHg 未満で自己調整範囲を外れる．急性心不全における機械的補助循環の適応は，十分なカテコラミン治療にもかかわらず，NYHA クラス IV，収縮期血圧 90 mmHg 以下，心係数 2.0 L/分/m^2 以下，肺動脈楔入圧 20 mmHg 以上とされている．

　心エコー法は，低心拍出状態の評価についてはやや不得手である．ESC ガイドライン[2]では，左室駆出率 50％未満と左室流出路の速度時間積分値（velocity-time integral: VTI）10 cm 未満が異常値とされている．

b）肺静脈うっ血

　左室拡張末期圧や左房圧の上昇により，肺うっ血から肺水腫の状態となる．聴診や胸部 X 線写真，動脈血ガス所見が重要であることはいうまでもないが，まずはパルスオキシメーターによる酸素飽和度測定が有用である．酸素投与に加えて血管拡張薬が最も即効性が高いが，血圧が低い場合は強心薬が必要となる．

c）体静脈うっ血

　右室ポンプ機能が低下すると中心静脈圧の上昇を伴う．浮腫，上腹部圧痛（肝うっ血），食欲低下，胸水貯留，腹水貯留が代表的な所見であるが，上記に比べてこれらに対する治療の緊急度は低い．利尿薬の使用により血圧が低下するようであれば，やはり強心薬が必要となる．

2 使用できる強心薬を理解する

　急性心不全において静脈内投与で使用される強心薬は，β_1 受容体刺激薬であるドブタミン，ドパミンとノルアドレナリン，PDE 阻害薬であるミルリノン，オルプリノン，アデニル酸シクラーゼ活性化薬のコルホルシンダロパート（アデール）がある．経口投与する強心薬としては，現在ではピモベンダン（アカルディ）のみとなる．

a）β_1 受容体刺激薬

　ドブタミンは，主に β_1 受容体を介して cAMP の産生を増すことで強心作用を発揮するカテコラミン製剤で，心拍出量は増加し，左室充満圧（左房圧）

は低下する．5μg/min/kg 未満では β_2 受容体を介する弱い末梢血管拡張作用もある．教科書的には，3μg/min/kg から開始し，20μg/min/kg まで増量するが，実際には，2μg/min/kg で開始することが多い．0.5～1μg/min/kg で開始して，必要に応じて増量する場合には，頻回に循環動態を把握する必要がある．ドブタミンを5μg/min/kg 以上に増量する場合，心筋炎など短期間で心機能が回復する疾患や次の手段として冠動脈の血行再建術や LVAS 装着など確立した治療法が存在する状況を除いて，強心薬離脱困難ないし長期依存となる可能性を覚悟する必要があるため，ドブタミンは3μg/min/kg を超えて増量する前に PDE 阻害薬との併用を考える．

ドパミンは，3～5μg/min/kg で β_1 受容体を介して強心作用を発揮するカテコラミン製剤で，ドブタミンと比べて不整脈などの副作用がやや多い．5μg/min/kg から血管収縮作用が加わることから，通常より30 mmHg 以上血圧が低下したようなショック状態で，昇圧を重視する場合に，初期治療として使用される．腎血流増加作用に関しては，フローワイヤを用いて腎血流を測定した研究で，その急性効果については確認されたが[3]，メタ解析の結果からするとその後も持続的に腎機能を改善・保護するわけではないようである[4]．また，実際には心拍数増加の割に昇圧が得られにくい状況も多く，その場合はドブタミンやノルアドレナリンの追加が必要となる．

ショックに対する治療でドパミンとノルアドレナリンを比較した研究では，両群で予後に差はなく[5]，敗血性ショックや出血性ショックなどを除いて心原性ショックに限定した追加解析によると，28日後の死亡率は，ノルアドレナリン群で有意に少なかった[5]．ただし，ノルアドレナリンは，末梢血管抵抗の増加により平均動脈圧を増加させるため，腎，脳，内臓の血流量は減少し，心筋酸素消費量も増加させる点に注意して使用する必要がある．一般に0.03～0.3μg/min/kg で使用される．

b) PDE 阻害薬

ミルリノンやオルプリノンは，ホスホジエステラーゼ（PDE）を阻害することにより，cAMP の分解を抑制し強心作用と血管拡張作用を発揮する．心拍出量の増加は軽度であるが，左室充満圧（左房圧）の低下作用はドブタミンより強い．β 受容体を介した強心作用ではないので，ドブタミンとの併用療法や β 遮断薬が既に投与されている症例，β 遮断薬を増量する場合の下支えとして用いられる．

ミルリノンは，ボーラス投与は行わず $0.125\,\mu g/min/kg$ の低用量から開始し，心室性不整脈のないことを確認して $0.25\,\mu g/min/kg$ で使用することが多い．これ以上はドブタミンと併用するのが一般的で，最大で $0.5\,\mu g/min/kg$ までは増量することがある．腎機能低下状態では，血中濃度が上昇しやすいので，特に心室性不整脈に注意する．不整脈を抑制する目的で，ミルリノンに短時間作用型の静注 β 遮断薬であるランジオロール（オノアクト）を低用量で（$1 \sim 2\,\mu g/min/kg$）併用するやりかたもある．

c) アデニル酸シクラーゼ活性化薬

　コルホルシンダロパートは，cAMP を増加させることによって強心作用を発揮する．$0.2\,\mu g/min/kg$ から開始するが，用量依存性に頻脈となる傾向があり，最近ではほとんど使用されない．

d) 経口強心薬

　PDE 阻害作用とカルシウム感受性増強作用を有するピモベンダン，交感神経刺激薬であるデノパミン，ドパミンのプロドラッグであるドカルパミンなどがあるが，過去の大規模臨床試験で，経口強心薬は，左室収縮機能の低下に基づく慢性心不全の予後を悪化させるという結果が次々と報告され[6,7]，欧米では使用されていない．しかし，ピモベンダンの無作為試験 EPOCH の結果[8]，低用量であれば心臓死および心不全入院を有意に減少させたことから，わが国のガイドラインではピモベンダンは容認されている．ピモベンダンは肝代謝であり，腎機能低下例でも使用しやすい．

3 左室拡張不全

　拡張性心不全は心不全患者の約半数を占めるが，その主病態は，左室拡大を伴わない拡張機能障害であり，血圧上昇や頻脈発作を契機に非代償性となる．したがって拡張性心不全の急性期において，血管拡張療法や利尿薬投与，心拍数コントロールなどが必要な治療である場合が大部分である．ただし，上記治療によっても改善しない，有意な弁膜症を合併する心不全では，強心薬の追加が必要であり，徐脈では心拍数を増加させる薬剤が有効な場合もある．

4 最後に

　急性心不全は初期対応が重要であり，病態や重症度の正確な把握がキーポイントとなる．強心薬は使用するとしても必要最少量にとどめ，その減量に際しても，直後には血行動態の悪化がわかりにくいことに留意し，常に病勢を読みながら判断することが大切である．

> **❗ ここがポイント**
>
> **❖ 左心不全の強心薬**
>
> 　収縮期血圧が比較的保たれているような NYHA Ⅲ および Ⅳ 度の難治性心不全患者では，患者背景は概ね同様にもかかわらず，ドブタミンを持続投与した群のほうが，有意に心事故発生率が高く，さらに6カ月間の総死亡率も有意に高いことが示された[1]．今日では，収縮期血圧が 90mmHg 以上あれば，安易な強心薬の使用は戒められている．
>
> 　臨床的には，Forrester 分類（図1a）のプロファイル Ⅲ および Ⅳ，Nohria 分類（図1b）でいえばプロファイル L（dry-cold）および C（wet-cold）が，強心薬投与の対象となる．さらにいうと，ポンプ失調のために，うっ血と低灌流が併存している状況が，強心薬の本来の適応である．非虚血性の慢性心不全などでは，収縮期血圧 90mmHg 未満でも臓器還流が保たれている場合もあり，本当に重要なのは，血圧の値ではなく，うっ血と低灌流の重症度である．
>
> 　急性心不全における機械的補助循環の適応は，十分な強心薬治療にもかかわらず，NYHA クラス Ⅳ，収縮期血圧 90mmHg 以下，心係数 2.0L/分/m^2 以下，肺動脈楔入圧 20mmHg 以上である．

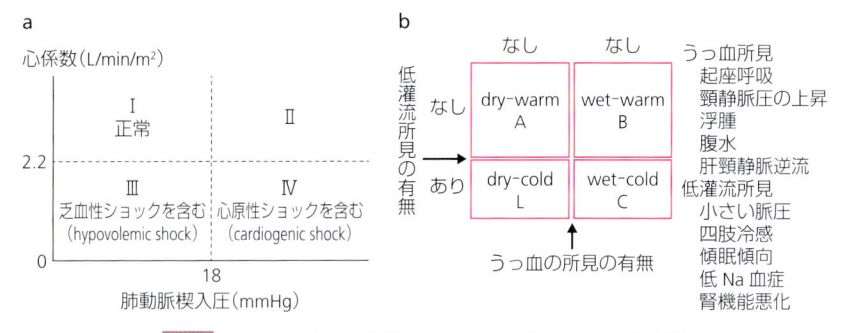

図1 a：Forrester の分類，b：Nohria-Stevenson の分類

【参考文献】

1) O'Connor CM, Gattis WA, Uretsky BF, et al. Continuous intravenous dobutamine is associated with an increased risk of death in patients with advanced heart failure: insights from the Flolan International Randomized Survival Trial (FIRST). Am Heart J. 1999; 138: 78-86.

2) McMurray JJ, Adamopoulos S, Anker SD, et al. ESC Guidelines for the diagnosis and treatment of acute and chronic heart failure 2012: The Task Force for the Diagnosis and Treatment of Acute and Chronic Heart Failure 2012 of the European Society of Cardiology. Developed in collaboration with the Heart Failure Association (HFA) of the ESC. Eur Heart J. 2012; 33: 1787-847.

3) Elkayam U, Ng TM, Hatamizadeh P, et al. Renal vasodilatory action of dopamine in patients with heart failure: magnitude of effect and site of action. Circulation. 2008; 117: 200-5.

4) Friedrich JO, Adhikari N, Herridge MS, et al. Meta-analysis: low-dose dopamine increases urine output but does not prevent renal dysfunction or death. Ann Intern Med. 2005; 142: 510-24.

5) De Backer D, Biston P, Devriendt J, et al. Comparison of dopamine and norepinephrine in the treatment of shock. N Engl J Med. 2010; 362: 779-89.

6) Packer M, Carver JR, Rodeheffer RJ, et al. Effect of oral milrinone on mortality in severe chronic heart failure. The PROMISE Study Research Group. N Engl J Med. 1991; 325: 1468-75.

7) Cohn JN, Goldstein SO, Greenberg BH, et al. A dose-dependent increase in mortality with vesnarinone among patients with severe heart failure. Vesnarinone Trial Investigators. N Engl J Med. 1998; 339: 1810-6.

8) Sasayama S, Asanoi H, Kihara Y, et al. Clinical effects of long-term administration of pimobendan in patients with moderate congestive heart failure. Heart Vessels. 1994; 9:113-20.

〈神﨑秀明〉

10. 右心不全が主体のときの使いかた

take home messages

① 右心不全の原因に注目せよ（収縮力低下，容量負荷，後負荷増大＝圧負荷，拡張障害）．
② 左右いずれの心不全においても右心機能は独立した予後規定因子である．
③ 右心不全の病態において，まず心拍出量が保たれているか否かをチェックせよ．
④ 右心不全の強心薬の使用において，常に体血管抵抗と肺血管抵抗のバランスに注意せよ．
⑤ 右心不全の強心薬の使用において，その後の治療方針（機械的補助まで）まで見通したうえで開始すること．

1 急性心不全における右心不全

　まず，急性心不全における右心不全が主体である場合の患者像を考えてみたい．やはり頻度として多いのは，左室・左心系の弁に器質的異常があり，左心不全に続発して起こる場合が多い．それらは，特発性心筋症，虚血性心疾患，左心系の弁膜症（僧帽弁および大動脈弁），心筋炎，二次性心筋症，頻脈誘発性心筋症などがあげられる．それ以外に，左室に明らかな器質的異常がなく，右心不全が単独で起きる場合がある（拡張性心不全は除く）．著者らは施設の特性上後者の経験が圧倒的に多く，本項ではここに重点をおいて述べたい．右心不全が単独で起きる場合としては，右室収縮力の低下（右室梗塞，不整脈源性右室異形成症），右室容量負荷の増加（三尖弁逆流，心房中隔欠損症などの成人先天性心疾患に続発する場合），右室後負荷の増大

（肺血栓塞栓症，肺動脈性肺高血圧症の急性増悪，COPDや間質性肺疾患，睡眠呼吸障害，低酸素血症などにより続発する，いわゆる肺性心の病態），右室拡張障害（心タンポナーデ，収縮性心外膜炎），その他（左心系弁膜症の術後に三尖弁逆流や肺動脈弁逆流とともに右心不全が残存した場合）などがあげられる．左心不全に続発する場合と右心不全単独の場合いずれの病態においても，右心機能が独立した，重要な予後規定因子である事であるということは最初に押さえておきたいポイントである．

以下，はじめに右心不全の病態について確認した後に，実際の診療上の使用について解説したい．左心不全に続発して起こる右心不全（が主体のとき）に関しては，他章を参照されたい．

2 病態

上述の右心不全の原因（右室収縮力の低下や右室容量負荷の増加，右室後負荷の増大，右室拡張障害など）により病態もかなり異なるが，一般に右房・右室は比較的コンプライアンスの良い臓器であるものの，進行すれば静脈圧の上昇や右室機能障害，低心拍出をきたす．それに伴い，肝うっ血，門脈圧亢進症，腸管浮腫による経口薬剤不応性，肝腎症候群を引き起こす（表1）．また，低心拍出のみならず，静脈圧の上昇から腎うっ血により腎機能障害を

表1 急性心不全の自覚症状，他覚所見
循環器病の診断と治療に関するガイドライン（2010年度合同研究班報告）
急性心不全治療ガイドライン（2011年改訂版）
〔http://www.j-circ.or.jp/guideline/pdf/JCS2011_izumi_h.pdf（2016年1月閲覧）より引用〕

うっ血症状と所見
左心不全
症状：呼吸困難，息切れ，頻呼吸，起座呼吸
所見：水泡音，喘鳴，ピンク色泡沫状痰，Ⅲ音やⅣ音の聴取
右心不全
症状：右季肋部痛，食思不振，腹満感，心窩部不快感，易疲労感
所見：肝腫大，肝胆道系酵素の上昇，頸静脈怒張，右心不全が高度な時は肺うっ血所見が乏しい
低心拍出量による症状，所見
症状：意識障害，不穏，記銘力低下
所見：冷汗，四肢冷感，チアノーゼ，低血圧，乏尿，身の置き場がない様相

表2	両心不全の治療

循環器病の診断と治療に関するガイドライン（2010年度合同研究班報告）
急性心不全治療ガイドライン（2011年改訂版）
〔http://www.j-circ.or.jp/guideline/pdf/JCS2011_izumi_h.pdf（2016年1月閲覧）より引用〕

両心不全の治療：循環血液量の増加が主体の場合

クラス I
・ループ利尿薬：レベル C
クラス IIa
・カルペリチド：レベル B
・限外濾過法：レベル B
・強心薬（ドブタミン，PDE 阻害薬）：レベル C
クラス IIb
・サイアザイド利尿薬：レベル C
・トルバプタン：レベル B

両心不全の治療：心拍出量の高度な低下が主体の場合

クラス IIb
・強心薬（ドブタミンと PDE 阻害薬の併用）：レベル C

きたすことも時にみられるため注意が必要である．また，容量および圧負荷に対する右室の代償機構が症例・原因疾患により異なるので注意が必要である．まず，右心不全の治療を開始する前に，循環血液量の増加が主体で右心機能の予備力がある程度保たれているのか，あるいは右心機能が高度に低下し，心拍出量低下が主体であるかの見極めが重要となる．なぜなら，前者はある程度利尿薬中心の治療で改善が見込まれるが，後者の場合には利尿薬の不適切な使用により前負荷低下からかえって低心拍出を助長する可能性があるためである．そのためには，心エコーにより心拍出量指標や右心機能の指標を評価し，必要により心臓 MRI を用いてより正確な右心機能評価を追加することや，右心カテーテルによる血行動態評価も必要となる．前者と後者の治療のおおまかな考えかたは表2を参照されたい（ただし，表2は両心不全の場合の治療である）．

　以上右心不全の病態評価についてまとめると，急性右心不全の場合，右室の代償機構に個人差があるなどの特性があり，左心不全以上に個々の症例ごとに原因や病態（心拍出量が保たれているか否かなど）をしっかりと把握することが重要であり，腸管浮腫による経口薬剤不応性や腎うっ血により腎機能障害などの治療に影響を与え得る因子を把握したうえで治療を開始しなければならない．

3 急性右心不全における強心薬の使いかた

　急性右心不全における強心薬の使いかたに関して，まとまったエビデンスは少ないので，著者らの実臨床における経験を中心に述べたい．以下，右心不全に対する強心薬使用の一般的な考えかたを述べるとともに，実臨床での注意点を述べたい．

　原因疾患への治療と併せ，右室後負荷の軽減，右室収縮力の増強，右室前負荷の適切なコントロールが重要となる．当科では上記のような疾患に対して第1選択としてドブタミンを少量（0.5〜3.0 μg/kg/min）で使用することが多い．その理由としては，β_1受容体刺激作用による心筋収縮増強作用とともにβ_2受容体刺激作用による軽度の血管拡張作用を期待している．また，心エコー上左室機能に問題ない症例でも，右室と左室の間に ventricular interaction や，ventricular interdependence，拡張早期の心室中隔の形態異常（septal bowing），心室中隔の肥大などにより右心不全自体が左室拡張機能を低下させるとされている．そのため，ドブタミンには対象は異なるが急性心筋梗塞に伴う心ポンプ失調患者におけるクロスオーバー比較試験において，ドパミンに比べ肺動脈拡張期圧を低下させたとの報告があり，右心不全単独の症例でこのような潜在的な左室拡張機能障害を有することを想定した場合でも（実際の臨床では判別困難な場合が多いが），ドブタミンのほうが理論上使用しやすい．治療抵抗性の症例におけるドブタミンの増量についてであるが，利尿あるいは治療効果が得られないからといって 3.0→5.0→8.0 μg/kg/min と増量しても左心不全ほどの効果が期待しにくい印象がある．長期に使用すれば，心筋酸素需要を増大から心筋 Ca 負荷を誘導し，心筋傷害などから長期予後をかえって不良にするのは左心不全と同様であろう．ドブタミンの増量でも有効な効果が得られないような場合には，その他の治療を早めに検討したほうが良いと思われる（例：肺血管拡張薬の強化，機械的補助など）．急性肺血栓塞栓症などでは血栓溶解などの治療により回復が期待されるが，重症の肺動脈性肺高血圧症や Eisenmenger 症候群などの難治性かつ進行性の病態の場合には，それに代わる有効な治療法がない場合には一度増量した強心薬はなかなか減らすことができないので，強心薬の開始時（あるいは増量時）にはその後の治療方針（肺移植が可能か否かなど）まで見通したうえで専門家の判断をもとに決定するべきである．

血圧低下例やドブタミンによる有害事象発現例，効果不十分（利尿など）例にはドパミンの少量追加を検討する．ショック例や末梢血管抵抗の著しく低下した症例にはノルアドレナリンも検討するが，ドパミン同様α受容体作用による右室の後負荷増大の懸念もあり，特に単独での使用はあまり行わないほうがよい．むしろ，ノルアドレナリン使用による肺血行動態の悪化も懸念される．

　理論的には，血管拡張作用と強心作用を併せ持つ PDE 阻害薬の使用も検討されるが，当科では肺血管抵抗の低下に比し過度の体血管抵抗の低下による血圧低下や不整脈リスクも考慮し，あまり使用していないのが現状である．このように，重症の右心不全例においては肺血管抵抗と体血管抵抗のバランスについても注意が必要であり，特に重症例については右心カテーテルあるいは Swan-Ganz カテーテル挿入下での強心薬の開始・調整も検討する必要がある．ただし，重症の右心不全例ではライン感染により致死的経過を辿る場合があるので，専門家の判断を含めたリスクベネフィットの評価も慎重に行う必要がある．

　ジギタリスの使用に関する考え方は基本的に左心不全と同様で，心房細動など頻脈誘発型心不全や心房細動などにおける心拍数コントロール目的に使用している．それ以外の目的には使用していない．

【参考文献】

1) 日本循環器病学会．急性心不全治療ガイドライン（2011 年改訂版）．
2) Campana C, Pasotti M, Monti L, et al. The evaluation of right ventricular performance in different clinical models of heart failure. Eur Heart J. 2004; 6: F61-7.
3) Voelkel NK, Quaife RA, Leinwand LA, et al. Right Ventricular Function and Failure: Report of a NHLBI Working Group on Cellular and Molecular Mechanisms of Right Heart Failure. Circulation. 2006; 114: 1883-91.
4) Chin KM, Kim NH, Rubin LJ. The right ventricle in pulmonary hypertension. Coron Artery Dis. 2005; 16: 13-8.
5) van Wolferen SA, Marcus JT, Boonstra A, et al. Prognostic value of right ventricular mass, volume, and function in idiopathic pulmonary arterial hypertension. Eur Heart J. 2007; 28: 1250-7.
6) Hoeper MM, Mayer E, Simonneau G, et al. Chronic thromboembolic pulmonary hypertension. Circulation. 2006; 113: 2011-20.

7) 村上元孝, 木村栄一, 新谷博一, 他. ポンプ不全に対するドブタミン, ドパミンの薬剤効果の比較―多施設共同研究の比較. 最新医学. 1984; 39: 1657-71.

〈福井重文　中西宣文〉

11. COPD を合併したときの使いかた

take home messages

① 心不全は COPD の併存疾患として重要である．
② COPD では交感神経活性が亢進しているため心拍数を増加させやすい強心薬はできるだけ避ける．
③ ドブタミンは β_2 受容体を介した気管支拡張効果が期待できる．
④ PDE III 阻害薬は気道における抗炎症効果および気管支拡張効果が期待できる．

　COPD を併存している急性心不全患者に対する強心薬の使いかたに明確な基準はない．しかし，心不全と COPD の併存例は少なくなく，心不全治療の際には常に COPD の存在を意識しなければならない．急性心不全患者の治療に当たって COPD を意識できるか否かは，その後の治療方針や治療内容に大きく影響するといっても過言ではない．ここでは，急性心不全患者に対する，COPD を意識した強心薬の使いかたについて概説する．

1　COPD と心不全

　慢性心不全は COPD の併存疾患として重要であり，事実，慢性心不全と COPD に関する報告は多い．慢性心不全患者における COPD 併存率は 20〜32％，COPD 患者における慢性心不全併存率は 20.5％（リスク比：4.5）と報告されており，COPD 患者では心不全による入院リスクも高い（リスク比：3.75）[1,2]．急性心不全患者では常に COPD の併存を意識することが大切である．また心不全の原因として心血管系疾患のみならず，COPD 自体を

念頭におくことも忘れてはならない．COPDの病態そのものが心血管系疾患のリスク因子となる．

a) COPDの右心不全

COPDが進行すると，肺胞構造の破壊による肺血管床の減少や肺血管リモデリングが生じるとともに，長期に及ぶ肺胞低酸素に対する低酸素性肺血管収縮（hypoxic pulmonary vasoconstriction：HPV）も惹起される．これらは肺血管抵抗の増大，ひいては肺高血圧症をもたらし，最終的に右心不全（肺性心）が形成される．COPDで認められる肺高血圧症は通常軽症〜中等症であるが，肺動脈圧＞35〜40 mmHgで比較的肺機能も保たれているグループが一部存在しており，COPDによる2次性肺高血圧症とは別の病態が存在する可能性も指摘されている[3]．低酸素血症の代償機転として生じる赤血球増加症，循環血液量増加，心拍出量の増大などは右心不全にさらに拍車をかける．

b) COPDの左心不全

右心不全のみならずCOPDの併存は左室機能障害を惹起する可能性が指摘されている．前述のとおりCOPD進行例には右心不全（肺性心）が合併することがあるが，近年左心不全，特に左室拡張不全の併存がCOPD患者で比較的多いことが指摘されており，COPDにおける独立した身体的活動性規定因子とされている[4]．最近，肺気腫や気流閉塞と心機能との関連をみた興味深い報告がなされた．45〜84歳の重症の呼吸器疾患を有さない2,816名を対象に，cardiac CTで肺気腫を，スパイロメトリーで気流閉塞を，cardiac MRIで心機能を評価し，各々の関連を調べたところ，肺気腫や気流閉塞が進むにつれて左室拡張末期容量，1回拍出量，心拍出量といった左心機能の指標も低下（悪化）することがわかった[5]．対象集団の1秒率の平均値は74.6％と正常域であり，肺機能は正常か，障害があっても比較的軽症の集団である．つまりCOPDが軽症であっても既に左心系にはある程度の負荷がかかっている可能性があり，注意が必要である．

2 COPD患者の急性心不全に対する強心薬の使いかた（表1）

近年，心不全への病態認識の変化に伴い，急性心不全症例に対して強心薬

を安易に使用すべきでないと考えられるようになっている．しかし，血管拡張薬や利尿薬を投与しても低灌流やうっ血状態が改善しないような低心拍出状態にあっては，強心薬を経静脈的に投与する必要がある．COPD 患者に対する強心薬の使いかたに関しては特に明確な基準は示されておらず，エビデンスもない．したがって急性心不全症例では，COPD の有無にかかわらず，個々の心不全の病態に合わせて強心薬を選択し投与していけばよいと考えられる．しかし，一部の強心薬と同じ作用機序をもつ薬剤が COPD や気管支喘息患者を対象とした臨床試験で使用されており，有効であったとする報告がある．また COPD では交感神経活性が亢進しているため，心拍数を増加させやすい強心薬はできるだけ避けたいという考えかたもある．ここでは強心薬のうち臨床で頻用されているカテコラミン製剤（ドブタミン，ドパミン）およびホスホジエステラーゼ（PDE）III 阻害薬について，COPD 患者の急性心不全治療薬としての考えかたを述べることにする．

a) カテコラミン製剤（ドブタミン，ドパミン）

ドブタミンは心拍数や末梢血管抵抗の上昇が軽度で，特に 5γ 以下の容量では心拍数をあまり増加させないのに対して，ドパミンは心拍数を増加させやすい．COPD では血中ノルエピネフリン濃度の上昇，心拍変動（heart

表1 COPD を意識した場合の主な強心薬の長所・短所

	長所	短所
ドブタミン	・心拍数や末梢血管抵抗の上昇が軽度である（交感神経の活性化は軽度である） ・β_2 受容体を介した気管支拡張効果が期待できる	・高用量（>10γ）では心拍数が増加する
ドパミン		・心拍数を増加させやすい 　（交感神経の活性化を助長しやすい） ・気管支拡張作用はない
PDE III 阻害薬	・気道平滑筋を弛緩させる ・気道での抗炎症作用がある ・気管支拡張作用がある ・心拍数増加作用は少ない 　（交感神経の活性化は軽度である）	

rate variability）の減弱などで示されるように交感神経活性の亢進が報告されており[6-8]，心拍数を増加させやすい強心薬はできるだけ避けたい．さらにドブタミンとドパミンではβ_2受容体を介した気管支平滑筋への作用の程度が異なる．すなわち，ドブタミンはβ_2受容体を介した気管支拡張効果が期待できるが，ドパミンにはその作用はない．以上のような観点から，COPD併存例で，ドブタミンあるいはドパミンどちらを使用してもよい状況であるならドブタミンを選択したほうがよいだろう．

b) PDE III 阻害薬

PDE III 阻害薬は，β受容体を介さずに細胞内でcAMPをAMPに分解する酵素であるPDE IIIを抑制することによって細胞内cAMP濃度を高める．細胞内cAMPの増加は心筋収縮力を増強し，弛緩を抑制するだけでなく，呼吸器系では気道平滑筋を弛緩させ，抗炎症作用も発揮する．特に気道平滑筋ではPDE IIIが優位に働いて細胞内cAMP濃度を調節しており，PDE III 阻害薬はin vivoでの気管支拡張効果[9]に加えて，喘息患者での呼吸機能改善効果（FEV_1の増加）も報告されている[9,10]．さらにPDE III 阻害薬の作用はβ受容体を介さないので心拍数増加作用は少ないと考えられ，交感神経を過度に刺激することもない．PDE III 阻害薬はまだCOPDの治療薬として承認されていないが，その作用機序から，COPD患者の急性心不全治療薬として有用と考えられる．

3 おわりに

COPD併存急性心不全症例に対する強心薬の使いかたについて，特に臨床現場で頻用されているドブタミン，ドパミンおよびPDE III 阻害薬について述べた．これらの強心薬のなかには，もともと気管支拡張効果をもっているものもあり，そうした強心薬はCOPD併存例でも比較的使いやすい薬剤と考えられる．COPD併存急性心不全症例では，COPDの病態を意識しながら，個々の心不全の病態に応じて強心薬をうまく使い分けていくことが重要である．

【参考文献】

1) Sidney S, Sorel M, Quesenberry CP, et al. COPD and incident cardiovascular disease hospitalizations and mortality: Kaiser Permanente Medical Care Program. Chest. 2005; 128: 2068-75.
2) Le Jemtel TH, Padeletti M, Jelic S. Diagnostic and therapeutic challenges in patients with coexistent chronic obstructive pulmonary disease and chronic heart failure. J Am Coll Cardiol. 2007; 49: 171-80.
3) Chaouat A, Naeije R, Weitzenblum E. Pulmonary hypertension in COPD. Eur Respir J. 2008; 32: 1371-85.
4) Watz H, Waschki B, Boehme C, et al. Extrapulmonary effects of chronic obstructive pulmonary disease on physical activity: a cross-sectional study. Am J Respir Crit Care Med. 2008; 177: 743-51.
5) Barr RG, Bluemke DA, Ahmed FS, et al. Percent emphysema, airflow obstruction, and impaired left ventricular filling. N Engl J Med. 2010; 362: 217-27.
6) Heindl S, Lehnert M, Criée CP, et al. Marked sympathetic activation in patients with chronic respiratory failure. Am J Respir Crit Care Med. 2001; 164: 597-601.
7) Sakamaki F, Oya H, Nagaya N, et al. Higher prevalence of obstructive airway disease in patients with thoracic or abdominal aortic aneurysm. J Vasc Surg. 2002; 36: 35-40.
8) Volterrani M, Scalvini S, Mazzuero G, et al. Decreased heart rate variability in patients with chronic obstructive pulmonary disease. Chest. 1994; 106: 1432-7.
9) Bardin PG, Dorward MA, Lampe FC, et al. Effect of selective phosphodiesterase 3 inhibition on the early and late asthmatic responses to inhaled allergen. Br J Clin Pharmacol. 1998; 45: 387-91.
10) Myou S, Fujimura M, Kamio Y, et al. Bronchodilator effect of inhaled olprinone, a phosphodiesterase 3 inhibitor, in asthmatic patients. Am J Respir Crit Care Med. 1999; 160: 817-20.

〈佐田 誠〉

12. 強心薬の効果が十分でないときの対応

take home messages

① 強心薬の適応と期待する治療効果を理解する．
② 適切な検査により治療効果を判定する．
③ 心不全の原因と増悪因子を早期に鑑別する．
④ 治療抵抗性を想定し全身状態を評価し合併症を防ぐ．
⑤ 次段階治療への適応を常に考慮し治療にあたる．

　急性心不全は，「心臓に器質的・機能的異常が生じ，ポンプ機能の代償機転が破綻して急激に心室拡張末期圧の上昇や主要臓器への灌流不全をきたす病態」と定義される[1]．生理的条件下においては心拍出量の低下に伴う循環血液量の減少に対してその不足を感知し，末梢組織への酸素供給を増やそうと応答することで，心拍数や収縮力が増加し需要と供給のバランスを保っている．しかし何らかの原因に伴う心機能障害など，さまざまな理由から十分な応答ができず，その結果本来の心ポンプ機能を十分に発揮できないとき，心不全であると診断される．強心薬が必要とされ，またはそれだけでは不十分とされる治療抵抗性心不全の治療には，各症例ごとに異なる強心薬の投与目標とその適切な効果判定が必須である．

1 強心薬の使用目的と治療効果の判定指標

　本書他項において解説されているように，急性心不全において強心薬は，Nohria-Stevenson 分類における profile C（cold and wet）に該当する症例に主として用いられる[2,3]．急性心不全における静注強心薬は，アドレナリン受容体に作用してアデニル酸シクラーゼを活性化させるアドレナリン受容

体作動薬（ドブタミン，ドパミンなど），PDE III（ホスホジエステラーゼ III）を阻害することで cAMP の分解を防ぎ，結果として cAMP 濃度を上昇させ心筋収縮力を増大させる PDE III 阻害薬（オルプリノン，ミルリノンなど），心筋 Na^+-K^+-ATPase 阻害による心筋内 Ca^{2+} 濃度増加の結果，心筋収縮力増強作用を発揮する強心配糖体（ジゴキシン，ジギトキシン）などがその代表である．さらに，主に上記薬剤が無効であるとき，またはショックなど緊急時には非選択的アドレナリン受容体作動薬（アドレナリン，ノルアドレナリン）が用いられることもある．これら急性心不全治療に用いられる強心薬は，短期的な臓器血液灌流量や，血行動態，そして臨床所見の改善を目的としており，適応症例におけるその使用は必要不可欠である．もちろん，心筋酸素需要を増大し，心筋 Ca 負荷を誘導するため，不整脈，心筋虚血，心筋傷害などによって長期的使用は生命予後を不良にすることがある．病態に応じた適応，薬剤の選択，投与量，投与期間に十分注意を払う必要がある．

　これら強心薬に限らず一般心不全治療薬の使用に際しては，治療開始前後の各種指標の変化を比較し，臓器血液灌流量が回復し，また血行動態が改善しているか，常にその効果を判定する必要がある．効果判定に際しては，心原性ショックの有無など治療開始前の状態にもよるが，四肢冷感の消退，低血圧の回復，脈圧の回復，頻拍の改善（心拍数低下），尿量確保，そして血液ガス検査から得られる酸素／二酸化炭素分圧や酸塩基平衡の各指標の改善有無など，急性期に迅速にモニタリング可能な各種臨床検査指標の変化を早期より確認することが治療方針を決定するうえで非常に重要である．さらに治療の反応をみながら実施される，血液検査値（電解質，腎機能，肝機能）の変化や，画像検査〔肺うっ血，心エコー検査（特にドップラー指標）〕の改善有無確認，さらに侵襲的モニタリング検査指標（心内圧，心拍出量，左室拡張末期圧，平均肺動脈圧，肺動脈楔入圧，体血管抵抗，肺血管抵抗，混合静脈血酸素飽和度などの測定値）ないし，そこから類推される指標の変化推移を評価することで，情報収集時点における強心薬の治療効果の有無を定性的に，または過不足について定量的に判定することができる．

　もちろんその際，呼吸管理，利尿薬および血管拡張薬，補液，不整脈心拍数管理など，強心薬に限らず一般的循環器治療を，上記指標に基づいて再度最適化を図る必要があることはいうまでもない．

2 強心薬使用の継続および次段階治療への適応精査に入る前の全身状態の再評価

　先項において強心薬治療開始後に実施すべき定量的または定性的治療効果判定の必要性について述べたが，これら各測定指標に改善の兆しがみえないとき，または増悪するときには，強心薬以外の治療の追加を考慮する必要がある．漫然と低心拍出状態の継続を許すことは，重要他臓器の機能障害を招き，低栄養や免疫不全，その他感染症を代表とする重篤な合併症の発症を招き，次段階治療への移行の機会を逸し，時として致命的になりかねない．他臓器機能評価の観点からも，心機能のみならず全身状態の再評価を適宜行っておく必要がある．それら準備が行われたうえで，想定される次の段階治療に進むべきか否か適応有無に関する判断が行わなければならない．

　改めて留意すべきは，急性期病態は刻一刻と変化していること，また治療開始時点では心不全の原因鑑別も済んでいないという点である．心不全原因の鑑別精査を行う過程で，心タンポナーデや弁膜症ほか，心臓の構造的変化が心不全の主たる原因と判明した場合，また虚血を主たる原因とする場合，二次性心筋症の除外，そして甲状腺クリーゼや急性腎不全や急性肺塞栓など心外病変により生じる心不全などに対しては，可及的早期に原因除去および原因臓器に対する治療を実施することを念頭におきながら，血行動態維持のための緊急避難的な強心薬投与および循環補助治療の適応を考える必要がある．

　いまだ不明な心不全の原因と増悪因子を検索し，心不全に続発する全身性の病態変化とともに，循環病態および血行動態の変化を再評価するには，多くの情報を系統立てて入手し総合的に判断する必要がある．補助循環や外科的処置に進むにあたり，新たに加わる情報次第で治療適応が変わるものもあり，慎重かつ適切な情報収集が必要である．

3 強心薬が効かないさまざまな理由

　心不全発症の原因および増悪因子に関して，発症時期および罹患期間について情報を得ることは強心薬使用にあたり重要な事前情報となる．心不全の原因により血行動態改善に要する強心薬の投与量も異なる可能性がある．心

外病変により惹起された心不全において，発症前の心機能は障害されていない場合，急性期の心筋障害の程度が少なければ強心薬は少量で済む可能性がある．仮に相当量の一過性障害があり高用量の強心薬を必要とする場合においても，最終的には心機能が回復するとともに早期に強心薬からの離脱が可能になるものも多い．しかし，拡張型心筋症など心原性の重症慢性心不全の急性増悪による心不全加療などにおいては，感冒罹患など一見ささいな増悪契機によってでさえ，一旦強心薬サポートが開始された後は，減量そして離脱が困難となることが少なくない．

一般に生体内にはエピネフリン，ノルエピネフリンに代表される生理的な強心物質があり，心不全症例ではこれらの内因性の強心物質が既に最大限分泌放出されていると推定される．既に一定の内因性の刺激に長期にわたり曝露している心筋は，βアドレナリン受容体への持続的な刺激の結果，刺激に対する応答が減弱する「脱感作」という現象が起こり，これが心不全などの心血管疾患発症の基盤となることが知られている[4]．基礎的，臨床的検証が重ねられ，受容体のダウンレギュレーションやタンパク質の翻訳後修飾などによる脱感作の発生抑制メカニズムに関して多くの機序解明への取り組みがなされている[5]．

さらに，心不全病態進行による心筋細胞の脱落壊死および線維化の進行により心筋組織そのものの収縮要素の喪失のため，強心薬の追加においても十分必要な反応を得られず，血行動態が改善しない場合もあると考えられる．

4 非薬物療法への速やかな適応判断と治療抵抗性の克服

薬物治療抵抗性の心不全患者の急性期治療においては機械的補助循環の使用が想定される．大動脈内バルーンパンピング（IABP），心肺補助装置（PCPS, V-A bypass, ECMO），補助人工心臓（VAD）があり，短中期的な補助は人工心肺からの離脱困難例，広範囲心筋梗塞，血行動態が破綻した急性心筋炎（劇症型心筋炎），重篤な拒絶反応をきたした心臓移植後患者などが対象となり，離脱ないし長期補助までのブリッジとして用いられる．長期的な補助は心臓移植適応基準に準じた難治性心不全患者（拡張型心筋症，拡張相肥大型心筋症，虚血性心筋症など）を対象に主に心臓移植までのブリッ

ジ（bridge to transplantation）として用いられる．そのため，本項前半で述べたように心不全の原因検索を意識した急性期治療を行っておくことが，速やかな補助循環移行への判断に必要である．さらに一旦補助循環への治療が開始されたとしても，常に心機能の可逆性を精査し，機械補助からの離脱と内科的治療への復帰のタイミングを意識した治療を心がける必要がある．

5 最後に

慢性心不全のステージからみた治療指針が，ACC/AHA（米国心臓病学会/米国心臓協会）の「慢性心不全の評価と治療に関するガイドライン」[6]から提起されているが，急性重症心不全においては慢性心不全ステージAからDにかけてみられる段階的治療の追加と比較し，判断の過程が大きく異なる．急性心不全は，突然心臓のポンプ機能が何らかの理由で傷害され，全身組織が必要とする酸素供給を得ることができない状態に至るため，過去の病歴を理解しつつも，先入観にとらわれない対応が必要である．

来院直前の心機能を予測し，急性心不全をきたす原因および増悪因子を検索し，発症後の治療経過を十分理解し，各症例の病態変化に即応しながら治療反応性を評価し，全身状態の変化に対する精査評価を怠らず適切に行い，全身性合併症への進展を防ぐべく注意深く治療にあたることが，強心薬の効果が十分でないときに治療方針を正しく判断するうえで重要である．

【参考文献】

1) JCS Joint Working Group. Guidelines for treatment of acute heart failure (JCS 2011). Circ J. 2013; 77: 2157-201.
2) Nohria A, Tsang SW, Fang JC, et al. Clinical assessment identifies hemodynamic profiles that predict outcomes in patients admitted with heart failure. J Am Coll Cardiol. 2003; 41: 1797-804.
3) Nohria A, Mielniczuk LM, Stevenson LW. Evaluation and monitoring of patients with acute heart failure syndromes. Am J Cardiol. 2005; 96: 32G-40G.
4) Bristow MR, Ginsburg R, Umans V, et al. Beta 1- and beta 2-adrenergic-receptor subpopulations in nonfailing and failing human ventricular myocardium: coupling of both receptor subtypes to muscle contraction and selective beta 1-receptor down-regulation in heart failure. Circ Res. 1986;

59: 297-309.
5) Whalen EJ, Foster MW, Matsumoto A, et al. Regulation of beta-adrenergic receptor signaling by S-nitrosylation of G-protein-coupled receptor kinase 2. Cell. 2007; 129: 511-22.
6) Hunt SA, Abraham WT, Chin MH, et al. 2009 focused update incorporated into the ACC/AHA 2005 Guidelines for the Diagnosis and Management of Heart Failure in Adults: a report of the American College of Cardiology Foundation/American Heart Association Task Force on Practice Guidelines: developed in collaboration with the International Society for Heart and Lung Transplantation. Circulation. 2009; 119: e391-479. J Am Coll Cardiol. 2009; 53: e1-90.

〈朝野仁裕〉

第5章 慢性心不全における強心薬の使いかた

1. HFrEF での強心薬の使いかた

take home messages

① 強心薬の慢性心不全患者への適応については予後改善という観点では，ことごとく失敗したというのが現実である．
② 日本循環器学会の慢性心不全治療ガイドライン（2010年改定版）において強心薬・ジギタリスは NYHA II 度以上の患者への使用が容認されている．
③ ESC ならびに ACCF/AHA の最新ガイドラインでは強心薬の慢性心不全患者への適応については論外とされ，ジギタリス（ジゴキシン）についても限定的な使用が推奨されるにとどまっている．
④ 強心薬の慢性心不全患者への適応については予後改善に対する EBM によるのか，QOL 改善も含めるのかで，考えが異なってくる．超高齢者の心不全患者に関しては QOL 優先の考えかたも成り立つかもしれない．

　左室収縮障害を示す心不全患者（HfrEF）が世界的に増加した 1980 年代においては，心筋収縮性を高めれば慢性心不全患者の症状や予後を改善することができるとの考えに沿って PDE III 阻害薬やカルシウム感受性増強薬（Ca^{2+} センシタイザー）などの強心薬が相次いで開発された．しかしながらそれら新薬の第 III 相大規模臨床試験は患者予後改善を示すことができず，

かえって予後を悪化させる治験結果も認められた．そのため経口強心薬は基本的に慢性心不全患者の治療ラインから消去された．強心効果を有するジギタリスに関しても見直しが進み，現在では慢性心不全患者の予後改善効果は否定されるに至った．強心薬は少量かつ短期間で急性増悪期などに限定した使用が原則とされている．

1 日本循環器学会等合同班会議

2010年に改訂された慢性心不全治療ガイドラインにおいては強心薬の使用について以下のごとく記載されている．「1980年代から行われた種々の経口強心薬の大規模臨床試験は，ことごとく否定的な結果に終わり米国では経口強心薬について否定的な見かたがなされている．しかしながら，生命予後の改善効果のみが慢性心不全治療の最終目的ではないとの見解にたてば，経口強心薬の臨床的有用性についても再考慮すべきであろう．特に，重症例におけるQOLの改善を目的とする場合や，静注強心薬からの離脱時，またはβ遮断薬導入時の使用はその有用性に検討の余地がある．わが国における

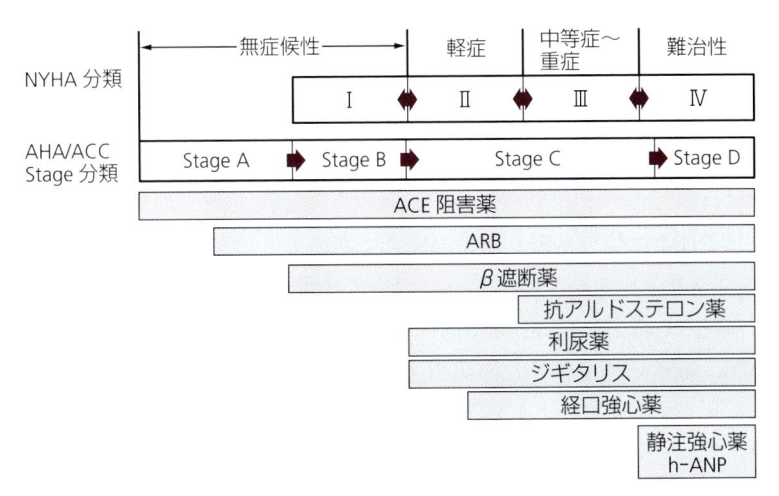

図1 心不全の重症度からみた薬物治療方針
循環器病の診断と治療に関するガイドライン（2009年度合同研究班報告）
慢性心不全治療ガイドライン（2010年改訂版）
〔http://www.j-circ.or.jp/guideline/pdf/JCS2010_matsuzaki_h.pdf（2016年1月閲覧）より引用〕

NYHA 機能分類 II m または III 度の心不全患者を対象としたピモベンダンの臨床所見，EPOCH では 52 週間の試験期間中，ピモベンダン群ではプラセボ群に比較して複合エンドポイントは大きく減少し Specific Activity Scale で評価した身体活動能力は改善した．経口強心薬として現在わが国ではピモベンダン，デノパミン，ドカルパミン，ベスナリノンが認可されている（原文まま）」[1]．したがってわが国の慢性心不全治療においては，図 1 のごとく強心薬の使用が比較的広範なレベルの患者に対して許容されている．その目的は予後改善ではなく患者 QOL にポイントがおかれている．

　ジギタリス使用についても同様である．主として DIG 試験を参照しながら，洞調律心不全患者においては予後を改善する治療ではなく，高血中濃度患者や女性ではむしろ不整脈を中心とする死亡を増加させる可能性があることに注意を喚起している．一方，慢性心房細動を伴う慢性心不全については EBM が十分ではなく，レートコントロールのためのジギタリス使用がほかの徐脈作用を有する薬物（β遮断薬やアミオダロンなど）に対して優れているかどうかについても今後の検討を要することが記載されている．このように条件を付帯しながらではあるが，その使用を否定するまでに至っていない．

2 欧米のガイドラインにみる慢性経口強心薬の位置づけ

　2012 年に改訂された ESC（European Society of Cardiology）の急性ならびに慢性心不全ガイドラインの薬物治療の項目において強心薬は完全に消去されており，心不全患者に使うべきではない薬物の項にも見当たらない．強心薬は EBM に基づく限り過去の概念であるとの明確なメッセージが読める[2,3]．ジギタリス（ジゴキシン）については図 2 のように薬物治療の末端に位置づけられており，左室駆出率が 45％以下でβ遮断薬への忍容性が不良な症例，あるいはやはり左室駆出率が 45％以下でβ遮断薬，ACE 阻害薬，それにミネラルコルチコイド受容体阻害薬を投与しても症状が持続する症例に対して，入院回避（QOL 維持）を目的として使用することがクラス IIb として示されている．すなわち限定的な使用であり，レートコントロールの立場からもβ遮断薬やイバブラディンなどの適応が先行する位置づけである[2]．

　2013 年に公表された ACCF/AHA（American College of Cardiology Foundation/American Heart Association）タスクフォースによる心不全患

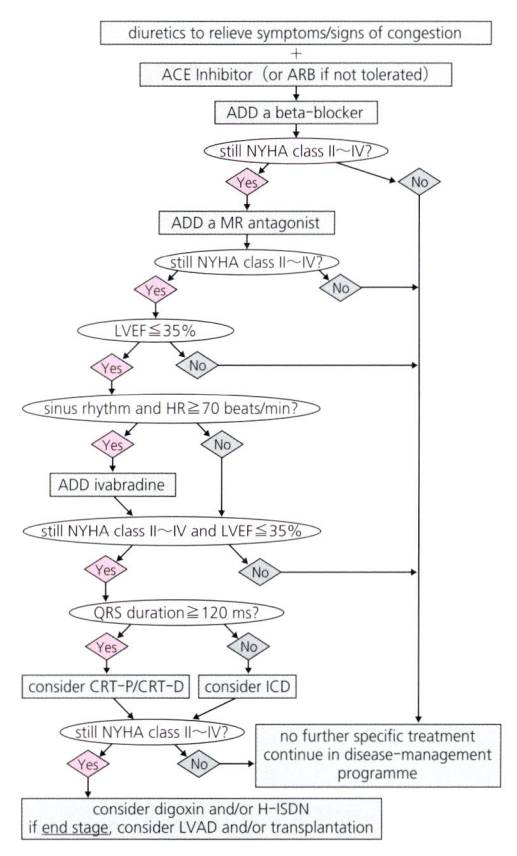

図2 ヨーロッパ心臓学会（ESC）による急性・慢性心不全に対する診断・治療のガイドライン2012年版
イバブラディンやCRT/ICDの後の最下段にジゴキシンの適応について言及している．強心薬は治療指針から完全に除外されている．

者マネージメントガイドラインでも図3のごとく強心薬の項目は見当たらない．すなわちそれについてのエビデンス自体がないとの立場はESCと同様である．クラスIII（避けるべき使用）として長期間にわたる経静脈的強心薬投与があげられており，例外的に許されるのは安定した血行動態が保てない終末期患者のみとされている．ジギタリス（ジゴキシン）については，ステージCの患者で様々な禁忌に留意しつつ使用すれば再入院の回避が得られる可能性がある（エビデンスレベルIIa）とESCガイドラインよりはやや積極的な使用を容認している．しかしながら必要最小限の用量を病態の変化

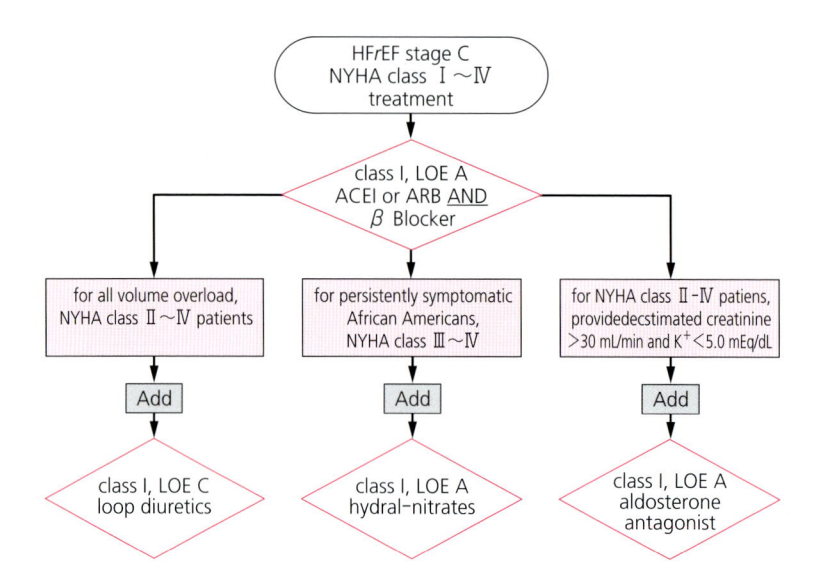

```
                    ┌─────────────────┐
                    │  HFrEF stage C  │
                    │ NYHA class Ⅰ〜Ⅳ │
                    │   treatment    │
                    └────────┬────────┘
                             ▼
                    ╱ class I, LOE A ╲
                   ╱ ACEI or ARB AND  ╲
                   ╲    β Blocker     ╱
                    ╲────────────────╱
         ┌───────────────┼───────────────┐
         ▼               ▼               ▼
┌──────────────┐ ┌──────────────┐ ┌──────────────────┐
│for all volume│ │for persistent│ │for NYHA class Ⅱ-Ⅳ│
│ overload,    │ │ly symptomatic│ │ patiens,         │
│NYHA class    │ │ African      │ │providedecstimated│
│Ⅱ〜Ⅳ patients│ │ Americans,   │ │ creatinine       │
│              │ │NYHA class Ⅲ〜Ⅳ│ │>30 mL/min and   │
│              │ │              │ │K⁺＜5.0 mEq/dL    │
└──────┬───────┘ └──────┬───────┘ └─────────┬────────┘
      Add             Add                  Add
       ▼               ▼                    ▼
 ╱class I, LOE C╲ ╱class I, LOE A╲ ╱class I, LOE A╲
 ╲loop diuretics╱ ╲hydral-nitrates╱ ╲ aldosterone  ╱
                                    ╲ antagonist  ╱
```

図3 アメリカ心臓病学会とアメリカ心臓協会（ACCF/AHA）による慢性心不全患者のマネージメントに関するガイドライン 2013 年度版
ジゴキシンについてはクラス IIa と ESC より評価が高いが，基本的な薬物治療ダイアグラム（本図）のなかには記載がない．強心薬については ESC と同様の扱いである．

や薬物相互作用などに注意を払って使用することが条件とされており，房室ブロックを含め不整脈事象への言及が大きい[4]．

これら欧米の EBM 解釈とガイドラインへの応用は近い将来わが国のガイドラインにも影響を及ぼすものと考えられる．

3 それでも期待される強心薬

生命予後の改善をエンドポイントとした EBM において強心薬は敗北したわけであるが，QOL の改善や維持も慢性心不全患者の重要な治療目標である．心不全治療薬全般においては以下のような特性が求められると考えられている．①心筋酸素消費を増加させない，②心拍数を上げない，③前負荷，後負荷を減少する．そうすると，心筋酸素消費を増加させずに減少した収縮力を回復させる効果がある強心薬には QOL 改善薬としての期待が残存している．低用量での Ca^{2+} センサイザーやイノダイレーターの使用はそのようなウィンドウが残存している可能性を示唆している．日本循環器学会のガ

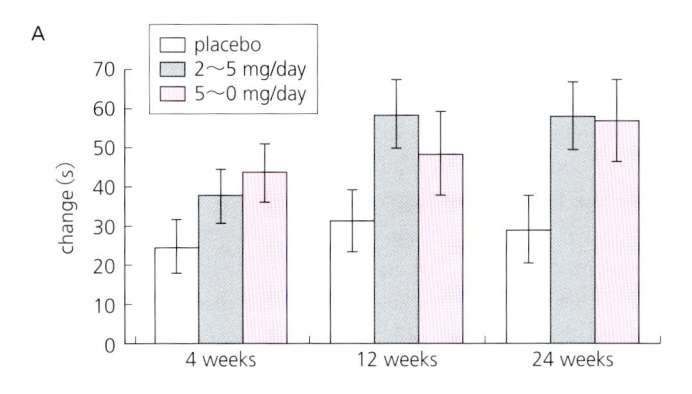

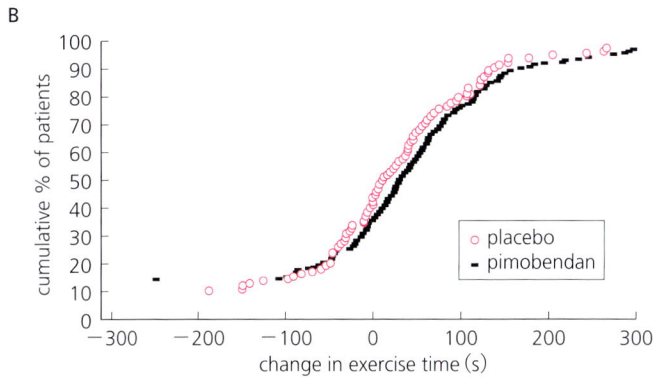

図4 PICO 研究における慢性心不全患者の運動耐容能改善
292名の慢性心不全患者（NYHA II〜III）の前向き追跡において，ピモベンダンの低用量・高用量群でともに有意な運動時間の延長が示された．ただし対照群に比較して実薬群で約7割の死亡の増加があった．

イドラインは，前述のごとくそのような可能性を現時点で認容しており，超高齢社会における心不全患者の管理について先駆的な視点を与えているともいえる[1]．

PDE III 阻害薬であるピモベンダンは PICO 試験や EPOCH 試験において，患者の運動耐容能を改善し QOL を高める薬物であることが示されている（図4)[5,6]．高用量にて不整脈死が増加するため注意深い導入と臨床観察が求められるが，わが国のように外来患者に対してもきめ細やかなフォローができている場合にはその利点を活かせる薬物であろう．

【参考文献】

1) 日本循環器学会, 他. 循環器病の診断と治療に関するガイドライン (2009年度合同研究班報告). 慢性心不全治療ガイドライン (2010年改訂版). Guidelines for Treatment of Chronic Heart Failure (JCS 2010). http://www.j-circ.or.jp/guideline/pdf/JCS2010_matsuzaki_h.pdf
2) The task force for the diagnosis and treatment of acute and chronic heart failure 2012 of the European society of cardiology. Developed in collaboration with the heart failure association (HFA) of the ESC, ESC Guidelines for the diagnosis and treatment of acute and chronic heart failure 2012, Eur Heart J. 2012; 33: 1787-847.
3) Felker GM, O'Connor CM. Inotropic therapy for heart failure: an evidence-based approach. Am Heart J. 2001; 142: 393-401.
4) Yancy CW, Jessup M, Bozkurt B, et al. American college of cardiology foundation/American heart association task force on practice guidelines, 2013 ACCF/AHA guideline for the management of heart failure: a report of the American college of cardiology foundation/american heart association task force on practice guidelines. Circulation. 2013; 128: e240-327.
5) Lubsen J, Just H, Hjalmarsson AC, et al. Effect of pimobendan on exercise capacity in patients with heart failure: main results from the Pimobendan in Congestive Heart Failure (PICO) trial. Heart. 1996; 76: 223-31.
6) Effects of pimobendan on chronic heart failure (EPOCH) study group, effects of pimobendan on adverse cardiac events and physical activities in patients with mild to moderate chronic heart failure: the effects of pimobendan on chronic heart failure study (EPOCH study). Circ J. 2002; 66: 149-57.

〈木原康樹〉

HFpEF での強心薬の位置づけ

収縮性が保たれている心不全患者（heart failure with preserved ejection fraction：HFpEF）に強心薬投与は適応となり得るだろうか？ 急性期であっても本疾患患者は概して血圧も維持され低心拍出・低灌流所見も認めないことが多い．ほとんどの症例で強心薬は適応とならないと考えてよいであろう．一方で HFpEF に対する治療戦略はいまだに確立していない現状にある．急性期治療は血管拡張薬による血圧の調節，利尿薬による体液量管理を行っているケースが多いと思われる．現在，海外では HFpEF 患者に対する大規模臨床試験が次々と行われている[1,2]．今後の新たな展開が待たれる分野である．

【引用文献】

1) Solomon SD, Zile M, Pieske B, et al. The angiotensin receptor neprilysin inhibitor lcz696 in heart failure with preserved ejection fraction: A phase 2 double-blind randomised controlled trial. Lancet. 2012; 380: 1387-95.
2) Pitt B, Pfeffer MA, Assmann SF, et al. Spironolactone for heart failure with preserved ejection fraction. N Engl J Med. 2014; 370: 1383-92.

〈髙濱博幸〉

2. NYHA が悪化してきたときに強心薬を用いるべきか？

take home messages

① NYHA 悪化の原因は心機能の悪化からだけではない．
② NYHA 悪化の原因が心拍出量低下なら経口強心薬の適応となる．
③ NYHA I 度より前の stage A からの介入が大事である．

NYHA 分類[1]（表 1）は患者の自覚症状に基づいた分類であるから客観性や定量性に欠けるのが難点であるが，簡便であり汎用される．定量化には心肺運動負荷試験（CPX）が用いられる．

NYHA II 度以上の慢性心不全患者では，安静時には無症状でも労作時に息切れや全身倦怠感を自覚する．この労作時の症状増悪は運動耐用能の低下であり，単に心機能からだけではなく肺機能，腎機能，骨格筋細胞代謝，末梢循環により規定される．したがって NYHA が悪化してきたときには，そ

表1 NYHA 分類

I 度	心疾患を有するが，そのために身体活動が制限されることのない患者 通常の活動では疲労・動悸・呼吸困難・狭心症状はきたさない．
II 度	心疾患を有し，そのために身体活動が軽度から中等度に制限される患者 安静時無症状だが，通常の活動で疲労・動悸・呼吸困難・狭心症状をきたす．
III 度	心疾患を有し，そのために身体活動が高度に制限される患者 安静時無症状であるが，通常以下の身体活動で疲労・動悸・呼吸困難・狭心症状をきたす．
IV 度	心疾患を有し，そのために非常に軽度の身体活動でも愁訴をきたす患者 安静時においても心不全あるいは狭心症状を示すことがあり，少しの身体活動でも愁訴が増加する．

（付）IIs 度：身体活動に軽度制限のある場合
　　IIm 度：身体活動に中等度制限のある場合

の原因が心機能悪化によるのか，それ以外に原因がないのか，を考えないとならない．心不全の誘因として①塩分・水分摂取過多，②過激な運動，③服薬を忘れる（怠薬），④心筋に対して抑制的に作用する薬の内服（β遮断薬，カルシウム拮抗薬）など，⑤感染，⑥不整脈の出現（頻脈性心房細動が頻度が高い），⑦無症候性心筋虚血，⑧肺動脈塞栓などがあげられる．

1 NYHAが悪化してきたときの強心薬のさじ加減

　NYHA悪化は強心薬投与と直接関係はない．訴えの原因を問診，理学所見，各種検査で明確にし心臓由来なのか，それ以外の原因はないのか判別する必要がある．体重増加，下腿浮腫，胸X線写真で胸水貯留などを認めればvolume overloadによる息切れと判断される．一方，volume overloadの所見がなく，例えば頻脈性心房細動などの不整脈を認め，それが原因で息切れが出現する場合もある．前者では利尿薬が，後者ではレートコントロールが治療の主体となり，治療に違いが生じてくる．いずれの場合も強心薬選択の出番はない．

　NYHA classが悪化し，各種の検査にて心拍出量の低下があり，末梢循環不全の徴候があれば経口強心薬も考慮される．表2に慢性心不全治療ガイドラインによる経口強心薬の適応を示す[1]．

　長期投与に関しては収縮不全，拡張不全例のどちらでもClass III，エビデンスレベルCであり推奨されていない．収縮不全でQOLの改善を目的とした短期使用はClass IIa，エビデンスレベルBとして認められている．その根拠となった代表的な臨床試験を次に記す．

表2 経口強心薬のエビデンス

収縮機能障害に対する治療
- 短期使用：QOLの改善，経静脈的強心薬からの離脱を目的にする場合（Class IIa，エビデンスレベルB）
- 無症状の患者に対する長期使用投与（class III，エビデンスレベルC）

拡張不全に対する治療
- NYHA I〜II度
  長期投与（Class III，エビデンスレベルC）
- NYHA III〜IV度
  ピモベンダン（Class IIb，エビデンスレベルC）

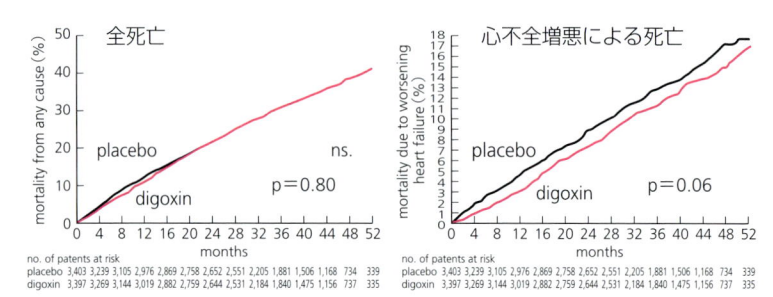

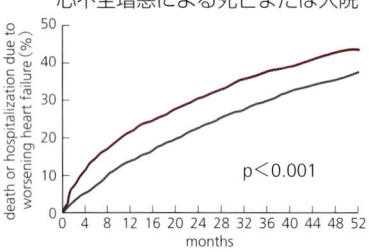

図1 DIG 試験

(The digitalis investigation group. N Engl J Med. 1997; 336: 525-33[2] より)

a) DIG 試験[2]（図1）

ジゴキシン治療による有効性，安全性を評価するために左室駆出率45％以下の洞調律の心不全患者6,800人を対象に無作為二重盲検法を用い，全死亡，心臓血管病による死亡率，心不全悪化による入院を評価ポイントとして平均37カ月追跡し解析された．その結果，①全死亡はジゴキシン群34.8％，プラセボ群35.1％で有意差なし，②心臓血管病による死亡率はジゴキシン群11.6％，プラセボ群13.2％で，ジゴキシン群で少ない傾向にあった（有意差なし，p＝0.06），③心不全悪化による入院はジゴキシン群26.8％，プラセボ群34.7％でジゴキシン群が有意に少なかった．この結果からジゴキシンは洞調律の慢性心不全患者のQOLを改善する可能性が示唆された．

また，この後解析（post hoc）としてジゴキシンの血中濃度は0.5〜0.8 ng/mLが望ましいとの結果が発表されている[3]．

b) EPOCH 試験[4]（図2）

ピモベンダンは，①ホスホジエステラーゼ III 阻害作用により心筋細胞内のcAMP濃度を上昇させることにより，また②心筋細胞内トロポニンCのCa^{++}感受性を亢進させることにより強心作用を発現する．1996年に海外で

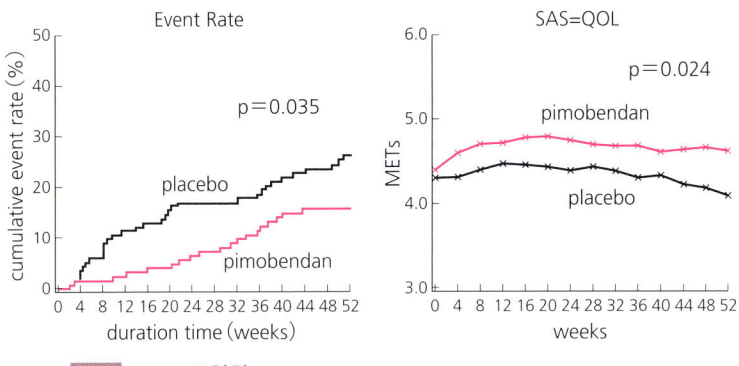

5-2. NYHA が悪化してきたときに強心薬を用いるべきか？

図2 EPOCH 試験
約300例の NYHA IIm からIII度の慢性心不全患者（LVEF＜45%）を対象にした試験．ピモベンダン 1.25 or 2.5 mg b.i.d vs プラセボ．
(The EPOCH study group. Circ J. 2002; 66: 149-57[4] より)

行われた PICO 試験[5]ではピモベンダン投与により運動耐容能は改善したものの死亡率は増加する結果となった．その結果，ピモベンダンやベスナリノンなどの経口強心薬の慢性投与は避け，重症心不全例で血圧低下や末梢循環不全を伴う症例に対して短期間だけ投与，早期に漸減，中止することが推奨されている．一方，わが国で行われた EPOCH 試験では，NYHA II～III 度の左室駆出率45%未満の心不全患者276例を対象にピモベンダン（1.25 mg/日，症状により2.5 mg/日まで増量可）を52週間投与したところ，死亡率や心不全による入院には差を認めないもののピモベンダン投与群では運動耐容能の改善が認められた．

経口強心薬の長期投与は厳に慎むべきと考えられるが，超高齢社会になりつつある現在，QOL改善目的の慢性投与は許容される投与であると思われる．

2 最後に

AHA/ACC の stage 分類は，NYHA 分類I度より早い段階である stage A（無症状，器質的心疾患なし，心不全リスクあり）からの治療介入を推奨しており，EF が低下する以前からの心不全発症の1次予防の重要性を強調している．

【参考文献】

1) 日本循環器学会. 慢性心不全治療ガイドライン（2010年改訂版）. www.j-circ.or.jp/guideline/pdf/JCS2010_matsuzaki_h.pdf
2) The digitalis investigation group. The effect of digoxin on mortality and morbidity in patients with heart failure. N Engl J Med. 1997; 336: 525-33.
3) Ahmed A, Rich MW, Love TE. Digoxin and reduction in mortality and hospitalization in heart failure: a comprehensive post hoc analysis of the DIG trial. Eur Heart J. 2006; 27: 178-86.
4) The EPOCH study group. Effects of pimobendan on adverse cardiac events and physical activities in patients with mild to moderate chronic heart failure: the effects of pimobendan on chronic heart failure study（EPOCH study）. Circ J. 2002 ; 66: 149-57.
5) Lubsen J, Just H, Hjalmarsson AC, et al. Effect of pimobendan on exercise capacity in patients with heart failure: main results from the Pimobendan in Congestive Heart Failure（PICO）trial. Heart. 1996; 76: 223-31.

〈橋村一彦〉

3. 腎機能が悪化してきたときにどのように強心薬を用いるのか？

take home messages

① DOA は低用量では腎血流増加作用がある．
② PDE Ⅲ 阻害薬は腎機能低下例では不整脈に対する注意が必要．
③ Nad は腎血流を低下させる危険性がある．
④ ジゴキシンは腎機能低下時には血中濃度に注意が必要．
⑤ ピモベンダンは腎機能低下時でも使用可能．

　急性心不全や慢性心不全の急性増悪による心不全の急性期治療では，強心薬の一時的な使用が有効なこともある．しかし慢性期の心不全治療における強心薬の使用は，疲労した心筋に対して仕事量の負荷を加え続ける結果，予後を悪化させるといわれている．ただし，QOL 改善効果が見込まれる薬剤もあり，目的に応じ適正に対象を選ぶことが重要である．

　慢性心不全における，腎機能増悪の主な原因としては，①低心拍出量（low output syndrome: LOS）や低血圧による腎血流量の低下，②右心不全による腎うっ血，③ RAS 阻害薬や利尿薬などの薬剤の影響が考えられる．③が原因の場合には対象薬剤の調節を行うが，原因が①や②の場合には強心薬を必要とすることもある．

　以下，静注薬と内服薬とに分けて記載する．

1 静注薬（主に慢性心不全の急性増悪期に使用）

a）ドブタミン（ドブタミン®，ドブポン®，ドブトレックス®）

　ドブタミン（DOB）は β_1 受容体への選択性が高く，用量依存的に陽性変

力作用による心拍出量増加がみられる．なお5γ以下の用量では，平滑筋の$β_2$受容体への作用により軽度の血管拡張効果による末梢血管抵抗低下および肺毛細血管圧低下をもたらす．LOSによる腎機能増悪がみられた場合には，初期投与量は2γ程度の低用量で開始することが多く，心拍出量増加に伴う腎血流増加により腎機能の改善が見込まれる．ただし血管内のボリュームが不足しているような状態では，血圧低下による腎血流の低下を招き，さらなる腎機能の低下をきたす恐れがあるため注意が必要である．

b) ドパミン（イノバン®，カコージン®）

ドパミン（DOA）は$β_1$受容体への直接作用だけでなく，心筋の交感神経終末からノルエピネフリンを遊離させ，間接的に心筋細胞の$β_1$受容体を刺激する作用もある．ただし心拍数増加作用も強く，心筋酸素消費量を増大させるため注意が必要である．

ドパミンは低用量ではD1受容体に作用して腎動脈を拡張し血流を増加させる作用があるとされている．ドパミンの利尿効果は腎機能改善効果にはつながっていないとされ，実際には否定的に捉えられることもあった．しかし最近 Elkayam らが，低用量のドパミン（いわゆる renal dose）による腎血流に対する有効性についての臨床研究を報告した[1]．この報告によると2～3γでの低用量では心拍出量の明らかな増加は認められないものの，腎血管抵抗は低下し，腎血流が増大したとされている．このため心筋の酸素消費量への影響に注意が必要であるが，腎機能低下例では低用量のDOAが有効な可能性がある．

c) ホスホジエステラーゼ（PDE）III 阻害薬（ミルリノン，アムリノン，オルプリノン）

ホスホジエステラーゼ（PDE）III 阻害薬は，β受容体を介さずに細胞内でcAMPをAMPに分解する酵素であるPDE IIIを抑制する．これにより細胞内のcAMP濃度を高め，心筋収縮力を増強させ，同時に血管平滑筋も弛緩させる．このため強心作用と血管拡張作用を併せ持った特殊性のある薬剤といえる．

このカテコラミンとは異なる作用のため，β遮断薬投与下や長期カテコラミン投与症例での追加効果に加え，後負荷軽減による2次的な心拍出量増加効果が期待される．

ただしPDE III 阻害薬はいずれも腎代謝であるため，腎機能低下例では

血中の薬物濃度の上昇による不整脈の出現や血圧低下に注意が必要である．このため腎機能低下例に投与する場合は，通常よりも減量して開始し，経過をみた後に漸増したほうがよいと思われる．なお経過中に腎機能が低下してきた場合には増量は避け，可能であれば減量もしくは中止を考慮する．

d) ノルアドレナリン / ノルエピネフリン（ノルアドレナリン®）

ノルアドレナリン / ノルエピネフリン（NAD）は β_1 刺激作用による陽性変力作用と陽性変時作用を示し，末梢の α 受容体にも作用し強力な末梢血管収縮をきたす．

末梢血管抵抗の増加により平均動脈圧は上昇するが，心筋酸素消費量を増加させ，腎，脳，内臓の血流量を減少させる．このため腎不全が増悪している状態ではさらなる腎機能低下をきたす可能性があり，単独の使用は控える．

LOS 症例においては，DOB が第 1 選択であり，5γ まで増量しても効果がない場合は DOA, PDE III 阻害薬の併用が考慮されることが多い．しかし上述した薬剤の特徴から，腎機能低下合併例においては，PDE III 阻害薬の使用は致死性不整脈出現のリスクがあり，使用しにくい．このため renal dose での DOA の併用が有効であると思われる．NAD に関しては腎血流をさらに低下させ，腎機能を増悪させる可能性があるため，septic shock などの合併がない限りは使用を控えることが望ましい．

2 内服薬

1980 年代から行われてきた種々の経口強心薬の大規模臨床試験は，生命予後に関してはことごとく否定的な結果であり，投与に関しては否定的な見かたもある．しかしながら，慢性心不全治療の最終目標は生命予後の改善効果のみだけではないと考えれば，経口強心薬の臨床的有用性は十分にあると思われる．たとえば重症例における QOL の改善を目的とする場合がそうである[2,3]．また日本循環器病学会による慢性心不全ガイドライン（2010 年版）においても，経口強心薬は，QOL の改善もしくは経静脈的強心薬からの離脱を目的に短期投与（Class IIa），β遮断薬導入時の併用（Class IIb）とされている[4]．

慢性期治療ではジゴキシンが心収縮力増強目的に用いられることがあり，

その他の経口強心薬として現在わが国ではピモベンダン，ドカルパミンおよびデノパミンが認可されている．

a) ジゴキシン（ジゴシン，ジゴキシン）

ジゴキシンは，200年以上の歴史をもつ強心薬であり，心筋細胞へのカルシウム流入亢進による収縮促進作用と交感神経抑制による反射性頻脈抑制作用を有する．

DIG studyでは，血中濃度に注意すれば，心不全患者の全死亡率は軽減しないが，心不全死および再入院の頻度を低下させることが証明されている[5]．また心房細動を合併した心不全症例では第1選択薬として歴史的に評価されてきた経緯がある．

ただしジゴキシンは腎代謝であることから，腎機能が増悪した場合には血中濃度の上昇による中毒症状の出現に注意が必要である．なぜならジゴキシンの血中濃度に比例して死亡率が上昇することが報告されているからである[6]．このため腎機能が低下した場合には投与量の減量を考慮する．

b) ピモベンダン（アカルディ®）

ピモベンダンは心筋収縮調節蛋白トロポニンのカルシウム感受性を増強することにより，細胞内カルシウム濃度の上昇をきたさずに心筋収縮力を増強する．さらにPDE活性を抑制することにより血管拡張作用を示し，心拍出量の増加と肺毛細血管圧の低下が得られる．

EPOCH studyはわが国におけるNYHA機能分類IImまたはIII度の心不全患者を対象としたピモベンダンの効果をみたものである[7]．その結果，ピモベンダンは，心血管死亡および心不全入院の改善は認められなかったが，症状の改善および治療薬の変化などを含めた複合エンドポイントは大きく減少させ，身体活動能力の改善も認めた．

ピモベンダンは肝代謝であるため，腎機能が増悪している患者においても使用可能であり，使用中に腎機能の増悪がみられても減量の必要はない．

ただし1996年に発表されたPICO trialではピモベンダン投与により運動耐容能は改善したものの死亡率も増加する傾向がみられており，可能であれば早期の離脱を行う．

c) ドカルパミン（タナドーパ®）

ドカルパミンはドパミンプロドラッグであり，β_1受容体刺激による心筋収縮力増強，D1受容体刺激による腎血流増加作用がある．このためDOA

5γ以下での持続静注から内服への切り替え時における使用の有用性が示されている.

主に腎排泄であり，腎機能増悪時では血中濃度の上昇に伴い，作用が増強する可能性があるため注意が必要である.

d）デノパミン（カルグート®）

デノパミンはβ₁受容体を選択的に刺激する．心筋収縮力を選択的に増強する一方，心拍数や心筋酸素消費量への影響は少ないとされている．慢性心不全における他自覚症状や心機能指標の改善効果が報告されている．また効果は心不全の基礎疾患，重症度，併用薬の種類などに関係なく認められている.

半減期は4時間程度で，服用後24時間以内に投与量の30～40％が尿中に排泄される．特に腎不全における投与制限はないが，腎機能増悪例では濃度の上昇に注意が必要と思われる.

よって，腎機能が悪化してきた場合には肝代謝であるピモベンダンが使用しやすく，ジゴキシンの場合は，低用量から慎重に使用することが必要である．またジゴキシン使用中に腎機能の増悪を認めた場合は血中濃度を参考に減量することが重要であり，心電図変化に注意が必要である．いずれにせよ経口強心薬の使用は短期間にとどめ，できるだけ早期に漸減・中止することが望ましい.

【参考文献】

1) Elkayam U, Ng TM, Hatamizadeh P, et al. Renal vasodilatory action of dopamine in patients with heart failure: Magnitude of effect and site of action. Circulation. 2008; 117: 200-5.
2) Sasayama S, Asanoi H, Kihara Y, et al. Clinical effects of long-term administration of pimobendan in patients with moderate congestive heart failure. Heart Vessels. 1994; 9: 113-20.
3) Lubsen J, Just H, Hjalmarsson AC, et al. Effect of pimobendan on exercise capacity in patients with heart failure: main results from the Pimobendan in Congestive Heart Failure (PICO) trial. Heart. 1996; 76: 223-31.
4) 日本循環器学会. 慢性心不全治療ガイドライン（2010年改訂版）.
5) Digitalis Investigation Group. The effect of digoxin on mortality and morbidity in patients with heart failure. N Engl J Med. 1997; 336: 525-33.
6) Rathore SS, Curtis JP, Wang Y, et al. Association of serum digoxin concen-

tration and outcomes in patients with heart failure. JAMA. 2003; 289: 871-8.
7) Effects of Pimobendan on Chronic Heart Failure Study (EPOCH Study). Effects of pimobendan on adverse cardiac events and physical activities in patients with mild to moderate chronic heart failure: the effects of pimobendan on chronic heart failure study (EPOCH study). Circ J. 2002; 66: 149-57.

〈上田友哉　斎藤能彦〉

4. BNPが上昇してきたときに強心薬を使うべきか？

take home messages

① BNPの測定は，心不全の除外診断として有用である．
② BNP値の上昇は心室充満圧の上昇に起因すると考えられるが，心臓以外の変化でも増減する．腎機能悪化，貧血，加齢などで増加し，肥満で低下する．
③ 心筋肥大を呈する疾患は安定期でもBNP値は高く注意を要する．

日本循環器学会慢性心不全治療ガイドライン（2010年改訂版）[1]によるとBNP濃度の測定は，診断，重症度評価，予後評価を目的とした場合Class I，治療効果判定を目的とした場合Class IIa，心不全のスクリーニングを目的とした場合IIbとなっている．

急性心不全の診断目的としてのBNP測定は100 pg/mLをカットオフとすると感度94％，特異度70％，陽性的中率79％，陰性的中率89％，正診率83％と報告されており，心不全の除外診断としては有用であるが，確定診断としては不十分な面がある[2]．III音や頸静脈怒張の存在のほうが特異度は優れており（表1）[3]，BNP測定は診断のツールとしてはあくまで補助的である．

1 BNPガイドによる心不全治療の試み

Jourdainらは，NYHA II～III度の慢性心不全例220例を対象に従来治療群とBNP 100 pg/mL未満に低下を目指す群の2群に分け15カ月間追跡した結果，BNPガイド治療群で心不全死または心不全入院が有意に少なかっ

表1 心不全症状,所見の感度と特異度
（Wang CS. JAMA. 2005; 294: 1944-56[3]より）

症状 or 身体所見	感度(%)	特異度(%)
発作性夜間呼吸困難	41	84
労作時呼吸困難	84	34
浮腫	51	76
全身倦怠感,体重増加	31	70
III音	13	99
頸静脈怒張	39	92
下腿浮腫	50	78

た（24% vs 52%）と報告している[4].しかしながらBNP 100 pg/mL未満を目指すがために利尿薬の大量投与が必要になり,腎機能の悪化をきたす例や低心拍出由来の症状が出現する例も多数経験する.BNPガイド下の心不全治療が真に死亡率の減少に直結するというエビデンスは確立しているとはいいがたい.日本心不全学会の2013年の『血中BNPやNT-proBNP値を用いた心不全診療の留意点について』というステートメント[5]をまとめると,

① BNPガイド下治療は再入院の減少につながるとの報告はあるが,死亡率の減少に有効であったというエビデンスはいまだない.
② 基本的に,BNP値をある数値以下に維持しなければいけないという絶対的な目標値はなく,個々の症例に最適なBNP値をみつけ,その値を維持する薬物療法を含めた包括的な疾病管理が重要である.

もう一点,注意が必要なのは,心不全安定期においてもBNPが高い疾患群が存在することである.肥大型心筋症や心アミロイドーシス,大動脈弁狭窄症などの左室壁厚の厚い（心筋重量の重い）疾患である.これらの疾患では単回のBNP測定では,心不全の伸展の予測は不可能で,安定期のBNPの値を知っておく必要がある.また心臓以外の要因でBNPが上昇する場合もある.腎機能障害の進行,加齢,貧血,神経体液性因子があげられる.逆に肥満はBNP値を下げる方向に作用する（表2）[3].

BNP値は過去との比較が大切で,前回に較べて2倍以上に上昇したときには,その原因を探索し,早めの介入が必要である.

表2 BNP値に影響を与える修飾因子
（Maisel AS, et al. N Engl J Med. 2002; 347: 161-7[2]より）

心要因：産生状況	心外要因：代謝状況
・壁応力↑ ・心肥大/心筋リモデリング/拡張機能障害↑ ・心筋虚血↑ ・心房細動↑ ・低心拍出は直接反映しない	・腎機能障害↑ ・加齢↑ ・肥満↓ ・貧血↑ ・神経体液性因子↑

2 BNPが上昇してきたときの強心薬のさじ加減

　BNPの上昇は心室の充満圧の上昇を反映すると考えられているので，BNP上昇の原因はvolume overloadと考えられるが，その原因が，①単純な水分・塩分過多や利尿薬の飲み忘れなどなのか，②RAAS系，交感神経系，バソプレシンの分泌などの神経体液性因子の亢進によるものなのか，を的確に評価する必要がある．いずれにせよ，BNPが上昇してきたときには，①呼吸苦を伴う場合は，肺うっ血を伴っていると考えられるので血管拡張薬（hANPや硝酸薬）と利尿薬，②呼吸苦を伴わない場合は，利尿薬の単独使用または増量が初期治療として考えられるべきである．いずれの場合も強心薬は第1選択にはならない．ただ，②のうっ血の機序の原因は，心拍出量の低下による"arterial underfilling"を頸動脈や大動脈の圧受容体や腎が感知するための2次的な反応と考えられるので，その場合は1回拍出量を増やす目的で強心薬の適応があるのかもしれない．しかし，経口の強心薬に関しては，過去の臨床試験でピモベンダン[6]やベスナリノン[7]などの経口強心薬の慢性投与は，QOLは改善するが死亡率を増加させることから推奨されていない．

　現在，日本での心不全患者の高齢化が進んでおり，今後もさらに高齢化が進むと思われる．超高齢心不全患者に対しては予後改善ではなく，QOL改善のための経口強心薬の適応はあると考えられるが，現時点ではエビデンスはない．経口強心薬の適応に関しては，5章の3を参照していただきたい．

　静注の強心薬が必要かどうかに関しては4章のNohria-Stevenson分類やクリニカルシナリオ分類に従って判断すればよい．利尿薬や血管拡張薬の使用により低血圧（クリニカルシナリオ分類3）や低灌流状態（Nohria-Stevenson 分類の cold）に陥ってしまう場合，下支えとして少量の強心薬が必要になってくる．

3 まとめ

BNP の増加（安定期の 2 倍以上）自体が強心薬の必要性には結びつかず，必要かつ十分な decongestion が必要である．心機能・うっ血の再評価・水分/塩分制限の励行・薬物アドヒランスなど現在の状況を包括的に見直すきっかけとして重要である．

【参考文献】
1) 日本循環器学会．慢性心不全治療ガイドライン（2010 年改訂版）. http://www.j-circ.or.jp/guideline/pdf/JCS2010_matsuzaki_h.pdf
2) Maisel AS, Krishnaswamy P, Nowak RM, et al. Rapid measurement of B-type natriuretic peptide in the emergency diagnosis of heart failure. N Engl J Med. 2002; 347: 161-7.
3) Wang CS. FitzGerald JM, Schulzer M, et al. Does this dyspneic patient in the emergency department have congestive heart failure? JAMA. 2005; 294: 1944-56.
4) Jourdain P, Jondeau G, Funk F, et al. Plasma brain natriuretic peptide-guided therapy to improve outcome in heart failure. J Am Coll Cardiol. 2007; 49: 1733-9.
5) 日本心不全学会からのステートメント．血中 BNP や NT-proBNP 値を用いた心不全診療の留意点について. http://www.asas.or.jp/jhfs/topics/bnp201300403.html
6) Lubsen J, Just H, Hjalmarsson AC, et al. Effect of pimobendan on exercise capacity in patients with heart failure: main results from the pimobendan in congestive heart failure（PICO）trial. Heart. 1996; 76: 223-31.
7) Cohn JN, Goldstein SO, Greenberg BH, et al. A dose-dependent increase in mortality with vesnarinone among patients with severe heart failure. Vesnarinone Trial Investigators. N Engl J Med. 1998; 339: 1810-6.

〈橋村一彦〉

5. EF が低下してきたときに強心薬を使うべきか？

take home messages

① EF の低下は即，1 回拍出量の低下を指すものではない．
② HFrEF 症例では ACE 阻害薬・β遮断薬の導入は必須で，忍容性がある限り最大量を目指すことで逆リモデリングの効果を期待できる．
③ HFpEF 症例では肺うっ血改善目的に血管拡張薬を使用すると心拍出量の増加はあまりできず，少量の強心薬の併用が有用なことがある．
④ 急性心不全時の利尿薬は HFrEF 例，HFpEF 例に限らず，少量ループ利尿薬とトルバプタンの併用が適している．

　EF の低下は即，1 回拍出量の低下を指すものではない．拡張末期径が大きくなると，低い EF でも同じ 1 回拍出量を拍出することができるからである．したがって EF が低下しているからといって，即，強心薬の投与を考慮するわけではない．

　1 回拍出量が保たれている間は NYHA class も保たれる．拡大心でも NYHA I 度で外来通院されている方が多くいる理由である．

1 EF が低下してきたときの強心薬のさじ加減

　以下に EF が低下してきた場合の治療方針を示す．
a) EF の低下した心不全（HFrEF）での強心薬のさじ加減
①未治療の拡大心，収縮不全（HFrEF）例
　まず，逆リモデリング（reverse remodeling）を期待して ACE 阻害薬 / β

遮断薬を考慮する．ACE阻害薬はremodelingを中止させる効果はあるようであるが積極的にreverseさせる効果は弱く，β遮断薬が多くの場合，reverseに寄与しているものと考えられる．MOCHA試験[1]や日本人を対象にしたMUCHA試験[2]では，β遮断薬の左室駆出率改善効果は用量依存性と考えられるので，可能な限り増量を目指すことで最大限のreverse remodeling効果が期待される．わが国で認可されているβ遮断薬はカルベジロールとビソプロロールで，それぞれの目標量は20 mg/日，5 mg/日である．ACE阻害薬であるエナラプリルは2.5 mg/日で開始し，5〜10 mg/日まで増量する．

② HFrEF例で，既にACE阻害薬/β遮断薬が投与されている場合

- 十分量のACE阻害薬/β遮断薬が投与され3カ月以上経過してもreverse remodelingしない場合，心サルコイドーシス，アミロイドーシス，拡張相肥大型心筋症や慢性心筋炎など高血圧性心疾患や拡張型心筋症以外の疾患も考慮する必要がある．心不全症状があるなら経口強心薬の適応はあると考えられる．
- reverse remodelingしているにもかかわらず急性増悪した場合，まずは急性増悪の原因をはっきりさせることが重要である．水分・塩分過多なのか，服薬アドヒアランス低下なのか，血圧上昇はないのか，心拍数増加はないのか，心房細動はないのか，心臓以外の臓器障害の出現/進行（腎機能障害，貧血など）はないのか，などを検索し，必要なら原疾患の治療をまず行う．EFが低下しており，利尿薬や血管拡張薬の使用によっても改善が不十分な場合は強心薬が必要になる．
- 一度はreverse remodelingした左室が，再びremodelingしてきたとき，まずはACE阻害薬/β遮断薬の用量を増量させることができないか検討する．それでも進行性にEFが低下するなら薬物治療の限界でありCRTやASVの導入も考える必要がある．強心薬も考慮する必要があると思われる．

b) 拡張不全（HfpEF）例での強心薬のさじ加減

①左心不全（肺うっ血）の形で発症したHFpEFの場合

慢性心不全治療ガイドライン（2010年改訂版）による拡張不全例における治療アルゴリズムを図1に示す．肺うっ血があり，心拍出量低下がある場合にカテコラミンやPDE III阻害薬の適応がある．しかしながら，6章4の図7に示されているように拡張障害症例に対する血管拡張薬の投与は収

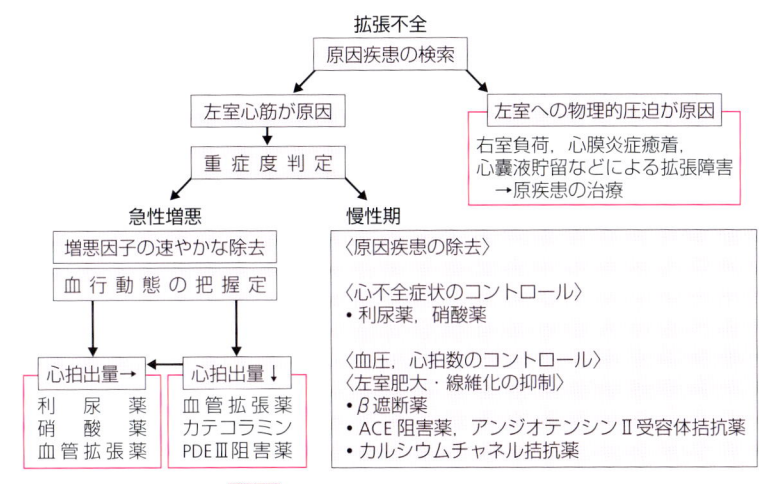

```
                        拡張不全
                      原因疾患の検索

        左室心筋が原因              左室への物理的圧迫が原因
                                   右室負荷,心膜炎症癒着,
          重症度判定                 心囊液貯留などによる拡張障害
                                     →原疾患の治療
     急性増悪        慢性期
   増悪因子の速やかな除去    〈原因疾患の除去〉
    血行動態の把握       〈心不全症状のコントロール〉
                       • 利尿薬,硝酸薬

   心拍出量→  心拍出量↓    〈血圧,心拍数のコントロール〉
    利尿薬    血管拡張薬    〈左室肥大・線維化の抑制〉
    硝酸薬    カテコラミン   • β遮断薬
    血管拡張薬 PDEⅢ阻害薬   • ACE 阻害薬,アンジオテンシンⅡ受容体拮抗薬
                       • カルシウムチャネル拮抗薬
```

図1 拡張不全の治療アルゴリズム

縮障害例に比して心拍出量の増加はあまり期待できず,血圧低下を招くおそれがあり注意が必要である[3]. 肺うっ血を改善させる目的で hANP や硝酸薬などの血管拡張薬を使用する場合は少量の強心薬を併用するほうが安全と思われる. この場合の強心薬の選択は,血管拡張作用の強い PDE Ⅲ 阻害薬より,ドブタミンや低めの血圧の場合はドパミンが適しているかもしれないが,この点に関してのエビデンスはない.

②右心不全 (体うっ血) の形で発症した HFpEF の場合

左室の EF は保たれていても右室の EF が保たれているとは限らない. 慢性の肺高血圧の影響で右室の収縮能は低下している[4]. この場合,第1選択の薬剤は利尿薬と考えられるが,血管拡張薬に対する反応と同様に1回拍出量が低下し低血圧になりやすい. HFpEF では心肥大があり左室内腔は狭小化しており,左室前負荷の低下は,そのまま1回拍出量の低下となって表れる. この際の利尿薬は血管内脱水を起こしやすいループ利尿薬より,細胞内から血管内に水分の移動 (refilling) を起こし血管内脱水を起こしにくい水利尿薬のほうが理に適っていると思われる (図2, 3).

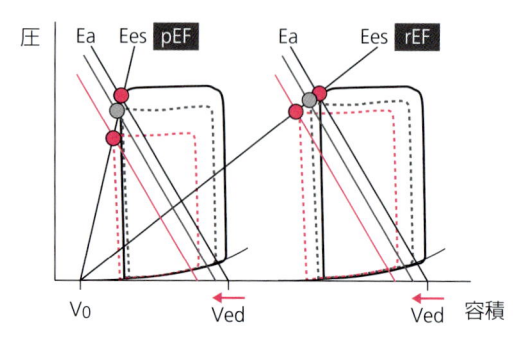

図2 HFpEF/HFrEF における利尿薬・静脈系血管拡張薬の効果（Ved の減少）
HFpEF 例（左），HFrEF 例（右）での左室圧容積関係（P-V loop）を示す．利尿薬は血管拡張薬は左室拡張末期容積（Ved）を減少させる（左方に移動：黒から赤に移動）が，HFpEF では収縮末期エラスタンス（Ees）の傾きが HFrEF 例に比し急峻であるため収縮末期血圧（赤点）が低下し1回拍出量が低下（PV loop の横幅）している．灰色ラインはトルバプタンを使用したときの動きを示している．トルバプタンは血管内ボリューム低下を最小限に保ちながら除水するので血圧/1回拍出量の低下が起こりにくい．

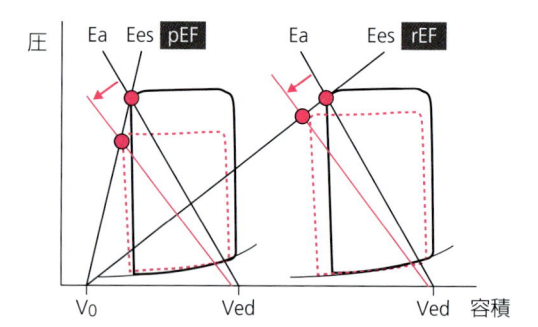

図3 HFpEF/HFrEF における動脈系血管拡張薬の効果（Ea の低下）
動脈系血管拡張薬は後負荷を下げる（実効動脈エラスタンス：Ea の傾きを緩くする．黒線から赤線へ移動）．やはり Ees の傾きが急峻なため HFrEF 例に比し HFpEF 例では血圧/1回拍出量の低下をきたしやすい．

2 おわりに

EF が低下してきたからといって，すぐに強心薬が必要というわけではないが，治療に失敗しないためにも少量の強心薬が必要な場合があり，その見極めは重要である．

【参考文献】

1) Bristow MR, Gilbert EM, Abraham WT, et al. Carvedilol produces dose-related improvements in left ventricular function and survival in subjects with chronic heart failure. MOCHA investigators. Circulation. 1996; 94: 2807-16.
2) Hori M, Sasayama S, Kitabatake A, et al. MUCHA Investigators. Low-dose carvedilol improves left ventricular function and reduces cardiovascular hospitalization in Japanese patients with chronic heart failure: The Multicenter Carvedilol Heart Failure Dose Assessment (MUCHA) trial. Am Heart J. 2004; 147: 324-30.
3) Schwartzenberg S, Redfield MM, From AM, et al. Effects of vasodilation in heart failure with preserved or reduced ejection fraction implications of distinct pathophysiologies on response to therapy. J Am Coll Cardiol. 2012; 59: 442-51.
4) Melenovsky V, Hwang SJ, Lin G, et al. Right heart dysfunction in heart failure with preserved ejection fraction. Eur Heart J. 2014; 35: 3452-62.

〈橋村一彦〉

6. 心拡大が生じてきたときに強心薬を使うべきか？

take home messages

① 強心薬の使用が必要かどうか考える場合，血行動態の評価が必要である．
② 肺うっ血，組織低灌流の有無，および体血圧の評価がポイントとなる．
③ 心収縮能低下はかならずしも組織低灌流とイコールではないことに留意する．
④ 組織低灌流の有無は，心機能，臨床経過，各種検査から総合的に判断する必要がある．

今日，臨床の現場で使用される強心薬としては，ドブタミン，ドパミンを代表としたカテコールアミン系製剤と，ミルリノン，オルプリノンを代表としたホスホジエステラーゼ（PDE）III 阻害薬などの薬剤があげられる．ドパミンは，また，ノルアドレナリンとともに昇圧薬として位置づけられることも多い．強心薬は，心筋収縮力の増強により，心拍出量の増加をもたらし血行動態を改善させるはずである．しかし，これまでの臨床研究の結果から，強心薬が慢性心不全の予後を改善する，という明瞭なエビデンスは存在しない．

臨床の現場においては，急性心不全，あるいは慢性心不全の急性増悪症例において，強心薬の投与を必要とする症例は多数存在している．そのことは，わが国の急性心不全多施設共同疫学観察研究（ATTEND registry）において，心不全の初期治療に 20.7％の症例に対して強心薬を使用していたことからも理解される[1]．一方，入院中に強心薬を使用した症例の 6 カ月の死亡率は 19％と不良であると報告されている[2]．

一方，軽症心不全も含めた慢性心不全の増悪症例を対象とした前向き試験（OPTIME-CHF）では，標準治療に加え，強心薬をルーチンで使用すると，院内予後・慢性期予後とも改善効果はなく，さらに，強心薬投与群では低血圧や新規の心房性不整脈を増加させるという結果が得られている[3]．他方，end-stage の心不全を対象に，間欠的な強心薬投与にアミオダロン内服を併用した場合，プラセボと比較し6カ月後および12カ月後の予後は有意に良好であったという報告もある[4]．実際問題として，重症の心不全症例のみを対象として，強心薬またはプラセボをランダムに割り振って，前向き試験を組むことは困難である．

　強心薬が必要であるかを考える場合，組織低灌流の有無は重要なポイントとなる．Forrester 分類は心不全の非常に明確で簡便な病型分類であるが，「心係数 2.2 mL/min/kg」が組織低灌流を起こすカットオフ値であるかどうかは，心筋梗塞発症までの臨床経過や，どの程度の代償機転が生じているかによって変わってくる．心機能の低下が長期間持続している，拡張型心筋症や虚血性心筋症などの病態では，心係数 2.2 mL/min/kg 程度でも，組織低灌流は軽度で，十分な利尿が得られることも少なくない．また，肺動脈楔入圧が 18 mmHg であっても，臨床上，問題となるようなうっ血所見を呈さない症例も多く存在する．

　Nohria-Stevenson 分類は腎機能低下や Na 低値など組織低灌流（主に腎）を反映した分類であり，簡便かつ，直感的にわかりやすい指標である．しかし，一方で評価者の主観の要素が少なからず含まれることにもなる．

　Forrester 分類，Nohria-Stevenson 分類のいずれにおいても，強心薬使用の判断材料である「体血圧」の評価は意識されていない．心拍出量を構成する要素は生理学的には心収縮，心拡張能，前負荷，後負荷であり，それには左室拡張末期容積と左室収縮末期容積に加えて，弁逆流の有無が影響する．すなわち，心収縮能だけでは心拍出量は規定されない．

1 心拡大が生じてきたときに強心薬を使うべきか？

　「心拡大」を「胸部単純 X 線写真で心胸郭比が拡大すること」と解釈すると，単純に「そのとおり」というわけにはいかない．なぜなら，左心室が拡大した場合のみならず，心囊液が貯留していたり，右心系や心房が拡大してきて

いる場合でも，心胸郭比は「拡大」するからである．心拡大は，代償性のリモデリング変化であることもある．例えば，僧帽弁狭窄症では，左房拡大が生じてくるが，それは心拍出量を増加させるために前負荷を動員する代償性の反応であろうし，一般的な慢性心不全における右室の拡大は肺高血圧に打ち勝つだけの前負荷を動員する代償性の反応とも考えられる．いずれにせよ，「心胸郭比」が拡大してきているのであれば，胸部単純写真のみでなく，ほかの画像検査，ことに心エコーによる正確な評価が必要となってくる．

次に，われわれの施設で経験した「心拡大が生じてきた」2症例を提示したい．強心薬を使用した症例と，強心薬を使用しなかった症例である．両症例とも背景心疾患や臨床経過に着目してみていただきたい．

症例呈示1　強心薬を使用した1例

〔症例〕52歳，男性．

〔主訴〕起坐呼吸．

〔現病歴〕12年前に左冠動脈前下行枝（LAD）領域の急性心筋梗塞を発症．LADにステント留置するも，7年前にステント血栓症により，急性心筋梗塞を繰り返した．その後，心室頻拍に対してICD植込みを行っている．1年前にはステント近位部の狭窄による虚血により，大動脈内バルーンパンピングの使用を必要とする心不全を発症．このときの左室拡張期径69mm，左室駆出率は30%．同年に，ICDをCRT-Dにup-gradeしたが，その後徐々に心拡大が進行した（図1）．

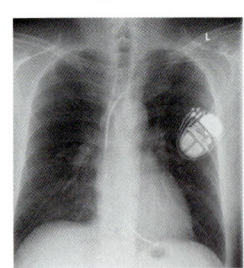

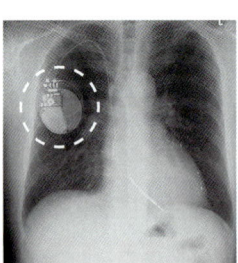

1年8カ月前	1年2カ月前	2カ月前	入院時
BNP 40 pg/mL	BNP 77 pg/mL	BNP 482 pg/mL	BNP 731 pg/mL
CTR 44%	CTR 50%	CTR 60%	CTR 71%

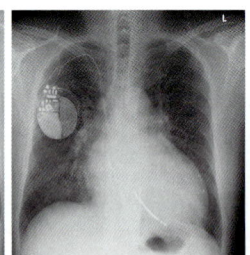

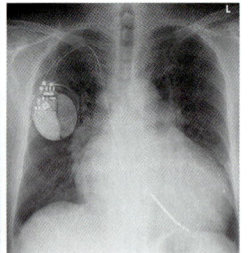

図1 胸部X線写真による心胸郭比の推移
徐々に心拡大が進行している．途中でペースメーカがup-gradeされている（丸）．

2カ月前に,心不全の急性増悪で再度入院.β遮断薬の増量に加え,経口強心薬(ピモベンダン)を導入し,退院となった.が,その後,ほどなく症状は再燃し,起坐呼吸となり心不全増悪で入院.

〔入院時内服薬〕フロセミド 80 mg,エプレレノン 25 mg,ピモベンダン 5 mg,カルベジロール 17.5 mg.

〔入院時現症〕身長 173 cm,体重 76 kg,BMI 25.4,意識清明,体温 36.0℃,血圧 94/81(86)mmHg,脈拍 119/分 整,呼吸数 28/分,SpO₂ 95%,眼瞼結膜貧血(−),眼球結膜黄疸(−),頸部:頸静脈怒張(+),肝頸静脈逆流(+),心音:I音→II音→III音+IV音+,汎収縮期雑音(4LSB・Levine 3/6),呼吸音:湿性ラ音(−),腹部:右季肋部に3横指肝を触知(+),腸蠕動音正常,四肢:下肢浮腫(−),末梢冷感(+).

〔血液検査〕総タンパク 6.9 mg/dL,アルブミン 4.2 mg/dL,総ビリルビン 2.2 mg/dL,AST 57 IU/L,ALT 69 IU/L,LDH 316 IU/L,CPK 143 IU/L,総コレステロール 128 mg/dL,Glu 132 mg/dL,BUN 16 mg/dL,クレアチニン 1.12 mg/dL,UA 6.0 mg/dL,Na 142 mEq/L,K 3.7 mEq/L,Cl 104 mEq/L,WBC 5,960/μL,RBC 477万/μL,Hb 15.3 g/dL,Hct 48.3%,Plt 14.4万/μL,BNP 668.7 pg/mL.

〔心エコー検査〕左室拡張期/収縮期径 77/68 mm,左室中隔/後壁厚 8/11 mm,左房径 52 mm,左室駆出率 14%(前側壁基部から心尖部・下壁を巻き込んで akinesis,同部位の壁菲薄化あり),下大静脈 28 mm で呼吸性変動を認めない,MR moderate,TR moderate(TR-PG 44 mmHg),E 102 cm/s,A 46 cm/s,Dct 78 msec,E' 6.5,LVOT-VTI 5.2/6, 5 cm(交互脈).

〔入院時の心不全プロファイル〕

背景心疾患:広範囲の LAD 領域の陳急性心筋梗塞,低心機能.

増悪の原因:CRT-D への upgrade が効果不十分,あるいは増悪に関連している可能性あり.

初期評価:安静時より洞性頻脈,軽労作で頻呼吸であり,重症心不全状態と考えた.Clinical Scenario 3,Nohria-Stevenson 分類は cold & wet に相当.

〔臨床経過(図 2)〕入院時,強いうっ血所見に加え,血圧・脈圧低値,

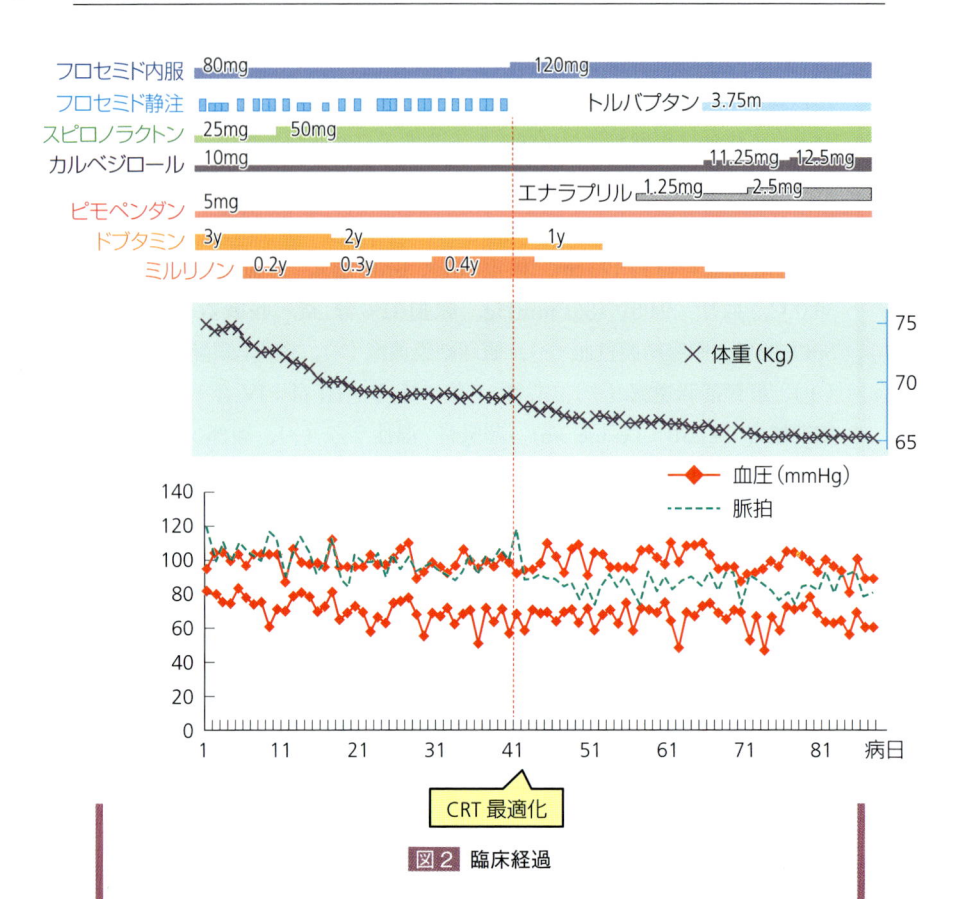

第5章 慢性心不全における強心薬の使いかた

図2 臨床経過

交互脈を呈しており，腎機能も低下傾向にあった．頻拍は組織低灌流，low outputの代償である．入院後，強心薬としてドブタミン（2γ）開始．利尿薬の静脈内投与も適宜行った．また，併行して，ASVの装着を開始．
　ドブタミン，ミルリノンも併用するが，十分な改善が得られない．ACC/AHA stage Dの重症心不全だが，移植については患者はrefuseであった．入院第41病日に右心カテーテル検査を行ったところ，心係数 1.94 L/min/m^2，SvO$_2$ 59.2％，肺動脈楔入圧 33 mmHg，肺動脈圧 55/33（42）mmHg，右房圧 15 mmHg であった．引き続きカテーテル下においてCRTの最適化を行った．以後は，静注利尿薬がなくとも再び体重は減少に転じ，それに伴い安静時心拍数は低下し，強心薬減量可能となり，β遮断薬増量可能となった．心拡大は著明に改善し（図

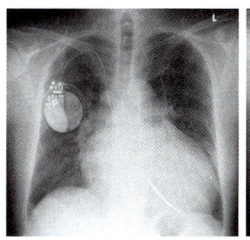

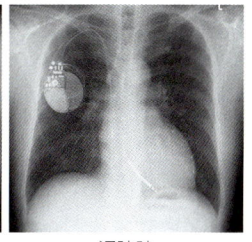

5-6. 心拡大が生じてきたときに強心薬を使うべきか？

入院時	退院時
CTR 71%	CTR 48%
Dd/Ds 71/62 mm	Dd/Ds 68/63 mm
EF 17%	EF 15%

図3 心胸郭比の推移
CRT の最適化により，心拡大は著明に改善している．

3），第 87 病日に退院となった．

退院後は，運動療法を継続．退院 3 カ月後には 6 分間歩行距離は 582 m まで延長し，BNP 80.4 pg/mL と低下した．しかし，左室駆出率は 16％と低値のままである．

症例呈示2　強心薬を使用しなかった 1 例

〔症例〕37 歳，男性．
〔主訴〕起坐呼吸．
〔現病歴〕3 年前より健診で肥満（BMI 36）と高血圧症，心電図で左室肥大，胸部 X 線検査で心拡大を指摘されていたが未治療であった（図 4）．1 カ月前より労作性呼吸困難を認め，1 週間前から呼吸困難は安静

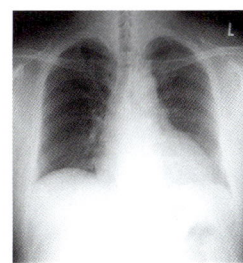

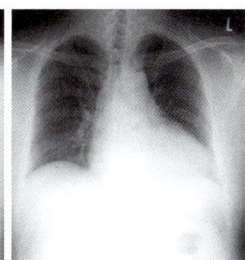

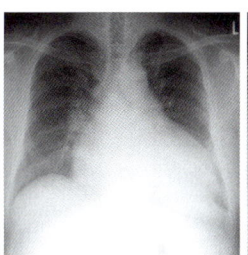

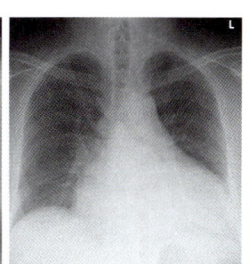

| 3 年前　健診 | 2 年前　健診 | 1 カ月前　健診 | 入院時 |

図4　胸部 X 線写真の経時的変化
徐々に心拡大が進行している．また，肺うっ血が出現してきていることがわかる．

時にも出現．近医受診時，血圧168/98mmHg，HR 110/min，胸部X線検査にて著明な心拡大と肺うっ血，心エコーにて全周性の高度壁運動低下（EF20％）と左室拡大（左室拡張期径77mm）を認めた．フロセミド20mg/日，アルダクトン25mg/日，ニフェジピン20mg/日が開始となり，翌日当科紹介となり入院となった．

〔入院時内服薬〕フロセミド20mg/日，アルダクトン25mg/日，ニフェジピン20mg/日．

〔体重経過〕20歳代：60kg，30歳代：100kg．

〔入院時現症〕身長170cm，体重105kg，BMI 36，意識清明，体温36.8℃，血圧168/98mmHg，脈拍110/分（整），呼吸数18回/分，眼瞼結膜貧血（−），頸動脈血管雑音（−），頸静脈怒張（＋）．

心音：I音→II音→III音（＋）IV音（＋），3LSBを最強点とする拡張期逆流性雑音（II/VI）．

呼吸音：両肺野に湿性ラ音聴取，腹部：平坦・軟，肝触知せず，下肢浮腫両側軽度，神経学的異常（−）．

〔血液検査〕総タンパク6.4mg/dL，アルブミン3.7mg/dL，総ビリルビン1.3mg/dL，AST 42 IU/L，ALT 49 IU/L，LDH 293 IU/L，CPK 199 IU/L，総コレステロール221mg/dL，Glu 138mg/dL，BUN 16mg/dL，クレアチニン1.06mg/dL，尿酸10.6mg/dL，Na 143mEq/L，K 3.5mEq/L，Cl 102mEq/L，WBC 8,990/μL，RBC 575万/μL，Hb 16.4g/dL，Hct 47.8％，Plt 21.2万/μL，BNP 224.9pg/mL．

〔心エコー検査〕左室拡張期/収縮期径78/69mm，左室中隔/後壁厚13/12mm，左房径46mm，左室駆出率20％，下大静脈は21mmと拡大し，呼吸性変動を認めない，E 62cm/s，A 38cm/s，Dct 126msec，E' 5.9，LVOT-VTI 9.1cm（交互脈）．

〔入院時の心不全プロファイル〕
基礎疾患：拡張型心筋症様形態，初発の左心機能低下
増悪の原因：高血圧，肥満
初期評価：安静時より洞性頻脈，軽労作で頻呼吸であり，重症心不全状態と考えた．Clinical Scenario 1，Nohria-Stevenson分類はcold & wetに相当．

〔臨床経過（図5）〕入院時，上記のごとく強いうっ血所見に加え，交

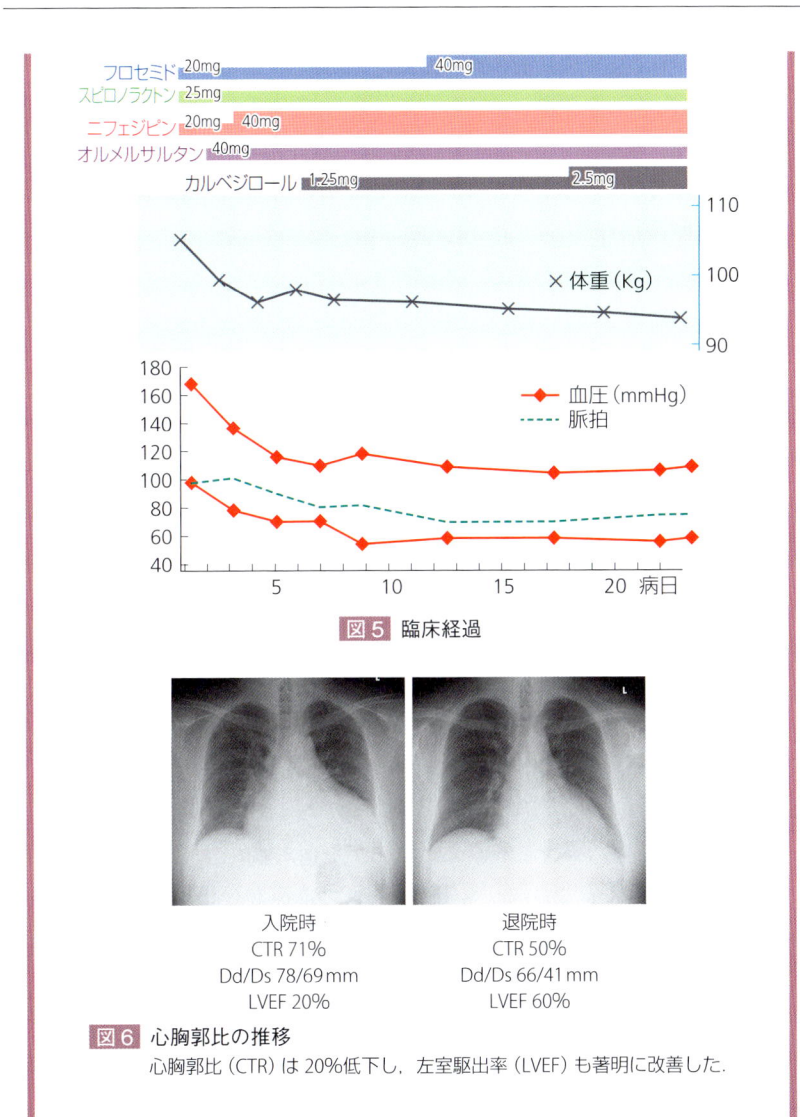

5-6. 心拡大が生じてきたときに強心薬を使うべきか？

図5 臨床経過

入院時
CTR 71%
Dd/Ds 78/69 mm
LVEF 20%

退院時
CTR 50%
Dd/Ds 66/41 mm
LVEF 60%

図6 心胸郭比の推移
心胸郭比（CTR）は20％低下し，左室駆出率（LVEF）も著明に改善した．

互脈・腎機能の増悪を認めた．組織低灌流所見と考えられ，安静時頻拍は low output の代償性の変化と考えたが，症例1とは異なり血圧は高い．降圧薬による後負荷軽減が病態に有効と判断し内服利尿薬と内服降圧薬の調整のみで，心不全症状は速やかに改善した．血圧低下・心不全の改善に伴い安静時頻拍も改善した．高度肥満合併であり，入院第16病日に施行した睡眠時無呼吸検査において混合性の睡眠時無

呼吸を認め，ASVの装着を開始した．入院第13病日の右心カテーテルの結果は，心係数 2.05 L/min/m^2，SvO$_2$ 74.2％，肺動脈楔入圧 17 mmHg，肺動脈圧 30/15（20）mmHg，右房圧 8 mmHg．心筋生検では二次性心筋症を示唆する所見を認めなかった．第22病日に退院となった（図6）．

退院後に通院による監視下運動療法を継続．退院1年後にはBNPは＜5.8 pg/mL となり，左室駆出率も62％まで改善した．

心拡大が進行しているのみでは，直ちに強心薬の適応となるわけではない．しかし，「心拡大」は心拍出量低下や容量負荷による代償的な機転を反映している可能性もあるため，もちろん，心拍出量低下に関連した所見である可能性もある．

外来レベルで徐々に心拡大が進行してきた場合に，「経口強心薬」を開始するかということも難しい問題かもしれない．ただ，外来で心拡大が生じてきた場合，ことに症状の増悪を伴う場合は，利尿薬や血管拡張薬を開始し，それでも心不全の改善しない場合は，入院のうえで強心薬の投与の適否についてアセスメントしたい．そのうえで，強心薬が必要なら，まずは静注の強心薬の投与を行い，必要に応じて離脱時に経口の強心薬を導入する，という流れになるだろう．

「心拡大」を認めた場合，強心薬を使用するかどうか，の判断には，組織低灌流の有無で考えるとわかりやすい．組織低灌流が存在して，その主因が vascular failure でなく cardiac failure である，と判断したときは，強心薬や補助循環などの心拍出の補助が必要と考える．「心拡大の進行」は，それに気づくきっかけになる．

【参考文献】

1) Sato N, Kajimoto K, Asai K, et al; ATTEND Investigators. Acute decompensated heart failure syndromes (ATTEND) registry. A prospective observational multicenter cohort study: rationale, design, and preliminary data. Am Heart J. 2010; 159: 949-55.
2) Elkayam U, Tasissa G, Binanay C, et al. Use and impact of inotropes and vasodilator therapy in hospitalized patients with severe heart failure. Am Heart J. 2007; 153: 98-104.

3) Klein L, Massie BM, Leimberger JD, et al; OPTIME-CHF Investigators. Admission or changes in renal function during hospitalization for worsening heart failure predict postdischarge survival: results from the Outcomes of a Prospective Trial of Intravenous Milrinone for Exacerbations of Chronic Heart Failure (OPTIME-CHF). Circ Heart Fail. 2008; 1: 25-33.
4) Drakos SG, Kanakakis JV, Nanas S, et al. Intermittent inotropic infusions combined with prophylactic oral amiodarone for patients with decompensated end-stage heart failure. J Cardiovasc Pharmacol. 2009; 53: 157-61.

〈坂根和志　石坂信和〉

7. 虚血性心疾患による心不全に強心薬を使うべきか？

take home messages

①虚血性心疾患による心不全に，ルーチンの強心薬使用は避けるべきである．
②強心薬以外に手段がない場合には，ためらわずに強心薬を使用する．
③強心薬は，長期予後を改善する薬剤ではないことを念頭において使用する．

循環器内科の領域で強心薬の旗色は悪い．ACE阻害薬やβ遮断薬といった予後改善効果が証明された薬剤に対して，強心薬は予後を悪化させることが証明されているからである．しかし，大規模臨床試験を行えないセッティングにおいては，救命のために強心薬を使わざるを得ない状況があり，いかにうまく強心薬を用いるかが循環器内科医の腕の見せ所でもある．

虚血性心疾患による心不全に対して強心薬を使用する際の懸念は2つある．1つは心筋酸素消費量を増加させることで心筋虚血を悪化させないかということである．虚血性心疾患による心不全に強心薬を使用する際には，残存虚血があるのかないのかが重要なポイントである．残存虚血がある場合は，強心薬の使用により虚血を悪化させ，理論的には心不全を悪化させかねない．もう1つは，心室性不整脈を生じないかという懸念である．したがって，虚血性心疾患に伴う心不全に強心薬を使うべきかと問われれば，強心薬なしでは立ち行かない本当に必要なケースに限って慎重に使うべきという答えになる．また残存虚血がある場合には早期の血行再建を前提に使用することになる．

一口に虚血性心疾患といっても，急性冠症候群から慢性虚血性心疾患まで

幅が広い．本項では，慢性虚血性心疾患による心不全急性増悪・慢性心不全について，強心薬の使用を論じる．

1 虚血性心疾患による慢性心不全急性増悪 ──静注強心薬を使うべきか？

　虚血性心疾患による慢性心不全急性増悪であっても，まずは，他の成因による心不全増悪と同様に対応する．酸素投与・非侵襲的陽圧換気（NPPV）・利尿薬・血管拡張薬までで対応できれば強心薬の出番はない．これらの手段で心不全の改善が得られない場合には，静注強心薬の使用を考える．また，血圧が低くて血管拡張薬が使用できない症例，低心拍出状態で臓器障害を生じている症例，心原性ショックの症例などでは静注強心薬の使用が必要である．また重要なことは残存虚血があるかであり，前述のとおり，残存虚血が疑われる場合には，早期に冠動脈造影を行い，血行再建を検討するべきである．

　静注強心薬の使用を虚血性心疾患合併との観点で検討した研究は少ないが，有名な研究に OPTIME-CHF 研究のサブ解析がある[1]．この研究では，収縮不全の心不全増悪に対して PDE III 阻害薬のミルリノンの効果を検討している．虚血性心不全ではミルリノン投与はプラセボより予後が悪化したが，非虚血性心不全では予後は悪化しなかった．この研究では，強心薬を必要とする患者は除外されているので，虚血性心不全に不必要にルーチンとしてPDE III 阻害薬を使用すると予後を悪化させるという結論になる．また多くの臨床試験で強心薬が長期予後を悪化させることが報告されているが，虚血性心不全でより悪いという結果から虚血性心不全に対してはより慎重に強心薬使用を判断するべきと思われる．OPTIME-CHF では，明らかな虚血の残存している患者は除外されており，また心室性不整脈の頻度は非虚血性心筋症のほうが多かったため，心筋虚血の悪化や心室性不整脈が予後悪化の原因ではなさそうである．そのため，なぜ虚血性心不全にミルリノンを使用すると予後が悪化するのかはこの研究からは不明である．

　強心薬の使用は，本当に必要な症例に限るべきであるが，逆に強心薬しか手段がない場合は必要悪として使用せざるを得ないし，強心薬の使用をためらい，患者の状態悪化を招くことがあってはいけない．

2 虚血性心疾患による慢性心不全
── 経口強心薬を使うべきか？

心筋梗塞の急性期を脱した後，広範囲の梗塞では左室機能の低下を伴い慢性心不全となることが多い．また，慢性心不全になると急性増悪にて繰り返し入院することが多い．経口強心薬の投与を考える状況は大きく2つある．1つはカテコラミン点滴からの離脱が困難な場合，もう1つは心不全入院を繰り返している場合である．

a) カテコラミンの離脱困難な場合

急性期のカテコラミン投与からスムーズに離脱できた場合は，慢性心不全のガイドラインに則った治療，すなわちACE阻害薬またはARB・β遮断薬・アルドステロン拮抗薬の投与を行うことが重要である．低左心機能で静注強心薬からの離脱が困難な場合には，経口強心薬の投与を考える．ただし，経口強心薬は最後の手段であり，後負荷を下げ心拍出量を増加させる余地がないかは常に考えておく必要がある．すなわち，ACE阻害薬やARBは左室リモデリングの予防という効果もあるが，血管拡張作用により後負荷を下げ心拍出量を増加させる効果もあり，血圧が維持できていれば少量から少しずつ増量していくことが重要である．血圧が低く血管拡張薬の追加が困難である場合や，利尿薬で水をひくと低心拍出症候群になる場合には，経口強心薬に切り替えて静注強心薬の離脱を図ることになる．この場合の具体的な経口強心薬としては，ピモベンダンが選択肢となる．

ピモベンダンは，PDE III 阻害作用と Ca 感受性増強作用を有する経口強心薬である．他の強心薬同様に，ピモベンダンも予後改善作用はない．PICO trial ではピモベンダン（2.5 mg/日と 5 mg/日）投与により運動耐容能は改善したものの死亡率も増加する傾向がみられた[2]．しかしながら，カテコラミンからの離脱が困難な場合には，使わざるを得ない．日本循環器学会の慢性心不全治療ガイドライン（2010年改訂版）でも静注強心薬からの離脱目的の短期使用は，クラスIIaである[3]．キーポイントは，心室性不整脈に注意して少量から開始することである．腎排泄なので腎機能が悪い場合にはより慎重に開始，増量する．多くの場合は，継続投与が必要になるが，漫然と継続せずに，常に減量・中止の可能性を考えておく．

b）心不全入院を繰り返している場合

　低左心機能で心不全入院を繰り返している場合，経口強心薬は1つの選択肢である．

　ジギタリスは唯一，生命予後を悪化させない強心薬である．心不全による入院を減らすが，生命予後は改善も悪化もさせない[4]．カテコラミンからの離脱困難な状況で効果を有するほどに劇的に効くわけではないが，低左心機能で心不全入院を繰り返す場合に使用を考えてよい薬剤である．大事なことは副作用を減らすために，低用量で使用するということである．DIG試験のサブ解析の結果から，ジギタリス血中濃度は0.5〜0.8 ng/mLに保つことがよいとされている[5]．腎機能が悪い場合には，副作用のリスクが高く使いにくい．

　静注強心薬から離脱できていても，心不全入院を繰り返している症例ではピモベンダンも選択肢になる．日本で行われたピモベンダンの臨床試験EP-OCHでは52週間の試験期間中，ピモベンダン群ではプラセボ群に比較して身体活動能力は有意に改善した[6]．心臓死と心不全入院もピモベンダン群で少ない傾向にあった．ピモベンダンの使用法の応用編として，β遮断薬導入困難な症例への使用がある．ピモベンダンの強心作用はβ受容体の下流なので，β遮断薬を使用しても強心作用が減弱しない．低心機能でβ遮断薬導入が困難な場合には，検討してもよい方法である．非虚血性心筋症の場合には，左室逆リモデリングにより左室機能が改善し，ピモベンダンの減量・中止できる可能性があるが，虚血性心筋症の場合には左室逆リモデリングは期待しにくく，長期にピモベンダンを併用してβ遮断薬を投与する効果は不明である．

　以上をまとめると，虚血性心不全の場合も他の成因による心不全と同様に，（ジギタリスを除いて）強心薬による長期予後悪化の危険があり，本当に強心薬が必要な症例に限り，できるだけ短期の使用にとどめるべきと考える．

【参考文献】

1) Felker GM, Benza RL, Chandler AB, et al; OPTIME-CHF Investigators. Heart failure etiology and response to milrinone in decompensated heart failure: results from the OPTIME-CHFstudy. J Am Coll Cardiol. 2003; 41: 997-1003.

2) Lubsen J, Just H, Hjalmarsson AC, et al. Effect of pimobendan on exercise capacity in patients with heart failure: main results from the Pimobendan in Congestive Heart Failure (PICO) trial. Heart. 1996 ; 76: 223-31.
3) 日本循環器学会．循環器病の診断と治療に関するガイドライン（2009年度合同研究班報告）．慢性心不全治療ガイドライン（2010年改訂版）．
4) Garg R, Gorlin R, Smith T, et al. The effect of digoxin on mortality and morbidity in patients with heart failure. The Digitalis Investigation Group. N Eng J Med. 1997; 336: 525-33.
5) Rathore SS, Curtis JP, Wang Y, et al. Association of serum digoxin concentration and outcomes in patients with heart failure. JAMA. 2003; 289: 871-8.
6) Effects of Pimobendan on Chronic Heart Failure Study (EPOCH Study). Effects of pimobendan on adverse cardiac events and physical activities in patients with mild to moderate chronic heart failure: the effects of pimobendan on chronic heart failure study (EPOCH study). Circ J. 2002 ; 66: 149-57.

〈田巻庸道　中川義久〉

第6章 強心薬と他の薬剤との併用のさじ加減

1. 強心薬と利尿薬

take home messages

① 強心薬が必要な重症心不全例の大半には除すべきうっ血が存在する.
② 基本的には全例が利尿薬の適応である.
③ ループ利尿薬が第1選択である.
④ 前負荷の減少による低心拍出状態の悪化に注意する.
⑤ ループ利尿薬不応例には作用機序の異なる利尿薬の併用が有効なことがある.

1 強心薬使用症例における利尿薬の位置づけと投与のタイミング

まず,他項でも述べられているとおり,強心薬(主にドブタミンやPDE III阻害薬:ドパミンやノルアドレナリンのような主として昇圧目的で使用される薬剤とは区別する)は,いわゆる危機的な血行動態の不安定状態(心原性ショック)から乗り切るためのツールである一方で,それ自体の積極的使用が心不全症例の予後を改善せず,むしろ悪くしたという報告が多いため,「必要悪」として捉えるべき薬剤である[1, 2]. そのため,2012年に欧州心臓病学会(European Society of Cadiology: ESC)の急性心不全診療ガイドラインはその点を(極端に?)重視したものとなっている(図1)[3].

ここで,「心原性ショック」の定義をもう一度おさらいしたい. ショック

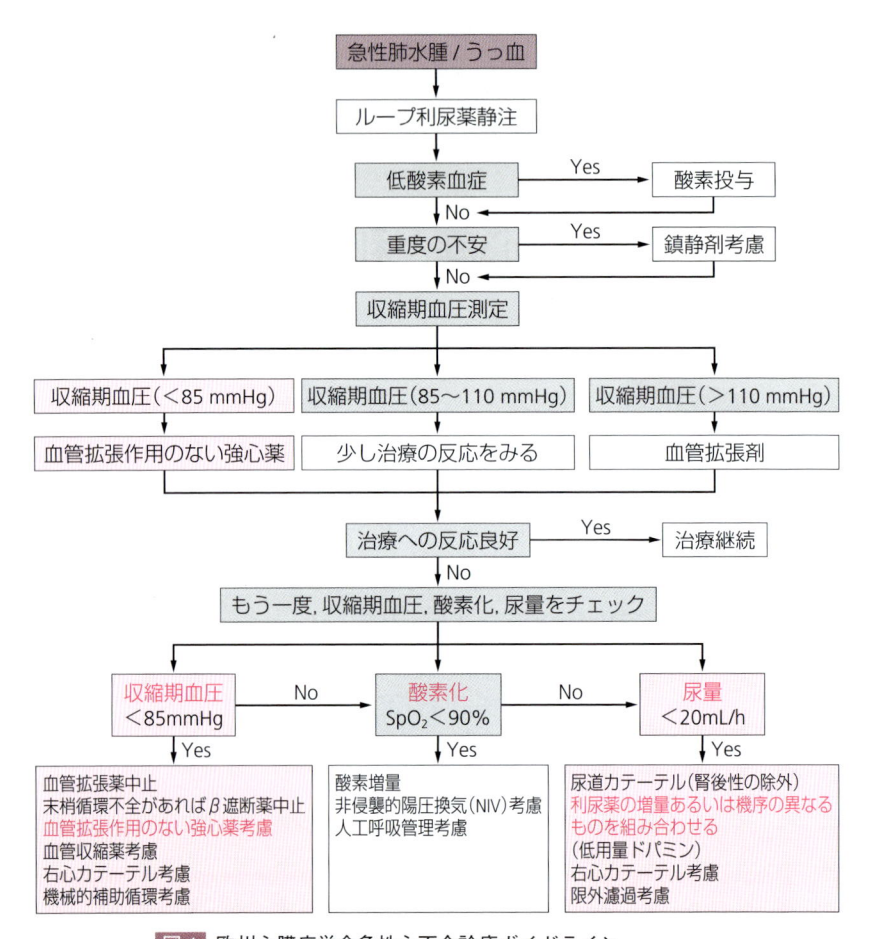

図1 欧州心臓病学会急性心不全診療ガイドライン

```
急性肺水腫/うっ血
      ↓
ループ利尿薬静注
      ↓
低酸素血症 ──Yes──→ 酸素投与
      ↓No
重度の不安 ──Yes──→ 鎮静剤考慮
      ↓No
収縮期血圧測定
      ↓
┌──────────┬──────────────┬──────────┐
収縮期血圧    収縮期血圧        収縮期血圧
(＜85 mmHg)  (85～110 mmHg)   (＞110 mmHg)
    ↓            ↓                ↓
血管拡張作用の  少し治療の反応をみる   血管拡張剤
ない強心薬
              ↓
        治療への反応良好 ──Yes──→ 治療継続
              ↓No
      もう一度,収縮期血圧,酸素化,尿量をチェック
              ↓
┌──────────┬──────────────┬──────────┐
収縮期血圧   No  酸素化      No   尿量
＜85mmHg  ──→  SpO₂＜90%  ──→  ＜20mL/h
   ↓Yes          ↓Yes              ↓Yes
血管拡張薬中止   酸素増量         尿道カテーテル(腎後性の除外)
末梢循環不全が   非侵襲的陽圧     利尿薬の増量あるいは機序の異なる
あればβ遮断薬中止 換気(NIV)考慮   ものを組み合わせる
血管拡張作用の   人工呼吸管理考慮  (低用量ドパミン)
ない強心薬考慮                   右心カテーテル考慮
血管収縮薬考慮                   限外濾過考慮
右心カテーテル考慮
機械的補助循環考慮
```

(McMurray JJ, et al. Eur Heart J. 2012; 33: 1787-847 [3] より)

と聞くと血圧ばかりに目が行きがちであるが, ショック自体の定義は末梢組織の需要と供給のバランスであり, 心原性ショックは以下のように明確に定義されている[4, 5].

① 遷延性の低血圧
  ・収縮期血圧＜80～90 mmHg
  ・ベースラインの平均動脈圧から 30 mmHg 以上の低下

② 心係数（Cardiac Index：CI）の著しい低下
   - CI＜1.8 L/min/m^2（強心薬，昇圧薬，機械的循環補助なし）
   - CI＜2.0〜2.2 L/min/m^2（強心薬，昇圧薬，機械的循環補助あり）
③ 心室充満圧が保たれている，あるいは上昇している
   - 左室拡張末期圧＞18 mmHg
   - 右室拡張末期圧＞10〜15 mmHg

　すなわち，収縮期血圧の絶対値だけではなく，十分な心室充満圧（前負荷）をもってしても，それに見合った血圧や心拍出量が維持できていないことを判断することが非常に重要である．しかしながら，この定義を厳密に定義するには右心カテーテル検査を行わなければならないため，救急外来においてはNohria-Stevenson分類のwet and coldを参考にしながら，収縮期血圧を指標として心原性ショックと診断せざるを得ないことが多い．実際のところ，強心薬の適応をESCガイドラインで推奨されている収縮期血圧85未満のみに限定するのは勇気がいるが，これは安易かつルーチンな強心薬の使用を控え，「心原性ショック」のみに使用を限定すべきであるという推奨なのだろう．

　このように，使用されるべくして強心薬を使用された症例は"うっ血"の存在する症例であるはずである．基本的には，重症度にかかわらず，急性心不全全例が利尿薬の適応となり，ガイドラインにおいてもfirst lineから推奨されている．しかしながら，重症心不全へ利尿薬を投与する際は，ガイド

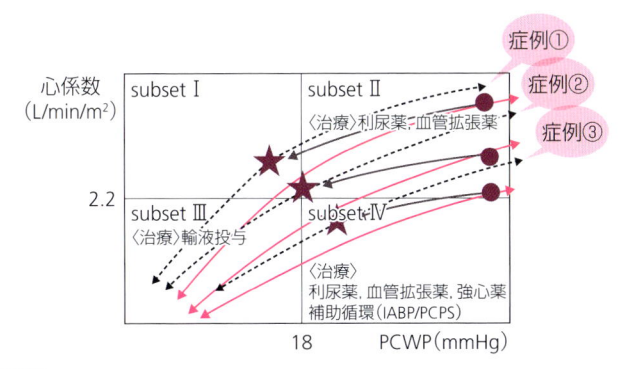

図2 ベースラインの心機能別の強心薬以外の初期治療に対する反応

ラインでカバーしきれていない，病態生理の理解が必要になる．

　図2は有名なForrester分類であるが，多くの急性心不全はsubset IIあるいはIVの状態で来院する．もちろん，身体所見ベースのNohria-Stevenson分類は完全には一致しないものの，warm-wetはsubset II, cold-wetはsubset IVに概ね相当する．ここに心機能別に以下の3症例を当てはめてみる．

> 症例①: EF 60%, 左室肥大があり, 来院時収縮期血圧200 mmHg
> 　　　　CI＝2.8, 肺動脈楔入圧 (PCWP) ＝24 mmHg
> 症例②: EF 40%, 拡張型心筋症, 来院時収縮期血圧120 mmHg
> 　　　　CI＝2.4, PCWP＝28 mmHg
> 症例③: EF 10%, 末期の肥大型心筋症, 来院時血圧90 mmHg
> 　　　　CI＝2.4, PCWP＝34 mmHg

　いずれの症例も当初はsubset II, wet-warmのカテゴリーに入る．急性心不全の初期治療目標は如何にsubset Iに血行動態を近づけるかがカギとなる．Forrester分類に心機能別に曲線を描くと図2のようなイメージ（ピンク色の線）となる．症例①のように，心機能の良い症例は左室前負荷であるPCWPが低くとも，CIが維持されるため，利尿薬による利尿が得られて前負荷が減少するときれいにsubset Iに入ってくるが，症例③のような重症心不全は利尿薬で前負荷が減少するとたちまちCIが低下，低心拍出状態となり，血圧もさらに低下する（subset IV）．この心機能曲線は，左室後負荷を減少させる「血管拡張薬」あるいは「強心薬」で点線のように立ち上げることが可能で，利尿薬による血行動態の悪化を改善させることができる（●→★）が，血管拡張薬は血圧低下例への使用は困難であるため，そのような場合は強心薬に頼らざるを得ない．このように，強心薬が必要な重症心不全においても，利尿薬はfirst lineの治療に位置づけられるが，使用する際は前負荷の減少による低心拍出の悪化に注意が必要であり，可能であればスワンガンツカテーテルを留置し，CIとPCWPをモニタリングしながら必要最低限の強心薬にとどめながら治療すべきである．

2 利尿薬の選択と投与法

　最も広く使用され，かつガイドラインでも first line で推奨される利尿薬は「ループ利尿薬（代表的にはフロセミド）」であり，多くの臨床研究に支えられているため，他の利尿薬をあえて優先して積極的に用いる根拠は乏しい[6,7]．さらに，強心薬を必要とするような重症心不全例は臨床試験から除外されていることが多く，ループ利尿薬以外に単剤でその優れた効果と安全性が保証されている薬剤はほぼないと考えてよい．最近，トルバプタンが注目されているが，急性心不全に対する使用に関しては，大規模臨床試験（EVEREST 試験）において，入院 7 日目での臨床症状，そして長期予後の改善は得られず[8,9]，それを覆す報告は現在のところ皆無である．ちなみにこの試験も収縮期血圧 90 未満は除外されている．

　投与法に関しても，DOSE 試験（フロセミド ボーラス vs 持続投与，高用量 vs 低用量，いずれも臨床的意義のある有意差なし）が知られているが，こちらも強心薬が使用された症例は除外されており，重症心不全例においては説得力のあるエビデンスは得られていない[7]．

　したがって，強心薬の適応になる重症心不全例においては，フロセミドを first line で使用し，利尿が得られる用量まで dose up せざるを得ないのが現状であり，200〜240 mg/ 日の使用でうっ血が改善しなければ，限外濾過を考慮する場合もある．

> **！ ここがポイント**
>
> ❖ **"異なる作用機序"をもつ利尿薬の併用**
>
> 　重症心不全例では高用量のループ利尿薬をもってしても，思ったように反応尿が得られない症例もしばしば経験する．臨床で比較的汎用される 4 つの利尿薬の腎尿細管における作用部位を図 3 に示すが，ループ利尿薬に加えて他の作用機序をもつ利尿薬を追加することで，劇的に利尿が得られる症例も存在する．特に，サイアザイド系利尿薬との併用が推奨されているが[10]，必ずしも良いことばかりではなく，重篤な低カリウム血症に代表される副作用の懸念も

あり，表1にあげたポイントを念頭に入れながら使用すべきである[10]．

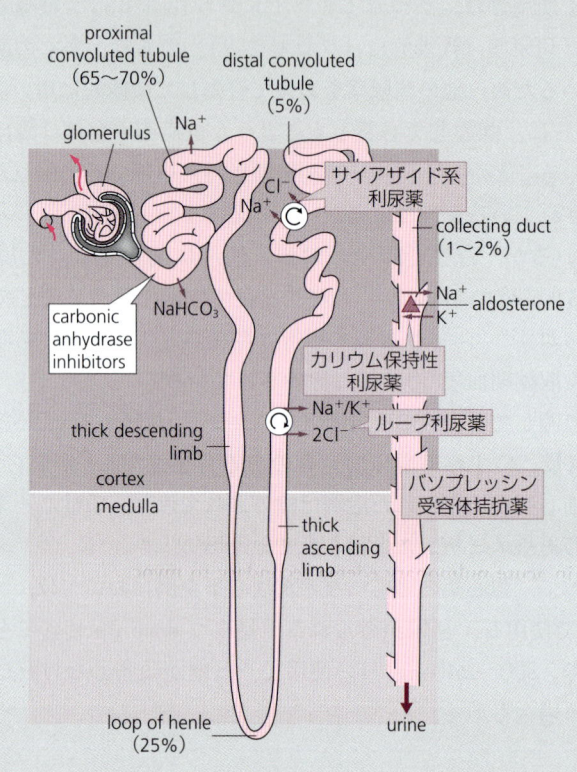

図3 急性心不全治療に比較的高頻度で用いられる利尿薬の作用ポイント
（Jentzer JC, et al. J Am Coll Cardiol. 2010; 56: 1527-34[10] より）

表1 利尿薬併用に関して知っておくべきこと
（Jentzer JC, et al. J Am Coll Cardiol. 2010; 56: 1527-34[10] より）

利尿薬併用時のポイント
・最大容量のループ利尿薬をもってしても利尿が得られない症例に対してはサイアザイド系利尿薬の併用で利尿が得られる可能性がある． ・進行期慢性腎臓病症例に対しては利尿薬の併用は有用である可能性がある． ・サイアザイド系利尿薬は他のすべての利尿薬に対して相乗効果をもつ． ・利尿薬併用の際には重篤な低カリウム血症には十分注意すべきである． ・可逆性のクレアチニン上昇は起こり得るが，必ず起きるわけでもない．逆にクレアチニンが低下することもある． ・予後改善効果と安全性に関しては明らかにされていない．

【参考文献】

1) Abraham WT, Adams KF, Fonarow GC, et al. In-hospital mortality in patients with acute decompensated heart failure requiring intravenous vasoactive medications: an analysis from the Acute Decompensated Heart Failure National Registry (ADHERE). J Am Coll Cardiol. 2005; 46: 57-64.
2) Cuffe MS, Califf RM, Adams KF, et al. Short-term intravenous milrinone for acute exacerbation of chronic heart failure: a randomized controlled trial. JAMA. 2002; 287: 1541-7.
3) McMurray JJ, Adamopoulos S, Anker SD, et al. ESC Guidelines for the diagnosis and treatment of acute and chronic heart failure 2012: The Task Force for the Diagnosis and Treatment of Acute and Chronic Heart Failure 2012 of the European Society of Cardiology. Developed in collaboration with the Heart Failure Association (HFA) of the ESC. Eur Heart J. 2012; 33: 1787-847.
4) Reynolds HR, Hochman JS. Cardiogenic shock: current concepts and improving outcomes. Circulation. 2008; 117: 686-97.
5) Nativi-Nicolau J, Selzman CH, Fang JC, et al. Pharmacologic therapies for acute cardiogenic shock. Curr Opin Cardiol. 2014; 29: 250-7.
6) Biddle TL, Yu PN. Effect of furosemide on hemodynamics and lung water in acute pulmonary edema secondary to myocardial infarction. Am J Cardiol. 1979; 43: 86-90.
7) Felker GM, Lee KL, Bull DA, et al. Diuretic strategies in patients with acute decompensated heart failure. N Engl J Med. 2011; 364: 797-805.
8) Gheorghiade M, Konstam MA, Burnett JC, et al. Short-term clinical effects of tolvaptan, an oral vasopressin antagonist, in patients hospitalized for heart failure: the EVEREST Clinical Status Trials. JAMA. 2007; 297: 1332-43.
9) Konstam MA, Gheorghiade M, Burnett JC, et al. Effects of oral tolvaptan in patients hospitalized for worsening heart failure: the EVEREST Outcome Trial. JAMA. 2007; 297: 1319-31.
10. Jentzer JC, DeWald TA, Hernandez AF. Combination of loop diuretics with thiazide-type diuretics in heart failure. J Am Coll Cardiol. 2010; 56: 1527-34.

〈永井利幸〉

2. 強心薬とβ遮断薬

take home messages

① β遮断薬長期投与下でも，PDE III 阻害薬は強心作用を発揮する．
② PDE III 阻害薬は重症慢性心不全におけるβ遮断薬導入の補助となる．
③ ミルリノン漸減中でも心不全が安定していればβ遮断薬を開始してもよい．

1　β遮断薬と PDE III 阻害薬の併用

　β遮断薬と PDE III 阻害薬の併用の有用性が期待されるいくつかの根拠がある[1]．まず，PDE III 阻害薬はβ受容体を介さないため，β遮断薬投与下でもその強心作用が失われない．慢性心不全患者に対するβ遮断薬導入時にはβ遮断薬により一時的な心機能の低下があるため，この低下に耐え得る心機能の予備力が要求される．高度心機能低下例では，この予備力を増大させるため PDE III 阻害薬の併用が有用であるとの報告がある．次に，β遮断薬の慢性投与は細胞内の情報伝達を改善し，不全心筋で低下した PDE III 阻害薬の効果を回復させる．例えば，不全心で低下している筋小胞体カルシウムポンプを増加させるなど筋小胞体の機能を回復させ[2]．その結果，PDE III 阻害薬による cAMP の増加はより有効に筋小胞体を介するカルシウム・トランジェントの増大をもたらすものと思われる．最後に，β遮断薬は PDE III 阻害薬による催不整脈作用を減弱させる．以上のような背景から，β遮断薬と PDE III 阻害薬との併用は重症心不全治療において重要な1つの治療法となる可能性がある．

2 β遮断薬長期服用患者への強心薬の使用

　β遮断薬が長期的に投与されている慢性心不全患者が急性心不全を発症し，強心薬を必要とする場合がある．β遮断薬投与下ではドブタミンの効果が減弱することは従来から報告されている．カルベジロールはβ_1，β_2受容体のいずれも遮断するため，ドブタミンの心拍出量や1回拍出量の増加を抑制する効果はカルベジロールよりもメトプロロールのほうが強いことが報告されている[3]．一方，ミルリノンなど PDE III 阻害薬の効果はβ遮断薬投与下でも発揮される．Bohm らはβ遮断薬長期投与によってミルリノンの効果がβ遮断薬投与前に比し増加することを報告しており，β遮断薬はミルリノンのβ受容体以下の情報伝達を改善するものと考えられている[4]．

　Lowes らはカルベジロール（25 mg×2/日）が慢性的に投与されながら急性心不全で入院した 20 人の患者にミルリノン（12.5, 25, 50 μg/kg　急速静注）またはドブタミン（5, 10, 15, 20 μg/kg/min 持続静注）を投与し，血行動態を評価した[5]．ミルリノンは肺動脈楔入圧（PCWP）を低下させ，心拍出量（CO）を有意に増加させたが，ドブタミンは 15 または 20 μg/kg/min の高用量で初めて CO を増加させている．この試験は十分なカルベジロール投与下ではドブタミンの効果は減弱していることを急性心不全患者で証明したものである．実際の臨床では少量のドブタミンとミルリノンの併用は十分なβ遮断薬投与下で発症した ADHF 患者でも心拍出量の増加が得られることが多く，強心薬が必要と考えられる低組織灌流の状態では積極的にその使用を考慮すべきである．

3 β遮断薬導入の補助としての強心薬の使用

　Shakar らは NYHA IV の重症心不全患者 30 人に対して経口 PDE III 阻害薬であるエノキシモンを投与しながら，メトプロロールの導入を行ったところ，80％と高率に導入が可能であり，左室駆出率（LVEF）や NYHA の改善が認められたことを報告している[6]．また小規模試験ではあるが，ピモベンダンを投与しながらカルベジロールを導入するとコントロール群に比し高率に導入が可能であり，LVEF の改善は同等であったことが報告されている[7]．

4 ミルリノン漸減中のβ遮断薬の導入

　HFrEF に対するβ遮断薬の導入は不安定な心不全の状態で導入すべきではない[8]．一般的には，体液貯留の明らかな急性心不全急性期にβ遮断薬を新規導入することはない．強心薬が必須ではないと考えられる頻脈を伴うADHF 患者で通常治療薬にミルリノンを追加投与し，低用量のランジオロールを併用しても安全であり，かつ心機能や血行動態が改善するとの報告はある[9]．ADHF の頻脈のコントロールに有望な方法と考えられるが，臨床上の有用性が確立しているとはいえない．ADHF 治療にミルリノンを使用した場合に急性期を脱し，心不全が安定していれば完全にミルリノンを中止していなくてもカルベジロールの導入を開始してもよい[10]．

【参考文献】

1) Shakar SF, Abraham WT, Gilbert EM, et al. Combined oral positive inotropic and beta-blocker therapy for treatment of refractory class IV heart failure. J Am Coll Cardiol. 1998; 31: 1336-40.
2) Lowes BD, Tsvetkova TO, Bristow MR. Inotropes in the beta-blocker era. Clin Cardiol. 2000; 23: III11-6.
3) Bristow MR, Shakar SF, Linseman JV, et al. Inotropes and β-blockers: is there a need for new guidelines? J Cardiac Fail. 2001; 7: 8-12.
4) Bohm M, Deutsch HJ, Hartman D, et al. Improvement of postreceptor events by metoprolol treatment in patients with chronic heart failure. J Am Coll Cardiol. 1997; 30: 992-6.
5) Lowes BD. Tsvetkova T, Eichhorn E, et al. Milrinone versus dobutamine in heart failure subjects treated chronically with carvedilol. Int J Cardiol. 2001; 81: 141-9.
6) Shakar S, Abraham WT, Gilbert EM, et al. Combined oral positive inotropic and beta-blocker therapy for treatment of refractory class IV heart failure. J Am Coll Cardiol. 1998; 31: 1336-40.
7) Yoshikawa T, Baba A, Suzuki M, et al. Effectiveness of carvedilol alone versus carvedilol+pimobendan for severe congestive heart failure. Am J Cardiol. 2000; 85: 1495-7.
8) Stevenson LW. Beta-blockers for stable heart failure. New Engl J Med. 2002; 346: 1346-7.
9) Kobayashi S, Susa T, Tanaka T, et al. Low-dose β-blocker in combination with milrinone safely improves cardiac function and eliminates pulsus alter-

nans in patients with acute decompensated heart failure. Circ J. 2012; 76: 1646-53.
10) Kumar A, Choudhary G, Antonio C, et al. Carvedilol titration in patients with congestive heart failure receiving inotropic therapy. Am Heart J. 2001; 142: 512-5.

〈安村良男〉

3. 強心薬と RAS 阻害薬

take home messages

① すべての心不全症例に対して ACE 阻害薬もしくは ARB の投与が推奨されている．
② 心不全急性期でも可能な限り早期に ACE 阻害薬もしくは ARB の投与を開始する．
③ RAS 阻害薬の初期投与量は通常の降圧療法時の 1/4 〜 1/2 量から開始する．
④ スピロノラクトンはジギタリスの排泄を抑制するため注意が必要である．
⑤ 収縮能が保たれた心不全症例に対する RAS 阻害薬の予後改善効果は明らかでない．

　近年，急性心不全と慢性心不全は連続した病態として捉えられるようになっている[1]．強心薬を必要とする急性心不全や慢性心不全急性増悪は種々の原因で生じるが，その病態には生体の代償機転として作用する前負荷・後負荷増加，レニン-アンジオテンシン（RAS）系・交感神経系賦活化といった共通点が多い．心不全の重症度からみた薬物治療指針を示す（図1）[2]．ここでは AHA/ACC stage 分類[3]が取り入れられて，高血圧，耐糖能異常，脂質異常症，喫煙などの危険因子に伴う高血圧や糖尿病がある場合には，たとえ心機能障害がない場合であっても積極的にアンジオテンシン変換酵素（ACE）阻害薬の開始が推奨されている．ACE 阻害薬に対する忍容性が乏しい場合はアンジオテンシン II 受容体拮抗薬（ARB）を代用する．すなわち心不全患者においては，すべての症例に ACE 阻害薬もしくは ARB の投与が推奨されることになる．慢性心不全急性増悪時を含めて急性心不全では，呼

6-3. 強心薬と RAS 阻害薬

NYHA 分類	←——無症候群——→	軽症	中等症〜重症	難治性
	I	II	III	IV

AHA/ACC Stage 分類: Stage A → Stage B → Stage C → Stage D

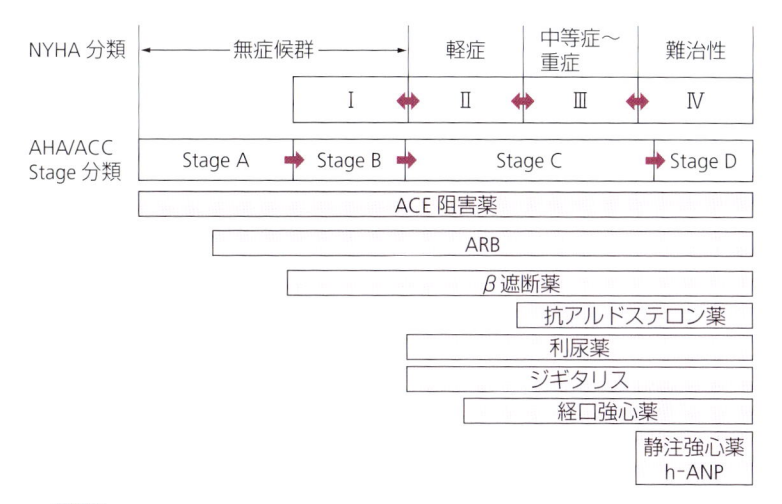

- ACE 阻害薬（Stage A〜D）
- ARB（Stage B〜D）
- β遮断薬（Stage B〜D）
- 抗アルドステロン薬（Stage C〜D）
- 利尿薬（Stage C〜D）
- ジギタリス（Stage C〜D）
- 経口強心薬（Stage C〜D）
- 静注強心薬 h-ANP（Stage D）

図1 心不全の重症度からみた薬物治療指針
循環器病の診断と治療に関するガイドライン（2009年度合同研究班報告）
慢性心不全治療ガイドライン（2010年改訂版）
〔http://www.j-circ.or.jp/guideline/pdf/JCS2010_matsuzaki_h.pdf（2016年1月閲覧）より引用〕

吸管理，薬物療法（利尿薬，血管拡張薬，強心薬など）および非薬物療法を用いた集中治療により可能な限り早期に血行動態を安定させ，ACE 阻害薬（もしくは ARB）とβ遮断薬の投与を開始して心筋ダメージを最小限に防ぐことが重要である．心不全では RAS 系が亢進しているため，RAS 阻害薬により過度の降圧が生じる場合があるため，初期投与量は通常の降圧療法時の1/4〜1/2量から開始し，血圧低下や腎機能低下がないことを確認したうえで漸増する．RAS 阻害薬は収縮能が低下した心不全症例（収縮不全）に対する予後改善効果は確立されているが，収縮能が保たれた心不全症例（拡張不全）に対する予後改善効果は明らかでない．

1 ACE 阻害薬の薬効および作用機序

心不全では，腎灌流圧の低下やβ₁受容体刺激により，腎臓の傍糸球体細胞でのレニン産生が増大することから，アンジオテンシン II やアルドステロンの産生が増大する．アンジオテンシン II は細動脈の収縮と交感神経活性を亢進させ，同時にアルドステロンを遊出して水と塩分の貯留を促進させ

る．ACE阻害薬はアンジオテンシンIからアンジオテンシンIIへの産生を阻害するとともにブラジキニンの分解を阻害して，一酸化窒素（NO）産生を増加させることから，ACE阻害薬の作用の一部はNOを介していると考えられる[4]．1987年に重症心不全患者を対象にしたCONSENSUS試験でACE阻害薬の予後改善効果が示され，心不全の治療目標はうっ血の解除と心拍出量の増加から，心不全で亢進したRAS系の抑制へとシフトした．その後，重症度の異なる心不全や虚血性・非虚血性を問わずACE阻害薬による治療効果が明らかにされた．2009年に改定されたAHA/ACCのガイドラインにおいても，ACE阻害薬はいずれのステージの心不全においても，まず投与を考慮する第1選択薬としての確立した地位が与えられている．心室リモデリング改善はACE阻害薬の薬効のなかで最も注目されている効果の1つで，心筋梗塞後リモデリングでは，非梗塞領域の心筋におけるRAS系の局所的な活性化を抑制する．また心筋細胞の機械的伸展では，細胞質顆粒からのレニン・アンジオテンシンIIの放出を促進し，オートクライン・パラクライン的に作用し，アンジオテンシンタイプI（AT_1）受容体を介してprotein kinase C, MAP kinaseなどの肥大シグナルを活性化する．AT_1ノックアウト・マウスの冠動脈を結紮し心筋梗塞を作成すると，梗塞サイズに関しては野生型と差がないものの，左室内腔径の拡大と心収縮力の低下が軽度で，死亡率が少ないことが報告されている一方で，ACE阻害薬の投与により心室リモデリングがさらに抑制されることから，ここでもACE阻害薬の心室リモデリング抑制効果はAT_1受容体遮断以外のメカニズムも関与していることが明らかにされている[5]．

2 ARBの薬効および作用機序

　ヒトの心臓にはACE以外にアンジオテンシンIIを産生するキマーゼが存在する．特に心臓にはキマーゼが豊富に存在するため，心臓でのアンジオテンシンII受容体はACE阻害薬では十分に抑制することができない．ARBはACE以外の経路で産生されたアンジオテンシンIIも受容体レベルでより確実に抑制すること，AT_1受容体と拮抗的に作用し心血管系に保護的に作用すると考えられているAT_2受容体を刺激すること，ブラジキニンの増加がないため空咳などの副作用がないという利点を有する．アンジオテンシン

II受容体にはAT₁受容体とAT₂受容体があり，正常の心臓・血管・腎臓においてアンジオテンシンIIは，その90%以上がAT₁受容体と結合する．AT₂受容体の発現は，胎生期には高レベルであるが出生後は急速に減少し，成熟個体のAT₂受容体の発現は少ない．AT₁受容体は血管を収縮させ，細胞増殖，心肥大を引き起こすが，AT₂受容体の生理作用はAT₁受容体と拮抗し，血管を拡張させ，細胞増殖を抑制し，組織線維化を抑制する．AT₂受容体が，血管障害や心筋梗塞の心・血管再構築などに特異的に発現することが報告され[6]，循環RAS系以外に心臓局所の組織RAS系の存在と病態に応じてその受容体発現様式が変化することが明らかにされている．

3 抗アルドステロン薬の薬効および作用機序

アルドステロンは交感神経を活性化させ副交感神経活性を抑制する．尿細管に存在するミネラルコルチコイド受容体にアルドステロンが結合することで，Na^+水再吸収促進およびK^+・Mg^{2+}排泄が惹起される．利尿薬，ジゴキシンに加えてACE阻害薬が投与されている慢性心不全患者を対象としたRALES試験で，スピロノラクトンが生命予後を改善したことでRAS系の最終産物であるアルドステロンの抑制の重要性が注目されるようになった．本試験では，スピロノラクトン投与群で血清タイプIIIプロコラーゲンN末端ペプチドの低下がその効果と相関したため，利尿効果とは関係なく心筋の線維化を抑制することで心室リモデリングを抑制したことが示唆された．実際，アルドステロンが慢性心不全患者の心臓において産生されていることが報告されている[7]．その後，ミネラルコルチコイド受容体に対する選択性がより高い（約8倍）エプレレノンが，左室収縮不全および心不全を合併した急性心筋梗塞患者において，総死亡や心血管イベントを抑制することが報告された（EPHESUS試験）．本試験では，ACE阻害薬やARBだけでなく，β遮断薬も75%の症例で投与されていたことから，その結果は今日の心不全診療においても応用できると考えられる．また，より軽症（NYHA II）の心不全に対してもエプレレノンは心血管死と心不全増悪による入院を抑制することが報告された（EMPHASIS-HF試験）．抗アルドステロン薬は2009年に改定されたAHA/ACCのガイドラインにおいてはstage C以上の心不全症例に投与が推奨され，2010年に改訂されたわが国の慢性心不全治療ガ

イドラインにおいても中等症（NYHA III）以上の心不全症例に投与が推奨されるに至っている．

　ACE 阻害薬や ARB 投与により低下した血中アルドステロン濃度が再上昇する（アルドステロンブレークスルー）現象が明らかにされている．その原因として，血中カリウム，副腎皮質刺激ホルモン，エンドセリンなどによるアルドステロン産生系の存在や，アルドステロン産生酵素（CYP11B2）は副腎皮質だけでなく心・血管系でも直接産生され心筋線維化や血管障害に作用することが報告されている．抗アルドステロン薬はアルドステロンブレークスルー現象や局所で産生されるアルドステロンに対しても効果が見込まれる．抗アルドステロン薬の副作用に高カリウム血症があり，中等度以上の腎機能障害（クレアチニンクリアランス<50 mL/min），投与前の血清クレアチニン値 1.6 mg/dL 以上や血清カリウム値 5.0 mEq/L 以上では使用を控え，特に ACE 阻害薬や ARB との併用は注意が必要で，ACE 阻害薬，ARB，抗アルドステロン薬の 3 剤併用は避けるべきである．

4　強心薬と RAS 阻害薬の併用

　慢性心不全では重症度に応じて β 受容体のダウンレギュレーションが惹起され，β 受容体・アデニル酸シクラーゼを介する cyclic AMP 産生が低下しているため，心収縮力が低下する．強心薬には cyclic AMP 産生を亢進する β 受容体刺激薬と，その分解を抑制するホスホジエステラーゼ（PDE）III 阻害薬やジギタリスなどがあり，心不全治療に資するものと考えられていた．しかし，ジギタリスおよびピモベンダンを除いて強心薬は一時的に心不全の症状や身体活動能力を改善するが，長期的には心筋障害を惹起し，その予後を悪くすると考えられていることから，ACE 阻害薬（もしくは ARB），β 遮断薬，利尿薬を用いても症状や身体活動能力が改善しない場合に限り使用するべきである．

a）ジギタリス

　ジギタリスは Na^+/K^+-ATPase の活性を抑制し，細胞内 Na^+ 濃度の増加をもたらし，結果的に Na^+/Ca^{2+} 交換機能によって細胞内への Ca^{2+} の流入を促進し，強心作用を発揮する．一方，中枢神経系からの交感神経刺激に対する心臓圧受容体反応を抑制し，交感神経系とレニン-アンジオテンシン系賦

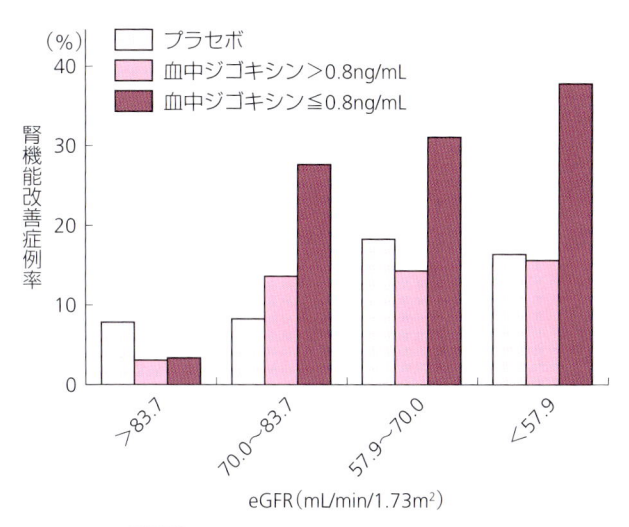

図2 eGFR別にみた腎機能改善症例率

活化を抑制する．以上のことよりジギタリスは，心不全の病態を改善・増悪する両方の作用を有している．利尿薬，ACE阻害薬とジゴキシンが投与されている症状の安定している洞調律心不全症例に対して，無作為にジゴキシン治療を中止する試験が行われた（RADIANCE試験）．その結果，ジゴキシン中止群で心不全の悪化が認められた．さらに，利尿薬とACE阻害薬を服用している洞調律心不全患者においてジゴキシンの生命予後に関する大規模試験が行われた（DIG試験）．プラセボ群とジゴキシン投与群で全死亡および心血管死亡は差がなかったが，ジゴキシン投与群で心不全増悪による死亡は減少傾向，心不全増悪による入院は有意に減少した．この結果から，ジギタリスは洞調律心不全患者の生命予後を悪化させることなく，その病態を改善し得る薬剤と位置づけられる．DIG試験のサブ試験において，ジゴキシンの血中濃度に比例して死亡率が増加することが明らかにされており[8]，洞調律心不全患者の至適血中濃度として0.5〜0.8 ng/mLが提案されている[9]．薬理学的には，この程度の濃度では強心作用は弱く，交感神経機能抑制などの神経体液性因子抑制作用の影響が考えられている．興味深いことにDIG試験のサブ解析において，ジゴキシン投与群において血中ジゴキシン濃度が0.8 ng/mL以下である場合にeGFRが20%以上改善する症例が多く，ジゴキシン投与前のeGFRが低値であるほどその傾向が認められることが報告

されている（図2)[10]．心不全では心腎連関により腎機能低下を呈する症例も多く，そのような症例ではRAS系阻害薬の投与によりeGFRの低下や血清カリウム値の増加が認められることでRAS系阻害薬の減量や中止を余儀なくされる場合があるが，ジゴキシンの血中濃度が0.8 ng/mL以下にコントロールされている症例ではRAS系阻害薬が導入しやすい可能性が考えられる．スピロノラクトンはジギタリスの腎臓からの排泄を抑制するため注意が必要である．

b) ピモベンダン

ピモベンダンは，PDE III阻害作用に加えて心筋収縮蛋白（トロポニンC）のCa^{2+}に対する感受性亢進作用により細胞内Ca^{2+}濃度を増加させることなく心筋収縮力を増強させる．臨床用量ではPDE III阻害作用が主体と考えられている．利尿薬とACE阻害薬が処方されている（ジギタリス処方率は60％程度）軽症〜中等症慢性心不全患者に対するピモベンダンの運動耐容能へ及ぼす効果を検討したPICO試験では，低用量群，高用量群ともに，心筋酸素消費を増加させずに運動耐容能を改善させた．わが国で実施されたEPOCH試験においてもピモベンダン（80％の症例で1.25 mgを1日2回）の長期投与が中等症慢性心不全患者において予後に悪影響を及ぼすことなく心機能，身体活動能力を有意に改善し，複合心事故発生を有意に低下させた．本試験のACE阻害薬の処方率は68％で，利尿薬82％，ジギタリス59％であった．PDE阻害薬の強心作用はβ受容体を介さないことから，β受容体遮断薬を服用中の心不全患者においても効果が期待でき，利尿薬およびジギタリスなどを用いても症状や身体活動能力が改善しない場合に限り，他の強心薬と併用する場合は副作用が増強するおそれがあるため低用量（1.25 mgを1日1回）から慎重に投与する．

【参考文献】

1) Gheorghiade M, De Luca L, Fonarow GC, et al. Pathophysiologic targets in the early phase of acute heart failure syndromes. Am J Cardiol. 2005; 96: 11G–17G.
2) 日本循環器学会．慢性心不全ガイドライン（2010年改訂版）．
3) Hunt SA, Abraham WT, Chin MH, et al. 2009 focused update incorporated into the ACC/AHA 2005 Guidelines for the Diagnosis and Management of Heart Failure in Adults: a report of the American College of Cardiology

Foundation/American Heart Association Task Force on Practice Guidelines: developed in collaboration with the International Society for Heart and Lung Transplantation. Circulation. 2009; 119:e391-479.
4) Kitakaze M, Node K, Takashima S, et al. Cellular mechanisms of cardioprotection afforded by inhibitors of angiotensin converting enzyme in ischemic hearts: role of bradykinin and nitric oxide. Hypertens Res. 2000; 23: 253-9.
5) Yoshiyama M, Nakamura Y, Omura T, et al. Angiotensin converting enzyme inhibitor prevents left ventricular remodelling after myocardial infarction in angiotensin II type 1 receptor knockout mice. Heart. 2005; 91:1080-5.
6) Ihara M, Urata H, Kinoshita A, et al. Increased chymase-dependent angiotensin II formation in human atherosclerotic aorta. Hypertension. 1999:33:1399-405.
7) Mizuno Y, Yoshimura M, Yasue H, et al. Aldosterone production is activated in failing ventricle in humans. Circulation. 2001; 103:72-7.
8) Rathore SS, Curtis JP, Wang Y, et al. Association of serum digoxin concentration and outcomes in patients with heart failure. JAMA. 2003; 289:871-8.
9) Ambrosy AP, Butler J, Ahmed A, et al. The use of digoxin in patients with worsening chronic heart failure: reconsidering an old drug to reduce hospital admissions. J Am Coll Cardiol. 2014; 63:1823-32.
10) Testani JM, Brisco MA, Tang WH, et al. Potential effects of digoxin on long-term renal and clinical outcomes in chronic heart failure. J Card Fail. 2013; 19:295-302.

〈浅沼博司　北風政史〉

4. 強心薬と血管拡張薬

take home messages

① 病態を十分に把握し，肺うっ血には血管拡張薬，低灌流所見には強心薬を用いる．
② 血管拡張薬には，主に硝酸薬，ニコランジル，カルペリチドがあり，それぞれの特性を理解して使用する．
③ 血管拡張薬および強心薬は，同一の薬剤でも用量により作用が変化するので注意する．
④ 血圧や心エコーを用いて心仕事量や全身血管抵抗の推定が可能である．
⑤ HFpEF と HFrEF 例では心血管作動薬に対する反応性が異なる．

　強心薬と血管拡張薬の作用を示す（図1，表1）．これらの薬理作用を理解し，常にその症例が血行動態上どの位置にいるか，病態を把握して治療戦略を立てる必要がある．

　血管拡張薬（硝酸薬，カルペリチドなど）はいうまでもなく急性心不全の治療の主体となっている．特に高血圧を合併する急性心原性肺水腫に対する初期治療においてはニトログリセリン（NTG）が第1選択である．下記に日本で使用可能な血管拡張薬の概要を述べる．

a) 硝酸薬

　NTG，硝酸イソソルビド（ISDN）などの硝酸薬は，NO を介して血管平滑筋細胞内のグアニル酸シクラーゼを刺激し，低用量では静脈系（容量）血管を拡張し前負荷軽減効果〔肺動脈楔入圧（pulmonary capillary wedge pressure: PCWP）および左室拡張末期圧の低下〕を示す．血液の central shift

6-4. 強心薬と血管拡張薬

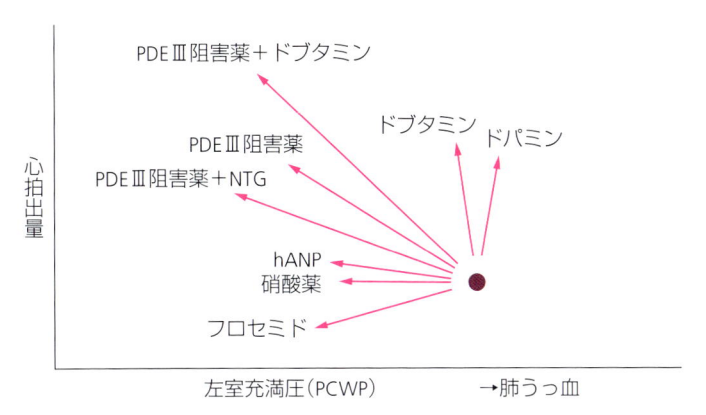

図1 各種静注心血管作動薬の効果
PCWP: 肺動脈楔入圧, hANP: ヒト心房性ナトリウム利尿ペプチド,
NTG: ニトログリセリン, PDE: ホスホジエステラーゼ

表1 各種静注心血管作動薬の用量

薬剤	用法・用量
モルヒネ	希釈して2～5 mgを3分かけて静注
ニトログリセリン (NTG)	0.5～10 μg/kg/分で持続静注. 耐性に注意.
硝酸イソソルビド (ISDN)	0.5～3.3 μg/kg/分で持続静注. 耐性に注意.
ニコランジル	0.05～0.2 mg/kg/時で持続静注
カルペリチド (hANP)	0.0125 μg/kg/分で持続静注開始. 血行動態により用量調節 (0.2 μg/kg/分まで)
ドパミン (DOA)	0.5～20 μg/kg/分: 5 μg/kg/分以下で腎血流増加, 2～5 μg/kg/分で陽性変力作用, 5 μg/kg/分以上で血管収縮・昇圧作用
ドブタミン (DOB)	0.5～20 μg/kg/分: 5 μg/kg/分以下で末梢血管拡張作用, 肺毛細管圧低下作用
ノルアドレナリン (NAd)	0.03～0.3 μg/kg/分
ミルリノン (PDEⅢ阻害薬)	0.125 μg/kg/分から持続静注開始. 血行動態により用量調節 (0.5 μg/kg/分)
オルプリノン (PDEⅢ阻害薬)	0.05 μg/kg/分から持続静注開始. 血行動態により用量調節 (0.3 μg/kg/分)

を起こしているPCWPの高い肺うっ血症例に最も有用である. 中等量では動脈系（抵抗）血管を拡張し, 後負荷軽減効果〔心室-動脈接合の改善による軽度の心拍出量の増加 (VA coupling)〕を有する (図2, 3). また, 冠動脈拡張作用を有するため, 虚血性心疾患が基礎心疾患である症例には有用であ

① 静脈系血管拡張薬（veno-dilators）
（低用量 NTG, ISDN, hANP, PDE Ⅲ阻害薬, 塩酸モルヒネ）

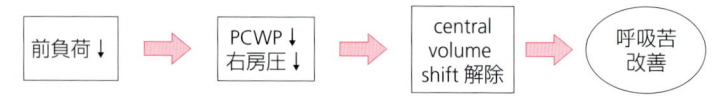

前負荷↓ → PCWP↓ 右房圧↓ → central volume shift 解除 → 呼吸苦改善

② 動脈系血管拡張薬（arterio-dilators）
（高用量 NTG, 高用量 hANP, ニカルジピン, PDE Ⅲ阻害薬）

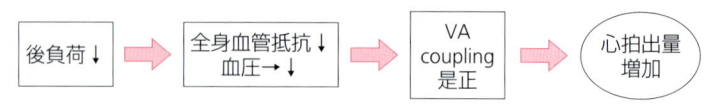

後負荷↓ → 全身血管抵抗↓ 血圧→↓ → VA coupling 是正 → 心拍出量増加

図2 血管拡張薬の作用
ISDN：硝酸イソソルビド, NTG：ニトログリセリン, hNP：ヒト心房性ナトリウム利尿ペプチド, PCWP：肺動脈楔入圧, PDE：ホスホジエステラーゼ

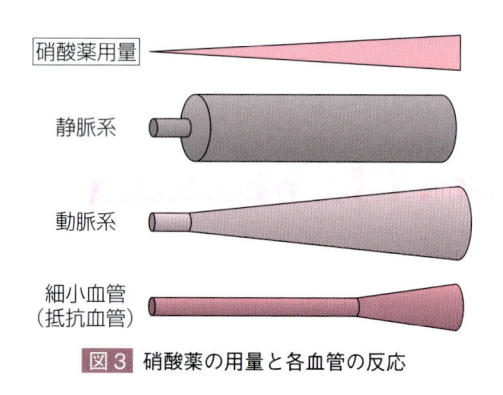

図3 硝酸薬の用量と各血管の反応

る．問題点として，24時間以上の持続投与で耐性が出現する可能性がある．

b）ニコランジル

ニコランジルは硝酸薬としての静脈系拡張作用と K_{ATP} チャネル開口薬としての作用による動脈系拡張作用に加えて，冠血管拡張・冠微小循環改善作用が期待されている．虚血性心疾患に投与する場合よりも高用量（0.10〜0.20 mg/kg/時）にて急性心不全の血行動態改善効果を示すことが報告されている[1]．収縮期血圧をあまり低下させずに血行動態の改善を示した報告[2]もあり，血圧が低い虚血心に伴う急性心不全に対する有効性が期待される．

c）カルペリチド

カルペリチドはヒト心房性 Na 利尿ペプチド（atrial natriuretic peptide：

ANP）の遺伝子組換え製剤である．低用量（0.01μg/kg 分）では静脈系容量血管の拡張や Na 利尿により前負荷を軽減することでうっ血の改善をもたらす．用量を増加（0.1μg/kg/分）させると，動脈拡張による後負荷軽減が生じる．レニン-アンジオテンシン系や交感神経系の抑制作用[3]や抗炎症作用[4]が期待されている．強力な血管拡張作用と利尿作用による血圧低下をきたすことがないように初期量は 0.0125μg/kg/分から開始し，血圧，尿量をみながら漸増する．大半の症例では 0.025μg/kg/分までの量で対処可能である．

上記の血管拡張薬において，静脈系血管拡張薬の範疇には，ISDN，低用量 NTG，カルペリチドが，動脈系血管拡張薬の範疇には，高用量 NTG，ニカルジピンが入る．PDE III 阻害薬において，ミルリノンは低用量では強心作用が強く，高用量では血管拡張作用が強くなるが，オルプリノンは逆に，低用量で血管拡張作用，高用量で強心作用が出現する．強心薬でも，アドレナリン受容体の反応性が用量により変化する．同一の薬剤が，その用量によって作用が変わることに注意する（図2）．

1 強心薬と血管拡張薬との併用のさじ加減

両薬剤を併用せざる得ない状態というのは，低灌流と肺うっ血の所見を認める場合であり，急性心不全の重症度としては高く，緊急性を要する．そのため，低灌流と肺うっ血の状態を正確かつ迅速に評価する必要がある．

Cotter[5]らは，急性心不全症例を，①正常群，②慢性心不全の急性増悪群，③肺水腫群，④高血圧性心不全群，⑤心原性ショック群，⑥敗血症群の6群に分け血行動態を比較検討している（図4）．その結果，これらの6群を従来の Forrester 分類の指標である PCWP と心係数（CI）によって弁別することができなかった．正常群と敗血症群を除くと，PCWP はすべて高く，CI はすべて低いわけであるから当然の結果と考えられる．一方，心臓の仕事量を表す Cardiac Power Index（CPI）＝平均動脈圧（mAoP）×心係数（CI）×0.0022（W/m^2）は敗血症と高血圧性心不全では，正常群より高く慢性心不全急性増悪群と肺水腫群が正常より低く，心原性ショック群で最低値を示した．また，後負荷の指標である全身血管抵抗指数（SVRI）〔＝（mAoP－RAP）÷CI×80，正常値：2,000〜2,500 dynes/sec/cm^5/m^2〕は，敗血症群で正常群より低く，慢性心不全急性増悪群，高血圧性心不全群，肺水腫群の

cardiac power index＝mean AoP×CI×0.0022（W/m²）

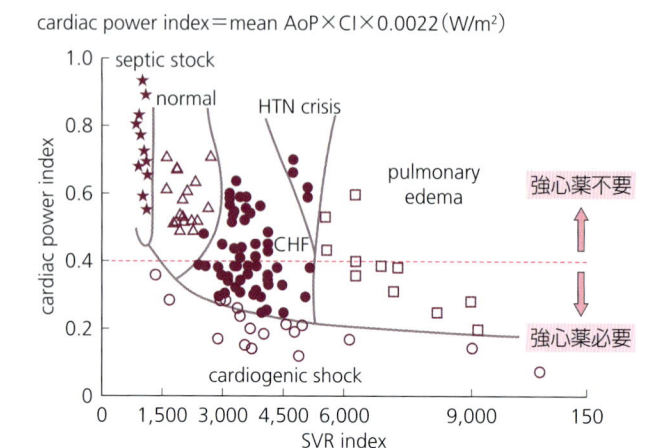

図4 CPとSVRの関係
（Cotter G, et al. Eur J Heart Fail. 2003; 5: 443-51[5]）より）

順に上昇していた．心原性ショック群で大きなばらつきを認めた．SVRIを横軸，CPIを縦軸に全症例をプロットすると6つの病態を明確に分類できたとしている．

　PCWPはすべての病型の心不全で上昇しているわけであるから，単にPCWP高値だけでは静脈系の血管拡張薬と利尿薬という薬剤選択しかできない．また，単にCI低値だけでは血圧の情報が不足しているために，高血圧を合併している場合に本来なら動脈系血管拡張薬単独（NTGなど）で治療可能であるのに強心薬を投与してしまう危険も生じる．CPIの大きさの程度により，十分担保されていれば静脈系血管拡張薬単独（カルペリチド，硝酸薬），軽度〜中等度障害されていればドブタミンやPDE III阻害薬の追加，重度に障害されていればドブタミンとPDE III阻害薬の併用，無効なら機械的補助を考える．心移植適応があるなら左心補助装置も考慮することになる．一方，SVRIは肺水腫例で特に高値を示すため血管拡張薬が必須となる．高血圧を合併している肺水腫なら動脈系血管拡張薬（NTG持続静注）が治療の主体になるが，CPIの高低，左心不全主体か，右心不全主体かで強心薬の使用の是非と種類が決まるものと考えられる．

　しかしながら，CPIもSVRIも肺動脈カテーテルから得られる情報であり常に挿入するのには躊躇される．Abbas[6]らは33症例の検討から，エコー

ドプラを用いて僧帽弁逆流（MR）の最高速度（m/sec）を左室流出路の速度時間積分（LVOT VTI）で除することで，SVR を非侵襲的に推測可能である

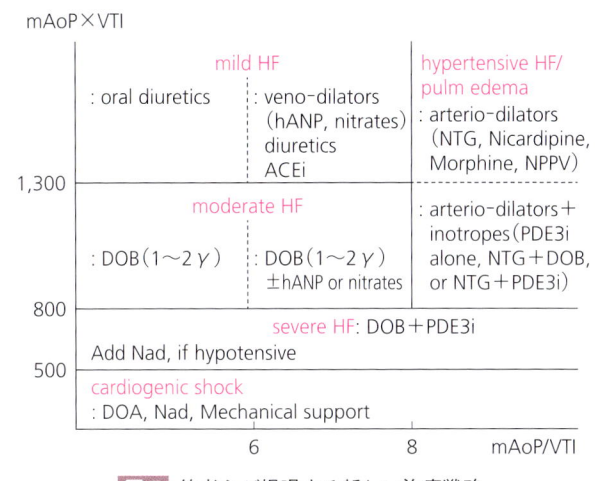

```
mAoP×VTI
              mild HF              hypertensive HF/
                                   pulm edema
      : oral diuretics : veno-dilators
                         (hANP, nitrates)  : arterio-dilators
                         diuretics           (NTG, Nicardipine,
  1,300                  ACEi                Morphine, NPPV)

              moderate HF          : arterio-dilators＋
                                     inotropes（PDE3i
      : DOB(1〜2γ)     DOB(1〜2γ)     alone, NTG＋DOB,
                       ±hANP or nitrates  or NTG＋PDE3i）
  800
              severe HF: DOB＋PDE3i
  500  Add Nad, if hypotensive
       cardiogenic shock
       : DOA, Nad, Mechanical support
                          6         8       mAoP/VTI
```

図5 筆者らが提唱する新しい治療戦略

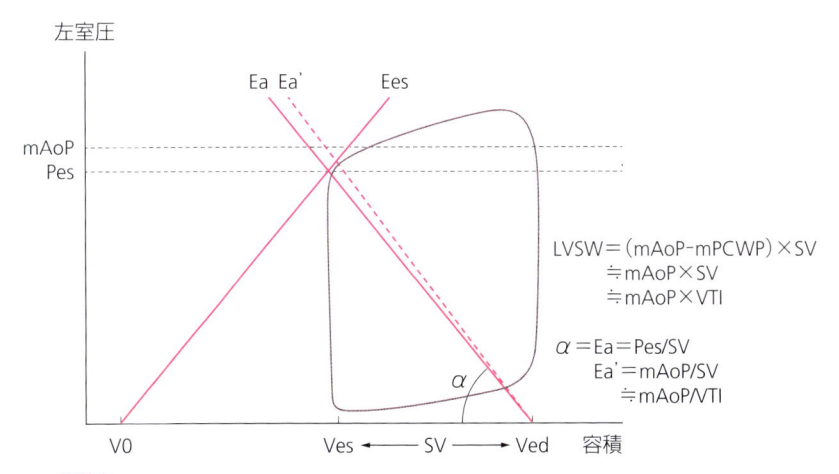

左室圧

Ea Ea'   Ees

mAoP
Pes

$LVSW = (mAoP - mPCWP) \times SV$
$\fallingdotseq mAoP \times SV$
$\fallingdotseq mAoP \times VTI$

$\alpha = Ea = Pes/SV$
$Ea' = mAoP/SV$
$\fallingdotseq mAoP/VTI$

V0   Ves ← SV → Ved   容積

図6 心仕事量と SVR の推定根拠

横軸の mAoP÷VTI は平均血圧を1回拍出量で除することで SVR の代用としているが，左室圧容積曲線での実効動脈エラスタンス（Ea）に近い考えかたである．収縮末期圧 Pes は左室内にカテーテルを挿入しないとわからないので平均血圧（mAoP）で代用している．ここから求まる Ea' は Ea の近似値を示す．
縦軸の mAoP×VTI は縦：平均血圧と横：1回拍出量で構成される長方形の面積であり，左室1回拍出仕事量（LVSW）の代用といえる．

と報告している．ただし，MR の jet が安定しない場合は評価が難しく，治療により functional MR が減少してしまい計測できなくなる問題点があった．そこで筆者らは，平均血圧 mAoP と心エコーから得られる VTI を用いて非侵襲的に計測，代用し良好な治療成績を得ている（図5，図6）．血圧や心エコーを用いて非侵襲的に心仕事量や SVR を推測できることは画期的で，心不全の病態理解を深めるとともに速やかな治療への応用が可能である．

2 HFpEF と HFrEF では静注心血管作動薬に対する反応性が異なる

HFpEF 症例では心肥大のため，HFrEF 症例に比して，左室内腔が小さく血管拡張薬や利尿薬の投与により前負荷が低下すると容易に心拍出量が低下し低血圧を起こしやすいので注意が必要である（図7）[7]．HFpEF 症例では基本的には左室収縮力は保持されているわけであるから強心薬の追加よりは，血管内ボリュームを維持しながら（refilling）水引きができる（decongestion）トルバプタンが理想的であるかもしれないが，現時点ではエビデンスはない．

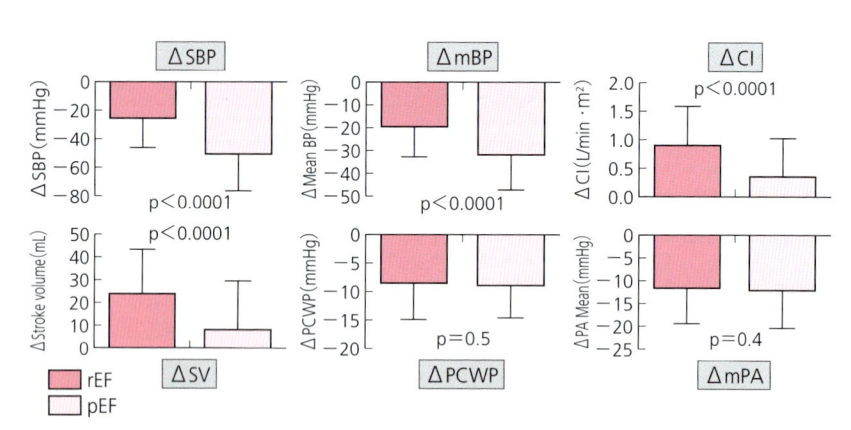

図7 HFpEF と HFrEF のニトロプルシドに対する反応性の違い
（Schwartzenberg S, et al. J Am Coll Cardiol. 2012; 59: 442-51[7] より）
ニトロプルシドは PCWP, mPA を同等に低下させているが SV,CI の増加は pEF 症例で rEF 症例に比して有意に低く，結果として血圧の低下を招いている．
SBP: 収縮期血圧，mBP: 平均血圧，CI: 心係数，SV: 1回拍出量，PCWP: 肺動脈楔入圧，mPA: 平均肺動脈圧

ここがポイント

❖初期治療の重要性

　急性心不全において，血管拡張薬と強心薬を併用する状態は重症であり，緊急性を要する．第4章1〜3で前述した急性心不全の臨床分類や血行動態および心エコーなどにより，低灌流および肺うっ血所見の程度を迅速に把握し，速やかに初期治療を開始する．頻回に治療効果を再評価し病態の変化に応じて慎重に治療にあたることが肝要である．

【参考文献】

1) Giles TD, Pina IL, Quiroz AC, et al. Hemodynamic and neurohumoral responses to intravenous nicorandil in congestive heart failure in humans. J Cardiovasc Pharmacol. 1992; 20: 572-8.

2) Minami Y, Nagashima M, Kajimoto K, et al. Acute efficacy and safety of intravenous administration of nicorandil in patients with acute heart failure syndromes: usefulness of noninvasive echocardiographic hemodynamic evaluation. J Cardiovasc Pharmacol. 2009; 54: 335-40.

3) Kasama S, Toyama T, Kumakura H, et al. Effects of intravenous atrial natriuretic peptide on cardiac sympathetic nerve activity in patients with decompensated congestive heart failure. J Nucl Med. 2004; 45: 1108-13.

4) Kato M, Hashimura K, Komamura K, et al. Sustained after effects of carpeptide, atrial natriuretic peptide, on left ventricular diastolic filling and inflammatory cytokines in idiopathic dilated cardiomyopathy. Circulation. 2006; II 619-20.

5) Cotter G, Moshkovitz Y, Kaluski E, et al. The role of cardiac power and systemic vascular resistance in the pathophysiology and diagnosis of patients with acute congestive heart failure. Eur J Heart Fail. 2003; 5: 443-51.

6) Abbas AE, Fortuin FD, Patel B, et al. Noninvasive measurement of systemic vascular resistance using Doppler echocardiography. J Am Soc Echocardiogr. 2004; 17: 834-8.

7) Schwartzenberg S, Redfield MM, From AM, et al. Effects of vasodilation in heart failure with preserved or reduced ejection fraction implications of distinct pathophysiologies on response to therapy. J Am Coll Cardiol. 2012; 59: 442-51.

〈佐々木英之　橋村一彦〉

第7章 病態による強心薬の使いかた

1. 拡張型心筋症による心不全と強心薬

take home messages

① 拡張型心筋症は室のびまん性収縮障害と左室拡大を特徴とする疾患群と定義され，進行性，かつ難治性であり予後は不良であることが多い．
② 急性期治療は疾患に特殊なものがあるわけではない．低心拍出状態に組織低灌流所見が伴う症例では強心薬投与を検討する．
③ 血圧が保持されている患者では血管拡張薬の適応も検討する．

　拡張型心筋症（dilated cardiomyopathy: DCM）は左室のびまん性収縮障害と左室拡大を特徴とする疾患群と定義される．確定診断には冠動脈疾患や二次性心筋症などの類似の左室拡大を呈する疾患を除外する必要があり，本疾患は除外診断的意味をもつ．病態には依然として不明な点が多く残されている．また DCM は進行性，かつ難治性であり，心不全入院を繰り返しやがて心不全の悪化や致死性不整脈により死に至る．

1 拡張型心筋症

a）疫学

　わが国における DCM の頻度には不明な点が多い．わが国で以前に実施さ

れた全国調査に基づくと有病率は人口 10 万人当たり 14.0 人，発症率は 3.58％と報告されている[1]．ただし本統計は厚生省の難病指定を受けることが可能な患者に限定したものである．軽症例や未診断例，未届け症例などを含めると患者数の実数は不明のままである．また実際の心不全入院患者などに本疾患が占める割合などにおいても正確な実態については不明な点も多い．

b) 病因

病因には不明な点が多い．本疾患の一部に家族内発症を認めることから遺伝子異常，またウイルス感染，自己免疫機序などの病因が報告されている．ただし一元的にすべての患者で病因を説明し得るものはない．

c) 臨床的病態

DCM の病態の特徴は，広範囲に及ぶ心筋障害である．心筋の収縮性はびまん性に低下する．また広範囲な心筋障害を反映して心筋の壁厚は菲薄化する．心臓超音波検査では左室駆出率（EF）の低下と壁厚の低下を認める．このような病態を反映して血行動態学的には前方駆出力の低下を特徴とする．右心カテーテル検査では心係数の低下を認めることが多い．本疾患による心不全患者ではこの前方駆出の低下は臓器灌流の低下，すなわち重要臓器への血流低下を惹起する．また長期にわたるリモデリング，すなわち左室心筋の線維化の進行は心筋の拡張末期エラスタンスを上昇させることがある．このため圧・容量曲線の上方へのシフトが惹起され，重症患者では前負荷の増加などから左室拡張末期圧が上昇しやすくなる．つまり肺うっ血などの臓器うっ血が生じる．このように DCM 患者の心不全病態などとして低い心拍出量による低灌流症状，左（右）室拡張末期圧の上昇に伴う臓器うっ血，と 2 つの症状が主体であり，その出現に注意を払う．臨床的には low output syndrome（LOS）の出現の有無に特に注意を払う必要がある．LOS の発症を予知することはもちろん，診断を確定する絶対的な指標は存在しないが，やはり身体所見を仔細にとることは重要である．LOS の所見のとりかたについては他項（クリニカルシナリオ 3 の病態と強心薬）に記載したので参考としていただければ幸いである．

また本疾患では心筋細胞の脱落や線維化などにより電気的に不均一な障害心筋となることから多彩な不整脈を生じ得る．左脚ブロックなど心室の収縮同期不全を認める症例では cardiac resynchronization therapy（CRT）の適応や抗不整脈薬の適応を考慮する．ただし収縮障害が顕著な例では，抗不整

脈薬の適応は慎重に考える必要がある．

2 拡張型心筋症患者の心不全急性増悪に対する急性期治療の考えかたと実際

　まずDCM患者に特殊な急性期治療の方法があるというわけではないので注意されたい．一般的には低灌流所見を呈する患者には強心薬の適応を考慮すべきである．ただ急性期治療にあたって本疾患の特徴を理解する必要はある．すなわち，拡大心であること，左室収縮性が低いことの2点である．また血管拡張作用薬は適応にならないのか？　との疑問もあろう．圧・容量曲線を理解すると病態をより理解できる（紙面の限りより圧・容量曲線についての基本的理解については成書を参照されたい）．ここでheart failure with preserved ejection fraction（HFpEF）患者とheart failure with reduced ejection fraction（HFrEF）患者のニトロプルシドに対する血行動態の反応性の差異に関する報告[2]を例に，左室の収縮性の差異と血管拡張薬に対する血行動態学的反応性の差異について考察した．本研究では右心カテーテル検査と心エコー検査を用いてニトロプルシドの負荷前後の左室圧，容量などの反応性についての検討を行った．左室収縮末期エラスタンス（end-systolic elastance: Ees）は引用論文では推定左室収縮末期圧/左室収縮末期容量により推定値を算出されている．図1にニトルプルシド投与前後の推定左室収縮末期圧容積関係を引用編集した．Eaは推定低収縮末期圧を1回心拍出量で除し算出した．HFrEF患者ではEesの傾きは小さく，また大きな左室容量を反映してEesとEaの交点は健常者と比較して右にシフトしていることが予想される．さらにEesは心臓の大きさに関連することも知られており[3]，すなわち左室拡大例ではEesの傾きが小さい傾向にある．ここで血管拡張薬（ニトロプルシド）を投与すると動脈圧の低下が生じる．Eesの傾きが小さいHFrEF患者ではEesとEaの交点が左方向へシフトし，すなわち左室容量の低下が観察された．またstroke volumeの増大が生じ心拍出量の増大が惹起された．一方でEesの傾きが大きいHFpEF患者では動脈圧の低下の程度は大きいものの左室容量の変化はHFrEF患者と比較すると低かった．HFpEF患者では動脈圧は低下したが左室容量の変化量は小さく，すなわち心拍出量の上昇の程度はHFrEF患者ではHFpEF患者に比

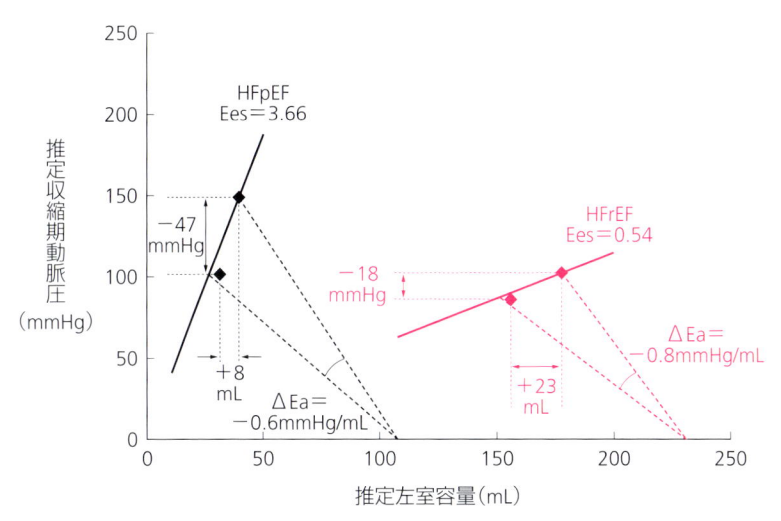

7-1. 拡張型心筋症による心不全と強心薬

図1 血管拡張薬投与に対する反応について HFrEF 患者と HFpEF 患者の差異
Ees の傾きが小さな HFrEF 患者では血管拡張薬（ニトロプルシド）の投与に従って Ees と Ea の交点は左に移動した．HFrEF 患者では左室容量の低下が生じた．
HFpEF 患者ではニトロプルシドの投与後 Ees と Ea の交点は下方に移動した．動脈硬化の低下を認めたものの，左室容量の低下の程度は HFrEF 患者より小さかった．この結果，HFrEF 患者では血管拡張薬投与後の心拍出量の増加の程度は HFpEF 患者より大きかった．
（Schwartzenberg S, et al. J Am Coll Cardiol. 2012; 59: 442-51[2]）より）

較して大きかったと報告されている．このように血管拡張薬の投与により理論上は左室収縮機能低下例でも心拍出量の増大が期待できる．つまり収縮不全心（HFrEF）では後負荷の低下により HFpEF 患者に比較して心拍出量の増加につながりやすいこと意味している．ただし実際の臨床現場では血管拡張薬の投与により，血圧自体を維持できなくなりショックに至る．リスクもある．ではどのように考えるべきであろう？ 1つの選択肢として血圧が維持されている患者に限定して考えれば，DCM 患者であっても血管拡張薬を1つの選択肢として考えてよい．もう1つの選択肢は血管拡張作用も併せもった強心薬，PDE III 阻害薬などの投与であろう．

　ただ現実的には DCM 患者は安定期から血圧は低値である患者が多く血管拡張薬の単独投与は適応とならない症例が多い．ではどのように薬物治療選択を行うべきであろうか？ 第3章にあるように，1つの目安は組織低灌流の有無となる．組織低灌流のない症例で，かつ血圧が保持されている症例で

は血管拡張薬の併用を検討する．血管拡張薬については臨床的にはカルペリチドや PDE III 阻害薬が候補となるであろう．ただ血圧が低く低心拍出状態に組織低灌流所見が伴う症例ではカテコラミン単独，PDE III 阻害薬との併用を行う．このような症例では血管拡張薬の適応は慎重に考えるべきである．

　薬剤投与量については当科ではドブタミン 2～3γ の投与にて開始することが多い．後負荷の高い症例ではカテコラミンをベースに PDE III 阻害薬の併用を考慮する．

a) 至適前負荷の考えかた

　強心薬が期待した効果を発揮し得るには最適な前負荷が必要となる．心房圧が上昇すると心拍出量が増加するという Frank-Starling の法則と，静脈還流は心拍出量と等しく心拍出量は低下すると右房圧は上昇するとの Guyton が提唱した循環平衡の考えかたは一見相反しているかに思えるが，循環が平衡している状態では心臓への静脈還流量と心拍出量は理論上は等しくなる．臨床上，至適前負荷を評価するよいパラメータはないため，前負荷の調節に難渋することは多い．心エコー図上の下大静脈の呼吸性変動や体重，身体所見などを目安に行っているのが現状である．判断に迷う例で総合的な血行動態評価（後負荷や心拍出量の評価など）が治療方針の決定に必要な場合は右心カテーテル検査の実施も考慮する．

b) 右心カテーテルの実施

　右心カテーテル検査の実施が DCM 患者の長期予後改善に結びついたとのエビデンスはなく日本循環器学会ガイドライン上はレベル 2，C1 である．ただし重症例で中長期的な治療方針の決定に血行動態評価が必要なケースではためらう必要はない．また重要な点としてすべての指標に共通するが臨床の経過と重ね合わせパラメータの変化を読み取ることが必要である．

c) 内科的治療が奏効しない場合

　強心薬の投与の目的の1つに血行動態の立て直しによって，RAAS 系をはじめとした液性因子のストームを安定化させることがあげられる．カテコラミンの投与が長期予後を改善させるわけではないが，長期予後を改善させる薬物である β ブロッカーの導入を行うためにはまず血行動態を安定させる必要がある．ただ上記の治療が奏効しない場合には非薬物治療の適応を検討する必要がある．1つには CRT の適応を検討する．また左室拡大に伴う僧帽

弁尖のテザリングや弁輪拡大による機能性僧帽弁逆流を呈することがある．DCMに対する外科的治療の介入は依然としてcontroversialであるが，外科的介入についても適応を検討する．また重症例では心移植の適応も検討する必要があるが，左室補助人工心臓治療についての詳細は他項に譲る．

d) 長期予後と短期予後

　ここまでDCM患者の心不全悪化時の病態と治療について概説したが，このような強心薬の投与が本疾患の長期予後改善に関連するとのエビデンスはいまだに存在しない．ただ血行動態の改善なしに短期予後の改善があり得ないのも一方では自明である．今後，さらなるエビデンスの確立が望まれる．

【参考文献】

1) Miura K, Nakagawa H, Morikawa Y, et al. Epidemiology of idiopathic cardiomyopathy in Japan: Results from a nationwide survey. Heart. 2002; 87: 126-30.
2) Schwartzenberg S, Redfield MM, Sorajja P, et al. Effects of vasodilation in heart failure with preserved or reduced ejection fraction implications of distinct pathophysiologies on response to therapy. J Am Coll Cardiol. 2012; 59: 442-51.
3) Grossman W, Braunwald E, Mann T, et al. Contractile state of the left ventricle in man as evaluated from end-systolic pressure-volume relations. Circulation. 1977; 56: 845-52.

〈髙濱博幸〉

2. 肥大型心筋症による心不全と強心薬

take home messages

① 肥大型心筋症の基本病態は心肥大に伴う左室拡張能低下である.
② 肥大型心筋症の約 50％に心不全症状を認める.
③ 左室拡張障害および左室流出路狭窄から心不全症状をきたし, 通常は強心薬の適応はない.
④ 強心薬は流出路狭窄の悪化, 頻脈から心不全を増悪させる可能性がある. また致死性心室性不整脈誘発の原因となり得る.
⑤ 左室収縮能が低下した拡張相肥大型心筋症における慢性心不全増悪には強心薬が必要となる.

　肥大型心筋症とは, 明らかな心肥大をきたす原因がない状況下で左室ないしは右室心筋の肥大をきたす疾患であり, 不均一な心肥大を呈するのが特徴とされている. 通常は左室内腔の拡大はなく, 左室収縮は正常もしくは過剰である. 心肥大に基づく左室拡張能低下が本疾患の基本的な病態とされている. 有病率は500人中1人とされており, 決してまれな疾患ではない. 原因は心筋の収縮単位であるサルコメア構成タンパクの遺伝子変異とされている. 左室流出路狭窄の有無により, 閉塞性と非閉塞性に分けられる. また経過中に, 肥大した心筋壁厚が減少・菲薄化し, 心室内腔の拡大を伴う左室収縮力低下をきたし, 拡張相肥大型心筋症様の病態を呈した場合に, 拡張相肥大型心筋症とされる. 心不全症状は肥大型心筋症の約50％に認められる[2]. 予後に関しては1982年の厚生省特定疾患特発性心筋症調査班の報告では10年生存率は82％である. 肥大型心筋症における死因としては突然死, 心

不全死，心房細動による塞栓症による脳卒中が主なものである．わが国での年間死亡率は 2.8% であり，また心不全死はそのうち 21.3% と報告されている[1]．

1 肥大型心筋症における心不全

a) 収縮能が保たれている流出路狭窄を伴わない肥大型心筋症における心不全

基本病態である左室拡張不全から心不全を発症する．左室肥大，左室線維化，心筋錯綜配列，カルシウムハンドリングの異常から左室弛緩障害と伸展障害をきたす．拡張障害が進行し，左室流入量が減少すると心拍出量が減少する．代償機転として左房圧が上昇している．この状態に，血圧上昇，頻脈，虚血，僧帽弁閉鎖不全，貧血，容量負荷などの増悪因子が加わると拡張末期圧の上昇から肺うっ血をきたし，心不全を発症する．左室のスティフネスが高く，わずかの拡張末期容積増加でも大幅な拡張末期圧の上昇が生じ，肺うっ血をきたす（図1）[3]．左室弛緩障害による左房負荷から心房細動をきたした場合，心房収縮の消失，頻脈から，さらなる心拍出量の低下をきたす．収縮能が保たれている肥大型心筋症における心不全治療においては，β 遮断薬による陰性変時作用による心拍数減少，ベラパミル，ジルチアゼムによる徐拍化，細胞内カルシウム過負荷の抑制，虚血改善から拡張機能改善を目指す．Ca 拮抗薬は流出路狭窄を認める場合には注意が必要である．また左室

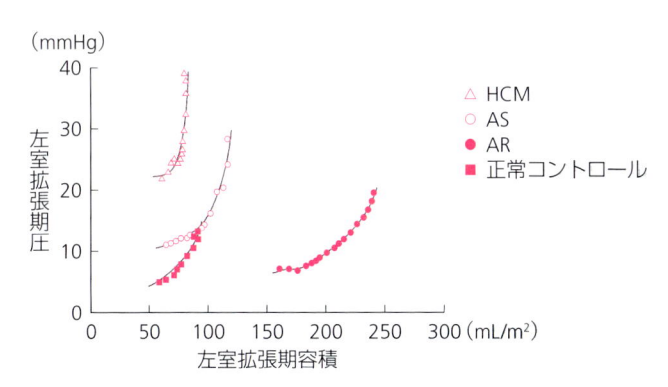

図1 肥大型心筋症における左室圧容量関係
HCM: 肥大型心筋症，AS: 大動脈弁狭窄症，AR: 大動脈弁閉鎖不全症
(Mandinov L, et al. Cardiovasc Res. 2000; 45: 813-25[5] より)

流出路狭窄に対するジソピラミド，シベンゾリンによる左室拡張機能の改善も認められる．肺うっ血を伴った急性期においては，肺うっ血の解除と増悪因子の除去を目的として，容量負荷，高血圧などに対して利尿薬，血管拡張薬を投与する．また頻脈を認める場合には心拍数の調整，心房細動の治療を行う．わずかな前負荷の低下で血圧低下などの副作用が生じやすく注意が必要である．収縮能が保たれている場合には一般的に強心薬の適応はなく，逆に頻脈による拡張時間の短縮から，さらなる心不全増悪をきたす．また突然死の原因となる心室性不整脈にも注意が必要である．

b）閉塞性肥大型心筋症における心不全

　左室流出路狭窄を伴う閉塞性肥大型心筋症の頻度は1/3～1/4とされている．流出路狭窄解除目的に，薬物療法（β遮断薬，ベラパミル，シベンゾリン，ジソピラミド）を行い，効果が乏しい場合には侵襲的治療としてペースメーカー治療，心室中隔アルコール焼灼術，心筋中隔切除術を考慮する．流出路圧較差は，収縮性の増強，前負荷の減少，後負荷減少にて増強する．高血圧や心不全合併例に安易に血管拡張薬，利尿薬を投与すると圧較差が急激に上昇し，体血圧が低下してショックに至ることがある．ジギタリス，ドブタミンなどの陽性変力作用のある薬剤は圧較差を増大させる危険性がある．また閉塞性肥大型心筋症において血圧低下を認めた際に強心薬を使用すると，流出路狭窄のさらなる増悪をきたす可能性があり，まずは容量負荷を試みる．肥大型心筋症において左室流出路狭窄の存在は症状，予後と関連するため，治療方針の決定において重要である．しかしながら安静時に左室流出路に圧較差を認めない場合でも，バルサルバ負荷，運動負荷にて流出路狭窄をきたす症例が存在する（潜在性左室流出路狭窄）．誘発試験としてのドブタミン負荷は生理的ではなく，また正常心，その他の心疾患においても圧較差を誘発することがあり，海外のガイドラインでは推奨されていない[4,5]．

c）収縮力が低下した肥大型心筋症のおける心不全

　肥大型心筋症の一部では経過中に，肥大していた心室壁の菲薄化，左室拡大，左室収縮能低下が出現し，拡張型心筋症様の病態（拡張相肥大型心筋症）を呈する．拡張相という用語は日本においてはよく使用されるが，欧米では収縮能が低下（EF＜50％）した状態を end-stage phase of hypertrophic cardiomyopathy と定義することが多い．収縮能が低下した患者が必ずしも左室拡大を呈するわけではないため，end-stage のほうが適切な疾患概念と

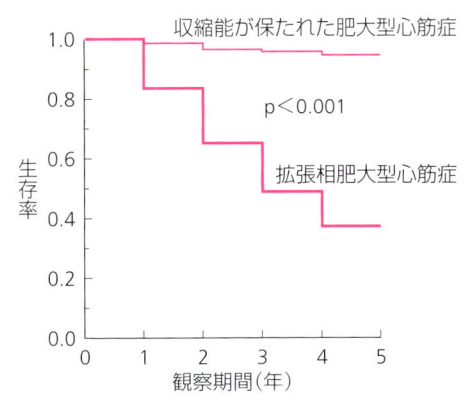

図2 収縮能が保たれた肥大型心筋症と収縮不全を伴った肥大型心筋症の予後の違い
(Fernández A, et al. Am J Cardiol. 2011; 108: 548-55[6]) より)

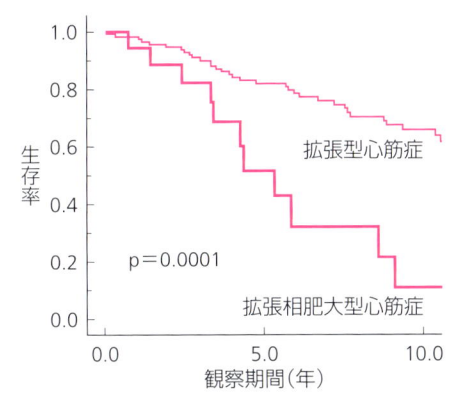

図3 拡張型心筋症と拡張相肥大型心筋症の予後の違い
(Hamada T, et al. Clin Cardiol. 2010; 33: E24-8[7]) より)

考えられる．拡張相もしくは end-stage に移行する頻度に関して以前は10～15％とされていたが，最近の報告では3～5％とされている．拡張相肥大型心筋症と診断される条件としては，肥大型心筋症として経過観察中に拡張能低下をきたした場合，および以前に肥大型心筋症と診断されている場合とされている．拡張相肥大型心筋症は進行性に心機能低下を示し，予後不良である（図2)[6]．日本における拡張相肥大型心筋症と拡張型心筋症を比較した報告では，拡張型心筋症の予後は心不全治療の進歩により改善傾向にあるが，

拡張相肥大型心筋症は予後不良であった（図3）．拡張型心筋症に比して拡張相肥大型心筋症では左室径は小さく，収縮能も保たれていたが，心不全症状が強く，左房拡大を示し，心房細動の頻度が高かった．これらの違いは拡張相肥大型心筋症における拡張不全が原因と推察される[7,8]．また拡張相肥大型心筋症は進行性の心機能低下を示し，β遮断薬などの内服薬への反応も乏しい印象がある．拡張相肥大型心筋症は拡張型心筋症とは異なった病態であることを理解したうえで治療にあたる必要がある．拡張相肥大型心筋症の基本治療は慢性心不全の薬物療法準じてACE阻害薬，ARB，β遮断薬，利尿薬，抗アルドステロン薬を用いる[3]．また左室リモデリングが進行した症例では，適応があれば両心室ペースメーカーを考慮する．拡張相肥大型心筋症は進行性の疾患であり，若年であれば心臓移植も検討する必要がある．拡張相肥大型心筋症が慢性心不全の急性増悪をきたした場合に，うっ血に対しては利尿薬，血管拡張薬を，組織低灌流を伴っている場合には強心薬を用いる．急性心不全の多くは利尿薬と血管拡張薬にて対応できることが多いが，拡張相肥大型心筋症の場合には十分なうっ血解除が得られる前に拡張不全から血圧が低下してくることが想定される．低血圧，低灌流所見を認める場合には慎重に血圧，左室流出路でのVTIなどを指標にし，心拍出低下を示す場合には早期に強心薬の導入が必要である．基本病態として拡張障害があることから，血管内容量の許容範囲が狭く，細やかな前負荷の調節が必要となる．また体うっ血を主体とし右心不全を合併している場合には血管拡張薬のみでは血圧低下をきたすことが多く，早期からの強心薬の併用が望ましい．

2 まとめ

　肥大型心筋症における心不全の治療においては，閉塞性と非閉塞性，拡張不全か収縮不全かによって治療方針が異なる．収縮能が保たれている場合に強心薬は心不全症状を増悪させ，流出路狭窄を有する場合には強心薬は禁忌である．収縮能低下から低灌流所見を有する場合には強心薬の適応となる．また基本病態に拡張不全があるため血管拡張薬，利尿薬による細やかな前負荷の調節が必要である．

【参考文献】
1) 日本循環器学会, 編. 循環器疾患の診断と治療に関するガイドライン（2011 年度合同研究班報告）：肥大型心筋症の診療に関するガイドライン（2012 年改訂版）. 2012.
2) Maron BJ, Ommen SR, Semsarian C, et al. Hypertrophic cardiomyopathy: present and future, with translation into contemporary cardiovascular medicine. J Am Coll Cardiol. 2014; 64: 83-99.
3) 2014 ESC Guidelines on diagnosis and management of hypertrophic cardiomyopathy: the Task Force for the Diagnosis and Management of Hypertrophic Cardiomyopathy of the European Society of Cardiology (ESC). Eur Heart J. 2014; 35: 2733-79.
4) 2011 ACCF/AHA guideline for the diagnosis and treatment of hypertrophic cardiomyopathy: a report of the American College of Cardiology Foundation/American Heart Association Task Force on Practice Guidelines. Developed in collaboration with the American association for thoracic surgery, American Society of Echocardiography, American society of nuclear cardiology, Heart Failure Society of America, Heart Rhythm Society, Society for Cardiovascular Angiography and Interventions, and Society of Thoracic Surgeons. J Am Coll Cardiol. 2011; 58: e212-60.
5) Mandinov L, Eberli FR, Seiler C, et al. Diastolic heart failure. Cardiovasc Res. 2000; 45: 813-25.
6) Fernández A, Vigliano CA, Casabé JH, et al. Comparison of prevalence, clinical course, and pathological findings of left ventricular systolic impairment versus normal systolic function in patients with hypertrophic cardiomyopathy. Am J Cardiol. 2011; 108: 548-55.
7) Hamada T, Kubo T, Kitaoka H, et al. Clinical features of the dilated phase of hypertrophic cardiomyopathy in comparison with those of dilated cardiomyopathy. Clin Cardiol. 2010; 33: E24-8.
8) Goto D, Kinugawa S, Hamaguchi S, et al. Clinical characteristics and outcomes of dilated phase of hypertrophic cardiomyopathy: report from the registry data in Japan. J Cardiol. 2013; 61: 65-70.

〈舟田 晃〉

3. 大動脈弁疾患における強心薬

take home messages

① 大動脈弁狭窄症に対する強心薬の使用はあくまで外科的手技への橋渡し治療.
② 大動脈弁狭窄症での強心薬はショックや心不全の悪化に対して行われる.
③ 大動脈弁狭窄症に対して強心薬を使用するときは虚血症状の悪化に注意.
④ 急性大動脈弁閉鎖不全症に対して緊急手術までの間の強心薬は推奨される.
⑤ 慢性大動脈弁閉鎖不全症では十分なエビデンスがない.

1 大動脈弁狭窄症における強心薬の位置づけ

　大動脈弁狭窄症は弁膜症のなかで最も頻度が高く, 65歳以上の2～4%に認める疾患であり[1,2], 弁狭窄に伴う症状が進むと急激に予後が著しく悪化する[3]. 大動脈弁狭窄症の最も頻度が高い原因は動脈硬化性病変である. 罹患率は年齢とともに増加し[2], その進行や活動性は全身の動脈硬化のプロセス, すなわち炎症細胞の関与, カルシウム沈着や動脈硬化性リポプロテインの沈着などと類似することが知られている[4]. このような症候性大動脈弁狭窄症に対する治療は大動脈弁置換術が唯一の治療法である. 循環器医としては心不全や胸痛発作を繰り返す状況の前の至適時期に手術やカテーテル治療の適応を判断するかが腕の見せ所である. 一方で高齢者では加齢に伴い周術期リスクが上昇し問題となっている[5,6]. 80歳以上での手術リスクは8～15%ともいわれ, 特に70～80歳に発症することの多い大動脈弁狭窄症では,

動脈硬化に伴う他の臓器不全が合併していることも珍しくない．事実，大動脈弁置換術の適応はあっても手術を避けてしまい心不全や狭心症の再発に悩んでいる患者も多い．近年，日本でもカテーテルによる経皮的大動脈弁挿入術（transcatheter aortic valve implantation：TAVI）が保険適応となり注目が集まっているが，手術もTAVIも術前の評価のための期間が必要であり，急性心不全で来院されたとしても内科的管理で落ち着かせる必要がある．血行動態が不安定な患者では緊急で手技を行う必要があるが周術期リスクも上昇するため，できる限り内科的治療で安定させたい．ところが大動脈弁狭窄症に対して症状改善や予後を改善する治療が乏しいのが現状である．

大動脈弁狭窄症では酸素需要が増加するために出現する虚血（demand ischemia）の要素もあるため，酸素消費量を下げる治療（鎮静，鎮痛）などを積極的に行う必要がある．一方，大動脈弁狭窄症では弁の動脈硬化が進むと同時に全身の動脈硬化性病変も進行するため，冠動脈疾患を合併した症例を経験することは珍しくない．症候性重症大動脈弁狭窄症の25〜50％で有意な冠動脈病変を併存しているともされる．冠動脈疾患の併存を疑う場合は，酸素化確保後速やかに冠動脈造影施行を検討する必要がある．冠動脈疾患併存の有無により術式も変わり，また3枝疾患では緊急手術も考慮すべきである．

大動脈弁狭窄症に対する強心薬の役割は限定的である．低血圧（収縮期血圧90 mmHg以下）を認める場合や左室収縮力の低下から血行動態の維持が困難な症例などで，収縮性の上昇を期待してドブタミン投与を考慮すべきである．左室収縮障害がある重症大動脈弁狭窄症で心不全をきたした患者において，ニトロプルシドの有用性も報告されている．ただし25例と少数例での検討であり，平均血圧<60 mmHgの患者は除外されていることは留意すべきである[7]．効果を認めなければ大動脈バルーンパンピング（IABP）など侵襲的デバイスでサポートする．

強心薬のもう1つの役割は診断目的での使用である．大動脈弁狭窄症患者のなかには弁口面積が1.0 cm^{2}以下にもかかわらず平均大動脈圧較差が30〜40 mmHg以下となる病態がある．このような一群の患者をlow flow low gradient（大動脈弁狭窄症）とよび，原因の多くは，左室収縮能低下からくる弁通過血流量が低下することにある．このような病態でドブタミン少量を使用することで血流量が増し，圧較差が増える真の重症大動脈弁狭窄症

か，圧較差はあまり増えず弁口面積が増大する偽性重症大動脈弁狭窄症かの鑑別を行うことが可能である．

> **! ここがポイント**
>
> ❖ 心原性ショック
>
> 　強心薬の使用は心原性ショック一般に行われているが，大動脈弁狭窄症での心原性ショック患者の使用で予後を改善したというエビデンスはない．demand ischemia のある大動脈弁狭窄症での強心薬の使用は，酸素消費量をさらに増加させ胸痛を引き起こす可能性あり，少量から慎重に投与する必要がある．特に冠動脈疾患を併発している場合は使用に十分な注意が必要である．

2 大動脈弁閉鎖不全症における強心薬の位置づけ

　大動脈弁閉鎖不全症の原因は，大きく分けて弁の変化によるものと弁を支持する大動脈の変性によるものがある．弁の変化では二尖弁に代表される先天性，リウマチ性，感染性心内膜炎，石灰化を伴う変性および粘液腫性変性があり，大動脈の変性では弁輪大動脈拡大，大動脈解離やマルファン（Marfan）症候群が代表的である．ただ大動脈弁閉鎖不全症では原因が同定できないことも多く，34％の症例で原因不明とされている報告もある．

　多くの大動脈弁閉鎖不全症では慢性に経過することが多いため，左室拡張がゆっくりと進行する．そのため1回拍出量が保たれることが多く，左室充満圧の上昇も軽度で無症状で経過する時期が長い．一方，感染性心内膜炎や大動脈解離，外傷などによる大動脈弁狭窄症では急激に進行するため，左室拡大をきたす前に逆流が生じる．この場合，1回拍出量は増加できず，代償反応として心拍数が増加する．ただし多くの場合心拍出量を維持することができず，左室拡張末期圧が上昇するため，肺うっ血や心原性ショックに陥る．また拡張末期圧が大動脈拡張期血圧や冠動脈圧に近づくことで，心筋内膜側での灌流圧が低下する．このような急性大動脈弁逆流の病態では肺うっ血，心室性不整脈，心原性ショックなどによる死亡は珍しくなく，緊急手術

による修復が求められる．

　内科的治療の有用性は十分に証明されていない．血管拡張薬は逆流量を低下させ，ひいては左室容量ならびに壁応力の低下をきたすことが期待される．重症大動脈弁閉鎖で有症候性症例または左室機能障害ある患者には血管拡張薬は有用である．一方で無症候性大動脈弁閉鎖不全症に対して，左室リモデリングの進行を遅らせることができるかについては明らかにされていない．多くの研究が行われてきたが，そのなかでも血管拡張薬が左室拡大をおさえて駆出率を増加させたとの報告[8]や血行動態が改善したとの報告[9]もあるが限定的である．では大動脈弁閉鎖不全症における強心薬の役割はというと，大動脈弁狭窄症同様限定的である．急性大動脈弁閉鎖不全症においてのドパミンやドブタミンの使用は，手術までの橋渡しとして前方駆出を増やし，ひいては左室拡張末期圧を下げる効果が期待される．2007年のESCガイドライン[10]でも血管拡張薬と強心薬は急性大動脈弁閉鎖不全症で状態が安定しない場合，使用が推奨されている．心原性ショック時に使われることの多いintra-aortic balloon pumping（IABP）は大動脈弁閉鎖不全症では逆流を助長してしまうため禁忌である．感染性心内膜炎ではできる限り抗生剤が効いた状態で手術を行うことが感染性心内膜炎の再発を予防できるため，強心薬などで血行動態が維持できるようであれば，数日でも抗生剤治療を行い炎症が落ち着くのを確認してから手術に向かうのが望ましい．ただし疣贅のサイズが1cmを超えて塞栓症のリスクが高い場合，既に塞栓症をきたしている場合や起因菌がブドウ球菌であり急速な進行が予想されるなどの場合，その限りではなく早急に手術が必要となる．

> **！ここがポイント**
>
> ❖ **強心薬のエビデンス**
> 　急性大動脈弁閉鎖不全症による心不全をきたし，血行動態を維持できない患者に対して手術までの間，強心薬の使用は推奨される．一方で慢性大動脈弁狭窄症での管理で強心薬のエビデンスは乏しい．

【参考文献】

1) Stewart BF, Siscovick D, Lind BK, et al. Clinical factors associated with calcific aortic valve disease. Cardiovascular Health Study. J Am Coll Cardiol. 1997; 29: 630-4.
2) Otto CM, Lind BK, Kitzman DW, et al. Association of aortic-valve sclerosis with cardiovascular mortality and morbidity in the elderly. N Engl J Med. 1999; 341: 142-7.
3) Otto CM. Valvular aortic stenosis: disease severity and timing of intervention. J Am Coll Cardiol. 2006; 47: 2141-51.
4) Otto CM, Kuusisto J, Reichenbach DD, et al. Characterization of the early lesion of 'degenerative' valvular aortic stenosis. Histological and immunohistochemical studies. Circulation. 1994; 90: 844-53.
5) Chiappini B, Camurri N, Loforte A, et al. Outcome after aortic valve replacement in octogenarians. Ann Thorac Surg. 2004; 78: 85-9.
6) Edwards FH, Peterson ED, Coombs LP, et al. Prediction of operative mortality after valve replacement surgery. J Am Coll Cardiol. 2001; 37: 885-92.
7) Khot UN, Novaro GM, Popovic ZB, et al. Nitroprusside in critically ill patients with left ventricular dysfunction and aortic stenosis. N Engl J Med. 2003; 348: 1756-63.
8) Scognamiglio R, Rahimtoola SH, Fasoli G, et al. Nifedipine in asymptomatic patients with severe aortic regurgitation and normal left ventricular function. N Engl J Med. 1994; 331: 689-94.
9) Greenberg BH, DeMots H, Murphy E, et al. Beneficial effects of hydralazine on rest and exercise hemodynamics in patients with chronic severe aortic insufficiency. Circulation. 1980; 62: 49-55.
10) Vahanian A, Baumgartner H, Bax J, et al. Guidelines on the management of valvular heart disease: The Task Force on the Management of Valvular Heart Disease of the European Society of Cardiology. Eur Heart J. 2007; 28: 230-68.

〈天木 誠〉

4. 僧帽弁疾患による心不全と強心薬

take home messages

①僧帽弁狭窄症における強心薬の役割は明らかではない.
②僧帽弁狭窄症での収縮不全は,容量依存性である.
③急性器質的僧帽弁閉鎖不全では,強心薬が有用である.
④薬剤難治性機能的僧帽弁閉鎖不全では,強心薬が有用である.

1 僧帽弁狭窄症における強心薬の位置づけ

　僧帽弁狭窄症の多くは小児時期や若年期に罹患したリウマチ熱の後遺症として発症する.発症した74%で心臓炎を合併する[1]が,急性期には交連部や弁下組織の変化は乏しく弁膜炎による炎症性肥厚が主体である.その後,長期間にわたる慢性炎症による傷害と修復が繰り返され僧帽弁狭窄症が進行し,25年で83%の症例でNYHA III度以上となり手術を必要とする[2].弁膜の病変は僧帽弁尖から交連部,さらには弁輪部や腱索,乳頭筋に進行し,僧帽弁複合(mitral complex)のすべてに及ぶ.僧帽弁口面積で約2.0cmまでは心不全症状が出現せず経過するが,弁口面積が1.5cm^{2}以下では労作時や新たな心房細動の出現などで心拍数が上昇すると息切れなどの心不全症状が出現する可能性がある.心拍数の上昇で拡張期充満時間が短縮され,僧帽弁を血流が十分に通過できず,ひいては左房圧の上昇をきたすためである.左房圧の上昇が長期にわたると,持続的な肺動脈圧の上昇から右室の拡大および三尖弁閉鎖不全を招き,右心不全症状を認めるようになる.僧帽弁狭窄症は比較的緩除に進むことが多く,患者も自覚症状の急激な悪化はないため息切れなどに順応するため手術を躊躇することが少なくない.一方で肺高血

圧が持続する状態を放置すると僧帽弁置換術を行っても右室心筋障害が残存し，右心不全で苦しむこととなるため循環器医は至適時期に手術を勧めるべきである．

　症候性僧帽弁狭窄症患者の治療は何よりも弁狭窄の物理的解除である．僧帽弁狭窄症の治療に対しては直視下僧帽弁切開術（open mitral commissurotomy：OMC）が開胸下で行われてきた．1984年に低侵襲な治療として井上らが開発したイノウエバルーンを使用した僧帽弁狭窄症に対する経皮的僧帽弁交連裂開術（PTMC）が臨床応用された[3]．その簡便性，効果，安全性はリウマチ性の僧帽弁狭窄症に対して確立され，症例を選ぶことで手術と比較しても同等な成績を得られている[4]．PTMCは手術に比較して低侵襲で安全に施行できるため，適応があれば治療の第1選択となる．2012年日本循環器学会ガイドラインにおけるクラスIの適応は，中等度以上の僧帽弁狭窄症（弁口面積≦$1.0\,\mathrm{cm^2/m^2}$体表面積，または弁口面積＜$1.5\sim1.7\,\mathrm{cm^2}$）でかつ弁の形状がPTMCに適している例で，症候性または無症候性でも肺動脈圧が安静時≧50 mmHgまたは運動負荷時で≧60 mmHgの肺高血圧を合併している症例である．

　一方で手術ができない，または手術を拒否した症候性僧帽弁狭窄症患者の予後は不良である．NYHA IIIの5年生存率は62%であったが，NYHA IVでは15%と著しく低下する．手術以外の僧帽弁狭窄症の治療は内科的治療である．第1選択となるのはうっ血を解除する利尿薬と心拍数を低下させる薬である．心拍数の上昇は拡張時間の短縮をきたすため，流入障害のある僧帽弁狭窄症では，心拍数の上昇は左房圧の上昇を引き起こす．そのため，心拍数を低下させるβ遮断薬やヒドロピリジン系Ca拮抗薬は，拡張時間を延長させることで労作時の左房圧上昇を防ぎ，運動耐容能を上げる効果がある．では強心薬はどのような位置づけであろうか？　通常僧帽弁狭窄症では収縮能は保たれていることが多く，収縮能を増強したところで左房から左室への流入が増加するわけではない．強心薬は心拍数を上昇させる効果があるため，左室左房圧較差を上昇させ，僧帽弁狭窄症の病態を悪化させる可能性があるため使用は控えるべきである．

> **❗ ここがポイント**
>
> **❖収縮能の低下**
>
> 　末期僧帽弁狭窄症患者のなかには左室収縮能が低下する症例も見受けられ，この変化は末期に至る前で収縮能が一見保たれている患者でも心筋の障害が認めることが報告されている[5]．このような病態では僧帽弁狭窄症に対し強心薬の有用性が示唆されるが，PTMC前後で検討した我々の検討から，心筋障害は容量依存性に改善することが明らかになった[6]．すなわち容量負荷が足りないことが収縮能の低下に関連することから，強心薬の使用もあまり効果がないことが想定される．このように内科的治療には限界があり侵襲的治療の適応は重要となる．留意すべきは，僧帽弁狭窄症では運動負荷による僧帽弁血流増加およびそれに伴う肺高血圧の出現を証明できれば，軽症であっても侵襲的治療の適応になる．重症にならないと侵襲的治療の適応にならない他の弁膜症とは違う点も適応を決めるうえで重要である．

2 僧帽弁閉鎖不全における強心薬の位置づけ

　僧帽弁閉鎖不全症は，心臓収縮期に血液が左心房に逆流する疾患で，重症になると左室機能不全や心房細動などを発症させ，最終的にうっ血性心不全を引き起こす疾患である．

　原因としては弁が変性する器質的僧帽弁閉鎖不全と弁の変性は認めないが弁周囲組織が障害され僧帽弁閉鎖不全をきたす機能的僧帽弁閉鎖不全がある．器質的僧帽弁閉鎖不全には粘液性変性，リウマチ性や感染性心内膜炎があり，機能的僧帽弁閉鎖不全には虚血に伴う虚血性とそれ以外の非虚血性僧帽弁閉鎖不全に分類される．心不全症状出現時や左室機能障害をきたし始めた場合の唯一の治療法は手術であるが，高齢や高度腎機能，腎機能低下や動脈バイパス術後などにより手術が可能でない場合もある．その他，妊娠中の弁膜症手術なども抗凝固療法を大量に必要とする開胸手術は母児ともに高度なリスクを伴う．

手術リスクが高く手術を行わない，または手術を拒否した患者に対しては薬物療法が主体となるが，器質的僧帽弁閉鎖不全に対する薬物療法の役割は限定的である．心不全の進行した病態では前負荷および後負荷の上昇を認めており，このような状況下において，血管拡張薬や強心薬が心拍出量を増大させ，左室充満圧を低下させる．ニトロプルシドや利尿薬により後負荷および前負荷を下げることで，僧帽弁逆流が半分に軽減したとの報告もある[7]．特に血圧低下を伴った急性僧帽弁閉鎖不全では強心薬の使用が有効であることがわかっており，時に致死的状況を救う手立てとなる．一方で慢性僧帽弁閉鎖不全患者における強心薬の役割は確立されていない．左室拡張末期圧が上昇時の左房圧上昇を抑える作用のある心房の機能は血管拡張薬で改善することが知られているが強心薬の効果は乏しい．またドブタミン使用による僧帽弁閉鎖不全の改善もニトロプルシドほど改善を見込めないとの報告もある[8]．最近では慢性器質的僧帽弁閉鎖不全に対してβ_1交感神経受容体遮断薬が左室機能改善に有用であることがアメリカのランダム化比較試験で証明された．すなわち僧帽弁閉鎖不全の患者でも内因性のカテコラミンが上昇しており，それを抑えることで左室リモデリングを期待できるとされている．このような背景からも器質的僧帽弁閉鎖不全に対する強心薬の役割は乏しいのが現状である．

　一方，機能的僧帽弁閉鎖不全に対してはどうだろう．慢性心不全患者では機能的僧帽弁閉鎖不全を併存することが多いことが知られており，その存在は予後不良を予測する独立した因子である[9]．機能的僧帽弁閉鎖不全に対しての治療として，最近，手術により長期予後も得られる報告[10]も認める一方で予後の改善は認めないとの報告[11]もあり機能的僧帽弁閉鎖不全に対して手術をすべきかの結論は出ていない．機能的僧帽弁閉鎖不全の多くの原因は心筋の問題であり弁輪縫縮だけでは心筋障害の進行を止めることができないため高い再発率につながるともいわれており，現時点では薬物療法が第1選択である．Gad らは薬物療法を行っても NYHA III, IV である拡張型心筋症患者に対してカテーテル中にドブタミンを使用することで機能的僧帽弁閉鎖不全が改善し1回拍出量も同時に増加することを報告した．また，その効果は特に機能的僧帽弁閉鎖不全がある程度存在する患者で顕著であったことを報告している[12]．12例と少数例の検討ではあるが，心不全増悪の急性期には強心薬は closing force を上昇させ僧帽弁閉鎖不全を低下させること

で血行動態を維持する効果が期待できることが証明された.

> **ここがポイント**
>
> ### ❖ closing force と tethering force
> 　機能的僧帽弁閉鎖不全は僧帽弁を心内圧で押さえつける closing force とそれに反対方向の tethering force のバランスが崩れることで生じる（図1）．機能的僧帽弁閉鎖不全なかには安静時軽度の僧帽弁閉鎖不全が運動時に増悪し息切れが出現する病態を認める．左室リザーブ機能が乏しい場合，運動による後負荷増大に対して closing force が上昇せず，機能的僧帽弁閉鎖不全の増加および1回拍出量低下する．収縮力を増加させることで僧帽弁閉鎖不全の改善および1回拍出量の改善が期待できるが，強心薬を外来で点滴投与し続けることはできず，左室リバースリモデリングが期待できる β遮断薬の導入，適応があれば心臓再同期療法や虚血の解除などが優先される．

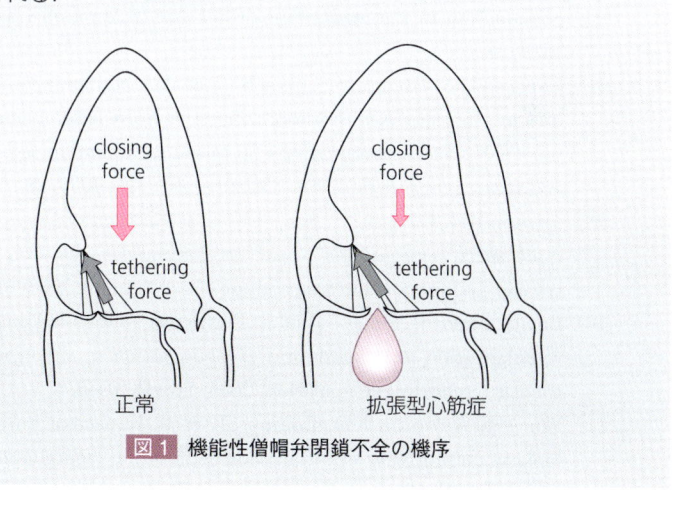

正常　　　　　拡張型心筋症

図1 機能性僧帽弁閉鎖不全の機序

【参考文献】

1) Vasan RS, Shrivastava S, Vijayakumar M, et al. Echocardiographic evaluation of patients with acute rheumatic fever and rheumatic carditis. Circula-

tion. 1996; 94: 73-82.
2) Horstkotte D, Niehues R, Strauer BE. Pathomorphological aspects, aetiology and natural history of acquired mitral valve stenosis. Eur Heart J. 1991; 12: 55-60.
3) Inoue K, Owaki T, Nakamura T, et al. Clinical application of transvenous mitral commissurotomy by a new balloon catheter. J Thorac Cardiovasc Surg. 1984; 87: 394-402.
4) Patel JJ, Shama D, Mitha AS, et al. Balloon valvuloplasty versus closed commissurotomy for pliable mitral stenosis: a prospective hemodynamic study. J Am Coll Cardiol. 1991; 18: 1318-22.
5) Dogan S, Aydin M, Gursurer M, et al. Prediction of subclinical left ventricular dysfunction with strain rate imaging in patients with mild to moderate rheumatic mitral stenosis. J Am Soc Echocardiogr. 2006; 19: 243-8.
6) Sengupta SP, Amaki M, Bansal M, et al. Effects of percutaneous balloon mitral valvuloplasty on left ventricular deformation in patients with isolated severe mitral stenosis: a speckle-tracking strain echocardiographic study. J Am Soc Echocardiogr. 2014; 27: 639-47.
7) Rosario LB, Stevenson LW, Solomon SD, et al. The mechanism of decrease in dynamic mitral regurgitation during heart failure treatment: importance of reduction in the regurgitant orifice size. J Am Coll Cardiol. 1998; 32: 1819-24.
8) Capomolla S, Pozzoli M, Opasich C, et al. Dobutamine and nitroprusside infusion in patients with severe congestive heart failure: hemodynamic improvement by discordant effects on mitral regurgitation, left atrial function, and ventricular function. Am Heart J. 1997; 134: 1089-98.
9) Trichon BH, Felker GM, Shaw LK, et al. Relation of frequency and severity of mitral regurgitation to survival among patients with left ventricular systolic dysfunction and heart failure. Am J Cardiol. 2003; 91: 538-43.
10) Bax JJ, Braun J, Somer ST, et al. Restrictive annuloplasty and coronary revascularization in ischemic mitral regurgitation results in reverse left ventricular remodeling. Circulation. 2004; 110: II 103-8.
11) Wu AH, Aaronson KD, Bolling SF, et al. Impact of mitral valve annuloplasty on mortality risk in patients with mitral regurgitation and left ventricular systolic dysfunction. J Am Coll Cardiol. 2005; 45: 381-7.
12) Keren G, Katz S, Strom J, et al. Dynamic mitral regurgitation. An important determinant of the hemodynamic response to load alterations and inotropic therapy in severe heart failure. Circulation. 1989; 80: 306-13.

〈天木 誠〉

5. 三尖弁疾患による心不全と強心薬

take home messages

① 三尖弁逆流は単独で，または他の原因による心不全に合併して頻繁に遭遇する．
② 重症三尖弁逆流例では，右室機能障害や，左室前負荷低下による低心拍出状態をきたすことがあり，強心薬を要する場合がある．

本稿においては三尖弁疾患のなかでも，臨床的に遭遇することの多い三尖弁逆流（tricuspid regurgitation：TR）に焦点を絞って論じる．

1 TR の頻度，原因

米国の疫学調査によると，中等症以上の TR が人口の 0.8％に存在し，年

表1 TR の原因 [2,3]

機能性（75％）	器質性（25％）
左心不全に伴う肺高血圧	リウマチ性心疾患
1 次性肺高血圧症	逸脱
2 次性肺高血圧症	先天性心疾患
慢性閉塞性肺疾患，肺血栓塞栓症，	エプスタイン奇形など
左右シャント	感染性心内膜炎
右心不全をきたす疾患	心内膜線維症
右室心筋症，虚血性心疾患	カルチノイド
心房細動	外傷性
心臓腫瘍	医原性
	ペースメーカー
	右室心筋生検
	薬剤性，放射線

齢とともに増加する[1].TRの原因は多岐にわたる(表1)[2,3].TRの3/4は機能性(2次性)であり,1/4が器質性(1次性)である.機能性TRのなかでは,左心不全による肺高血圧からくるTRに最もよく遭遇する.左心弁膜症術後には肺高血圧症を伴わずにTRが悪化することがある[4].また,高齢化に伴って増えてきた心房細動も,弁輪拡大からTRを生じる.器質性TRのなかでは,外傷,感染性心内膜炎によるものの他に,ペースメーカー/植込み型除細動器リードによって生じるTRを最近しばしば経験する.

2 TRの病態

上述のような原因が単独で,あるいは相互に作用して,肺高血圧,弁輪拡大,三尖弁 tethering を引き起こし,TRを生じる(図1)[5].TRが重症化すると右室が拡大し,右室圧が上昇し,中隔を左室に向けて圧排して左室への血液流入を障害すると左房圧,肺動脈圧が上昇し,右心負荷が増大することによりTRがさらに悪化するという悪性サイクルに陥る(図1)[5].この悪性サイクルを通じて,右心機能障害,低心拍出症候群が生じる.TR重症度,

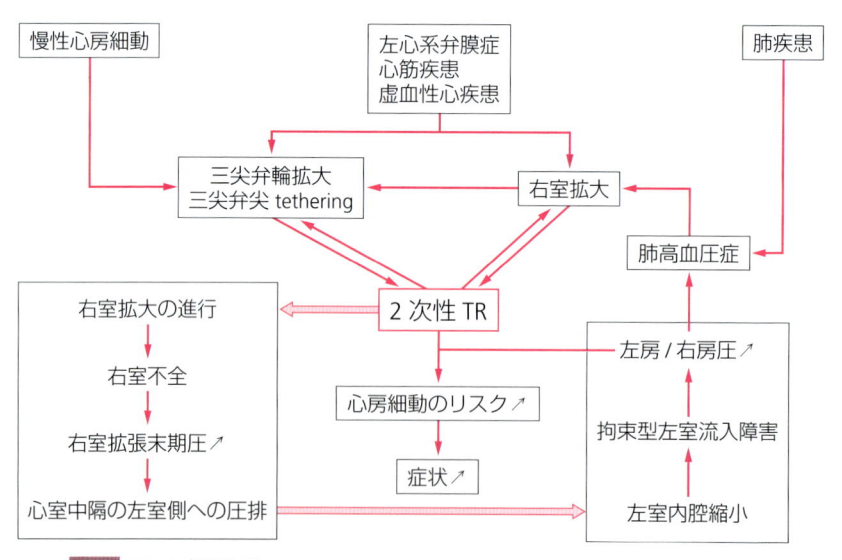

図1 TRの病態生理
(Badano LP, et al. Eur Heart J. 2013; 34: 1875-85[2], Lancellotti P, et al. Eur Heart J. 2013; 34: 799-801[5] より)

肺高血圧，右心機能は TR 例の予後を規定する[6]．

3 TR の重症度，治療，強心薬の適応

臨床症状，各種画像検査所見から TR の重症度を評価する（表2）[7]．

TR によって生じたうっ血症状に対してはまず利尿薬が使用される[7]．しかし，利尿薬の使用により前負荷が減少し，低心拍出症候群をきたす可能性がある．重症 TR では長期間にわたる右心負荷で右心機能が障害されており，前負荷と心拍出量のバランスをとることが困難なことがある．左心機能が保たれている重症 TR では，低心拍出状態が認識されにくい場合がある．血行動態的に安定していた重症 TR 例が，貧血や感染などの合併症をきっかけに右心不全が増悪 / 顕在化し，低心拍出状態をきたすこともある．急性に重症 TR が生じた場合にも血行動態が悪化しやすい．重症 TR での強心薬の適応は，以上のように前負荷を適切に保とうとしても右心不全 / 低心拍出状態が

表2 TR のステージ[7]

	定義	弁の変化	逆流の程度	血行動態	症状
A	リスク状態	1次性：リウマチ性変化 ペースメーカー 2次性：軽度の弁輪拡大	±	なし	なし
B	進行性 TR	1次性：変性の進行 2次性：弁輪拡大, tethering	軽症 中等症	右室 / 右房 / 下大 静脈拡大 ±	なし
C	無症状の重症 TR	1次性：flail, distortion 2次性：高度の弁輪拡大 高度の tethering	逆流ジェット面積 >10 cm² vena contracta > 7 mm 連続波ドプラパターン：濃，三角形 肝静脈波形 収縮期逆流波	右室 / 右房 / 下大 静脈拡大 + 右房圧↑/V 波増高 中隔の変形 ±	なし / または，他の左心 / 肺 / 肺血管疾患に関連する症状
D	有症候性重症 TR	1次性：flail, distortion 2次性：高度弁輪拡大 >40 mm/>21 mm/m² 著明な tethering	C と同様	右室 / 右房 / 下大 静脈拡大 + + 右房圧↑/V 波増高 中隔の変形 + 右室収縮能↓	倦怠感 動悸 息切れ 腹部膨満 食欲不振 浮腫

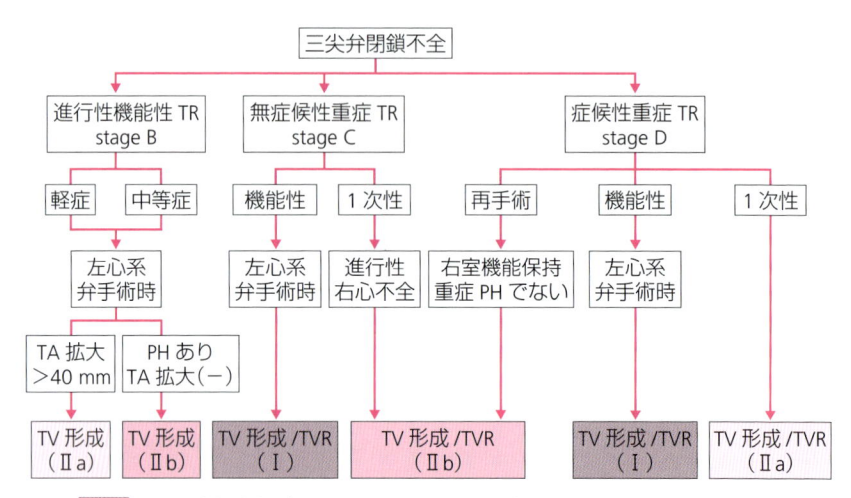

第7章 病態による強心薬の使いかた

```
                    三尖弁閉鎖不全
    ┌───────────────┼───────────────┐
進行性機能性 TR    無症候性重症 TR    症候性重症 TR
   stage B          stage C          stage D
  ┌───┴───┐      ┌────┴────┐   ┌─────┼─────┐
 軽症   中等症   機能性    1次性  再手術  機能性   1次性
  │      │       │         │     │      │       │
 左心系  左心系   進行性   右室機能保持  左心系
 弁手術時 弁手術時 右心不全  重症 PH でない 弁手術時
  │      │
┌─┴─┐
TA拡大  PHあり
>40mm  TA拡大(−)
  │      │       │         │     │      │       │
 TV形成 TV形成 TV形成/TVR TV形成/TVR TV形成/TVR TV形成/TVR
 (IIa) (IIb)    (I)      (IIb)      (I)      (IIa)
```

図2 TRの手術適応（ACC/AHAガイドライン）
PH: 肺高血圧, TA: 三尖弁輪, TR: 三尖弁逆流, TV: 三尖弁, TVR: 三尖弁置換術
(Nishimura RA, et al. J Am Coll Cardiol. 2014; 63: e57-e185[7]) より)

生じる場合と考えられる[8,9]．

TRに対する手術適応は，軽症から中等症のTRでも左心系の弁疾患に対する手術時に同時に手術する場合や，有症候性の重症TRで，右室拡大や右室機能不全をきたすものとされている（図2）．術前のNYHAが高かったり，右心機能が悪く肝腎機能障害を合併したりすると術後も予後が良くない[10,11]．したがって，TRの術前に，臓器障害を伴う利尿薬抵抗性の右心不全や低心拍出状態を生じた場合には，全身状態を改善し術後の予後を改善するために強心薬の使用が適切と考えられる．

一方，重症心不全になるとTRは予後を規定せず，それ単独では手術適応とはなりがたい[12]．逆にいえば，こうした患者では対症的な薬物治療が望ましく，利尿薬抵抗性の右心不全や低心拍出状態を生じた場合に強心薬が適応と考えられる．

症例呈示 強心薬の使用が有効であったと考えられる重症TR例

〔症例〕74歳男性．
〔主訴〕利尿薬抵抗性の浮腫．息切れ．心不全入院を繰り返していた．
血圧 85/59 mmHg, 脈拍 76 回/分, 不整．

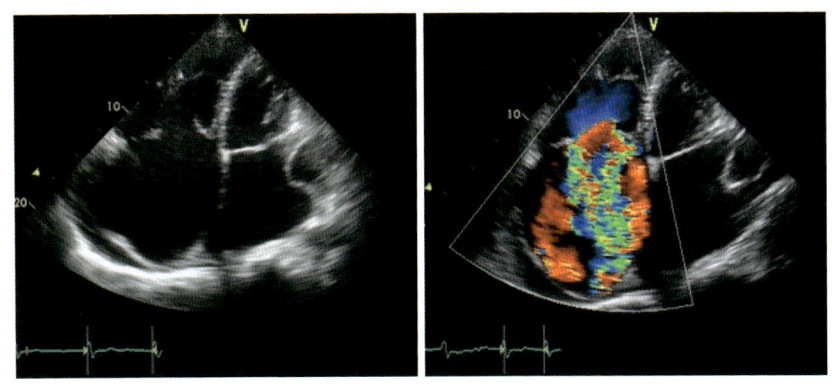

7-5. 三尖弁疾患による心不全と強心薬

図3 A：心尖部四腔断面：右房，右室が著明に拡大．三尖弁輪の著明な拡大と弁尖のtetheringによって三尖弁弁尖は接合していない．B：カラードプラ画像．重症TRを認める．

〔心電図〕心房細動．
〔エコー所見〕(図3) 左室拡張末期径45 mm，左室駆出率55～60％，右室拡張末期径65 mm，三尖弁輪収縮期移動距離16.2 mm，僧房弁逆流2/4度，TR 4/4度，右房右室圧較差15 mmHg，左室流出路-速度時間積分13 cm，心拍出係数2.18 L/m^2
〔検査所見〕総蛋白7.0 g/dL，アルブミン3.7 g/dL，グルタミン酸オキサロ酢酸トランスアミナーゼ30 IU/L，グルタミン酸ピルビン酸トランスアミナーゼ15 IU/L，ナトリウム129 mEq/L，カリウム5.0 mEq/L，尿素窒素72 mg/dL，クレアチニン1.57 mg/dL，白血球3,100/mm^3，ヘモグロビン11.3 g/dL，脳性ナトリウム利尿ペプチド337.1 pg/mL
〔内服薬〕エナラプリル（レニベース®）2.5 mg，ビソプロロール（メインテート®）5 mg，ジゴキシン（ジゴキシン®）0.0625 mg，ワルファリン（ワーファリン®），ラシックス（ラシックス®）60 mg，トリクロルメチアジド（フルイトラン®）2 mg，インダパミド（ナトリックス®）1 mg，エプレレノン（セララ®）50 mg，トルバプタン（サムスカ®）15 mg
〔経過〕薬剤抵抗性の右心不全症状を伴うTRであり，手術適応と考えられた．手術待機していたが，消化管出血を生じヘモグロビン6.8 g/dLまで低下し，血圧も低下した．内視鏡的に止血し，輸血をしたが低血圧が持続，尿流出不良となった．ドブタミン4 μg/kg/分，ドパミン5 μg/kg/分で持続点滴を行ったところ，血圧上昇し，尿も良好に流

出するようになった．その後カテコラミン漸減，終了後に僧帽弁形成術/三尖弁輪形成術実施した．浮腫は改善し，外来経過観察中である．
この例は，右室，右房，三尖弁輪拡大の著明な拡大を伴う重症三尖弁逆流例であった．血行動態は安定していたが，消化管出血による貧血を契機として低心拍出状態に陥り，輸血をしても改善しなかった．右心不全が顕在化したものと考え，強心薬によって右心機能を補助したところ低心拍出状態を離脱し，手術を実施することができた．強心薬の使用が有効であったと考えられる．

文献

1) Singh JP, Evans JC, Levy D, et al. Prevalence and clinical determinants of mitral, tricuspid, and aortic regurgitation (the Framingham Heart Study). Am J Cardiol. 1999; 83: 897-902.
2) Badano LP, Muraru D, Enriquez-Sarano M. Assessment of functional tricuspid regurgitation. Eur Heart J. 2013; 34: 1875-85.
3) Rogers JH, Bolling SF. The tricuspid valve: current perspective and evolving management of tricuspid regurgitation. Circulation. 2009; 119: 2718-25.
4) Izumi C, Miyake M, Takahashi S, et al. Progression of isolated tricuspid regurgitation late after left-sided valve surgery. Clinical features and mechanisms. Circ J. 2011; 75: 2902-7.
5) Lancellotti P, Magne J. Tricuspid valve regurgitation in patients with heart failure: does it matter? Eur Heart J. 2013; 34: 799-801.
6) Lee JW, Song JM, Park JP, et al. Long-term prognosis of isolated significant tricuspid regurgitation. Circ J. 2010; 74: 375-80.
7) Nishimura RA, Otto CM, Bonow RO, et al. 2014 AHA/ACC Guideline for the Management of Patients With Valvular Heart Disease: A Report of the American College of Cardiology/American Heart Association Task Force on Practice Guidelines. J Am Coll Cardiol. 2014; 63: e57-e185.
8) Austin WJ, Ambrose J, Greenberg BH. Acute Presentations of Valvular Heart Disease. In: A. Jeremias and D. L. Brown, eds. Cardiac Intensive Care: Saunders; Elsevier; 2010. p.339-54.
9) Miller MJ, McKay RG, Ferguson JJ, et al. Right atrial pressure-volume relationships in tricuspid regurgitation. Circulation. 1986; 73: 799-808.
10) Topilsky Y, Khanna AD, Oh JK, et al. Preoperative factors associated with adverse outcome after tricuspid valve replacement. Circulation. 2011; 123:

1929-39.
11) McCarthy PM, Bhudia SK, Rajeswaran J, et al. Tricuspid valve repair: durability and risk factors for failure. J Thorac Cardiovasc Surg. 2004; 127: 674-85.
12) Neuhold S, Huelsmann M, Pernicka E, et al. Impact of tricuspid regurgitation on survival in patients with chronic heart failure: unexpected findings of a long-term observational study. Eur Heart J. 2013; 34: 844-52.

〈大原貴裕〉

6. 頻脈性および徐脈性心不全における強心薬の使いかた

take home messages

①頻脈性および徐脈性心不全は複雑な病態生理やさまざまな臨床表現型のために単一の治療法は存在しない.
②これまで強心薬の心不全予後改善効果が認められておらず,ルーチンでの使用は避けるべきである.
③基本的には頻脈性心不全および徐脈性心不全の原因精査・治療を優先したうえで,組織低灌流所見が認められる場合に強心薬を考慮する.

1 心不全と至適心拍数

　心拍数(HR)は洞機能と自律神経系によって制御されており,心拍出量(CO),心筋酸素消費量や冠血流の規定因子である.極端な頻脈や徐脈はCOが維持できず心不全の増悪をきたす.これまで行われたACE阻害薬,β遮断薬などの薬物療法による心不全患者の生命予後への効果を検討した大規模臨床試験から,HR減少と死亡率減少には強い相関があることを示唆している.慢性心不全に対するβ遮断薬の効果を示すメタ解析でもHR減少と死亡率低下が示されている[1].

　近年,洞結節特異的に作用してHRのみを低下させる薬物(イバブラジン)を用いた大規模臨床試験(SHIFT)が行われた[2].この結果からは慢性心不全患者において高いHR自体が心血管死や心不全悪化の重要な因子であることが示唆された.一方,慢性心房細動をもつ心不全患者ではHRと生命予後の相関がないと報告されており[3],また急性心不全患者における至適HRについては一定の見解がなく課題が残されたままである.

2 頻脈性心不全における強心薬の使いかた

a) 対象とする病態

　急性心不全では通常,交感神経活性やレニン-アンジオテンシン系が賦活化しHRが上昇している.健常者ではHRが増加すると心収縮力は増加(force-frequency relationship: FFR)し,HRの増加とともに左室心筋の弛緩は短縮し心室への血液の引き込みが改善する.心筋細胞の収縮・弛緩は細胞内カルシウム濃度に規定されており,筋小胞体を中心としたカルシウムの放出と流入(カルシウムハンドリング)を繰り返している.不全心筋ではこれらの機構が破綻しているため収縮・弛緩ともに障害されている.そのために収縮不全患者ではHRが増加しても心収縮能は改善せず(図1)[4],ある程度HRが増加すると左室が弛緩し終わる前に次の収縮が起こり,左室充満は障害されCOは低下する(不完全弛緩).HRの上昇はむしろ不利に働く.一方,拡張不全患者ではFFRは保持されているが,左心室の弛緩予備能力の低下やスティフネスの増加を認めている.頻脈時には1回心拍出量(SV)の減少,COの増加が得られずにうっ血をきたす(図2)[5].

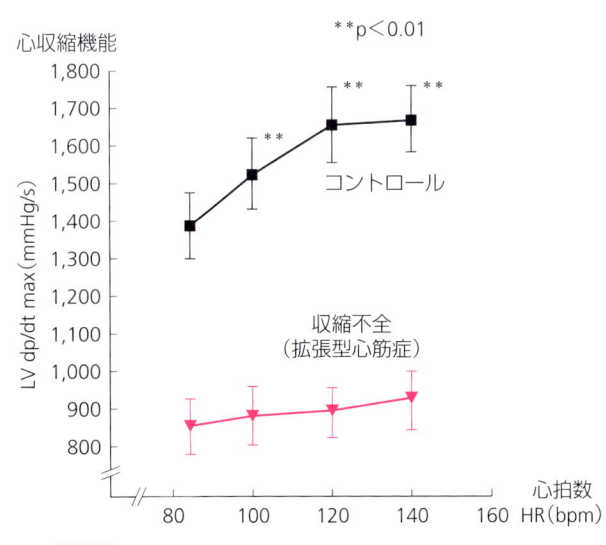

図1 収縮不全患者における心拍数の影響
(Hasenfuss G, et al. Eur Heart J. 1994; 15: 164–70[4] より)

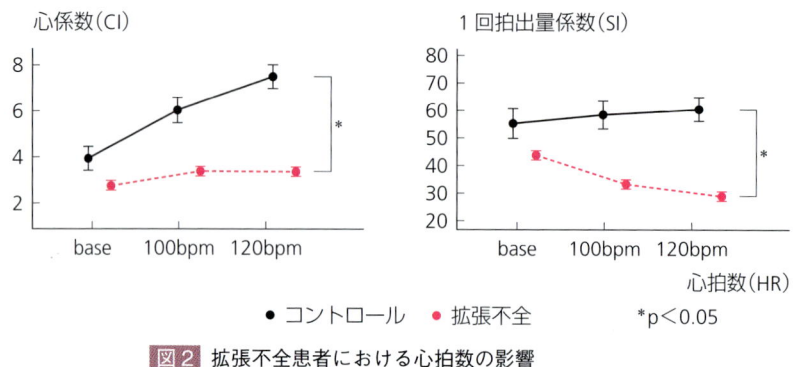

図2 拡張不全患者における心拍数の影響
(Wachter R, et al. Eur Heart J. 2009; 30: 3027-36[5] より)

　健常者では末梢血管抵抗の増加に対して，左心室はエネルギー効率を保持しながらSVを確保するために心収縮力を上げる．これを左室-大動脈連関というが，心不全患者では左室-大動脈連関が障害されている．HRは後負荷の一端を担っており，頻脈により後負荷が増大してもそれに見合うだけの左室収縮能が増加できない．SVを確保しようとするため左室拡張末期圧が上昇しうっ血を増悪させ，運動耐容能力の低下につながる．さらに頻脈性心房細動を合併すると心房収縮の消失と頻脈に伴う拡張時間の短縮によって，左室充満が著しく障害され心不全増悪につながる．頻脈が長期間にわたり持続すると，頻脈誘発性心筋症を発症し心拡大と心収縮能のさらなる低下をきたす．

b) 頻脈性心不全治療の一般論・方針[6]

　急性心不全急性期には多くの場合交感神経亢進状態にある．そのためHR上昇が原因か交感神経活性による結果かを特定することは困難な場合が多い．一般的には頻脈は急性心不全の結果であり，頻脈そのものが急性心不全の原因であることは少ない．

　洞性頻脈の場合は積極的なHR抑制を行う必要はない．

　基本的に心不全治療による改善とともにHRは自然と低下する（急性心不全ガイドライン：クラスIIb，レベルC）．ただし，甲状腺機能亢進症，感染や貧血など基礎疾患や増悪因子を治療・補正しなければ心不全のコントロールができないことが多い．よって，通常の心不全治療（酸素・陽圧換気・血管拡張薬・利尿薬など）を行いながら，同時にHR上昇の原因を探す．

不整脈を伴う頻脈性心不全の場合，通常の心不全治療に加え不整脈に対する治療が必要になる．臨床的には心房細動の合併が多い．一般的には，心房細動を有する心不全患者において洞調律維持（リズムコントロール）とHR制御（レートコントロール）では長期予後に差がないと報告されており[7]，レートコントロール中心の治療になる．心不全急性期における心房細動のレートコントロールではジギタリス製剤が最も適している．陰性変力作用をもつ抗不整脈薬によるレートコントロールは，低心機能症例ほど困難であり容易に心不全増悪やショックに陥るリスクがある．レートコントロールで心不全が改善せず血行動態が破綻している場合は，血行動態維持のためにリズムコントロールが必要となる．塞栓症リスクを評価後に抗凝固療法を十分行ったうえで電気的除細動を施行する．

　心室頻拍/心室細動を伴う心不全症例が薬物治療抵抗性で血行動態が破綻している場合には，電気的除細動の他に補助循環装置（IABP：大動脈内バルーンポンプ）を検討する．IABP装着による後負荷軽減作用が重症心不全を安定化させ，不整脈のコントロールが容易になることを数多く経験する．また臨床経過や検査所見などから頻脈誘発性心筋症を呈している症例では，カテーテル・アブレーションなどの非薬物治療の適応を考慮する．

c) 強心薬を入れるべき症例・入れてはいけない症例

　強心薬は短期的には血行動態や臨床所見の改善に優れているが，心筋酸素需要を増大させ心筋にカルシウム過負荷を生じさせるために，不整脈や心筋虚血をきたす危険性がある．

　実際に，心不全治療において強心薬の使用はむしろ予後を悪化させることが数多く報告されている[8]．強心薬の使用は組織低灌流所見が認められる症例で，利尿薬や血管拡張薬により十分な改善が得られない場合に強心作用を期待して使用し，できる限り短期間使用することが原則である（急性心不全ガイドライン：クラスIIa，レベルC）．

　ただし，血圧低下の急性心原性肺水腫および心原性ショック例では躊躇せずに積極的に使用する（急性心不全ガイドライン：クラスI，レベルC）．

　急性非代償性心不全に求められる理想の強心薬の使いかたは，HRや血圧に悪影響を与えず，かつ心筋酸素消費量を上昇させずに血行動態を改善させて神経体液性因子賦活化を抑制することである．

①ドブタミン

　ドブタミンは，低用量ではHR上昇と末梢血管抵抗上昇が軽度であるために心筋酸素消費量を上げずにCOを増加させることができる．その点で頻脈性心不全には良い適応であり，虚血性心不全にも安全に使用できる．

　用法用量：2μ /kg/minから開始し，血行動態・臨床症状に応じて$2〜5\mu$ /kg/minの範囲で適宜増減する．5μ /kg/minを超える濃度になると，HRを増加させ末梢血管を収縮させるために心筋酸素消費量が増大する．特に心房細動の場合はHR増加が顕著であるために，中等度から高用量での使用は望ましくない．

② PDE III 阻害薬

　ミルリノンは心筋細胞内のcAMP濃度を増加させることにより心筋の収縮・弛緩を促進させる．同時に血管平滑筋にも作用し弛緩させ，体血管・肺血管系への強力な血管拡張作用を示す．β受容体を介さずに強心作用をもたらすが，HR増加作用が少ないために心筋酸素消費量を増加させない点が特徴である．

　下記に示す病態の頻脈性心不全にPDE III 阻害薬は良い適応と考えられる．
- 慢性心不全の急性増悪
- β遮断薬投与中の慢性心不全急性増悪
- カテコラミンのみでは十分にCOが得られない場合の併用
- カテコラミン依存状態
- カテコラミン投与中にβ遮断薬を導入していく場合
- 肺高血圧を伴う僧帽弁閉鎖不全症例

　用法用量：0.25μ /kg/minから開始し，血行動態・臨床症状に応じて$0.25〜0.75\mu$ /kg/minの範囲で適宜増減する．

　注意すべき副作用として催不整脈作用がある．カテコラミン製剤と異なり腎排泄であるので，腎機能障害がある場合には注意が必要であり，透析患者や血清Cr≧3.0の場合は使用しないほうがよい．強力な血管拡張作用がある反面，うっ血の程度が軽度か血管内脱水例，低血圧症例では著明な低血圧を起こす危険性があり単剤では効果を得られにくいし，左室流出路狭窄症例（平均圧較差が40 mmHgを超える重度大動脈狭窄症や閉塞性肥大型心筋症）では圧較差を増大させる危険性がある．

③ジギタリス製剤

ジギタリスは心筋に直接作用し心収縮力を増強する．他に迷走神経刺激による徐脈作用や圧受容体反射を抑制し交感神経活性とレニン–アンジオテンシン系の賦活化を抑制する効果があり，頻脈性心不全の病態に有利に働く．

特に洞調律以外の頻脈，心房細動や発作性上室頻拍の場合には積極的なレートコントロールが必要である．心機能低下例では心機能を悪化させないジゴキシンが第1選択となる（急性心不全ガイドライン：クラスI，レベルC）．

用法用量：0.125 mg/日から開始し血中濃度をチェックする（目標血中濃度：0.5〜0.8 ng/mL）．

ただし，透析では除去できないために透析患者の心不全患者には禁忌である．透析患者に対してのジギタリス投与が死亡率上昇と関連があると報告されている[9]．

3 徐脈性心不全における強心薬の使いかた

a) 対象とする病態

徐脈は心機能の有無にかかわらず，徐脈が続くとCOが低下し心不全をきたす危険性がある．徐脈ではCOを維持するためにSVを増加させなければならない（CO=SV*HR）．

拡張型心筋症などの収縮機能が低下する疾患では収縮力が低下しているためにSVが減少し，代償的に左室容積が大きくなるために左室圧–容積関係（P-V loop）は右にシフトしている[10]．一方，重度大動脈狭窄や肥大型心筋症などの拡張機能障害を持つ疾患では左室は固く左室内腔が小さいためにSVが減少し，（P-V loop）は左上にシフトしている．

いずれもSVの低下を代償しようと前負荷を増加させるが，左室拡張末期圧がすぐに上昇してしまい左房圧が上昇する（図3）[10]．心房細動や完全房室ブロックが合併すると左室拡張と心房収縮が同期できない．左室流入に心房収縮が十分寄与できなくなり，心房–心室圧較差を維持するためにさらに左房圧が上昇することになる．

b) 徐脈性心不全治療の一般論・方針

徐脈性心不全の治療は十分なHRを確保することが先決である．極端な徐脈はペースメーカーの適応であり，心不全の薬物治療と並行して一時ペー

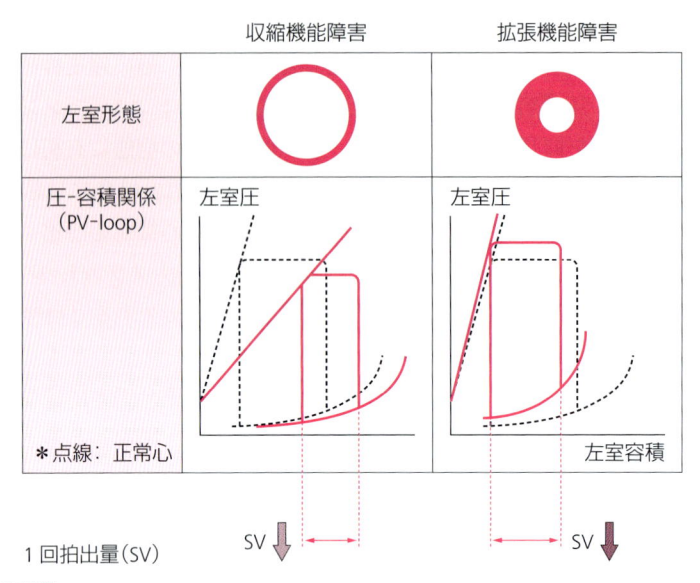

図3 収縮機能障害と拡張機能障害の比較
(Maeder MT, et al. Heart Failure With Normal Left Ventricular Ejection Fraction. JACC. 2009; 53: 905-18 [10] より)

シングによる治療も考慮しなければならない．ただし，甲状腺機能低下症，不整脈や薬物の副作用など基礎疾患や増悪因子を治療・補正しなければ心不全のコントロールができない．

　収縮率が保持された心不全症例のなかには，運動時の心拍応答不全（chronotropic incompetence）をもつ症例が多いと報告されている[11]．拡張不全患者が徐脈性心不全をきたした場合，β遮断薬などの薬物投与の影響で心拍応答不全を助長し心不全増悪をきたす症例が少なくない．その際には薬物の中止により心不全が改善する．

　心筋変性や線維化に伴って出現する高度房室ブロックで意識障害や心不全を伴う場合には体外式ペーシングを行う．イソプロテレノール（0.2～0.5 mg/kg/分）が有効な場合もあるが，虚血性心疾患では避ける．徐脈性心房細動も同様であり，平均 HR が 40/分以下の症例では体外式ペーシングの適応となる．永久的ペースメーカーの適応は基礎疾患と徐脈の程度により検討する．

　徐脈をみたときには心筋虚血の存在を忘れてはならない．通常心筋虚血時には交感神経亢進のために HR 上昇が認められるが，右冠動脈領域の虚血

の場合には徐脈化がみられることがよくある．右冠動脈を責任血管とする心筋梗塞ではしばしば高度房室ブロックが出現する．体外式ペーシングで HR を担保したうえ，早急に冠動脈責任血管の再灌流療法を試みる．

c）強心薬を入れるべき症例・入れてはいけない症例

HR 増加を主な目的に強心薬を使用すべきではない．基本的には徐脈に対する原因精査・治療と同時に心不全治療を行うことで心不全が解消されることが多いが，それでも組織低灌流所見が認められる症例に強心薬を考慮する．強心薬に関しては頻脈性心不全における強心薬の使いかたに準ずるが，徐脈性心不全患者にジギタリスは禁忌である．

【参考文献】

1) McAlister FA, Wiebe N, Ezekowitz JA, et al. Meta-analysis: β-blocker dose, heart rate reduction, and death in patients with heart failure. Ann Intern Med. 2009; 150: 784-94.
2) Swedberg K, Komajda M, Böhm M, et al. Ivabradine and outcomes in chronic heart failure（SHIFT）: a randomised placebo-controlled study. Lancet. 2010; 376: 875-85.
3) Cullington D, Goode KM, Zhang J, et al. Is heart rate important for patients with heart failure in atrial fibrillation? JACC Heart Fail. 2014; 2: 213-20.
4) Hasenfuss G, Holubarsch C, Hemann HP, et al. Influence of the force-frequency relationship on haemodynamics and left ventricular function in patients with nonfailing hearts and in patients with dilated cardiomyopathy. Eur Heart J. 1994; 15: 164-70.
5) Wachter R, Schmidt-Schweda S, Westermann D, et al. Blunted frequency-dependent upregulation of cardiac output is related to impaired relaxation in diastolic heart failure. Euro Heart J. 2009; 30: 3027-36.
6) 循環器病の診断と治療に関するガイドライン（2010 年度合同研究班報告）．急性心不全治療ガイドライン（2011 年改訂版）
7) Roy D, Talajic M, Nattel S, et al. Rhythm control versus rate control for atrial fibrillation and heart failure. N Engl J Med. 2008; 358: 2667-77.
8) O'Connor CM, Gattis WA, Uretsky BF, et al. Continuous intravenous dobutamine is associated with an increased risk of death in patients with advanced heart failure: insights from the Flolan International Randomized Survival Trial（FIRST）. Am Heart J. 1999; 138: 78-86.
9) Chan KE, Lazarus JM, Hakim RM. Digoxin associates with mortality in

ESRD. J Am Soc Nephrol. 2010; 21: 1550-9.
10) Maeder MT, Kaya DM. Heart failure with normal left ventricular ejection fraction. JACC. 2009; 53: 905-18.
11) Borlaug BA, Melenovsky V, Russell SD, et al. Impaired chronotropic and vasodilator reserves limit exercise capacity in patients with heart failure and a preserved ejection fraction. Circulation. 2006 ; 114: 2138-47.

〈山本博之　橋村一彦〉

7. 心筋梗塞後の心不全と強心薬

take home messages

①心筋梗塞後の心不全は急性心筋梗塞に合併したものと陳旧性心筋梗塞に合併したものに分けられ，冠血行再建術を適切なタイミングで行うことが心機能・生命予後改善に重要である．
② ST 上昇型心筋梗塞の症例は原則 primary PCI を行い，非 ST 上昇型心筋梗塞の症例はリスク層別化によって適切な冠血行再建術の時期を検討する．
③強心薬は心原性ショック・低拍出症候群を改善させる．低拍出症候群を迅速に診断し，強心薬を適切に投与し，必要に応じて機械的補助循環を検討する．
④ドブタミンは心拍出量増加（強心作用），ノルアドレナリンはショックの血圧維持（昇圧作用）と考える．
⑤強心薬の使用は心筋虚血や不整脈が誘発される可能性がある．

1 心筋梗塞後の心不全

　心筋梗塞後の心不全は基礎心疾患が急性心筋梗塞（acute myocardial infarction: AMI）と陳旧性心筋梗塞（old myocardial infarction: OMI）の 2 つに分けられる．AMI の症例は適切な冠血行再建術が心機能回復に大きな役割を果たすことが他の病態による心不全と大きく異なる．OMI の症例は梗塞や虚血によって慢性的に心機能低下をきたし，心内腔の拡大によって僧帽弁輪拡大，乳頭筋の偏位，僧帽弁や腱索の牽引による機能的僧帽弁逆流が

心不全の増悪因子となっている場合も多い．

2 心筋梗塞後の心不全の評価

　心不全患者にスワンガンツカテーテルによる圧モニタリングをルーチンに使用することは推奨されないが，持続的な血行動態の把握が必要な症例には侵襲的モニタリングを躊躇してはならない．

　一方で心エコー検査も血行動態の評価に有用で，例えば左室流入血流波形，左室流出路時間積分値，下大静脈径などは，スワンガンツカテーテルでモニタリングする肺動脈楔入圧（pulmonary capillary wedge pressure：PCWP），1回心拍出量（stroke volume：SV），右房圧（right atrial pressure：RAP）との相関が知られている．

　またエコー輝度が高く菲薄化（<6mm）した無収縮の心筋は心筋生存能（viability）が期待できず，冠血行再建術の効果は乏しい．さらにAMIの場合は（仮性）心室瘤，心破裂，心室中隔穿孔，乳頭筋不全・断裂などの合併症の有無に注意する．

　心不全の血行動態評価として，Forrester分類[1]が広く知られているが，対象はあくまでもAMIの症例である．OMIの症例の血行動態の代償様式は多様で，心係数2.2L/minやPCWP 18mmHgのカットオフ値がそのまま当てはまるものではない．こうした症例は左室の前負荷を高く保つことでSVを維持しており，PCWPは18mmHg以上でも臨床的に肺うっ血を認めないことも多い．また心拍数が60bpmと100bpmの症例では心係数が1.5L/minであっても，SVは異なる．治療の目標はBNP（brain natriuretic peptide）値や心エコーやスワンガンツカテーテルの数値を正常化させることが目標ではない．

3 心筋梗塞後の心不全と冠血行再建術

　ST上昇型心筋梗塞（ST elevation MI：STEMI）は発症から再灌流までの時間を短縮させることが生命予後改善に重要[2]であるが，重篤な心不全の合併や心原性ショックを呈しているSTEMI症例は発症から12時間以上経過していてもprimary PCI（percutaneous coronary intervention）が推奨さ

7-7. 心筋梗塞後の心不全と強心薬

表1 非 ST 上昇型心筋梗塞における経カテーテル的冠動脈造影術・冠血行再建術の推奨

推奨	class	level
2 時間以内の緊急冠動脈造影（immediate invasice strategy）を推奨 　コントロール不良の狭心症 　心不全合併 　心原性ショック 　致死性心室性不整脈 　血行動態が不安定	I	C
24 時間以内の早期侵襲的処置（early invasive strategy）を推奨 　primary criteria を少なくとも 1 つを満たす（表 2）	I	A
72 時間以内の侵襲的処置（delayed invasive strategy）を推奨 　primary criteria もしくは secondary criteria の少なくとも 1 つを満たす（表 2） 　症状の再発	I	A
非侵襲的検査にて虚血の有無の評価を推奨 　症状の再発がなく，低リスクに該当する患者	I	A

表2 侵襲的カテーテル処置の適応のためのリスク評価基準

primary criteria
1. 病態と関連したトロポニン値の変動
2. 症候性，または無症候性の ST 部分，T 波の変化
3. GRACE risk score >140

secondary criteria
4. 糖尿病
5. 腎機能低下（糸球体濾過量＜60 mL/min/1.73 m^2）
6. 左室機能低下（駆出率＜40%）
7. 梗塞後狭心症
8. 最近の PCI 施行
9. 冠動脈バイパス術の施行歴
10. GRACE risk score 109〜140

GRACE risk score：急性冠症候群患者を入院時の重症度評価（Killip 分類，収縮期血圧，心拍数，年齢，血清クレアチニン値，心停止・ST 異常・心筋逸脱酵素上昇の有無）により院内死亡率を予測するスコア

れる[3,4]．

　非 ST 上昇型急性心筋梗塞（Non-ST elevation MI：NSTEMI）においては，早期にリスク評価を行い，早急な冠血行再建術が必要なハイリスク例を抽出することが重要である（表 1，2）[3,4]．重篤な心不全を合併した NSTEMI 症例は原則 2 時間以内の冠血行再建術を検討する（immediate invasive strategy）．また心不全合併例は重症度によらず，少なくとも 24 時間，または

72時間以内の冠血行再建術（early or delayed invasive strategy）が検討される．

OMIを基礎心疾患とする慢性心不全については，冠血行再建術に加えて，左室瘤が破裂のリスク，血栓形成，不整脈起源となる場合は瘤切除や，瘢痕化した前壁領域を切除し，球状に拡大した左室を楕円形に縮小する左室形成術を検討することもある[5]．

4 強心薬の投与の注意点

強心薬の適応は，心原性ショックやポンプ不全による末梢組織・臓器の低灌流所見（低拍出症候群，low output syndrome: LOS）を有している場合である．実臨床では収縮期血圧が保たれていてもLOSの所見を認める場合も多く経験し，LOSはショックとして扱われるべき"エマージェンシー"である．

心不全患者を症状と理学的所見を用いてうっ血と組織低灌流に分類したNohria-Stevenson分類[6]では，脈圧の低下，交互脈，四肢冷感，傾眠，低Na血症，腎機能悪化，ACE阻害薬投与に関連した低血圧などをLOSとしてあげている．また全身倦怠感，不穏，食欲不振，嘔気も高頻度に認められ，症状の出現前に血清乳酸値上昇や混合静脈血酸素飽和度（SvO_2）の低下がみられることもある．

強心薬にはドブタミン（dobutamine: DOB）に代表されるinotropeやPDE III阻害薬であるミルリノン（milrinone: MIL）に代表されるinodilatorがある．これらは心収縮力を増強させる一方で末梢血管は拡張させるため，結果的に体血圧は大きく変化しないことも多い．一方でノルアドレナリンに代表されるvasopressorは末梢血管収縮により体血圧を上昇させるが，後負荷増大によってSVは減少させる．強心薬と昇圧薬は異なることを理解すべきである．

強心薬は不整脈の誘発や心筋虚血の増悪の可能性があり，投与前後では十分なモニタリングを行う．コントロールされていない虚血がある場合は強心薬のデメリットが強く反映される可能性があり，この場合は機械的補助循環への切り替えや早期の冠血行再建術を決断しなくてはならない．しかし一方で不整脈や心筋虚血の増悪は心不全の増悪によっても起こるため，強心薬の

デメリットを危惧するあまり LOS を増悪させないようにしなければならない．

> **症例呈示**　ミルリノンを投与した後側壁梗塞の症例
>
> 〔症例〕67 歳，女性．
>
> 〔現病歴〕糖尿病・脂質異常症を近医で加療中であった．来院 20 時間前に胸痛が出現，2 時間持続した．以降呼吸困難と全身倦怠感が持続したため当センターへ救急搬送．胸痛なし．
>
> 〔来院時所見〕起坐呼吸．血圧 99/70 mmHg，心拍数 110/ 分，呼吸数 24/ 分，SpO$_2$ 97％（O$_2$ 8 L/min），体温 36.5℃．頸静脈怒張あり．胸部全体に湿性ラ音を，心尖部に汎収縮性雑音を聴取．下腿浮腫なし．四肢はやや冷たい．
>
> 〔12 誘導心電図〕II，III，aV$_F$，V5～6 誘導で T 波終末部の陰転化を認める．
>
> 〔心エコー検査〕後側壁は severe hypokinesis で，他は hypokinesis．左室駆出率 40％．中等度〜重度の僧帽弁逆流（mitral regurgitation：MR）を認めた．腱索の断裂はないが，後乳頭筋の動きは不良．中等度の三尖弁逆流を認め，圧較差 34 mmHg．下大静脈径は 22 mm で呼吸性変動は消失．胸部 X 線：両側肺門部中心に透過性低下．
>
> 〔血液検査所見〕WBC 14,100/μL，Hb 11.4 g/dL，PLT 21.8 万/μL，AST 142 U/L，ALT 35 U/L，LDH 656 U/L，CK 1,359 U/L，CK-MB 74 U/L，BUN 34 mg/dL，Cre 0.82 mg/dL，BNP 393.3 pg/mL，Lac 24 mg/dL．
>
> 〔主治医の視点〕発症から 20 時間で来院した NSTEMI の症例．胸痛は消失し，陰性 T 波が出現しており冠動脈は自然再疎通したと考えられた．しかし起坐呼吸やラ音から肺うっ血を伴い，収縮期血圧はやや低値で脈圧も小さく，四肢の冷感，乳酸値の上昇を認め LOS と判断した．心雑音から MR が示唆され，エコーでは左房拡大がなく，僧帽弁後尖・乳頭筋の可動性も悪く，AMI に合併した乳頭筋不全による急性 MR が心不全の主病態であると考えられた．
>
> 予想される血行動態としては PCWP と RAP の上昇，SV 低下で，心拍数上昇での代償は不十分で末梢循環不全を呈していると考えられた．利尿薬や血管拡張薬単独での治療は LOS 増悪のリスクが高く，強心

作用と肺・末梢血管拡張作用を併せもつ MIL を選択した．同じく強心作用のある DOB も選択肢の 1 つと考えられ，特に腎機能低下例（MIL の排泄障害で血中濃度が治療域以上に上昇する可能性がある）や，心室性不整脈が頻発する場合は DOB を選択するが，急性 MR が主病態の本症例においては，血管拡張薬によって左室の前方駆出（＝ SV）増大が期待できるため，DOB に加えて血管拡張薬の併用を行いたい．血管拡張薬は病態に応じて適切に使用すれば血圧は低下しないか，あってもわずかな低下のみである．

冠血行再建術に関しては，LOS を呈したうっ血性心不全で血行動態も不安定であること，後側壁の viability も残存していることから immediate invasive strategy を選択した．

【その後の経過】非侵襲的陽圧換気を開始し，カテーテル室へ入室．冠動脈造影で左冠動脈回旋枝近位部に 99％，左前下行枝中間部に 90％の狭窄病変を認め，大動脈バルーンパンピング補助下に回旋枝に薬物溶出性ステントを留置した．続いてスワンガンツカテーテルを留置．PCWP 23 mmHg（v 波増高あり），PAP 46/22（30）mmHg, RAP 10 mmHg，心係数 1.5 L/min, SvO_2 50％であった．

MIL 0.125γ で開始し，0.50γ まで増量した．良好な利尿と呼吸状態の改善が得られ，第 3 病日には BP 100/72 mmHg, HR 96/ 分，呼吸数 20/ 分，SpO_2 96 ％（O_2 2 L/min），PCWP 20 mmHg, RAP 8 mmHg, 心係数 2.0 L/min, SvO_2 64％となった．エコー検査での MR は中等度と改善を認めた．カルペリチド（carperitide）0.025γ を併用，以降 LOS 所見は増悪せず，第 4 病日に PCWP 15 mmHg, RAP 4 mmHg, 心係数 2.3 L/min, SvO_2 68％まで改善し，MR は軽症〜中等度となった．第 5 病日に大動脈バルーンパンピングを抜去，第 7 病日より MIL を漸減し，第 13 病日に投与終了した．

ここがポイント

❖右室梗塞症例に対する強心薬と補液

　右室梗塞が合併した症例は左室機能低下による左室拡張末期圧上昇が病態の主体となる他のAMIと異なり，右室機能低下により心原性ショックとなるがPCWPは上昇しない．成書には「十分な補液と強心薬」が治療の主体と記載されているが，実際何を目安に治療すればよいだろうか．当センターでは右室梗塞患者の管理においてRAPよりもPCWPを意識した治療戦略を行っている．過去の研究[7]では10〜14mmHgのRAPが最も心拍出量を増加させることを示唆しているが，RAPは右室梗塞の重症度に影響され，適切なRAPは経時的にも変化する．少なくともPCWPが10mmHg以下にならないように輸液負荷を行うが，過度なRAP上昇はうっ血肝の出現や右心系拡大による左室コンプライアンスの低下によって却って心拍出量低下をきたすため，その場合は強心薬を積極的に使用する必要がある．それでもショックが遷延する場合は，機械的補助循環を用いる．PCWP上昇がみられない右室梗塞に大動脈バルーンパンピングの効果は期待できず，経皮的人工心肺補助装置を検討する．

【参考文献】

1) Forrester JS, Diamond G, Chatterjee K, et al. Medical therapy of acute myocardial infarction by application of hemodynamic subsets (second of two parts). N Engl J Med. 1976; 295: 1404-13.
2) Bates ER, Jacobs AK. Time to treatment in patients with STEMI. N Engl J Med. 2013; 369: 889-92.
3) Windecker S, Kolh P, Alfonso F, et al. 2014 ESC/EACTS Guidelines on myocardial revascularization. Kardiol Pol. 2014; 72: 1253-379.
4) Amsterdam EA, Wenger NK, Brindis RG, et al. 2014 AHA/ACC guideline for the management of patients with non-ST-elevation acute coronary syndromes: a report of the American college of cardiology/American heart association task force on practice guidelines. J Am Coll Cardiol. 2014; 64: e139-228.

5) McMurray JJ, Adamopoulos S, Anker SD, et al. ESC guidelines for the diagnosis and treatment of acute and chronic heart failure 2012: The task force for the diagnosis and treatment of acute and chronic heart failure 2012 of the European society of cardiology. Developed in collaboration with the heart failure association (HFA) of the ESC. Eur Heart J. 2012; 33: 1787-847.
6) Nohria A, Tsang SW, Fang JC, et al. Clinical assessment identifies hemodynamic profiles that predict outcomes in patients admitted with heart failure. J Am Coll Cardiol. 2003; 41: 1797-804.
7) Berisha S, Kastrati A, Goda A, et al. Optimal value of filling pressure in the right side of the heart in acute right ventricular infarction. Br Heart J. 1990; 63: 98-102.

〈川上将司　野口暉夫〉

第 8 章　強心薬についてのワンポイントレッスン

1. 臨床で強心薬を用いると心筋細胞は傷害されるのか？

take home messages

① カテコラミンの投与は心筋酸素消費量の増大を招く．
② カテコラミンの過剰投与もしくは長期的な投与が心筋の収縮抑制にも関連することが知られている．
③ 臨床現場で行われているカテコラミンの投与は動物実験レベルのそれと比較すると低用量であり，低用量のカテコラミン投与が心筋細胞に与える影響については，臨床的には不明な点が多い．

　本項では強心薬について主にカテコラミンを例にとって概説したい．
　臨床研究でカテコラミンの投与が予後を改善させるとのエビデンスはほとんど見当たらないが，一方カテコラミンと予後の悪化を関連づける報告は多数みられる．カテコラミンを投与すると陽性変力作用を生じる現象は一般的に広く知られているが，心筋細胞内ではどのような現象が生じているのであろう．
　ヒトではβアドレナリン受容体には2つの主要なサブタイプが存在する．心臓には主にβ_1受容体が存在しそれ以外の組織ではβ_2受容体が主体である．β_1受容体は筋細胞の外側表面に位置する．β_1受容体がカテコラミン刺激を受け取ると心筋細胞内ではその下流の刺激性Gタンパク（Gs）はアデニル酸シクラーゼと共役する．アデニル酸シクラーゼはアデノシン3リン酸（ATP）とマグネシウムを基質にサイクリックAMPを産生する．サイク

リックAMPはプロテインキナーゼA（PKA）を活性化させる．さらに活性化PKAは細胞内へのCaの取り込みや筋小胞体に働き細胞内フリーCaの上昇やトロポニンCとCaの相互作用によるアクチンとミオシンの脱阻害の増強など種々の作用をもち，結果として心筋細胞は収縮力の増強（陽性変力作用）に働く．しかし，過剰なカテコラミンの投与は心筋細胞にとってのカルシウム過負荷を招き拡張弛緩障害を惹起する．またカテコラミンの投与は心筋酸素消費量の亢進を招くことが知られている．実際に動物実験レベルでドブタミンの投与は心筋酸素消費量の増加に関連することが示されている[1]．

　カテコラミンの投与による心筋の収縮抑制機序として以下の2つが報告されている．まず短期的な作用としてはβ-adrenergic receptor kinase（β-ARK）を介した作用が知られている．カテコラミン刺激後，β-ARKが活性化されるが，β-ARKはβ受容体に作用し（C末端のリン酸化を惹起），β受容体を過剰に活性化させる．その結果，Gsの共役が起こらなくなり結果としてβ受容体の作用を減弱させる．また，活性化したPKAもβ受容体に作用するとされている．つまりこれらの作用は必要以上のサイクリックAMP濃度の上昇とPKA活性化による副作用を防ぐためのフィードバック作用としての役割を持っていると考えられている．β-ARKを介した作用はβ受容体刺激後，数秒から数分で生じるとされている．さらに長期的なカテコラミン刺激や慢性心不全の状態の持続はβ受容体自体の数の減少を惹起するとされる．

　このようにカテコラミン投与が心筋細胞に及ぼす影響について複数の報告で研究がなされており厳密な意味では心筋細胞にとって高用量のカテコラミン投与は有害であろう．ただここで注意しなければならない点はこれらの既出報告で用いられているドブタミンの投与量である．動物実験では5〜10γの投与量で実験が行われていることにも注意が必要である[2-4]．概ね臨床的に使用されているドブタミンの投与量は1〜3γである．臨床現場では心拍数の上昇さえも顕著ではないほどの低用量で投与が行われているケースも多いと思われる．

　さらにカテコラミンの投与による血行動態上の心不全の改善と分子レベルでの心筋の障害のどちらが臨床的予後を左右するか？　を厳密に比較した臨床的検討は少なくても筆者が調査した範囲ではみあたらない．厳密な意味でのヒトでの検証は倫理的な制約も加味すると検証自体が困難であり，臨床的

な低用量でのカテコラミンの投与量では心筋細胞自体への障害自体が不明であるともいえる．ただ少なくても高用量のカテコラミンを盲目的に長期間投与することは避けるべきであろう．強心薬の適応を慎重に考慮する必要はもちろんあるが，低用量投与であれば，過度にカテコラミンの投与を躊躇するべきエビデンスに乏しいのも事実である．

【参考文献】

1) Bayram M, De Luca L, Massie MB, et al. Reassessment of dobutamine, dopamine, and milrinone in the management of acute heart failure syndromes. Am J Cardiol. 2005; 96: 47G-58G.
2) Nikolaidis LA, Hentosz T, Doverspike A, et al. Catecholamine stimulation is associated with impaired myocardial O_2 utilization in heart failure. Cardiovasc Res. 2002; 53: 392-404.
3) Nikolaidis LA, Trumble D, Hentosz T, et al. Catecholamines restore myocardial contractility in dilated cardiomyopathy at the expense of increased coronary blood flow and myocardial oxygen consumption (MvO$_2$ cost of catecholamines in heart failure). Eur J Heart Fail. 2004; 6: 409-19.
4) Beanlands RS, Bach DS, Raylman R, et al. Acute effects of dobutamine on myocardial oxygen consumption and cardiac efficiency measured using carbon-11 acetate kinetics in patients with dilated cardiomyopathy. J Am Coll Cardiol. 1993; 22: 1389-98.

〈髙濱博幸〉

2. 強心薬使用による心筋傷害は検出できるのか？

take home messages

① 強心薬の使用は心筋細胞内のカルシウム過負荷を引き起こす可能性がある．
② ミトコンドリア内のカルシウム過負荷はアポトーシスやネクローシスを誘導する．
③ 強心薬使用による心筋障害を臨床的に検出する有用な方法は確立されていない．
④ 微量な心筋障害を検出することができる心筋トロポニンI高感度測定系の登場により，強心薬使用による心筋障害を検出できる可能性がある．
⑤ 強心薬の種類，使用量，使用期間による心筋障害の差異については今後の検討が必要である．

1 心筋細胞における収縮と弛緩のメカニズム（図1）

a）ミオシンフィラメントとアクチンフィラメントがスライディングするタイミング

刺激伝導系心筋細胞からの電気的興奮が心室の作業心筋細胞膜に伝達されると，作業心筋細胞膜上に存在するナトリウムチャンネルが開口し，細胞外から細胞内に急速な一過性ナトリウムイオン（Na$^+$）の流入が起こり脱分極相（pahse 0）とスパイク相（phase 1）を形成する．すると，T管に存在する膜電位依存性のL型 Ca^{2+} チャンネルがこの膜電位変化を関知することで開口し，微量の Ca^{2+} が細胞内に流入する．流入した微量の Ca^{2+} はT管の細胞膜直下にある筋小胞体膜上に存在する2型リアノジン受容体（ryanodine

8-2. 強心薬使用による心筋傷害は検出できるのか？

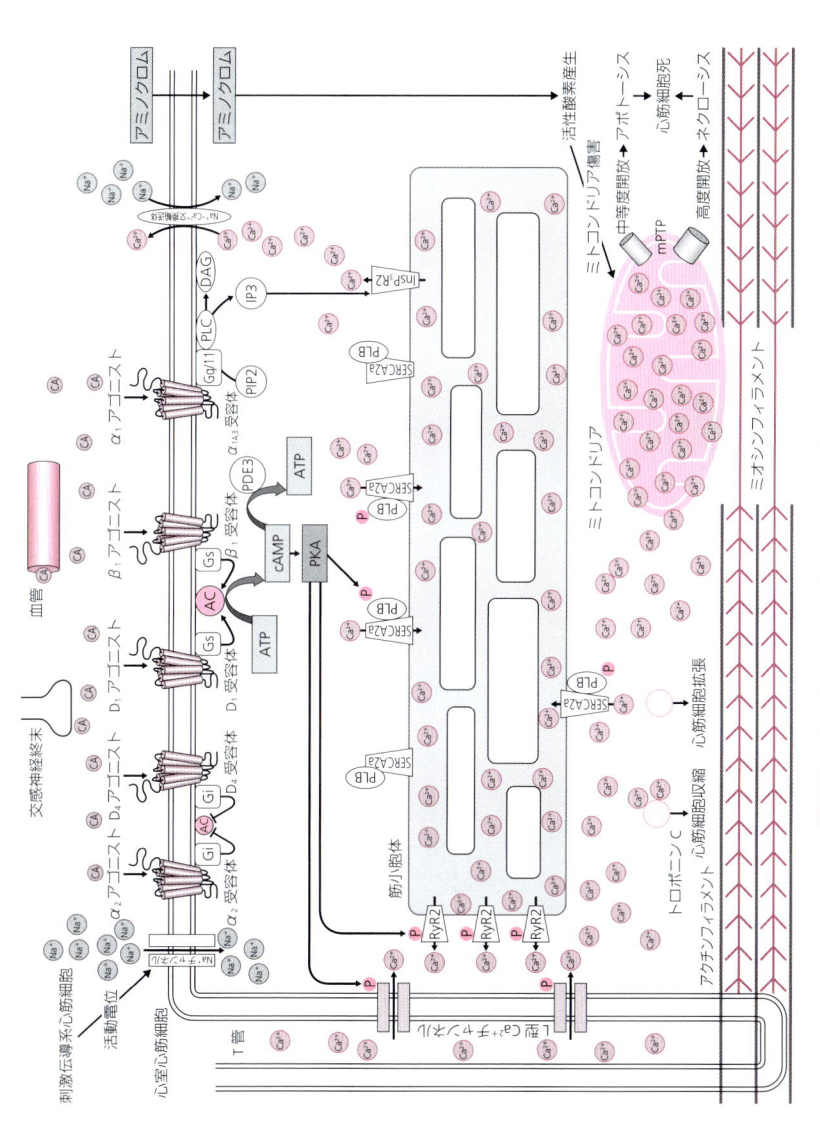

図1 心筋細胞における収縮と弛緩の分子メカニズム

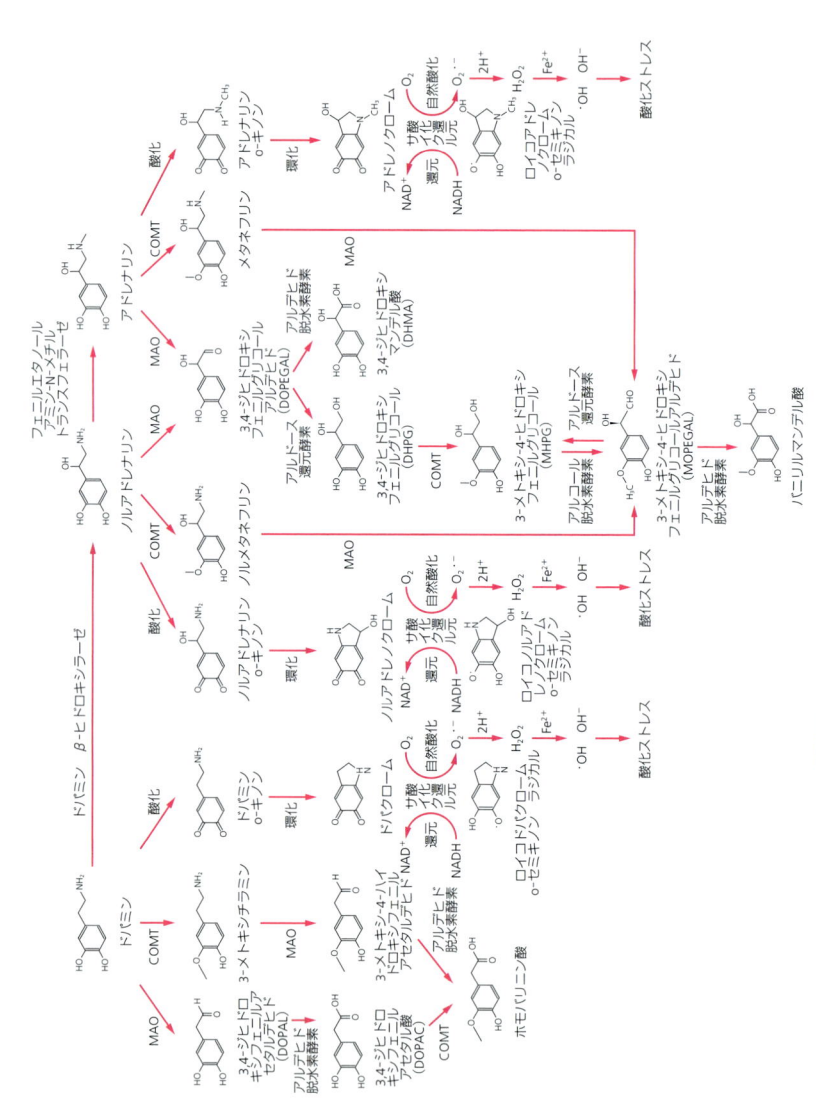

346　第8章　強心薬についてのワンポイントレッスン

図2　内因性カテコールアミンの代謝経路

receptor type 2: RyR 2) を開口させ，筋小胞体内にある大量の Ca^{2+} が細胞質に放出されることで細胞質内 Ca^{2+} が上昇する．RyR2 による Ca^{2+} の放出は 2 型イノシトール 1,4,5 三リン酸受容体（InsP$_3$R2; Inositol 1,4,5-trisphosphate receptor type 2）（後述）による Ca^{2+} の放出と独立して作用し，また持続的であることから活動電位のプラトー相形成に関わっている．大量の Ca^{2+} が細胞質へ流出することによる細胞膜電位変化は，同時に引き起こされる細胞膜 K^+ チャネルからの K^+ の細胞外流出による電位変化と相殺されてプラトー相の活動電位（phase 2）を形成する．細胞質内における大量の Ca^{2+} はアクチンフィラメント上に存在するトロポニン C と結合することで，トロポニン C, T, I から成るトロポニン複合体の立体構造を変化させ，アクチン上にあるアクチン-ミオシン結合部位を覆っていたトロポミオシンがシフトすることで，アクチンとミオシン頭部が結合できるようになり，ATP を利用したミオシンフィラメントとアクチンフィラメントのスライディングによって筋収縮が起こる．拡張期になると膜電位依存性の L 型 Ca^{2+} チャネルは閉口し，細胞内の Ca^{2+} は筋小胞体膜上の Ca^{2+} ポンプ（sarcoplasmic/endoplasmic reticulum calcium ATPase: SERCA2a）や細胞膜の Na^+-Ca^{2+} 交換体輸送体を介して ATP を利用することで能動的に筋小胞体や細胞外に移送される．これにより，細胞質の Ca^{2+} 濃度は低下し，引き続いて起こる細胞膜 K^+ チャネルからの K^+ の細胞外流出が増加して再分極（phase 3）し静止膜電位に戻る（phase 4）．細胞内の Ca^{2+} 濃度が低下すると，トロポニン C に結合していた Ca^{2+} はトロポニン C から遊離し，トロポニン複合体の立体構造が元に戻ることでアクチンフィラメントはミオシン頭部と離れ心筋細胞は弛緩を開始する．このように，心筋細胞の収縮と拡張のタイミングは，心筋細胞の Ca^{2+} 濃度によって厳密に制御されていることがわかる．心筋細胞質内 Ca^{2+} の筋小胞体への取り込みや細胞外への放出には ATP が必要であるが，心筋細胞の弛緩そのものには ATP は必要なく受動的な機序によって弛緩する．

b）ミオシンフィラメントとアクチンフィラメントがスライディングする強さ

細胞内 Ca^{2+} 濃度は，神経終末から放出されたり血中で循環したりしている種々のアドレナリン作動薬によっても影響を受けている．アドレナリン α_1 受容体には α_{1A}, α_{1B}, α_{1D} のサブタイプがあり，心臓には α_{1A} と α_{1B} 受容体が発現しているが，血管における発現量と比較すると少ない．ドパミ

受容体には，興奮性のドパミン D_1, D_5 受容体と，抑制性のドパミン D_2, D_3, D_4 受容体があるが，心臓にはドパミン D_1, D_4 受容体が発現している．したがって，カテコールアミンをリガンドとする受容体として心筋細胞膜上には，アドレナリン α_{1A}, α_{1B}, α_2, β_1 受容体，ドパミン D_1, D_4 受容体が発現している．アドレナリン α_1 受容体のリガンドが同受容体に結合すると，$Gq/{11}$ タンパクを介してホスホリパーゼ C (PLC) が活性化し，細胞膜リン脂質であるホスファチジルイノシトール 4,5-二リン酸 (PIP2) をジアシルグリセロール (DAG) とイノシトール三リン酸 (IP3) に加水分解する．IP3 は小胞体膜上に存在する $InsP_3R$ 2 を刺激することで，小胞体内の Ca^{2+} を細胞質内へ放出する．$InsP_3R$ はその主に心房に発現しており，発現量は RyR の 1/50～1/100 程度である．アドレナリン β_1 受容体やドパミン D_1 受容体のリガンドがそれぞれの受容体に結合すると，興奮性 Gs タンパクを介してアデニル酸シクラーゼ (AC) が活性化される．また，アドレナリン α_2 受容体やドパミン D_4 受容体のリガンドがそれぞれの同受容体に結合すると，抑制性の G タンパク質 (Gi) が活性化され AC を抑制する．活性化された AC は ATP を環状 AMP (AMP) とピロリン酸に変換し，変換された cAMP はプロテインキナーゼ A (protein kinase A: PKA) の高次構造を変化させることで活性化させ，L 型 Ca^{2+} チャネルや RyR2，ホスホランバン (phospholamban: PLB) をリン酸化する．L 型 Ca^{2+} チャネルや RyR2 はリン酸化を受けることで細胞質内の Ca^{2+} 濃度を上昇させる．PLB は生理的な SERCA2a の抑制タンパクであり，リン酸化を受けることで SERCA2a への抑制効果がなくなり，SERCA2a を介する筋小胞体への Ca^{2+} の取り込みが増加する．

2 強心薬の臨床的効果

強心薬は上記の生理的メカニズムを修飾することで強心作用を示す薬剤である．アドレナリン α_1 受容体に親和性が高い強心薬はアドレナリン，ノルアドレナリン，フェニレフリンであり，アドレナリン β_1 受容体に親和性が高い強心薬はアドレナリン，ノルアドレナリン，ドパミン，ドブタミン，デノパミンなどがあり，ドパミン D_1 受容体に親和性が高い薬剤はドパミンである（表1）．

アドレナリン作動薬と別の作用機序をもつ強心薬としてホスホジエステ

表1 主なアドレナリン作動薬の受容体に対する親和性と代謝酵素

アドレナリン作動薬		アドレナリン受容体					代謝酵素
		α_1	α_2	β_1	β_2	D_{1-5}	
カテコールアミン	アドレナリン	+++	+++	++++	+++	0	MAO, COMT
	ノルアドレナリン	++++	+++	+++	+	0	MAO, COMT
	ドパミン	++	?	++++	++	++++	MAO, COMT
合成カテコールアミン	ドブタミン	+	+	++++	++	0	COMT
	イソプロテレノール	−	−	+++	+++	0	COMT≫MAO
	フェニレフリン	++++	0	0	0	0	MAO

ラーゼ III（phosphodiesterase III：PDE III）阻害薬がある．PDE は cAMP を AMP に加水分解する酵素であり，PDE を阻害することで細胞内の cAMP を増加させる作用があり，PDE III は，心臓，血管平滑筋，血小板，肝臓などに発現している．PDE III 阻害薬は，心臓では細胞内 Ca 濃度を上昇させることで心筋細胞の収縮性を増強し，血管平滑筋では細胞内 Ca を低下させて血管拡張を引き起こす．心不全に対して使用可能な PDE 阻害薬は PDE III 阻害薬であり，Amrinone（Inocor®；日本未発売），Cilostazol（Pletal®），Milrinone（Milrila®），Enoximone（Perfan®；日本未発売），Vesnarinone（Arkin-Z®；日本販売停止），Olprinone（Coretec®），Pimobendan（Acardi®）などがある．Milrinone[1] や Vesnarinone[2]，Pimobandan[3] を心収縮力が低下した慢性心不全（前2者は NYHA III〜IV 度，後者は NYHA II〜III 度）患者に経口投与したランダム化比較試験（RCT）の結果をみると，プラセボ対照群と比較して実薬投与群において 8〜16 週間後における運動耐容能は改善していたものの，半年から1年程度の死亡率が上昇していた．この傾向は PDE III 阻害薬を使用した 21 の RCT のメタ解析によっても同様であり，PDE III 阻害薬の投与を受けている心不全患者ではプラセボを投与されている患者と比較して死亡率が 17％（95％ CI：1.06〜1.30，$p<0.001$）高かった[4]．PDE III 阻害薬群に突然死が多かったり，血圧低下が多くみられたりしているが，死亡率が高くなった機序についてはいまだ明らかではない．

3 強心薬の心筋細胞に対する影響

アドレナリン作動薬も PDE III 阻害薬も細胞内の cAMP 濃度を上昇させ

ることでPKAを活性化し，細胞質内Ca^{2+}濃度によって心筋細胞収縮力を増強させるが，過度の細胞質内Ca^{2+}濃度の上昇はミトコンドリア膜のCa^{2+}透過性亢進によりミトコンドリア内Ca^{2+}濃度の上昇を引き起こすことが知られている．また，カテコールアミンは分泌小胞外では容易に酸化による分解を受ける（図2）．この酸化反応には自然酸化やラジカルによる酸化，酵素による酸化があり，特にドパミン，ノルアドレナリンやアドレナリンが酸化されるとアミノクローム（ドパクローム，ノルアドレノクローム，アドレノクローム）が生成され，O_2^-の発生によって過酸化水素が作られ，フェントン反応にてフリーラジカルが産生される[5]．これによりミトコンドリアは酸化ストレスにさらされ，ミトコンドリア複合体Ⅰの活性が低下することでATPの産生が低下すると考えられている[6]．ミトコンドリアマトリックスのCa^{2+}濃度低下や酸化ストレスによってミトコンドリア膜透過性遷移孔（mitochondrial permeability transition pore：mPTP）が開放し，1.5 kDa未満の物質が通過できるようになり細胞死が誘導される[7]．このメカニズムはmitochondriocentric signal-transducer-effector pathwayとよばれており，mPTPの構成要素は未だ不確定であるが心筋保護を考えるうえで重要なターゲットと考えられている[8]．

以上の機序から，過剰な強心薬の投与は心筋細胞質内やミトコンドリア内のCa^{2+}濃度上昇，アミノクロームによるフリーラジカルの産生などから心筋細胞死をもたらす可能性が考えられる．

4 強心薬使用による心筋傷害の検出

強心薬を使用した際に想定される心筋障害の機序を概説してきたが，これらの機序を特異的に検出する方法はあるのだろうか．現時点で心筋細胞の壊死を最も高い感度と特異度にて検出する方法は血中の心筋トロポニン濃度測定であろう．トロポニンは主に心筋と骨格筋に発現しており，トロポニンC，T，Ⅰにはそれぞれ心筋，骨格筋アイソフォームが存在する．近年トロポニンの高感度測定系が次々に開発され，血中に存在する心筋トロポニン（ⅠとT）を数〜数十 pg/mLの感度にて測定することができるようになった．この測定系を使用した研究では，血中の心筋トロポニンは心筋梗塞による心筋壊死のみならず，心筋虚血時[9]や心不全時[10]にも上昇することが報告されて

表2 高感度血中心筋トロポニン測定用試薬

販売元	試薬名	99thパーセンタイル (pg/mL)	10%CV (pg/mL)	検出限界 (pg/mL)
高感度心筋トロポニンT				
Roche	Elecsys TnT-hs	14	13	5
高感度心筋トロポニンI				
Siemens	Centaur TnI Ultra	40	30	6
Abbott	Architect STAT hs-cTnI	26.2	4.7	1.1
Beckman	Coulter Access AccuTnI+3	40	40	10
Mitsubishi	PATHFAST cTnI	20	3.1	1
	PATHFAST cTnI-II	29	14	8
Ortho-Clinical	VITROS TnI ES	34	34	12
Tosoh	ST AIA-PACK cTnI 3rd-Gen	40	35	8

いることから，血中心筋トロポニンはCa^{2+}過負荷による心筋障害を検出している可能性もある．血中心筋トロポニン測定のための試薬は各社から発売されているが，使用する試薬によって検出感度が異なるために選択には注意が必要である．十分な測定感度を有する試薬は，検出限界に近い低濃度において測定のばらつきが小さい試薬である．そのために，健常人を対象とした場合の当該試薬の変動係数（標準偏差／平均値×100）が10％を示す濃度（10％ CV）が，99thパーセンタイル値よりも小さい試薬が基準を満たす試薬であり，それらを表2に示す．

5 まとめ

　強心薬の使用によって起こり得る心筋障害のメカニズムとその検出方法の可能性について述べてきた．高感度トロポニン測定系は微細な心筋障害を検出する有用な方法であるが，心不全の悪化によっても上昇することから，強心薬による心筋障害を特異的に検出することは現時点では困難と思われる．また，強心薬の種類，使用量，使用期間によっても心筋障害が起こる閾値と程度が異なると想定されるものの，これらについていまだ不明な点が多く今後の研究の発展に期待したい．

【参考文献】

1) Packer M, Carver JR, Rodeheffer RJ, et al. Effect of oral milrinone on mortality in severe chronic heart failure. The promise study research group. N Engl J Med. 1991: 325: 1468-75.
2) Cohn JN, Goldstein SO, Greenberg BH, et al. A dose-dependent increase in mortality with vesnarinone among patients with severe heart failure. Vesnarinone trial investigators. N Engl J Med. 1998: 339: 1810-6.
3) Lubsen J, Just H, Hjalmarsson AC, et al. Effect of pimobendan on exercise capacity in patients with heart failure: Main results from the pimobendan in congestive heart failure (pico) trial. Heart. 1996: 76: 223-31.
4) Amsallem E, Kasparian C, Haddour G, et al. Phosphodiesterase iii inhibitors for heart failure. Cochrane Database Syst Rev. 2005: Cd002230.
5) Eisenhofer G, Kopin IJ, Goldstein DS. Catecholamine metabolism: A contemporary view with implications for physiology and medicine. Pharmacol Rev. 2004: 56: 331-49.
6) Zhang Y, Marcillat O, Giulivi C, et al. The oxidative inactivation of mitochondrial electron transport chain components and atpase. J Biol Chem. 1990: 265: 16330-6.
7) Halestrap AP. What is the mitochondrial permeability transition pore? J Mol Cell Cardiol. 2009: 46: 821-31.
8) Shaheen M, Cheema Y, Shahbaz AU, et al. Intracellular calcium overloading and oxidative stress in cardiomyocyte necrosis via a mitochondriocentric signal-transducer-effector pathway. Exp Clin Cardiol. 2011: 16: 109-15.
9) Sabatine MS, Morrow DA, de Lemos JA, et al. Detection of acute changes in circulating troponin in the setting of transient stress test-induced myocardial ischaemia using an ultrasensitive assay: Results from timi 35. Eur Heart J. 2009: 30: 162-9.
10) Kociol RD, Pang PS, Gheorghiade M, et al. Troponin elevation in heart failure prevalence, mechanisms, and clinical implications. J Am Coll Cardiol. 2010: 56: 1071-8.

〈中野 敦〉

3. 強心薬と内皮機能は関係するのか？

take home messages

① 心不全では血管内皮機能低下がみられ予後と相関する．
② 心不全治療により血管内皮機能の改善がみられる．
③ PDE Ⅲ 阻害薬は血管拡張作用を有する．
④ PDE Ⅲ 阻害薬が血管内皮機能を改善する可能性がある．

　血管内皮細胞が血管機能調節や血管新生において重要な役割を果たしていることはよく知られているところである．血管内皮細胞による血管機能調節における最も重要な因子として，内皮細胞から産生される一酸化窒素（nitric oxide: NO）があげられる．血管内皮細胞には内皮型 NO 合成酵素（endothelial nitric oxide synthase: eNOS）が恒常的に発現しており，ずり応力やアセチルコリンなどに反応して NO を産生する．産生された NO は血管平滑筋細胞に作用し，細胞内の cyclic GMP（cGMP）を増加させることにより血管拡張（内皮依存性血管拡張反応）をきたす．臨床的には前腕動脈を5分間駆血し，駆血解除後に血管がどの程度拡張したかを超音波検査で測定する方法が血管内皮機能検査として用いられることが多い．この反応は血流依存性血管拡張反応（flow-mediated dilatation: FMD）とよばれる．

　心不全患者において FMD の低下がみられ FMD 低値群が高値群よりも予後不良であることが報告されており[1]，FMD の低下の原因としては eNOS によって産生される NO の減少もしくはスーパーオキシドによる NO の不活性化の亢進が想定されている．eNOS の基質である L-アルギニンを心不全患者に投与すると FMD 低下が改善するとの知見は前者を，また，抗酸化薬の投与により心不全患者の FMD 低下が改善するとの知見は後者を，それぞれ支持する結果と考えられ[2,3]，心不全における血管内皮障害は NO 産生

低下とNO不活化亢進の両者が関与しているものと思われる．また，心不全に伴うFMDの低下は標準的な薬物治療（ACE阻害薬，利尿薬など）あるいは運動療法によって改善がみられることも報告されている[4]．心不全でみられるこのような血管内皮障害は骨格筋の循環不全をきたし，運動耐用能の低下に寄与していると考えられる．実際，運動療法によって血管内皮機能の改善とともに運動耐用能が改善することも知られている[5]．

　強心薬のなかでもカテコラミンとPDE III阻害薬はともに細胞内cyclic AMP（cAMP）濃度を上昇させることによりその作用を発揮する．心筋細胞でcAMP濃度が上昇すると収縮性増強がみられ，一方，血管平滑筋でcAMP濃度が上昇すると血管平滑筋の弛緩が起こる．また，PDE III阻害薬はカテコラミンに比べて投与量が増えても心拍数や心筋酸素消費量を増加させないとされており，その理由としてPDE III阻害薬はカテコラミンよりも血管拡張作用が強く，前負荷・後負荷が軽減されるためであると考えられている．いずれにしてもカテコラミンとPDE III阻害薬は強心作用と血管拡張作用を併せもつ薬剤であり，これらの薬剤の血管拡張作用は主に血管平滑筋におけるcAMP濃度上昇を介したものと考えられている．

　それでは強心薬が内皮機能に影響することはあり得るだろうか．強心薬と内皮機能の関係については直接的な作用と間接的な作用にわけて考える必要がある．さまざまな心不全治療によってFMDの改善がみられることから，強心薬の投与により心不全が改善すれば間接的に内皮機能の改善がみられることは十分に考えられる．また，PDE IIIは血管内皮細胞にも発現しておりPDE III阻害薬により血管内皮細胞のPDE活性が低下すること，PDE III阻害薬が血管内皮細胞におけるNO産生・NOS活性を増加させNOS阻害薬によって生じる血管内皮細胞のアポトーシスを抑制すること，が報告されている[6,7]．これらの結果はPDE III阻害薬が直接血管内皮に作用し，内皮機能を調節している可能性を示唆するものと考えられる．PDE III阻害薬による血管拡張作用は単に血管平滑筋細胞のcAMP上昇による血管平滑筋の弛緩だけでなく，血管内皮細胞のPDE III抑制を介した内皮機能の改善が関与しているのかもしれない．

【参考文献】

1) Katz SD, Hryniewicz K, Hriljac I, et al. Vascular endothelial dysfunction and mortality risk in patients with chronic heart failure. Circulation. 2005; 111: 310-4.
2) Hirooka Y, Imaizumi T, Tagawa T, et al. Effects of L-arginine on impaired acetylcholine-induced and ischemic vasodilation of the forearm in patients with heart failure. Circulation. 1994; 90: 658-68.
3) Hornig B, Arakawa N, Kohler C, et al. Vitamin C improves endothelial function of conduit arteries in patients with chronic heart failure. Circulation. 1998; 97: 363-8.
4) Giannattasio C, Achilli F, Grappiolo A, et al. Radial artery flow-mediated dilatation in heart failure patients: effects of pharmacological and nonpharmacological treatment. Hypertension. 2001; 38: 1451-5.
5) Hambrecht R, Fiehn E, Weigl C, et al. Regular physical exercise corrects endothelial dysfunction and improves exercise capacity in patients with chronic heart failure. Circulation. 1998; 98: 2709-15.
6) Hashimoto A, Miyakoda G, Hirose Y, et al. Activation of endothelial nitric oxide synthase by cilostazol via a cAMP/protein kinase A- and phosphatidylinositol 3-kinase/Akt-dependent mechanism. Atherosclerosis. 2006; 189: 350-7.
7) Pullamsetti SS, Savai R, Schaefer MB, et al. cAMP phosphodiesterase inhibitors increases nitric oxide production by modulating dimethylarginine dimethylaminohydrolases. Circulation. 2011; 123: 1194-204.

〈塩島一朗〉

4. 強心薬とアディポネクチンは関係するのか？

take home messages

①アディポネクチンは脂肪細胞から分泌される．
②心不全の病態は脂肪細胞にも関連する．
③心不全でのアディポネクチン高値は予後不良である．
④心保護療法とアディポネクチンは関係する．
⑤強心薬とアディポネクチンの関係は明らかでない．

1 アディポネクチンとは

　アディポネクチンは脂肪組織由来生理活性物質（アディポサイトカイン）の1つであり，脂肪組織に特異的に発現する遺伝子 apM1（adipose most abundant gene transcript）の産物として244個のアミノ酸で構成される分泌タンパクである．その血中濃度と肥満，糖尿病，インスリン抵抗性，高血圧，動脈硬化性疾患との関連がさまざまな研究により報告されている[1]．血中では三量体を基本構造として，これがさらに会合した多量体（六量体や，さらに高次のオリゴマー複合体）を形成しており，多量体形成が重要な生理的役割を有することが報告されている[1]．
　ここでは，総アディポネクチン量と心不全や強心薬の関係について概説する．

2 心不全の病態とアディポネクチン

　レニン-アンジオテンシン（RA）系，炎症系サイトカイン，酸化ストレス，交感神経系などの神経体液性因子の活性化は，心不全の病態形成に重要な役

割を果たすが，脂肪細胞にも関連がある．RA系で血圧調節やナトリウム再吸収作用に中心的な役割を有するアンジオテンシンIIや，炎症系サイトカインである腫瘍壊死因子（TNF）-α，酸化ストレスは，いずれも脂肪細胞からのアディポネクチン産生を抑制する[1]．交感神経系とアディポネクチンについては，明らかでない部分があるものの，脂肪細胞にはα_2とβ_3のアドレナリン受容体が存在することから，アディポネクチン遺伝子の発現や分泌を調節する可能性がある．

3 心不全でのアディポネクチン血中濃度

アディポネクチン血中濃度の低値は，メタボリックシンドローム，糖尿病，高血圧，冠動脈疾患などの動脈硬化関連疾患の罹患リスクであるとともに，将来的な糖尿病や高血圧の発症リスクとなる[1]．心不全では，これらとは逆に，アディポネクチン濃度は高値となり，その高値は予後不良と関連する[2]．アディポネクチンは，心不全モデル動物の心機能を改善させることから[3]，心不全の病態進展に防御的な役割があると考えられている．心不全での血中濃度上昇の機序は明らかでないものの，代償的反応のほかに，ナトリウム利尿ペプチドによる脂肪細胞からの分泌促進や，骨格筋や心筋でのアディポネクチン受容体の発現低下に対する代償作用[4]，腎機能障害による排泄低下[5]，などが考えられている．

4 強心薬以外の心不全治療とアディポネクチン

心保護療法として使用される，RA系阻害薬であるアンジオテンシン変換酵素（ACE）阻害薬やアンジオテンシンII受容体拮抗薬（ARB），β遮断薬，アルドステロン拮抗薬，心房性ナトリウム利尿ペプチド（ANP）とアディポネクチンについてはいくつかの報告があるものの，対象とする疾患や選択される薬剤によって結果は異なる（表1）．

高血圧患者を対象にした検討では，RA系阻害薬やβ_1遮断薬であるネビボロール（本邦未承認）はアディポネクチン濃度を上昇させる．

心不全患者を対象にした検討では，ANP（カルペリチド）はアディポネクチン濃度を上昇させたものの，RA系阻害薬であるイルベサルタンでは変化

は認められず，αβ遮断薬であるカルベジロールやアルドステロン拮抗薬であるスピロノラクトンは低下させる．また，肥満を伴わない収縮不全の心不全では，β遮断薬はアディポネクチン低値と関連していた[4]．

補助人工心臓（LVAS）は，内科的治療が無効な重症心不全患者に対して，主に，心臓移植まで，もしくは急性心不全からの回復を目的として用いられ

表1 心不全で使用される薬物・非薬物療法とアディポネクチンとの関係

	製品名	対象	アディポネクチンへの影響	文献
ACE阻害薬	テモカプリル	高血圧患者	血中濃度の上昇	Hypertension. 2003; 42: 76-81.
	ラミプリル	高血圧患者	血中濃度の上昇	Nephrology. 2007; 12: 147-53.
ARB	カンデサルタン	高血圧患者	血中濃度の上昇	Hypertension. 2003; 42: 76-81.
	ロサルタン	高血圧患者	血中濃度の上昇	Clin Ther. 2006; 28: 1677-85.
	バルサルタン	高血圧患者	血中濃度の上昇	Nephrology. 2007; 12: 147-53.
	イルベサルタン	心不全患者（収縮不全）	不変	Int J Cardiol. 2012; 161: 137-42.
β遮断薬	メトプロロール	高血圧患者	不変	J Hypertens. 2006; 24: 591-6.
	ネビボロール（本邦未承認）	高血圧患者	血中濃度の上昇	J Hypertens. 2006; 24: 591-6.
	記載なし	心不全患者（収縮不全）	BMI≦30では低下	Am J Cardiol. 2010; 105: 1147-52.
αβ遮断薬	カルベジロール	心不全患者	血中濃度の低下	Circ J. 2009; 73: 1067-73.
β刺激薬	イソプロテレノール	脂肪細胞（ラット）	遺伝子発現・分泌の抑制	Biochem J. 2007; 403: 519-25.
アルドステロン拮抗薬	スピロノラクトン	心不全患者	血中濃度の低下	Am Heart J. 2010; 160: 915-21.
	エプレレノン	心不全患者	不変	Am Heart J. 2010; 160: 915-21.
心房性ナトリウム利尿ペプチド	カルペリチド	心不全患者	血中濃度の上昇	J Am Coll Cardiol. 2009; 53: 2070-7. Circ J. 2009; 73: 2264-9
左室補助人工心臓（LVAS）		重症心不全患者	血中濃度の低下	Circ Heart Fail. 2012; 5: 340-8.

ACE: アンジオテンシン変換酵素，ARB: アンジオテンシンⅡ受容体拮抗薬，
BMI: body mass index.

るが，LVAS の装着で，アディポネクチン濃度は低下している（表 1）．

5 強心薬とアディポネクチン

　強心薬の使用を含む心不全治療では，心不全の改善とともにアディポネクチン濃度は低下することや[6,7]，小児手術例では，術後のアディポネクチン濃度と，強心薬使用の指標の 1 つである inotropic score の関連が報告されている[8]．心不全の病態と脂肪細胞の関係からも，強心薬の使用や，それに伴う心不全の病態改善はアディポネクチンと関係すると考えられる．特に，β刺激薬（アドレナリン作動薬）であるイソプレテレノールは脂肪細胞からのアディポネクチン産生を低下させていることや[9]，また，強心薬ではないものの，中枢性交感神経抑制作用を有するリルメニジン（$α_2$ 受容体作動薬，本邦未承認）は高血圧患者のアディポネクチン濃度を上昇させていることから[10]，強心薬のなかでも交感神経作動薬はアディポネクチンと関係している可能性がある．しかしながら，強心薬とアディポネクチンについて，ジギタリス，交感神経作動薬，ホスホジエステラーゼ（PDE）III 阻害薬，カルシウム（Ca）センシタイザーなどを使用した検討はないことから，今後のエビデンスが求められる．

【参考文献】

1) Iwashima Y, Horio T, Kawano Y. Role of adiponectin in obesity, hypertension, and metabolic syndrome. Curr Hypertens Rev. 2010; 6: 110-7.
2) Kistorp C, Faber J, Galatius S, et al. Plasma adiponectin, body mass index, and mortality in patients with chronic heart failure. Circulation. 2005; 112: 1756-62.
3) Maruyama S, Shibata R, Ohashi K, et al. Adiponectin ameliorates doxorubicin-induced cardiotoxicity through Akt protein-dependent mechanism. J Biol Chem. 2011; 286: 32790-800.
4) Van Berendoncks AM, Garnier A, Ventura-Clapier R, et al. Adiponectin: key role and potential target to reverse energy wasting in chronic heart failure. Heart Fail Rev. 2013; 18: 557-66.
5) Iwashima Y, Horio T, Kumada M, et al. Adiponectin and renal function, and implication as a risk of cardiovascular disease. Am J Cardiol. 2006; 98: 1603-8.

6) Ohara T, Hashimura K, Asakura M, et al. Dynamic changes in plasma total and high molecular weight adiponectin levels in acute heart failure. J Cardiol. 2011; 58: 181-90.
7) Matsumoto M, Lee-Kawabata M, Tsujino T, et al. Decrease in serum adiponectin levels in response to treatment predicts good prognosis in acute decompensated heart failure. J Clin Hypertens (Greenwich). 2010; 12: 900-4.
8) Thaler A, Kanety H, Avni T, et al. Postoperative adiponectin levels in pediatric patients undergoing open heart surgery. Biomed Res Int. 2013; 2013: 408680.
9) Cong L, Chen K, Li J, et al. Regulation of adiponectin and leptin secretion and expression by insulin through a PI3K-PDE IIIB dependent mechanism in rat primary adipocytes. Biochem J. 2007; 403: 519-25.
10) Nowak L, Adamczak M, Wiecek A. Blockade of sympathetic nervous system activity by rilmenidine increases plasma adiponectin concentration in patients with essential hypertension. Am J Hypertens. 2005; 18: 1470-5.

〈岩嶋義雄〉

5. 呼吸機能に強心薬は関係するのか？

take home messages

①低用量ドパミンの使用は低酸素応答を抑制させるために注意を要する.
②ドブタミンは肺胞クリアランスを増加させる可能性が示唆されている.
③強心薬は主に血行動態における効果に主眼をおいており, 呼吸器系への効果にはほとんど着目されていないのが現状である.

　強心薬は組織低灌流を伴う重症心不全でよく用いられている. 強心薬の作用は循環器系（血管収縮作用と強心作用）のみならず, 呼吸器系にも影響をもたらしている. 実臨床では強心薬の血行動態における効果に主眼をおいており, 呼吸器系における効果はほとんど着目されていない.
　ここでは強心薬の呼吸器系における可能性につき心不全の観点から述べる.

1 心不全が肺に及ぼす影響

　肺の異常は呼吸器疾患が併存しなくても心不全患者にはよく観察される. 肺の異常は心不全症候群の一部であり, 呼吸機構と肺胞毛細血管におけるガス交換能の両者が障害されている[1]. 安定心不全患者の検討では, 運動耐容能の低下に応じて肺機能異常を認めると報告されている[2]. 重度心不全患者の約50％に拘束性肺疾患を有し, 心拡大による肺容積減少が拘束性換気障害パターンに関与している.
　心不全では肺胞間質変化が起こり, 肺コンプライアンスの低下, 肺胞拡散

```
                    左房圧上昇
                        ↓
                    機械的障害
                        ↓
    ┌──急性期─────→ 肺胞毛細血管膜
    │               ストレス障害  ──→ 可逆的
    │                   ↓
    │              神経体液性因子の賦活化
    │                   ↓
    │           細胞外マトリックス肥厚・内皮透過性障害・
    │               肺胞液クリアランス消失
    │                   ↓
    └──慢性期─────→ 肺胞毛細血管リモデリング
                        ↓
                   肺胞拡散能の低下（不可逆）
```

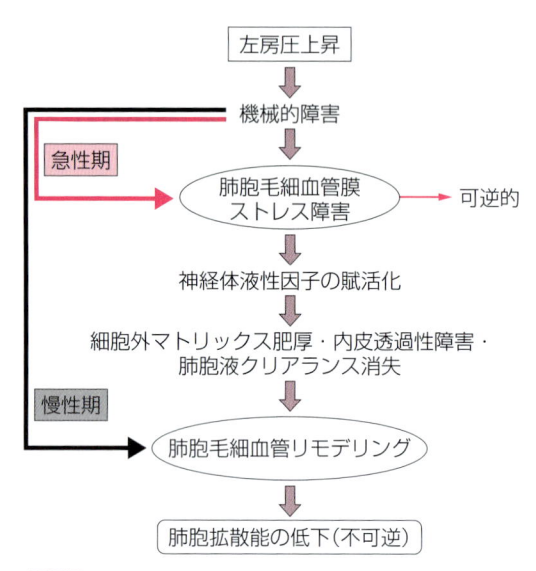

図1 心不全における肺胞毛細血管膜リモデリング

能の低下につながる．急性期には左房圧上昇による肺胞間質のうっ血が生じる．この時点では肺胞毛細血管膜へのストレス障害をきたすが可逆性である．慢性的に持続的な肺胞毛細血管膜へのストレス刺激が神経体液性因子（アンジオテンシン・ノルエピネフリン・TNFαなど）を賦活し，肺胞毛細血管膜のリモデリングが起こる．細胞外マトリックスの肥厚，内皮の透過性障害・肺胞液クリアランス消失により不可逆的な肺胞拡散能の低下につながる（図1）．

　運動時にも肺の異常を認める．心不全では運動時に異常な換気応答のために1回換気量が減少する．また血流換気不均衡に伴う死腔換気増加，化学受容体感受性亢進や心拡大による肺容積縮小などによりガス交換効率が低下する．CPX（心肺運動負荷試験）における換気指標であるVE/VCO$_2$ slopeは高値を示し，心不全の重症度・予後と関連がある．

2 心不全が横隔膜に及ぼす影響

　低酸素血症・高炭酸血症・代謝性アシドーシスが横隔膜収縮力を減少させることが知られており，心不全患者の換気障害の一因になっている．

3 強心薬の呼吸機能への影響──ドパミンとドブタミン

a) 換気における影響

　低用量ドパミン（2～5μg/kg/min）は化学受容器の求心性神経を抑制し，健常人の低酸素症に対応する化学反射感受性の亢進（低酸素応答）を抑制させてしまう（図2）．心不全患者では酸素正常状態でも化学反射感受性が亢進しており，低用量ドパミン投与により分時換気量の減少とそれに伴う換気血流不均等からの酸素飽和度低下が報告されている[3]．特に人工呼吸器管理中の心不全患者における低用量ドパミンの使用は，換気ドライブ抑制が呼吸不全の悪化をきたし，人工呼吸器からの離脱ができなくなる危険性があり注意を要する．

b) 肺胞液クリアランスにおける影響

　これまで内因性カテコラミンや外因性アドレナリンβ受容体作動薬が肺胞液クリアランスを増強させると報告されている．肺胞上皮には$β_1$，$β_2$レセプターの両者が存在している．これらの作動薬はどちらのレセプターを介して肺胞液クリアランスを刺激しているのか？　血行動態による2次的な影響なのか薬の直接作用なのかについては疑問が残っていた．それらを踏まえTibayanらはラット実験モデルを用いて，2種類のβアドレナリン作動性受容体作動薬ドパミンとドブタミンによる比較検討を行った[4]．

　通常臨床使用用量ではドパミン（5～10μg/kg/min）は主に$β_1$アゴニスト

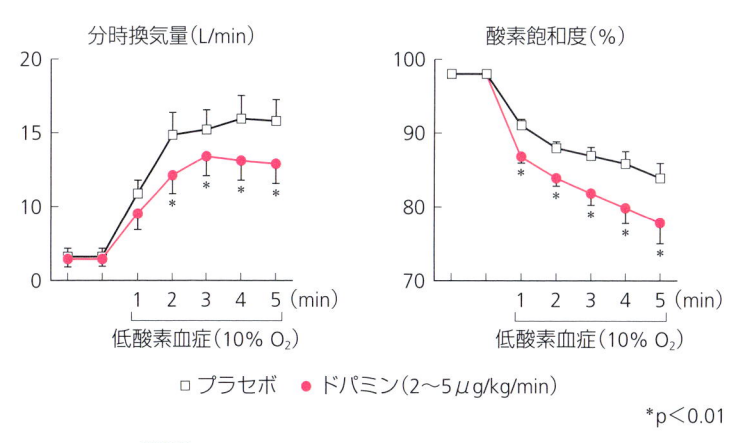

図2　ドパミンによる低酸素応答への影響（健常人）

□ プラセボ　● ドパミン（2～5μg/kg/min）

*p<0.01

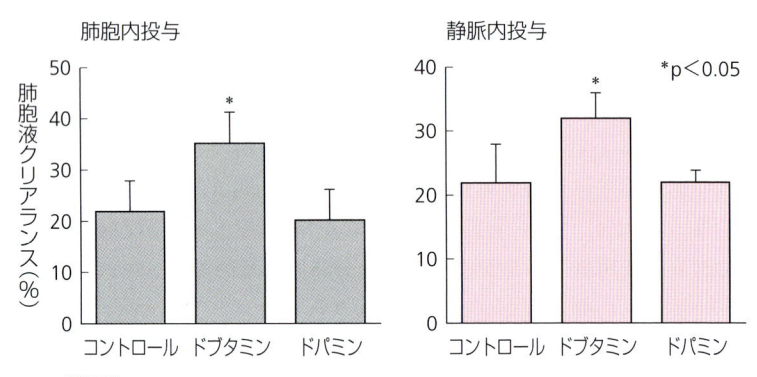

図3 アドレナリンβ受容体作動薬による肺胞クリアランスへの影響

として，ドブタミン（5μg/kg/min）はβ_1/β_2アゴニストとして働く．これらのカテコラミンを肺胞内投与と静脈投与で比較したところ，いずれもドブタミンのみが肺胞液クリアランスを約50％増加させた（図3）．これらの効果はβ_2特異的拮抗薬で抑制されたことにより，ドブタミンのβ_2受容体特異的な直接作用が示唆された．他にも，ラットを用いた急性炎症性肺障害モデルでもドブタミンは炎症性サイトカインを減少させ，アクアポリンの発現を上げることにより肺胞液クリアランス増加させると報告されており[5]，さまざまな機序でドブタミンは肺胞クリアランスを増加させる可能性が示唆されている．

c）肺内シャントとガス交換における影響

健常人や急性呼吸不全で検討した報告では，ドパミンとドブタミンはともにSV（1回拍出量）とCO（心拍出量）を増加する．その機序はそれぞれ違う．ドパミンはLVEDV（左室拡張末期容積）を増加させてPCWP（肺動脈楔入圧）を上昇させるのに対して，ドブタミンはLVEDVを増加させずにPCWPを下げる．PVRは共に減少させる．ドパミンとドブタミンはともに肺内シャント率を上げるが，同時にCO増加に伴う混合静脈血酸素濃度の増加の影響でガス交換には影響を与えないと報告されている[6,7]．

本来，肺は全身循環からのさまざまな静脈血栓を防ぐ生物学的フィルターとしての役割を担っている．ドパミンとドブタミン使用時には肺内シャント増加による奇異性脳塞栓や脳内感染への危険性があることも念頭においておかなければならない．

d) 換気における影響

ドパミンとドブタミンは横隔膜の収縮力を上げ，横隔膜への血流増加の結果，CO 増加に寄与すると報告されている[8]．

4 ミルリノン

PDE III 阻害薬は cAMP を 5'-AMP に分解する酵素（PDE III）を阻害することより，細胞内 cAMP 濃度を高め心筋の収縮・弛緩を促進させる．同時に血管平滑筋のみならず気道平滑筋も弛緩させることより肺動脈楔入圧低下・肺動脈圧低下作用による肺のコンプライアンス上昇や気管支拡張作用が報告されている[9]．

5 おわりに

長い間これまで広く使用されてきた強心薬であるが，主に血行動態における効果に主眼をおいており，呼吸器系への効果にはほとんど着目されていないのが現状である．さまざまな基礎実験での報告はあるが，臨床試験の結果は皆無に等しい．急性心不全治療においては多くの強心薬の使用はむしろ予後を悪化させることが報告されている．強心薬の使用は組織低灌流所見が認められる症例で，できる限り短期間使用することが原則である．今後のさらなる検討が必要である．

【参考文献】

1) Apostolo A, Giusti G, Gargiulo P, et al. Lungs in Heart Failure. Pulm Med. 2012; 2012: 952741.
2) Agostoni P, Bussotti M, Cattadori G, et al. Gas diffusion and alveolar-capillary unit in chronic heart failure. Eur Heart J. 2006; 27: 2538-43.
3) van de Borne P, Oren R, Somers VK. Dopamine depresses minute ventilation in patients with heart failure. Circulation. 1998; 98: 126-31.
4) Tibayan FA, Chesnutt AN, Folkesson HG, et al. Dobutamine increases alveolar liquid clearance in ventilated rats by beta-2 receptor stimulation. Am J Respir Crit Care Med. 1997; 156: 438-44.
5) Wu XM, Wang HY, Li GF, et al. Dobutamine enhances alveolar fluid clearance in a rat model of acute lung injury. Lung. 2009; 187: 225-31.

6) Molloy DW, Ducas J, Dobson K, et al. Hemodynamic management in clinical acute hypoxemic respiratory failure. Dopamine vs. dobutamine. Chest. 1986; 89: 636-40.
7) Bryan TL, van Diepen S, Bhutani M, et al. The effects of dobutamine and dopamine on intrapulmonary shunt and gas exchange in healthy humans. J Appl Physiol. 2012; 113: 541-8.
8) Aubier M, Murciano D, Menu Y, et al. Dopamine effects on diaphragmatic strength during acute respiratory failure in chronic obstructive pulmonary disease. Ann Intern Med. 1989; 110: 17-23.
9) Takeda S, Matsumura J, Ikezaki H, et al. Milrinone improves lung compliance in patients receiving mechanical ventilation for cardiogenic pulmonary edema. Acta Anaesthesiol Scand. 2003; 47: 714-9.

〈山本博之　橋村一彦〉

6. 強心薬は耐糖能異常と関係するのか？

take home messages

① カテコラミン，特に β_2 受容体刺激により，肝臓でのグリコーゲン分解・糖新生の促進により高血糖をおこす可能性がある．
② ミルリノンやオルプリノンなどの PDE Ⅲ 阻害薬では耐糖能異常の報告はない．
③ 心不全では耐糖能異常の合併が多く，カテコラミンを使用する際は血糖モニタリングが必要である．

　一般的には，強心薬というと主に β 受容体作用型のものを指し，昇圧剤というと主に α 受容体作用型のものを指すことが多い．しかし，実際にはイソプロテレノールなどの pure な β 受容体アゴニストや pure な α 受容体アゴニストのフェニレフリンを除いて，α，β 受容体のいずれにも作用する薬剤が多い．表 1 にカテコラミンの作用する受容体や特異度を示す．

1 カテコラミンによる糖代謝への影響

　カテコラミンの糖質の代謝作用は主に β_2 受容体によって直接的に調節されているが（表 2），間接的にはインスリン分泌阻害や異化ホルモン，グルカゴン，コルチゾールの刺激などの影響も受ける．アドレナリンは最も強力な β_2 受容体アゴニストであり，ノルアドレナリンは高用量では中等度の β_2 活性化作用があると考えられており，ドパミンやドブタミンは弱い β_2 受容体刺激作用を有している．
　肝臓や骨格筋での β_2 受容体が活性化されると Gs タンパクが活性化され，

表1 静注強心薬の受容体への特異性

カテコラミン		α_1	β_1	β_2	D_1	D_2
ドパミン	低用量	−	−	−	+	+
	中用量	+	+	−	+	+
	高用量	++	+	−	+	+
ドブタミン		+	++	+	−	−
ノルアドレナリン		+++	+++	−	−	−
アドレナリン		+++	+++	++	−	−
イソプロテレノール		−	+++	+++	−	−
PDE III 阻害薬						
ミルリノン		受容体を介さない cAMP の増加				
オルプリノン						

表2 アドレナリン受容体の分布と刺激時の主要効果

受容体の種類	分布組織	作用
α_1	血管平滑筋	収縮
	瞳孔散大筋	収縮(散瞳)
α_2	交感神経節前線維	ノルエピネフリン遊離抑制
	膵臓のβ細胞	インスリン分泌抑制
β_1	心臓	収縮力、心拍数増加
	特定の血管平滑筋(冠動脈、腎細動脈)	収縮
	腎臓	レニン分泌促進
β_2	気管支平滑筋	弛緩
	肝臓、骨格筋	グリコーゲン分解・糖新生促進
	膵臓のβ細胞	インスリン分泌促進
	特定の血管平滑筋(皮膚、脳以外)	弛緩
β_3	脂肪組織	脂肪分解促進
ドパミン1 (D_1)	腎臓と他の内臓の血管	弛緩(抵抗↓)
ドパミン2 (D_2)	神経終末	アデニル酸シクラーゼ抑制

アデニル酸シクラーゼを活性化する．これにより細胞内情報伝達物質であるサイクリック AMP（cAMP）が上昇し，cAMP 依存性プロテインキナーゼ（PKA）が活性化されて生理反応が引き起こされる．また，cAMP は PDE III により PKA 活性化作用のない 5'-AMP に加水分解される（図1）．糖代

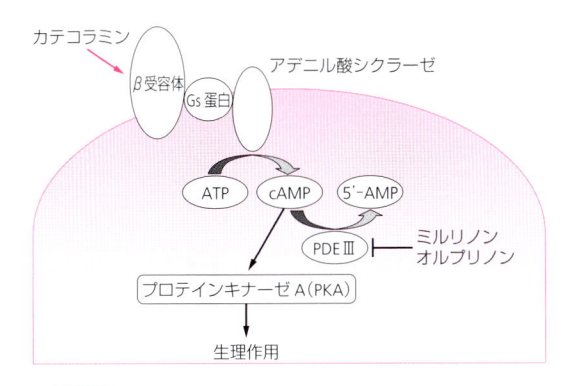

8-6. 強心薬は耐糖能異常と関係するのか？

図1 カテコラミンのβ受容体刺激による作用機序

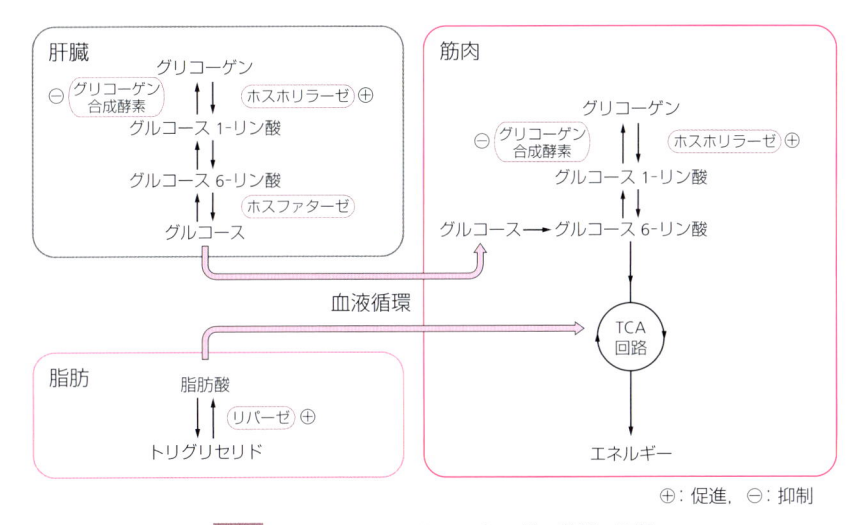

図2 カテコラミンによるエネルギー代謝の調節

⊕：促進，⊖：抑制

謝において，PKAはホスホリラーゼにより，グリコーゲン分解を促進し，細胞内のグルコース6-リン酸濃度が高くなる．グルコース6-リン酸は細胞膜を通れないが，グルコースは肝臓の主たるエネルギー源ではないのでグルコース6-ホスファターゼによってグルコース6-リン酸をグルコースに分解する．生じたグルコースは血液に入り血糖を上昇させる（図2）．ただし，β_2刺激では膵臓からのインスリン分泌も増加させる．それらの総和の結果として血糖値が高くなるが，インスリンの濃度が増大するので，著しい高血

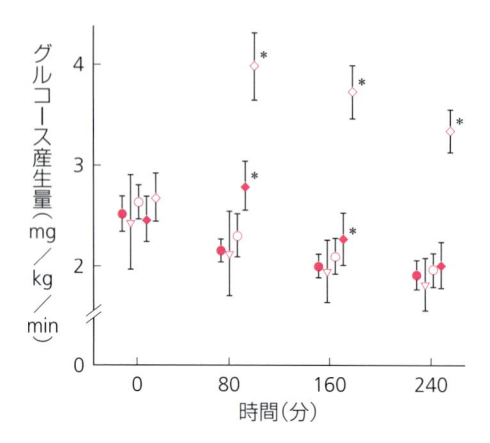

図3 各種カテコラミン持続注入によるグルコースへの影響
◇アドレナリン群 (n = 7), ◆ノルアドレナリン (n = 8), ●コントロール群 (n = 5), ▽ドブタミン (n = 8), ○ドペキサミン (n = 8), Mean ± SD, * $p < 0.05$ vs control. Student's t-test.
(Träger K, et al. Curr Opin Anaesthesiol. 2001; 14: 157-63[2] より)

糖にはならない．また，α_2受容体刺激でも膵臓でのインスリン分泌抑制により血糖は上昇するので，アドレナリンやノルアドレナリンのようなα，β受容体両方に作用する薬剤での高血糖の報告が多い[1]．ヒトでのアドレナリンによる血糖上昇は，αとβの両方の受容体遮断薬により完全に抑制されるが，どちらかだけでは抑制されない．したがって，αとβの受容体遮断作用のあるカルベジロールを内服中であればカテコラミンによる血糖上昇は生じにくい可能性がある．さらに，糖尿病患者において，インスリン治療中あるいは経口糖尿病薬服用時に低血糖が発生した場合，交感神経活性が亢進し前述の調節系が働き，血糖値を正常レベルへ戻そうとする．また，身体症状として，β_1作用により動悸，β_2作用により振戦，ムスカリン作用により発汗を生じ，血圧は上昇する．β遮断薬を服用すると，このような代償機転が作動せず，低血糖は回復しにくくなる．頻脈，振戦などの低血糖症状はマスクされるので注意が必要である．

図3は健常人におけるカテコラミン持続注入による内因性のグルコース濃度の測定結果である．対照群と比べ，アドレナリンが最もグルコースを上昇させ，次いでノルアドレナリンが有意に増加したが，他の薬剤では有意な上昇を認めなかったことが報告されている[2]．あくまで健常人での実験結果

であり，臨床の現場とは異なっており，各症例のもともとの耐糖能や心不全の重症度，投薬内容などによっても変化することに注意する．

　カテコラミン以外の強心薬である PDE III 阻害薬ミルリノンやオルプリノンでは，耐糖能異常に関する報告はされていない．PDE III の存在部位が心臓や血管平滑筋が主であり[3]，肝臓や骨格筋，膵臓などの代謝に関係する部位に作用しないため，糖代謝に影響しないのではないかと考えられる．

2 心不全と耐糖能異常の合併

　心不全の重症度が増加するにつれて，糖尿病の発症率が増加したり[4]，インスリンの感受性が低下することが報告されている[5]．実際，国立循環器病研究センターの NYHA 分類 II～III で左室駆出率 30％未満の拡張型心筋症による心不全患者（DCM 群）に 75g 経口ブドウ糖負荷試験（75g OGTT）を施行したところ，26.8％が糖尿病患者パターンで，50％が耐糖能異常（impaired glucose tolerance：IGT）パターンが示されている．一方，年齢，性別をマッチングさせた吹田市の住民健診受診者（対照群）に 75g OGTT 施行したところ，7.7％が糖尿病パターンで，14.3％が IGT パターンであった．さらに，DCM 群においては，NYHA 分類で重症度が増すほど糖尿病パターンを示す割合が多かった[6]．心不全において，耐糖能異常やインスリン抵抗性が惹起されるメカニズムは明確には証明されていない．心不全では，心拍出量の低下による肝臓や骨格筋での血流低下による糖脂質代謝効率が低下することや，交感神経系の活性化により，内因性のノルアドレナリン分泌が増加し，前述の機序で血糖が増加すると考えられている．また，レニン-アンジオテンシン-アルドステロン系の活性亢進もインスリン受容体や IRS-1 のシグナルを減弱させる．以上より，心不全は耐糖能異常やインスリン抵抗性を惹起すると考えられている．

> ### ここがポイント
>
> ❖ **血糖モニタリング**
> カテコラミン製剤を用いると，主にβ_2受容体刺激により，肝臓や骨格筋での糖新生が促進され高血糖を起こす可能性がある．心不全患者では，特に重症になるほど糖尿病の有病率や発症率が高いことが知られている．したがって，特に急性心不全治療でカテコラミンを使用する際には血糖モニタリングを行い，高血糖を予防しながら治療を進めることが重要である．

【参考文献】

1) Horwitz D, Samuel SM, Goldberg LI. Effects of dopamine in man. Circ Res. 1962; 10: 237-43.
2) Träger K, Radermacher P, Debacker D, et al. Metabolic effects of vasoactive agents. Curr Opin Anaesthesiol. 2001; 14: 157-63.
3) Beavo JA. Cyclic nucleotide phosphodiesterases: functional implications of multiple isoforms. Physiol Rev. 1995; 75: 725-48.
4) Tenenbaum A, Motro M, Fisman EZ, et al. Functional class in patients with heart failure is associated with the development of diabetes. Am J Med. 2003; 114: 271-5.
5) Doehner W, Rauchhaus M, Ponikowski P, et al. Impaired insulin sensitivity as an independent risk factor for mortality in patients with stable chronic heart failure. J Am Coll Cardiol. 2005; 46: 1019-26.
6) Kim J, Nakatani S, Hashimura K, et al. Abnormal glucose tolerance contributes to the progression of chronic heart failure in patients with dilated cardiomyopathy. Hypertens Res. 2006; 29: 775-82.

〈佐々木英之〉

7. 強心薬は小児にどう使うのか？

take home messages

① 小児の心筋は成人の心筋と異なるさまざまな特性をもつため，そのことをよく理解して強心薬を使用する必要がある．
② 小児期にみられる心不全は，年齢や基礎疾患のバリエーションがきわめて広い．各々の病態に応じた強心薬を選択する必要がある．
③ 強心薬は小児期の急性心不全に対して短期間には有効であるが，長期に投与すると心筋障害や不整脈などの副作用が出るため，投与期間は最小限にとどめるべきである．

　各種強心薬は小児の心不全，とりわけ先天性心疾患における術前術後の心収縮力低下において主に使用され，短期間に心収縮力および心拍出量の増強作用を発揮するために有効なことが多い．しかしながら強心薬の効果の多くは一過性であり，長期間投与することにより心収縮力の低下，不整脈，心筋障害を引き起こす可能性がある．したがって小児期の心不全においては強心薬の使用は必要最小限にとどめ，可能な限り早期から心保護療法を開始することを考慮する必要がある．また，先天性心疾患にしばしば合併する右心不全や，単心室循環であるフォンタン（Fontan）術後患者における強心薬の使いかたは十分に確立していないため，各々の患者の血行動態や合併症を考慮して治療方針を考える必要がある．

1 小児心筋と成人心筋の相違[1]

　小児の強心薬を考えるに当たって，小児と成人の心筋の特徴を再確認する必要がある（表1）．新生児では心筋細胞内のT系および筋小胞体（sarcoplasmic reticulum, SR）の構造が十分に発達しておらず，細胞内，特にSRにCa^{2+}を十分に蓄積することができない．したがって新生児では心収縮が細胞外からのCa^{2+}流入に依存することが多く，L型Ca^{2+}チャネル遮断薬に感受性が高い．また，新生児期のtroponin IサブユニットはcAMPに感受性が低く，新生児期の心筋ではカテコラミンに対する感受性が成人に比べて低い．

　先天性心疾患に伴う心不全小児においては，チアノーゼの有無にかかわらず，β_1受容体の密度が大きく減少している．小児期の拡張型心筋症においては，心筋のβ受容体の密度は正常の35％にまで減少するとされている．また先天性心疾患における左右短絡で心不全をきたした小児では，血中カテコラミンレベルが上昇している．このような症例では，βアドレナリン受容体の抑制および脱感作により，成人の心不全と同様にカテコラミンの反応性が低下すると考えられる．

表1 新生児心筋と成人心筋の相違

	新生児	成人
生理学的		
収縮力	成人に比べて不良	良好
心拍数	速い	遅い
収縮予備能	低い	高い
後負荷に対する耐容能	低い	高い
前負荷に対する耐容能	不良	良好
心室相互作用	有意	有意でない
Ca^{2+} 周期		
主な Ca^{2+} 供給部位	心筋細胞内	SR
Ca^{2+} への依存性	高い	低い
アドレナリン受容体	成人に比べて少ない	正常
主な神経支配	交感神経が未発達	成熟
細胞内のコンポーネント	SRは未熟で少ない．筋原線維は未発達でまばら．水分多い	SRは成熟．筋原線維は十分に発達．新生児に比べて水分少ない

2 小児に対する各種強心薬の特徴と投与量[2-4]

a) カテコラミン
①ドパミン
ドパミンは内因性カテコラミンであり，ドパミン受容体，β受容体，α受容体刺激作用を有する．

低用量（2〜5 μg/kg/分以下）：ドパミンシナプス後受容体を刺激して，腎

表2 小児心不全に用いられる薬剤とその用量，特徴

薬剤		用量	特徴
カテコラミン	ドパミン	低用量：2〜5 μg/kg/min 持続静注	腎血流増加による利尿効果 軽度の心収縮増加
		中用量：5〜10 μg/kg/min 持続静注	心収縮増加 心拍数増加
		高用量：10〜20 μg/kg/min 持続静注	末梢血管抵抗の増大 肺血管抵抗の増加
	ドブタミン	低〜中用量：2〜10 μg/kg/min 持続静注	心収縮増加 心拍数は上げない
		高用量：10〜20 μg/kg/min 持続静注	心収縮増加 肺血管抵抗を上昇させない
	ノルアドレナリン	0.05〜1.0 μg/kg/min 持続静注	心収縮増加，心拍数増加 末梢血管抵抗を上昇させ血圧を上昇
	アドレナリン	0.05〜1.0 μg/kg/min 持続静注 蘇生時：0.01 mg/kg 静脈内投与 3〜5分ごと 0.1 mg/kg 気管内投与 3〜5分ごと	心収縮増加，心拍数増加 血管抵抗の上昇は臓器により異なる
	イソプロテレノール	0.01〜1.0 μg/kg/min 持続静注	心拍数増加，心収縮増加 末梢血管拡張作用あり
PDE III 阻害薬	ミルリノン	0.25〜0.75 μg/kg/min 持続静注	
	オルプリノン	0.1〜0.3 μg/kg/min 持続静注	
経口強心薬	ジギタリス	経口維持量： 未熟児　0.005〜0.008 mg/kg/day 成熟児　0.008〜0.01 mg/kg/day 1〜5歳　0.01 mg/kg/day 5歳〜　0.006〜0.008 mg/kg/day	陽性変力作用 交感神経抑制作用 電気生理学的作用 小児の心不全治療として近年あまり使用されない
	ピモベンダン	成人量 5 mg/kg/day	PDE III 阻害作用
	デノパミン	1.0〜1.5 mg/kg/day （成人量 30 mg/day を超えない）	β_1 受容体選択的刺激薬
	ドカルパミン	成人量 2,250 mg	ドパミンの経口プロドラッグ

動脈拡張作用による糸球体濾過量の増加と腎尿細管への直接作用により利尿効果を示す．低用量では，利尿作用に加えて，β_1受容体刺激による心筋収縮作用が得られる．

中用量（5～10 μg/kg/分）：β_1受容体刺激作用により，陽性変力作用および心拍数増加が得られる．α_1受容体刺激による血管収縮作用により血圧は上昇する．

高用量（10～20 μg/kg/分）：α_1受容体刺激作用が優位となり，血管抵抗が上昇すし，低心機能症例では心拍出量が増加しにくくなる．肺血管抵抗も上昇させる．

②ドブタミン

強いβ受容体刺激作用と軽度のα受容体刺激作用を発揮する．β_1受容体選択性が強く，用量依存的に陽性変力作用，陽性変時作用を発揮するが，一般に心拍数の増加や心筋酸素消費の増加は少なく，肺動脈楔入圧も低下させる．重症心不全や心原性ショックの治療に広く利用される．

低～中用量（2～10 μg/kg/分）：β_1受容体を介して心収縮力増大作用を示す．β_2受容体刺激を介して軽度の血管拡張作用も発揮する．血圧の変化は病態によりさまざまである．

高用量（10～20 μg/kg/分）：比較的高用量で肺血管抵抗を上昇させないのが特徴である．高用量での副作用として頻脈・不整脈が生じることがあり，年齢や病態に応じて投与量の調整が必要である．

③ノルアドレナリン

β_1受容体刺激作用により陽性変力作用と陽性変時作用を示す．血管においてはα_1受容体刺激作用が強く，強力に血管平滑筋を収縮させ血圧を上昇させる．アナフィラキシーショック・敗血症性など，心収縮は保たれているが血管拡張が原因の低血圧がよい適応である．高度の血管収縮により，心筋酸素消費量を増加させ，腎臓や内臓血流量を減少させるので，注意が必要である．

持続点滴による投与：0.05～1.0 μg/kg/分にて用いる．

④アドレナリン

β_1受容体に作用して洞房結節での陽性変時作用により心拍数を増加させるとともに，陽性変力作用により心筋収縮力を増強する．血管に対しては，α受容体刺激による血管収縮とβ受容体刺激による血管拡張作用があり，各

臓器によりさまざまである．内臓血管では血流は低下し，骨格筋では血流は増加する．

持続点滴投与：0.05〜1.0 μg/kg/分にて用いる．

⑤イソプロテレノール

非選択的に β_1 受容体を刺激するが，α 刺激作用は少ない．心筋の収縮力増強，心拍数増加に作用が強く，同時に拡張期圧を低下させる．洞性徐脈や房室ブロックによる心機能異常，肺高血圧を伴う心機能障害時に有効である．

持続点滴投与：0.01〜1.0 μg/kg/分にて用いる．

b) ホスホジエステラーゼⅢ（PDE Ⅲ）阻害薬

PDE Ⅲ阻害薬は細胞内cAMP分解を抑制し，心筋で陽性変力作用，血管平滑筋で血管弛緩作用を惹起する．心拍数や心筋酸素消費を上げない．左心機能不全による低心拍出状態，急性肺水腫，カテコラミン不応例に適応がある．また β 受容体を介さないことから β 遮断薬投与中の心不全増悪の際は第1選択となる．血管拡張作用があるため，血管内脱水がある場合や低血圧時での投与には注意を要する．副作用として頻脈性不整脈に留意する．

ミルリノン：0.5〜0.75 μg/kg/min 持続静注

塩酸オルプリノン：0.1〜0.3 μg/kg/min 持続静注

c) 経口強心薬

経口強心薬にはジギタリス製剤，PDE Ⅲ阻害/カルシウム感受性増強薬，β_1 受容体刺激薬，ドパミンプロドラッグがあり，利尿薬投与で症状が改善しない心不全，カテコラミン持続静注からの離脱，さらに β 遮断薬導入の際に用いられている．必ずしも予後改善が期待できる薬剤ではなく，投与目的を明確にすることが重要である．

①ジギタリス製剤

ジギタリスは，Na^+/K^+ ATPaseを選択的に阻害することで陽性変力作用を，圧受容体を介して交感神経を抑制し，副交感神経亢進を介して電気生理学的作用（心房・房室結節の自動能を低下および房室伝導速度が低下）を示す．

現在の心不全治療においてジギタリスの使用は議論が多く，特に左−右短絡性心疾患の小児に対しては，肺体血流比をむしろ増加させることがあり，推奨されていない．副作用として，高度の徐脈，多源性心室期外収縮，重篤な房室ブロック，心室頻拍症などの不整脈がある．悪心・嘔吐などの消化器症状や視覚異常は，ジギタリス中毒症状の可能性がある．カルベジロール，

アミオダロンなどはジゴキシンの血中濃度を上昇させ，また利尿薬との併用では低カリウム血症によるジギタリス中毒になりやすく，注意深いモニタリングが必要である．血中濃度 0.5〜1.0 ng/mL が推奨されている．

②ピモベンダン

PDE III 阻害作用を有し，心筋細胞では cAMP 分解を抑制することで細胞内 Ca^{2+} イオンを上昇させ，陽性変力作用を発揮する．一方血管平滑筋細胞においては血管平滑筋を弛緩させ血管拡張作用を表す．またカルシウム感受性増強薬でもあり，心筋の収縮調節タンパクであるトロポニン C の Ca^{2+} に対する感受性を増強させ強心作用を惹起する．副作用に不整脈がある．閉塞性肥大型心筋症・重篤な不整脈などの患者への投与は禁忌である．

③デノパミン

β_1 受容体選択的刺激薬であり，陽性変力作用を惹起する．β_1 受容体への作用はイソプロテレノールに比し弱く，陽性変時作用も弱い．副作用には不整脈がある．閉塞性肥大型心筋症・重篤な不整脈などの患者への投与は禁忌である．

④ドカルパミン

ドパミンのカテコール基およびアミノ酸基を保護した化学構造をもつドパミンの経口プロドラッグであり，ドパミン受容体 D_1 および心筋細胞 β_1 受容体を活性化させ，陽性変力作用を発揮する．カテコラミンの離脱困難例で持続静注から離脱する場合などに用いる．副作用に不整脈がある．閉塞性肥大型心筋症や褐色細胞腫の患者への投与は禁忌である．また，強心薬の長期投与は，心筋障害や不整脈などさまざまな副作用を引き起こす可能性があるため，投与期間は最小限にとどめるべきである．

3 まとめ

小児では各強心薬の特性とともに，投与する患者の年齢と病態をよく見極めて強心薬を使用することが重要である．特に新生児や乳児期では，心筋細胞の特徴から強心薬の副作用が出やすいことがあり，注意を要する．また，強心薬の長期投与は，心筋障害や不整脈などさまざまな副作用を引き起こす可能性があるため，投与期間は最小限にとどめるべきである．

【参考文献】
1) Andropoulos DB, Ogletree ML. Cardiovascular receptors and signaling in heart failure. in Heart failure in children and young adults. Philadelphia; Saunders/Elsevier: 2006. p.13-28.
2) 村上智明, 青墳裕之, 石川司朗, 他. 日本小児循環器学会小児心不全薬物治療ガイドライン（平成27年改訂版）. 日本小児循環器学会雑誌. 2015; 31: S2.1-S2.36.
3) 石川友一, 石川司朗. 強心薬. 小児の薬の使い方.「小児内科」「小児外科」編集委員会共編. 東京: 東京医学社; 2010. p. 159-64.
4) 西山信一郎. 強心薬. 高久史麿, 矢崎義雄, 監. 北原光夫, 上野文昭, 越後宏俊, 編. 治療薬マニュアル 2015. 東京: 医学書院; 2015. p.431-54.

〈白石 公〉

8. 強心薬は高齢者にどう使うのか？

take home messages

①高齢者では諸臓器の予備能低下，多彩な合併疾患により，心不全が重症化しやすい．
②高齢者は，急性心不全になっても典型的な症状を欠く場合が多い．
③点滴強心薬としてドブタミンが使用されることが多い．
④高齢者は強心薬による副作用が出やすいため，少量から投与する．
⑤経口強心薬ピモベンダンは心不全患者の予後を改善させないが，運動耐容能を高める．

　日本における65歳以上の高齢者人口は3,000万人を超え，総人口に占める割合は約25％に至る．75歳以上は12％，80歳以上は7％を占め，今後さらなる高齢化社会を迎える[1]．人口の高齢化に伴い生活習慣病や弁膜症患者が増加し，心不全患者は増加の一途を辿ると予想される．強心薬は心不全治療には欠かせない重要薬剤の1つであるが，強力な心収縮増強作用と引き換えに，催不整脈作用や虚血性心疾患の増悪などのリスクがあり，注意深く使用する必要がある．特に高齢者は，全身諸臓器の予備能低下や併存疾患の存在から薬物有害事象の頻度が高く，慎重な投与を必要とする．しかし，心不全自体の重症度が高く，強心薬の使用が避けられない場合も多い．ここでは，今後ますます増加する高齢者心不全患者に対して強心薬をどう使うか，そのさじ加減について，ワンポイントレッスン形式でわかりやすく解説したい．

1 高齢者の心不全の特徴とは？

　症状としては，呼吸困難や浮腫といった一般的な心不全症状に加えて，消化器症状や全身倦怠感といった非典型的症状が出やすい．また，容易に低心拍量から循環不全になり，脳循環障害や意識障害，精神症状までが前面に出てくることも多い．さらに，全身的な合併疾患が多く，諸臓器の予備能が低下しており，心不全に伴い多臓器障害がでやすい．特に腎臓への血流低下や腎うっ血により，もともと低下した腎機能がさらに悪化し，ジギタリスなどの薬剤中毒や副作用が出現しやすい．また，見た目の心収縮が保たれていても，加齢に伴う心肥大や心筋線維化により，心室コンプライアンスが低下し拡張機能が障害されている．心房細動や虚血性疾患をはじめとした併存疾患の存在，感染症や貧血といった誘因によって心不全をきたす，いわゆるHFpEF（heart failure with preserved ejection fraction）が多いことも特徴である．さらに，大動脈弁，僧帽弁といった弁膜が硬化・変性をきたしており，大動脈弁狭窄症や僧帽弁閉鎖不全症などの弁膜症を合併する頻度が多い．これらの複合要因が互いに影響しあいながら心不全の病態を形成するため，若年者よりも複雑で重症度も高くなる．高齢者の心不全の特徴を表1に示す．

表1 高齢者における心不全の特徴

高齢者における心不全の特徴
①非典型的な症状が出やすい．
②心不全に伴い，多臓器障害が出やすい．
③薬剤中毒や副作用が出現しやすい．
④収縮能は低下せず拡張機能が障害されている心不全が多い．
⑤弁膜症を合併する頻度が多い．

2 どんな状況で強心薬が必要なの？

　強心薬投与が必要な病態は，基本的には通常成人と変わりない．代表的病態としては，心原性ショックによる末梢循環不全に対して心ポンプ作用の補助として使用される．末梢循環は，前負荷，後負荷，末梢血管抵抗，心拍数，心収縮性など複合要因で決定されるため，循環不全に至っていたとしてもすべての病態で強心薬が必要というわけではない．したがって，身体所見や病歴，各種血液検査，心エコーなどの画像検査により，正確に患者の病態を評

価する必要があるが，前述のように高齢者の心不全の病態は複雑であり，心不全をきたしている主因が心ポンプ能の低下かどうかをしっかりと見極める必要がある．高齢者では右心カテーテルなどの侵襲的手技が施行し難い場合が多く，臨床的な判断が迫られる．簡単な目安としては，心エコーで左室（場合によっては右室）拡大および収縮低下を認めた症例で，血圧低下（収縮期血圧 100 mmHg 以下）をきたす場合，強心薬が必要なことが多い．一方，左室駆出率が保持された心不全（HFpEF）では強心薬が必要なことはまれである．なお，閉塞性肥大型心筋症例では強心薬は病態悪化につながるため禁忌である．

3 強心薬の種類と投与量は？

経静脈的に投与する強心薬としてはカテコラミン（ドブタミン，ドパミン，ノルアドレナリン）および PDE III 阻害薬（アムリノン，ミルリノン）があげられる．いずれの強心薬も心筋酸素消費量を増大し，カルシウム過負荷を惹起することで不整脈，心筋虚血，心筋障害を引き起こす可能性があり，必要最小限にとどめるべきである．

ドブタミンは，β_1 受容体刺激による確実な収縮増強作用を期待できるため，急性心不全や慢性心不全の急性増悪時の点滴薬として第1選択薬となる場合が多い．5 μg/kg/分以下の用量では心拍数上昇が軽度であり，心筋酸素消費量増加が少ないため，高齢者でも比較的使用しやすい．1〜2 μg/kg/分の低用量でも効果がある場合もあり，高齢者では少量から投与を開始するなど慎重な投与が必要である．ドパミンは，2 μg/kg/分以上では，β_1 作用に加えて α 受容体刺激による末梢血管収縮作用による昇圧が期待できるが，心拍数上昇や心筋酸素消費量増加をきたすため，心不全の病態を悪化させ得る．2 μg/kg/分以下では腎動脈拡張による腎血流量増加作用があるため，高齢者で尿量低下を伴う場合は有効かもしれない．ノルアドレナリンは α 刺激作用が強く昇圧薬としての役割が主で，心原性ショック時はドブタミンと併用して，0.05 μg/kg/分程度から開始する．

PDE III 阻害薬は心筋内の cAMP を増加させることが機序で，血管拡張作用を併せ持つ心収縮増強薬である．カテコラミンで効果不十分な場合，併用されることがあるが，血圧低下のリスクがあること，腎排泄であり腎障害

患者での用量調節が必要であること，また催不整脈作用がみられることから，高齢者では比較的使用しづらい薬剤である．

4 どんなことに注意して強心薬を使用するのか

　急性心不全でドブタミンなどの点滴強心薬が開始された場合，開始投与量が患者にとって適正かどうかを常に考慮する必要がある．血圧や脈拍数などのバイタルサインの変化がまずは重要となるが，治療開始後の尿量増加や意識レベル改善を認めるか否かなどに注意を払う．血液検査や胸部X線像の改善も参考にすべき指標だが，リアルタイムの判断には適さない．点滴強心薬を使用した患者の長期予後は悪化していることが示されており[2]，あくまでも急性心不全時の血行動態改善を主眼におく薬剤ということを認識し，漫然と投与すべきではない．副作用としては，頻脈，心室性・心房性不整脈，過度の血圧上昇，心筋虚血の増悪があげられるが，高齢者では臨床症状として出現しづらいため，心電図変化やバイタルサインなど客観的指標を十分にモニタリングする．

5 経口強心薬にはどんな種類があるのか

　経口強心薬は，急性効果は点滴薬ほど高くないが，心収縮低下のため点滴強心薬からの離脱が困難な場合，慢性期の継続投与薬として導入される．経口強心薬はこれまでの大規模臨床研究で，心不全患者の予後を悪化させるという結果が示されているため[3]，使用はできるだけ短期間にとどめることが推奨される．PDE III 阻害作用と Ca 感受性増強作用を併せ持つピモベンダンは運動耐容能の改善が示されており[4]，症候性心不全のため活動が制限されている高齢者では適応となる（1.25 mg より開始し症状により 5 mg まで増量）．ジギタリス製剤は古典的な強心薬で，長期予後を悪化させない．頻脈性心房細動の脈拍コントロールも期待して，高齢心不全患者にしばしば使用されるが，中毒域が狭く，腎機能が低下した高齢者では通常量の 1/4〜1/2（0.0625〜0.125 mg）程度の投与量が推奨される．

【参考文献】

1) 統計からみた我が国の高齢者（65歳以上）．総務省，2012（Available at: http: //www. stat. go. jp/data/topics/pdf/topics63. pdf, Accessed July 20, 2015）
2) Abraham WT, Adams KF, Fonarow GC, et al. In-hospital mortality in patients with acute decompensated heart failure requiring intravenous vasoactive medications: an analysis from the Acute Decompensated Heart Failure National Registry (ADHERE). J Am Coll Cardiol. 2005; 46: 57-64.
3) Lubsen J, Just H, Hjalmarsson AC, et al. Effect of pimobendan on exercise capacity in patients with heart failure: main results from the Pimobendan in Congestive Heart Failure (PICO) trial. Heart. 1996; 76: 223-31.
4) Effects of Pimobendan on Chronic Heart Failure Study (EPOCH Study). Effects of pimobendan on adverse cardiac events and physical activities in patients with mild to moderate chronic heart failure: the effects of pimobendan on chronic heart failure study (EPOCH study). Circ J. 2002; 66: 149-57.

〈菅野康夫〉

第9章 重症心不全患者の強心薬の使いかた

1. 重症心不全患者の強心薬の使いかた

take home messages

①用量は少なくても有効な例がある．
②症例の病態に応じて開始用量は考慮すべきである．
③単剤で効果が不十分ならドブタミンとPDE III阻害薬の併用を試みる．

　静注および経口の強心薬の使用頻度が高い病態としては，重症心不全があげられるが，重症心不全患者における強心薬の適切な使用を考えるうえで，まず重症心不全とはどういう患者かその特徴を知り，その病態に応じた使用を考えることが有用である．これまでの臨床研究では強心薬は長期予後を改善するいわゆる心筋保護薬的なものではなくて，むしろ生命予後を悪化させる可能性が示されており，必要な量を必要なときに使用して漫然と投与しないことが重要である．重症心不全での強心薬を投与する場合は，次のステップまでのつなぎを目的として使用する場合，増悪した血行動態による心不全の悪循環を断ち切るため目的で使用する場合，生活の質を改善させる目的で使用する場合など，その状況に応じた使用を考慮する必要がある．

1　重症心不全における強心薬の選択

　重症心不全とは，安静時や最小限の労作時に呼吸困難などの心不全症状を呈するいわゆるNYHA機能分類III～IV度から脱することが困難で，重度

の心機能低下のため心不全の入退院を繰り返すことが多い患者である[1]．また，低血圧のためβ遮断薬やアンジオテンシン変換酵素阻害薬の増量や導入が困難であったり，腎機能障害の出現を度々認めたり，収縮期血圧が90 mmHg 未満となることも珍しくなく，容易に低灌流を呈する病態である[2]．そのため，前負荷の減少により心拍出量のさらなる低下が容易に起こり，さらなる血圧の低下をきたすリスクが高い．このような状況で強心薬の使用を考慮することになるが，選択肢としてはドパミン，ドブタミン，PDE III 阻害薬があげられる．これらの使い分けは，強心作用の差異というよりも主に後負荷への作用がその選択に影響を与えることが多い．

　ドパミンは強心作用の他にノルエピネフリンの放出促進による血管収縮作用も有するため収縮期血圧の低下した症例で使用が検討され，ドブタミンは強心作用のほかにβ₂受容体を介した血管拡張作用を有することから収縮期血圧が90 mmHg 以上の症例で推奨されている．後負荷の増大は心拍出量の低下を招くリスクから，慢性心不全の増悪した病態ではドパミンよりもドブタミンが主に第1選択として使用されることが多い．重症心不全は収縮期血圧が90 mmHg 未満の患者も多いが，ドブタミンは多くの場合に有効であり，血行動態の維持に影響するような血圧の低下は通常きたさない．一方，PDE III 阻害薬であるが，β受容体を介さずに細胞内の環状アデノシン一リン酸（cAMP）を増強し強心作用とともに血管拡張作用を発揮し，ドブタミンよりも血管拡張作用は強い．β遮断薬内服中の心不全増悪やカテコラミン抵抗状態の症例では，β受容体を介さないため強心作用の発揮が期待され，血行動態への効果も用量依存的であり重症心不全例においては有用と考えられる[3,4]．特に，僧帽弁閉鎖不全を伴う重症心不全では有効なことが多いが，強心作用と血管拡張作用のバランスが調節できないという点には注意が必要であり，収縮期血圧が著明に低下した症例では特に注意を要する．また，PDE III 阻害薬であるミルリノンは腎排泄型であり，腎機能障害を有する場合では血中濃度上昇から重篤な不整脈をきたすリスクがあがることも念頭においておく必要がある．

　これらのことより，収縮期血圧が低く腎機能障害を有することが多い重症心不全では，ドブタミンを用いて初期治療を開始し，後負荷や前負荷を血管拡張薬のニトログリセリンやニコランジル，カルペリチド，ACE 阻害薬などの別の薬剤で調節すると心不全治療を行いやすいことが多い．高度に心機

能が低下し，特に病歴が長い重症心不全においては，ドブタミンの投与量は1μg/kg/minでも有効な例が多く，特に後の離脱を考えるうえでは漸減にかかる時間が用量にも依存することも考慮し低用量から開始する．また，悪循環を断ち切る場合や次に外科的治療などを予定している場合は，2～4μg/kg/minほどで開始する．エビデンスには乏しく経験的ではあるが，同じ用量であっても末梢ルートでは効果が乏しいことが多く，重症例は中枢ルートからの投与が望ましいと思われる．また，ドブタミンの使用は高用量になると末梢血管抵抗を上昇させ心拍数の増大を招き心筋酸素消費を増やし心不全治療としての効果が減弱する可能性があり[5]，用量を増加させても，心不全の改善が十分でなく強心作用が不足していると判断した場合は，少なくとも5μg/kg/minぐらいまでの時点で，増量よりもPDE III薬などの他の薬剤の追加を考慮すべきである．

2 症例からみる重症心不全での強心薬の使用

重症心不全症の一例を取り上げて使用についてみてみることとする．

症例呈示

〔症例〕30歳代，男性．

〔現病歴〕呼吸困難を主訴に入院．精査の結果，拡張型心筋症の診断を受けカルベジロール5mg/日，ペリンドプリル2mg/日が導入されて外来通院となったが，呼吸困難が増悪するとのことで再び入院．

〔来院時身体所見〕血圧86/58mmHg，脈拍78回/分 整．下腿浮腫は認めないが末梢冷感を伴っていた．心臓超音波検査では左室拡張末期径83mmと著明な心拡大と左室駆出率17%と高度な低下を認め，三尖弁圧較差（TRPG）は50mmHgと肺動脈圧の上昇が疑われた．右心カテーテルでは平均肺動脈楔入圧は35mmHg，肺動脈圧は60/37（45）mmHg，右房圧は16mmHgと高値であり，心係数は1.3L/min/m^{2}と低値であった．

このような症例では，自覚症状改善のために前負荷の軽減による肺動脈楔入圧（左室拡張末期圧）の低下をまず目指すことになるが，この例では，静注の強心薬としてドブタミンが2.0μg/kg/minで開始とな

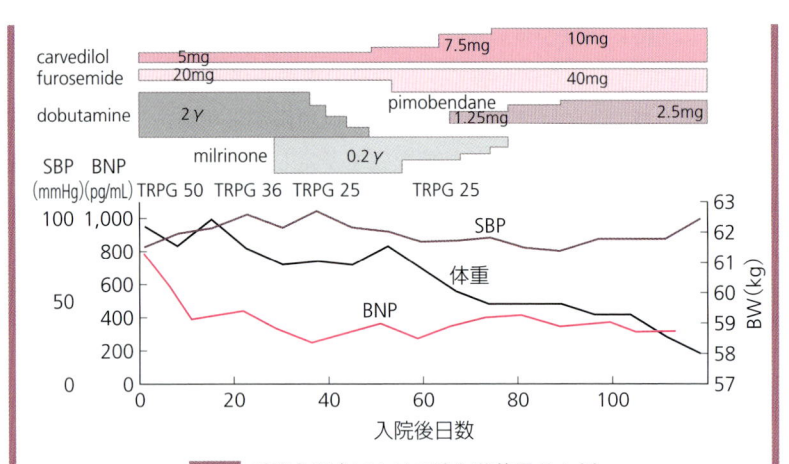

図1 重症心不全における強心薬使用の1例

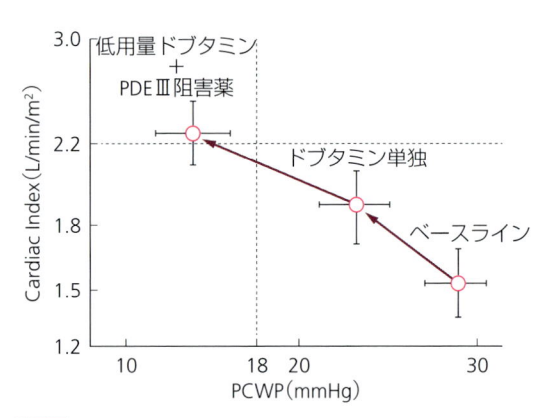

図2 ドブタミンとPDE Ⅲ阻害薬の併用効果
（渡邉裕太, 他. J Cardiol Jpn Ed. 2008; 1: 148-54[6]より）

り利尿薬が併用された（図1）．

〔結果〕心係数は1.7 L/min/m² と肺動脈楔入圧は24 mmHgと改善傾向を示したが，TRPGは36 mmHgと肺高血圧は残存しており，ミルリノンを0.2 μg/kg/min で追加したところ，肺動脈圧の改善と自覚症状の改善を得た．その後，まずはドブタミンから減量を行い，次にミルリノンの漸減を行ったが，減量により軽度の自覚症状の増悪を認めたため，最終的にはピモベンダンへ置き換えて点滴からの離脱を行い，

> β遮断薬の増量を行った．最終的に，左室駆出率は変化を認めなかったが，平均肺動脈楔入圧は15mmHg，肺動脈圧は25/11（18）mmHg，右房圧は5mmHg，心係数は1.9L/min/m^{2}と血行動態は改善し，心臓移植待機となり退院となった．

このように，重症心不全では単剤では症状の改善が乏しい場合は，2剤による治療も有効である．この例ではドブタミン投与下で収縮期血圧は80mmHg台であるが，体血管抵抗（SVR）が1,922 dynes・sec/cm^{5}と高値であることよりPDE III阻害薬の追加を行ったが，ドブタミンの増量の選択肢も存在する．単剤で用量増加と低用量で2剤の使用という2つの選択肢が存在するがどちらがより血行動態の改善によいかという明確なエビデンスはない．β遮断薬を内服した慢性心不全患者の増悪例を対象としたドブタミンとPDE III阻害薬との併用を検討した研究[6]では，PDE III阻害薬の追加により肺動脈楔入圧の低下と心係数の増加の効果が報告されている（図2）．重症心不全においては，併用療法は多くの場合で心不全コントロールに有効であり，臓器障害の残存や症状の改善が良くない場合には有用な選択肢になり得る．

また，重症心不全においては，先の症例のように点滴の強心薬から内服の強心薬へおきかえることも1つの治療の選択肢である．しかし，PICO trial[7]ではピモベンダン投与により運動耐容能は改善したものの死亡率の増加傾向が報告されている．これまでの大規模臨床試験では経口強心薬は心不全患者の予後を悪化させる可能性が示されており，その使用は短期間にとどめることが望ましいと考えられている．

3 おわりに

重症心不全は強心薬を用いることが多い病態であり，使用場面に応じて薬剤の種類や用量を選択する必要があるが，強心薬単剤で効果が不十分な場合は高用量よりも速やかに併用療法を検討し，それでも改善が乏しい場合には，補助循環の適応がある場合はそのタイミングを逃さないように次のステップを検討すべきであると考えられる．

【参考文献】

1) Metra M, Ponikowski P, Dickstein K, et al. Advanced chronic heart failure: A position statement from the Study Group on Advanced Heart Failure of the Heart Failure Association of the European Society of Cardiology. Eur J Heart Fail. 2007; 9: 684-94.
2) Russell SD, Miller LW, Pagani FD. Advanced heart failure: a call to action. Congest Heart Failure. 2008; 14: 316-21.
3) Seino Y, Momomura S, Takano T, et al. Multicenter, double-blind study of intravenous milrinone for patients with acute heart failure in Japan. Japan Intravenous Milrinone Investigators. Crit Care Med. 1996; 24: 1490-7.
4) Follath F, Cleland JG, Just H, et al. Efficacy and safety of intravenous levosimendan compared with dobutamine in severe low-output heart failure (the LIDO study): a randomised double-blind trial. Lancet. 2002; 20; 360: 196-202.
5) Metra M, Nodari S, D'Aloia A, et al. β blocker therapy influences the hemodynamic response to inotropic agents in patients with heart failure: a randomized comparison of dobutamine and enoximone before and after chronic treatment with metoprolol or carvedilol. J Am Coll Cardiol. 2002; 2; 40: 1248-58.
6) 渡邉裕太, 梶本克也, 萩原誠久, 他. β遮断薬抵抗性慢性心不全急性増悪症例に対するPDE III 阻害薬と低容量ドブタミンの併用療法の有効性についての検討. J Cardiol Jpn Ed. 2008; 1: 148-54.
7) Lubsen J, Just H, Hjalmarsson AC, et al. Effect of pimobendan on exercise capacity in patients with heart failure: main results from the Pimobendan in Congestive Heart Failure (PICO) trial. Heart. 1996; 76: 223-31.

〈大谷朋仁〉

2. カテコラミンの導入・離脱の実際

take home messages

①カテコラミンは循環不全，低心機能，低血圧を伴う心不全に対して使用する．
②カテコラミン投与前の臨床基礎データに基づき，カテコラミンの効果を評価する．
③カテコラミンは原則中心静脈より投与する（PICCは簡易に挿入が可能で，長期に使用できる中心静脈ラインである）．
④カテコラミンは主にドブタミン，PDE Ⅲ 阻害薬（ミルリノン，アムリノン）の2種類を病態に合わせて選択する（併用も可）．
⑤カテコラミンの漸減，離脱のタイミングに合わせて経口利尿薬や経口心筋保護薬を導入する．

　一口に心不全といってもその病態はさまざまである．心不全の病態を考察する際には血行動態（Forrester 分類など）や患者の自覚症状（NYHA 心機能分類），診察所見（Noria-Stevenson 分類，クリニカルシナリオなど）に基づき診療を行い，その治療方針を決定し，治療を進めていくが，それらに加えて実際に対象患者の心機能が収縮不全を伴うかどうかは治療方針の選択，すなわちカテコラミン投与の判断に大きく影響する．すべての心不全症例に対してカテコラミンが必要なわけではなく，収縮不全を伴わない心不全（heart failure with preserved ejection fraction: HFpEF）の場合はカテコラミンの投与よりもむしろ血管拡張薬を使用することが心不全の改善には有効である．それに対し，明らかに左室駆出率（LVEF）の低下があり（heart

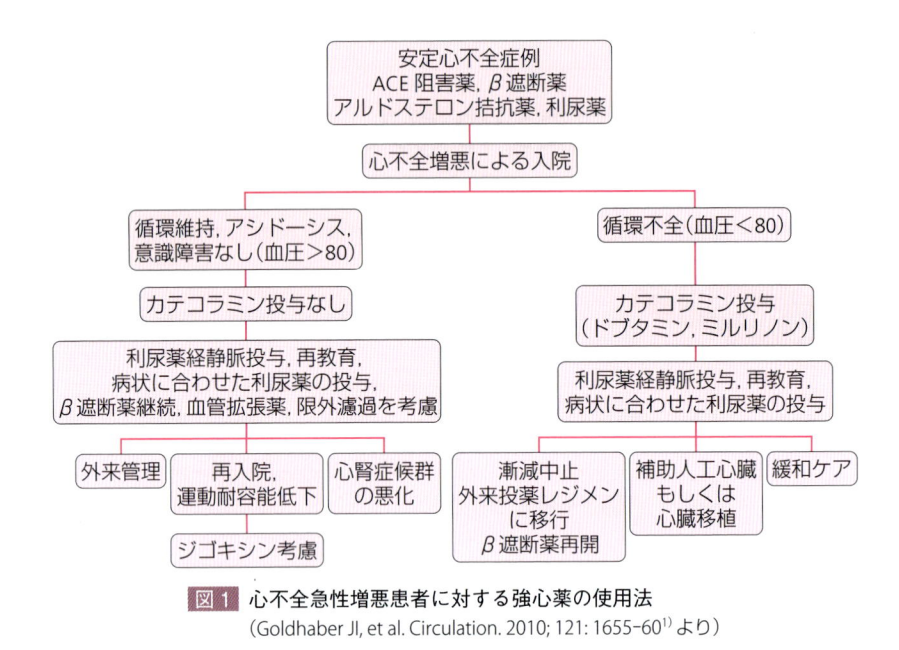

第9章 重症心不全患者の強心薬の使いかた

```
                    安定心不全症例
                ACE阻害薬, β遮断薬
              アルドステロン拮抗薬, 利尿薬
                         │
                 心不全増悪による入院
                  ┌──────┴──────┐
    循環維持,アシドーシス,         循環不全(血圧<80)
    意識障害なし(血圧>80)              │
          │                      カテコラミン投与
    カテコラミン投与なし           (ドブタミン, ミルリノン)
          │                           │
    利尿薬経静脈投与, 再教育,       利尿薬経静脈投与, 再教育,
    病状に合わせた利尿薬の投与,     病状に合わせた利尿薬の投与
    β遮断薬継続, 血管拡張薬, 限外濾過を考慮
   ┌──────┼──────┐        ┌──────┼──────┐
  外来  再入院,  心腎症候群   漸減中止    補助人工心臓  緩和ケア
  管理 運動耐容能低下 の悪化  外来投薬レジメン もしくは
         │                   に移行      心臓移植
      ジゴキシン考慮        β遮断薬再開
```

図1 心不全急性増悪患者に対する強心薬の使用法
(Goldhaber JI, et al. Circulation. 2010; 121: 1655-60[1] より)

failure with reduced ejection fraction: HFrEF), 循環不全, 低心拍出状態を呈している心不全では積極的にカテコラミンの使用を考慮すべきである (図1)[1]. 表1に心不全に対するカテコラミン使用についての欧米のガイドラインを示す[2,3]. このなかでもカテコラミンを投与すべき心不全病態としていわゆる心不全の重症度分類であるstage分類に加えて, 収縮不全や低血圧, 循環不全を認める病態に推奨されることが明確に記載されている. 一方で, β遮断薬といった交感神経系を抑制する薬剤に心不全の予後改善効果が認められていることから考えると, アドレナリン受容体を刺激するカテコラミンは予後改善に対しては有効に働かないであろうことは想像に難くなく, 長期のカテコラミン使用は予後不良であるとの報告も少なくない. カテコラミンの減量, 離脱の可能な症例を早期に見極め, あくまで心不全悪化時の循環不全の改善を目指した限定的な治療と理解すべきである (緩和ケアの対象となるような重症心不全症例はその限りではない).

ここでは"重症心不全患者の強心薬の使いかた"として, 静注強心薬であるカテコラミンの重症心不全患者に対する導入から離脱に関する実際を概説する. 実際にカテコラミン投与を要する重症心不全症例にはいわゆる新規発

表 1 American College of Cardiology Foundation/American Heart Association 2013

Class I:	根治治療（冠動脈血行再建術，機械的循環補助，心臓移植）もしくは急性の心不全増悪因子除去までに，心原性ショックを呈する患者に対する，全身循環と末梢臓器機能温存目的での一時的な強心薬の経静脈投与（エビデンスレベル C）
Class IIA:	機械的循環補助治療もしくは心臓移植治療の適応があり，それら治療を待機中の症例で，ガイドラインに沿った薬物治療やデバイス治療に対して反応の乏しい Stage D 症例に対する強心薬持続静注による "橋渡し治療（Bridge therapy）"（エビデンスレベル B）
Class IIB:	重度の収縮不全があり，低血圧と著明な心拍出量低下を呈する症例に対して全身循環と末梢臓器機能温存目的での短期的な強心薬の持続静脈投与（エビデンスレベル B）
Class IIB:	機械的循環補助治療もしくは心臓移植治療の適応がなく，ガイドラインに沿った薬物治療やデバイス治療に対して反応の乏しい一部の Stage D 症例に対する緩和医療としての長期的な強心薬の持続静脈投与（エビデンスレベル B）
Class III:	特定の適応なく，緩和ケア以外での理由による長期的な強心薬の持続もしくは間欠静脈投与はむしろ患者にとって有害である（エビデンスレベル B）
Class III:	うっ血の有無にかかわらず，収縮不全，低血圧，循環不全や著明な心拍出量低下が認められない入院患者に対する非経口の強心薬投与は有害である（エビデンスレベル B）

European Society of Cardiology 2012

Class IIA:	低血圧（収縮期血圧＜85 mmHg）や循環不全を呈する患者に対して，心拍出量増加や血圧上昇，末梢循環の改善を目的とした強心薬（例：ドブタミン）の静脈投与（エビデンスレベル C）
Class III:	患者が低血圧（収縮期血圧＜85 mmHg），循環不全もしくはショックを呈していない限り，安全の観点から（心房性，心室性不整脈，心筋虚血，死亡）強心薬の投与は勧められない（エビデンスレベル C）

症の心不全と既に指摘されていた慢性心不全再増悪の 2 通りがあるが，いずれにおいても離脱時には利尿薬必要量の再調整，β 遮断薬やアンジオテンシン変換酵素阻害薬の導入もしくは追加，再導入などを行うことになる．そのためカテコラミン離脱時のコツとしてこれら心不全薬の導入にも触れつつ当院での重症心不全症例でのカテコラミン使用の実際を紹介する．

1 カテコラミンの導入

a）カテコラミン投与前に評価しておくべき臨床指標

心不全に対して何らかの介入を行うときにはカテコラミン投与以外の場合であっても，介入前の評価が非常に重要となる．介入前のそれら評価は対象となる症例の正確な病態把握に有用であるのみならず，介入後の有効性の判断をいずれの指標をもって行うかを決定する意味においても重要である．こ

れらの評価には当然自覚症状といった主観的な評価項目とともに血液検査（末梢臓器機能や脳性ナトリウム利尿ペプチド）や心エコー検査，心臓カテーテル検査といった客観的評価項目により総合的に判断する必要がある（心エコー検査に関してはその結果が術者の主観にある程度影響を受けることはある）．それぞれの検査について診療上のポイントを記す．

①肝腎機能

重症心不全症例において，腎機能（クレアチニン，Cre），肝機能（T-Bil, GOT, GPT など）障害を伴うことがある．腎機能障害については循環不全による腎血流低下や静脈圧上昇によるいわゆる腎うっ血により，腎機能低下，Cre 上昇を示すといわれており，場合によっては透析などの処置が必要な場合がある．肝機能も同様に心不全に伴ってさまざまな生化学的指標が動くことが知られている．心不全の急性期において一過性のショック状態となった場合には GOT や GPT といった肝酵素の上昇を認める．また慢性心不全症例においては CHARM trial からの報告では T-Bil は過剰な体液量増加を伴う症例において上昇すると報告されている．また T-Bil，γ-GTP はいずれも心不全重症度に相関するといわれているが，さらに γ-GTP は心不全症例においてイベント予測の独立した指標であると報告されている[4,5]．肝逸脱酵素とは異なるが，コリンエステラーゼ（CHE）は肝臓の合成能といった機能的な評価指標として心不全との関連も報告されており，当院でも肝機能および症例の栄養状態を反映した指標として病状評価に用いている．

②運動耐容能

心肺運動負荷検査により測定される運動耐容能（最大酸素摂取量：peak-VO$_2$）は心不全患者の重症度評価として有用であり，心臓移植の適応基準のなかで唯一客観的な数字が検査結果として定義されている（移植適応基準＜peak VO$_2$：14 mL/min/kg）．しかしながら重症心不全症例ではその著明な運動耐容能の低下のために施行不可能であることが多い．心肺運動負荷検査が施行困難な場合は 6 分間歩行検査にて代用するが，重症心不全では 6 分間歩行でも施行が困難な症例がいるので患者の重症度に合わせて施行すべきである（重症心不全の定義，6 分間歩行＜300 m）．

③心エコー検査

本検査は非侵襲的かつ，いつでも，どこでも行えるという意味では心不全診療になくてはならない検査である．通常体液量の評価，左室径，収縮能，

拡張能，右心機能など，ほぼ心機能のすべての評価が行える検査といっても過言ではないが，実際にカテコラミン導入時に毎回すべてのエコー指標を評価することは現実的ではない．筆者は主に以下の指標を中心に評価し，カテコラミン投与の効果を判定している．①左室径，収縮能（左室収縮能の評価），②下大静脈径とその呼吸性変動（体液量の評価），③右室流出路，左室流出路血流速度時間積分値（velocity time integral：VTI）（心拍出量の評価の推定として），④三尖弁逆流血流速度からの推定右室圧（左室拡張末期圧，肺動脈楔入圧，肺動脈圧の評価）．当然，時にすべてのエコー指標を評価するが，実際のカテコラミン投与時では1～2時間ごとにエコーを評価することもあるため，そのようなときは上記指標にポイントを絞って評価を行う．

④右心カテーテル検査

当院ではカテコラミン投与が必要な重症心不全症例では可能な限り右心カテーテル検査を行うが，症例によっては同時に心筋生検査も行い，診断の助けとする．右心カテーテル検査の際に挿入したスワンガンツカテーテルは機械的補助循環が必要な程度の重症度であれば，そのまま留置し，集中治療室でのモニタリングに使用することも可能である．通常の右心系の圧データはもちろん重要であるが，肺血管抵抗値（pulmonary vascular resistance：PVR, wood units）や全身血管抵抗値（systemic vascular resistance, SVR：dyne・s・cm^{-5}）も算出し，カテコラミン選択や投与量増減の参考とする．

b）投与経路

カテコラミンは中心静脈からの投与が原則である．中心静脈からの投与により，確実にかつ心臓の近くよりこれら強心薬を投与する目的とともにドパミン，ドブタミン，ミルリノンといった薬剤はpHが酸性に傾いており，血管外漏出により時に皮膚壊死を引き起こすことがあるため，末梢静脈ルートからの投与は推奨できない．

実際の中心静脈投与の手段として当院では主に2種類の中心静脈カテーテルを患者の重症度に合わせ，使い分けている．重症例で，カテコラミン以外にもいくつかの静脈投与薬剤を使用する必要があり，3つ以上の独立した投与ルートが必要な場合には通常の中心静脈カテーテルを内頸静脈などから挿入する．最近では4つの独立した投与ルートをもつカテーテルも市販されており，重症例で多用している．また2つまでの投与ルートで足りる場合には当院では積極的にPICC（peripherally inserted central catheter）を

図2 PICCの概要

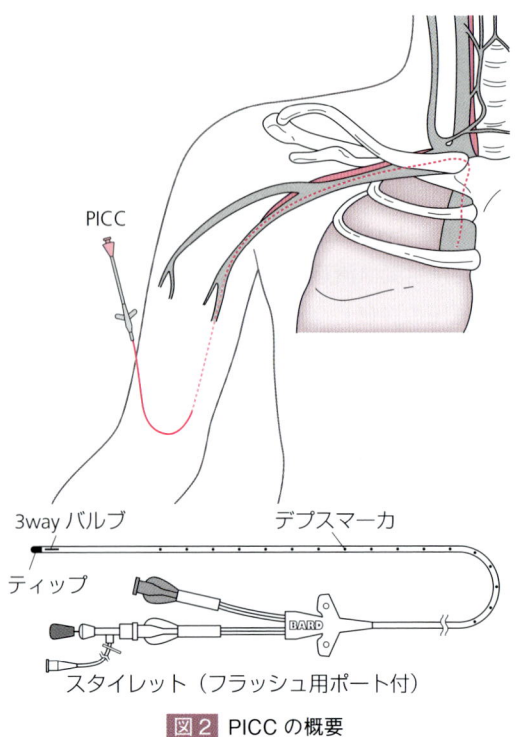

使用している（図2）．これは上腕の深部静脈である上腕静脈もしくは尺側皮静脈から挿入する中心静脈カテーテルであり，現在シングルルーメンとダブルルーメンの2タイプが市販されているが，我々の施設ではダブルルーメンカテーテルを使用する．カテーテル刺入部は上腕部からとなるが，カテーテルの先端開口部は上大静脈に位置しており，中心静脈ルートとして機能する．実際の挿入は透視下で行うこともあるが，ベッドサイドで局所麻酔下に挿入可能である．穿刺は深部静脈からとなるため血管穿刺はエコーガイド下での手技となり，慣れるまでは挿入手技がやや複雑と感じるかもしれないが，手技が確立されると10分程度で挿入が可能である．一度挿入されてしまうと内頸静脈からの中心静脈カテーテルに比して患者の生活の質（QOL）は高く，感染の機会も少ないため時には数カ月の間，交換なく使用できることもある．特に一般循環器病棟レベルでカテコラミンを使用する症例などでは非常に有用である．

c) 強心薬の選択

わが国で現在保険診療上使用可能なカテコラミンとして注射薬ではドブタミン，ドパミン，PDE III 阻害薬（ミルリノン，アムリノン）などである．またノルアドレナリン，アドレナリンなどは昇圧剤として使用する．循環不全，低心拍出を呈する重症心不全症例においてカテコラミンに期待する第1の効果は心拍出量の増加であるため，我々が重症心不全症例（低心機能を伴う）にカテコラミンを使用する際にはドパミンを使用することはなく，ドブタミン，PDE III 阻害薬それぞれの単剤もしくは併用での使用が多い．著明な低血圧により治療に難渋する症例の場合はこれに加えてノルアドレナリン，アドレナリンをその昇圧効果に期待して使用することもあるが，過度の昇圧は心拍出量の低下につながるため，慎重に使用すべきである．これらカテコラミンの当院における使用時の組成例について表2に記す．

実際のカテコラミン開始時にドブタミンもしくは PDE III 阻害薬（ミルリノン）のいずれを選択すべきかは心不全の病態によって選択することとなる．重症心不全に対するカテコラミン治療について後ろ向きに検討した最近の文

表2 当院における各種強心薬使用時の組成と投与量換算表

ドブタミン（ドパミン）

1A = 100 mg/5 mL
1A (100 mg) + 5% glucose 45 mL / 総量 50 mL
時間当たりの投与量 (mL/h)
投与したい量（γ = μg/Kg/min）

体重 (Kg)	1	3	5	7	10
35	1.1	3.2	5.3	7.4	10.5
40	1.2	3.6	6.0	8.4	12.0
45	1.4	4.1	6.8	9.5	13.5
50	1.5	4.5	7.5	10.5	15.0
55	1.7	5.0	8.3	11.6	16.5
60	1.8	5.4	9.0	12.6	18.0
65	2.0	5.9	9.8	13.7	19.5
70	2.1	6.3	10.5	14.7	21.0
75	2.3	6.8	11.3	15.8	22.5
80	2.4	7.2	12.0	16.8	24.0
85	2.6	7.7	12.8	17.9	25.5
90	2.7	8.1	13.5	18.9	27.0

使用濃度目安　1〜20 γ

表2 つづき

ミルリノン

体重 (Kg)	1A = 10mg/10mL	1V (10mg) ＋5% glucose 40mL/ 総量 50mL			
			投与したい量（γ = μg/Kg/min）			
			0.125	0.25	0.5	0.75
35	時間当たりの投与量 (mL/h)	1.3	2.6	5.3	7.9
40		1.5	3.0	6.0	9.0
45		1.7	3.4	6.8	10.1
50		1.9	3.8	7.5	11.3
55		2.1	4.1	8.3	12.4
60		2.3	4.5	9.0	13.5
65		2.4	4.9	9.8	14.6
70		2.6	5.3	10.5	15.8
75		2.8	5.6	11.3	16.9
80		3.0	6.0	12.0	18.0
85		3.2	6.4	12.8	19.1
90		3.4	6.8	13.5	20.3

使用濃度目安　0.125〜0.75 μg/Kg/ 分

ノルアドレナリン（アドレナリン）

体重 (Kg)	1A = 1mg/1mL	2A (2mg) ＋5% glucose 48mL/ 総量 50mL			
			投与したい量（γ = μg/Kg/min）			
			0.1	0.2	0.3	0.5
35	時間当たりの投与量 (mL/h)	5.3	10.5	15.8	26.3
40		6.0	12.0	18.0	30.0
45		6.8	13.5	20.3	33.8
50		7.5	15.0	22.5	37.5
55		8.3	16.5	24.8	41.3
60		9.0	18.0	27.0	45.0
65		9.8	19.5	29.3	48.8
70		10.5	21.0	31.5	52.5
75		11.3	22.5	33.8	56.3
80		12.0	24.0	36.0	60.0
85		12.8	25.5	38.3	63.8
90		13.5	27.0	40.5	67.5

使用濃度目安　0.05〜0.2 γ

献ではミルリノン使用が84.8％，ドブタミン使用が15.2％であったと報告している[6]．しかしながら別の報告ではドブタミンをベースとした治療が81.7％，ミルリノンをベースとした治療が18.3％と相反する使用されていたが，いずれの報告でもドブタミン投与群，ミルリノン投与群間に予後の差はなく，コストのみミルリノン投与群で優位に高かったという結果であった[7]．

ドブタミンおよびミルリノンは血行動態的な効果としては，心拍出量増加，末梢血管拡張，肺動脈楔入圧低下，の点では共通しているが，それぞれ以下に示すような特徴もあり，個々の病態に合わせて選択する．

- 心拍数上昇効果：ドブタミン＞ミルリノン
- 心筋酸素消費：ドブタミン＞ミルリノン
- 催不整脈作用：ドブタミン＞ミルリノン
- β遮断薬併用時の効果減弱：ドブタミン＞ミルリノン（作用機序からは効果減弱はないとされている）
- 血圧低下作用：ドブタミン＜ミルリノン
- 心室流入圧低下作用：ドブタミン＜ミルリノン
- 肺動脈圧低下作用：ドブタミン＜ミルリノン
- 半減期：ドブタミン＜ミルリノン（腎機能低下症例においてさらに注意）

d) 投与量設定，投与時の注意点

通常我々の施設では半減期が短く，低血圧になりにくいドブタミンを1〜2γ（＝μg/kg/min）から開始する．ドブタミンの効果が乏しい場合には適宜ドブタミンを0.5〜1μg/kg/min間隔で増量してゆくが，肺高血圧を合併している例などにはミルリノンの併用も有効である．ミルリノンは0.0625〜0.25μg/kg/minより開始し，漸増するが両者の併用により，心拍数上昇効果や催不整脈作用が増強される可能性があるため，慎重に併用する．

ドブタミン，ミルリノンいずれにおいても投与後10〜20分以内には効果が発現するため，1〜2時間後には患者の自覚症状の確認と，心エコー検査などの客観的評価を行い，強心薬開始による血行動態の変化，心不全の程度を再評価する．尿道カテーテルを挿入し，尿量を経時的にモニターできる症例では時間当たりの尿量の変化も強心薬の効果の指標として参考にする．

カテコラミン持続点滴治療中に時に好酸球分画の上昇を経験することがある．カテコラミン投与を必要とする重症心不全症例ではさまざまな薬剤によるアレルギーの可能性を考慮する必要があるが，ドブタミン誘発性好酸球増多症は文献報告も多い．カテコラミン投与が必須のため，ドブタミンを後発薬などに変更し，経過観察することになるが，改善のない場合は他薬剤の変更中止とともに，ドブタミンをミルリノンに変更するなどの対応が必要である．時に好酸球性心筋炎などを合併することがあり，重症心不全症例では特に迅速な対応が求められる．

e) カテコラミンの漸減，離脱まで

カテコラミンの投与により心不全の改善が得られた場合，次にカテコラミンの漸減，離脱を検討する．このときの心不全の改善の基準をどのように判断するかについては定まったものがない．いわゆる低心機能を伴う重症心不全症例の場合，自覚症状としての心不全が改善したとしても脳性ナトリウム利尿ペプチド（BNP）が正常値にまで低下することはまれであり，左室駆出率などが著明に改善することも期待できない．カテコラミン開始時の急性期に溢水状態であれば，カテコラミン使用により心拍出量を増加させつつ，利尿薬の併用により体液量の調整を行う．経口利尿薬は体液量が過剰な状態では腸管浮腫などにより効果が得られないことも珍しくないため，急性期は注射剤にて投与を行い，体液量の調整が達成されてから内服薬へ切り替えてゆく．また急性期の循環不全を改善することで末梢臓器機能（肝機能，腎機能）の改善が得られ，心不全自覚症状の改善が確認された時点でカテコラミンの漸減を開始する．カテコラミンとしてドブタミンとミルリノンを併用している場合にどちらから減量するのかについて，明確な基準はない．新規発症の重症心不全症例や心保護薬の投与が不十分な症例の場合は強心薬の減量とともにβ遮断薬などの心不全薬導入を行うこととなるため，それぞれの薬剤の作用機序から考えるとβ遮断薬との効果が相反するドブタミンから減量することもある．減量はドブタミンであれば0.2〜0.5μg/kg/min，ミルリノンであれば0.0625〜0.125μg/kg/minの少量を数日間隔に漸減する．ドブタミンは半減期が短いため，減量による変化が数時間内に出ることもあるため，減量1〜2時間後には自覚症状とともに，心エコー検査などにて評価する．

f) 心筋保護薬導入のタイミング

アンジオテンシン変換酵素阻害薬（ACE阻害薬）に代表されるレニン-ア

ンジオテンシン-アルドステロン系（RAA系）阻害薬導入のタイミングは薬理学的な観点からはカテコラミンとの相互作用もなく，血圧，腎機能が安定していれば導入する．一般的にはカテコラミンを漸減する過程で導入することが多いが，エナラプリルであれば1.25～2.5 mgから開始する．増量については血圧を観察しながら判断するが，その後のβ遮断薬の導入も見据えて投与量は決定する．その時点で血圧が低く，RAA系阻害薬の導入が困難と判断された場合であっても，β遮断薬導入後に心機能改善（リバースリモデリング）により血圧が上昇することもある．

　β遮断薬導入のタイミングにも決まった基準はないものの，体液量が適正に調整されていることが本薬剤を開始する最低限の条件である．あとは高用量のドブタミンを投与中の症例ではβ遮断薬の効果が得られにくいため，まずはドブタミンの減量を進める．ドブタミン投与中のβ遮断薬の投与については賛否両論あり，ドブタミン投与中のβ遮断薬開始は治療として矛盾しており，無意味であると考える医師もいるようであるが，筆者はそうは考えていない．ドブタミン最大用容量投与中やドブタミンの減量を開始できない段階でβ遮断薬を投与することは筆者も行わないが，ドブタミンを1～2γ程度に減量し，体液量が調整できていれば強心薬投与下であってもβ遮断薬の導入を積極的に行っている．ドブタミンの減量はβ遮断薬の投与と治療のベクトルは同じであり，ドブタミンを減量する過程でのβ遮断薬の投与はむしろ合目的と考えている．またドブタミン投与中にβ遮断薬を投与しても効果はない，とする考えかたもあるようだが，治療標的である心筋のβ_1アドレナリン受容体に対するアゴニスト（ドブタミン），アンタゴニスト（β遮断薬）の動態から考えるとアゴニストの血中濃度によってアゴニストと受容体との結合割合は決定されるため（受容体のダウンレギュレーションは考慮していないが），ドブタミン投与中であっても，投与したβ遮断薬の血中濃度の上昇が認められれば一定量の薬剤のβ受容体への結合は得られるものと考えたほうが合理的である．またカルベジロールはβ_1アドレナリン受容体のみならず，そのほかの受容体サブタイプの遮断作用に加えて，プレイオトロピック効果の存在も指摘されていることを考慮すると，ドブタミン投与中であっても導入することで何らかの効果ができる可能性がある[8]．また実際の症例ではカテコラミン投与中のβ遮断薬の導入により心臓のリバースリモデリングが得られることでドブタミンからの離脱が容易となることも経験している．

ミルリノン投与中のβ遮断薬の導入はそれぞれの薬剤の作用機序からの矛盾点もなく，推奨され得る治療である．ただし，ミルリノンには血圧低下作用があるため，β遮断薬との併用により血圧低下をきたさないように少量より慎重に導入すべきである．

2 まとめ

　重症心不全症例に対するカテコラミンの導入，離脱について，当院での実際の診療をもとに概説した．テーマがカテコラミンの導入，離脱であったため，対象症例の心不全がカテコラミン投与により改善することを前提とした内容となっているが，実際にはカテコラミンの離脱に難渋する症例を経験することは少なくない．補助人工心臓の適応となる症例では別項で紹介するように適切な時期に人工心臓装着へ移行することが求められる．しかしながら補助人工心臓の適応とならない症例では緩和ケアへ移行せざるを得ない症例も存在する．そういった症例では治療目標が予後改善よりもむしろ自覚症状の改善，苦痛の除去が主眼となるため，異なるアプローチでの治療となる．今後ますます心不全症例の増加が予測されているなかで，重症心不全に対する治療手段も多様化している．それぞれの症例に合わせた適切な治療方針の選択を行うことが肝要である．

【参考文献】
1) Goldhaber JI, Hamilton MA. Role of inotropic agents in the treatment of heart failure. Circulation. 2010; 121: 1655-60.
2) Yancy CW, Jessup M, Bozkurt B, et al. 2013 ACCF/AHA guideline for the management of heart failure: a report of the American College of Cardiology Foundation/American Heart Association Task Force on Practice Guidelines. J Am Coll Cardiol. 2015; 62: e147-239.
3) McMurray JJ, Adamopoulos S, Anker SD, et al. Developed in collaboration with the Heart Failure Association (HFA) of the ESC. Eur Heart J. 2012 33: 1787-847.
4) Allen LA, Felker GM, Pocock S, et al. Liver function abnormalities and outcomein patients with chronic heart failure: data from the Candesartan in Heart Failure: Assessment of Reduction in Mortality and Morbidity (CHARM) program. Eur J Heart Fail. 2009; 11: 170-7.

5) Ess M, Mussner-Seeber C, Mariacher S, et al. γ-Glutamyltransferase rather than total bilirubin predicts outcome in chronic heart failure. J Card Fail. 2011; 17: 577-84.
6) Gorodeski EZ, Chu EC, Reese JR, et al. Prognosis on chronic dobutamine or milrinone infusions for stage D heart failure. Circ Heart Fail. 2009; 2: 320-4.
7) Yamani MH, Haji SA, Starling RC, et al. Comparison of dobutamine-based and milrinone-based therapy for advanced decompensated congestive heart failure: Hemodynamic efficacy, clinical outcome, and economic impact. Am Heart J. 2001; 142: 998-1002.
8) DiNicolantonio JJ, Lavie CJ, Fares H, et al. Meta-analysis of carvedilol versus beta 1 selective beta-blockers (atenolol, bisoprolol, metoprolol, and nebivolol). Am J Cardiol. 2013; 111: 765-9.

〈瀬口 理〉

3. IABPとの併用・IABP weaning 時の使いかた

take home messages

① IABPは後負荷軽減効果（systolic unloading）と冠灌流圧上昇効果（diastolic augmentation）の有する補助循環装置である．
②最大限効果を発揮のするためには，バルーン収縮・拡張の適切なタイミング設定が重要である．
③ IABPは圧補助効果が主体であるため，ある程度の自己心拍出が必要である．
④ IABPで効果不十分であれば，臓器障害が生じる前に，より強力な補助が可能なPCPSの適応を検討する．

　急性非代償性心不全患者の治療において，できるだけ速やかに呼吸困難などの心不全症状を改善させ，血行動態を安定化することは非常に重要である．ACC/AHAのガイドライン[1]で示されるstage Cの患者であれば，血圧も維持されていることが多く，利尿薬や血管拡張薬に対する反応は比較的良好である．しかし，心臓ポンプ機能が高度に低下し，至適薬物療法が行われているにもかかわらず入退院を繰り返すようなstage Dの患者の場合，血行動態を維持するために強心薬を必要とすることが多い．しかし，心筋傷害が高度であればあるほど，強心薬の効果は限定的であり，十分な血行動態改善が得られず，結果的により心筋傷害を悪化させてしまう可能性もある．このような薬物治療抵抗性の難治性心不全に対して，心臓ポンプ機能の一部を代用する機械的補助循環装置である大動脈内バルーンパンピング（IABP）は有用である．ここでは強心薬使用下でのIABP使用法について概説する．

1 IABPの挿入

　IABPは通常，大腿動脈から胸部下行大動脈へと挿入し，バルーンの先端が左鎖骨下動脈分岐部直下より約2cm下に留置する[2]．また，バルーンの下端が腹部主要分枝にかからないようにするために，身長に合わせてバルーンサイズを選択する．身長165cm以上では40cc，155〜165cmでは35cc，155cm未満では30ccを選択する．

2 IABPの効果

　IABPは，心臓の収縮期に大動脈弁が開く直前よりバルーンを収縮させることで大動脈内のボリュームを減少させ，後負荷を軽減し，心臓の仕事量（心筋酸素消費量）を減少させる（systolic unloading）．また，拡張期にはバルーンを拡張し大動脈拡張末期圧を上昇させることで，冠灌流圧を上昇させ，冠血流量（酸素供給量）を増加させる（diastolic augmentation）（図1）．このような作用機序により心拍出量の約15〜20％を補助する．これらの効果は，バルーンの容積や心拍数によっても異なる．バルーン容積が大きいほど収縮期の後負荷軽減効果や拡張期圧上昇効果が強くなるが，心拍数が上昇すると拡張時間が短縮されるため，冠灌流圧の上昇効果は減弱する．

3 IABPの適応・導入のタイミング

　IABPの適応を表1に示す．IABPは基本的には圧補助効果を主体とする機械的補助循環装置であるため，自己心拍によりある程度の動脈圧が出せる状況でなければ，効果が期待できない．急性心不全における機械的補助循環の適応は，NYHAクラスIV，収縮期血圧90mmHg以下，心係数2.0L/分/m^2以下，肺動脈楔入圧20mmHg以上を目安とする[3]．IABPの作用機序である収縮期の後負荷軽減および拡張期の冠灌流圧上昇効果を考慮すれば，心筋梗塞後やPCI後など虚血が関与する心不全患者では特に効果が期待できる．しかし，非虚血性心不全患者であっても，心不全増悪により拡張末期圧が高度に上昇している場合，IABPは後負荷軽減により心臓仕事量を軽減させ，心拍出量を増加させることで，血行動態を改善する．特に，強心薬投与

IABP バルーンカテーテル

拡張期　　　　　　収縮期

diastolic augmentation

systolic unloading

| バルーン拡張 | バルーン収縮 | バルーン拡張 |

図1 IABP の補助効果

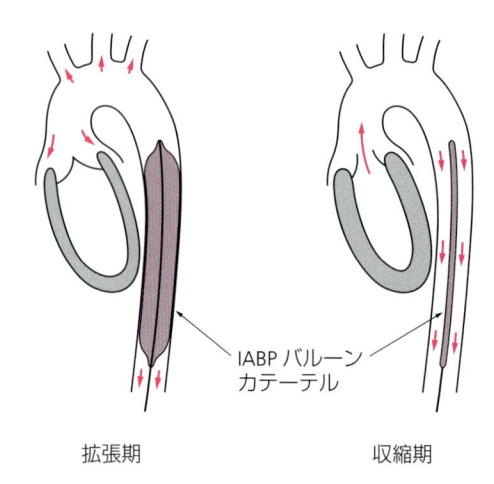

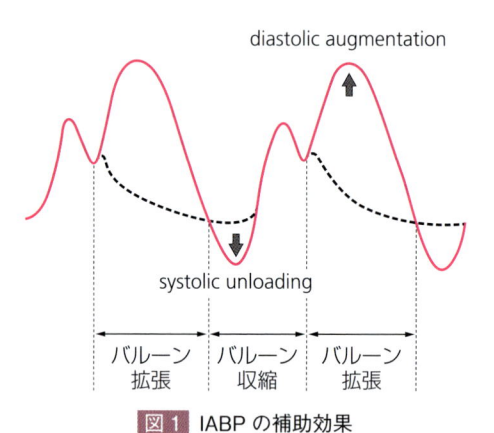

表1 IABP の適応

- 心原性ショック
- 低拍出量症候群
- 薬剤治療抵抗性の急性心不全
- 薬剤抵抗性の不安定狭心症
- 急性冠症候群における梗塞領域の拡大予防
- ハイリスク症例の経皮的冠動脈インターベンション（PCI）のサポート
- 心室中隔穿孔
- 乳頭筋断裂
- 体外循環からの離脱困難
- 難治性致死性不整脈
- 補助人工心臓装着までのブリッジ

中，あるいは，血行動態を維持するために投与量の増加を必要とする病態では，心筋傷害は経時的に進行している．IABPは機械的補助循環装置のなかでは比較的低侵襲であるため，強心薬投与下あるいは増量後も上記の基準に合致する場合は，速やかに使用を検討すべきである．

4 IABPの使用禁忌

IABPは拡張期にバルーンを膨張させるため，高度の大動脈弁閉鎖不全症合併例では逆流量がさらに増大するため禁忌である．胸腹部大動脈に動脈瘤または大動脈解離がある症例も，大動脈破裂の危険があり禁忌である．また，大腿動脈や総腸骨動脈に高度の閉塞性動脈硬化症を認める場合，カテーテル挿入により下肢虚血を引き起こす可能性がある．また，機械的補助循環装置は基本的には短期間の使用で離脱することを前提としているため，回復が期待できない脳機能障害例など，離脱が期待できない症例に対して原則使用しない．

5 IABP使用中の注意点

IABPの補助効果を最大にするためには，心周期に対するバルーンの収縮・拡張のタイミングを至適に設定する必要がある（図1）．これらが適切に設定されないと，効果が期待できないばかりではなく，逆に心負荷を増大させてしまう．トリガーの方法には主に心電図トリガーまたは圧トリガーを使用するが，通常は心電図トリガーを選択し，大動脈圧波形を見ながら最大限の補助効果が出るタイミングに調整する．心電図トリガーは，R波で行うため，R波高が低い場合やT波高に近い場合，作動不良の原因となるため，有効なR波高がとれる電極位置・誘導を選択する．まず，バルーンを拡張させるタイミングを，心電図上のT波頂点付近に設定し，動脈圧波形でdicrotic notch（大動脈弁の閉鎖時）からサポート圧が出るように微調整する．このタイミングが早いと，後負荷の増大となり，心拍出量を低下させてしまい，遅いとdiastolic augmentationの効果が十分得られない．また，バルーンを収縮させるタイミングは，P波の終わりに設定し，動脈圧波形で拡張末期圧が最も低くなるよう微調整する．このタイミングが早いと，拡張末期圧の

低下が不十分となり，後負荷軽減効果が減少し，遅いと後負荷の軽減が得られないばかりではなく，逆に後負荷の増大により心筋酸素需要量を増加させてしまう．特に重症心不全例では後負荷軽減効果が非常に重要である．IABP挿入にて病態が改善した後も，その効果を維持するために，常にトリガーのタイミング設定をチェックし，適切に調整する必要がある．

また，IABP使用中は合併症予防のために厳密な患者管理を行う．IABP挿入中は血栓形成予防のために，ヘパリンによる抗凝固療法を行う．予防効果に対する確率されたエビデンスはないが，通常，ACT（活性化全血凝固時間）が150～200秒になるようコントロールを行う[4]．貧血や感染は心不全を増悪させるため，穿刺部の出血，感染兆候の有無を確認する．また，穿刺部側の下肢阻血兆候や色調変化（blue tue），腹腔動脈や上腸間膜動脈の虚血による腸管壊死を予防するために，腸蠕動運動の低下に注意する．また，コネクターチューブ内に血液を認めた場合は，バルーンの破裂を疑い早急に抜去する必要がある．

IABP使用中でも，心拍出量が低下し，乳酸値の上昇，代謝性アシドーシスの進行，尿量低下など循環不全の兆候を認めた場合は，速やかにより強力な流量補助が可能なPCPSやVASへの移行を検討する．移行のタイミングが遅れてしまうと，循環動態が改善しても主要臓器に不可逆的な障害を残してしまう可能性があり常に注意が必要である[5]．

6 IABPのweaning

IABP挿入後，1：1で駆動させることにより，血圧の上昇・安定化，時間尿量の増加，自覚症状の改善，肝腎機能など主要臓器機能障害の改善などが得られたことを確認する．重症心不全例では，高用量の強心薬を併用していることが多い．IABPはPCPSとは異なり，圧補助効果が主体であるため，併用中の強心薬を中止することは困難であるが，離脱後の治療を考慮し，可能であればIABP使用中に減量を試みる．病態の安定化（表2）が確認できれば，まずIABPのアシスト比を1：1から順次2：1，3：1と減少させ，血行動態や自覚症状の悪化がないかを確認する．アシスト比3：1の状態でも表2に示す基準を満たす場合，IABPから離脱する．しかし，慢性心不全患者で入退院を繰り返すような高度に心機能が低下した症例では，必ずしも

表2 IABP 離脱の指標

- 収縮期血圧 ≧ 90 mmHg
- 肺動脈楔入圧（PCWP）≦ 20 mmHg
- 心係数（CI）≧ 2.0 L/min/m^2
- 時間尿量 ≧ 0.5〜1.0 mL/kg/h
- その他の臨床的所見
  心不全症状の改善，不整脈消失，尿量維持可能
  自己心拍による収縮期圧がバルーンの補助圧を上回る

表2の基準を満たすとは限らない．その際は，自己血圧低下や尿量減少がなく，自覚症状の悪化を認めないなど総合的に判断して IABP の離脱を決定する．また，IABP 離脱後，軽度の血圧低下や尿量減少を認める場合には，使用中に減量した強心薬の一時的な増量も検討する．

【参考文献】

1) Clyde W, Yancy MD, Mariell Jessup MD, et al. A report of the American college of Cardiology Foundation/American Heart Association Task Force on Practice Guidelines Developed in Collaboration with the American College of Chest Physicians, Heart Rhythm Society and International Society for Heart and Lung Transplantation Endorsed by the American Association of Cardiovascular and Pulmonary Rehabilitation. Circulation. 2013; 128: e240-327.
2) Trost JC, Hillis LD. Intra-aortic balloon counterpulsation. Am J Cardiol. 2006; 97: 1391-8.
3) Norman JC, Cooley DA, Igo SR, et al. Prognostic indices for survival during postcardiotomy intra-aortic balloon pumping. Methods of scoring and classification, with implications for left ventricular assist device utilization. J Thorac Cardiovasc Surg. 1977; 74: 709-20.
4) Jiang CY, Zhao LL, Wang JA, et al. Anticoagulation therapy in intra-aortic balloon counterpulsation: does IABP really need anticoagulation? J Zhejiang Univ Sci. 2003; 4: 607-11.
5) Davies AR, Bellomo R, Raman JS,et al. High lactate predicts the failure of intraaortic balloon pumping after cardiac surgery. Ann Thorac Surg. 2001; 71: 1415-20.

〈花谷彰久〉

4. PCPS/VAS との併用・weaning 時の使いかた

take home messages

① PCPS は自己心肺機能が低下した状態でも，2～3L/分の強力な流量補助により循環維持が可能である．
② PCPS は IABP との併用で，より強力な循環補助が可能となる．
③ VAS は心臓移植へのブリッジを目的とした長期補助を可能にする．
④ VAS を必要とする可能性がある患者に対しては，早期から心臓移植適応を評価しておくことが重要である．

　種々な強心薬を使用しても血行動態の維持が困難な薬物治療抵抗性の重症心不全症例では，機械的補助循環装置が必要となる．自己心拍によりある程度の動脈圧が維持される症例に対しては，比較的低侵襲である大動脈内バルーンパンピング（IABP）の有効性が期待できる．しかし，ショックまたはプレショック状態のように自己心拍では動脈圧が維持できない状態では，より強力な循環補助装置である経皮的心肺補助装置（percutaneous cardiopulmonary support: PCPS）や補助人工心臓（ventricular assist system: VAS）が必要となる[1]．しかし，これら装置の使用に当たっては，装着時の侵襲，補助期間，さらには挿入後の治療経過を想定した上で慎重に検討する必要がある．ここでは強心薬使用下での PCPS/VAS 使用法について概説する．

1 PCPS の構成と挿入時の注意点

　PCPS は脱血管，送血管，膜型人工肺，遠心ポンプによって構成される閉

鎖型の心肺補助装置である．脱血管は大腿静脈より挿入し，先端を右房内に留置する．右房より脱血した血液を膜型人工肺で酸素化し，遠心ポンプにて大腿動脈に挿入した送血管へ逆行性に送血する．PCPS 使用中は強力な抗凝固療法を行うため，出血のリスクを伴う．特に PCPS の送脱血管は太いため，穿刺部からの出血がしばしば問題となる．そのため，送脱血管の挿入に際しては，ショック状態では確実な挿入が優先されるが，心不全増悪時でも待機的に挿入する場合は，できるだけ刺入部からの出血が少なくなるよう慎重に穿刺，挿入を行う．また，流量補助を開始し，回転数を上げ脱血量が増加した際に，脱血不良が生じる場合がある．その際は生理食塩水などの細胞外液を 500～1,000 mL 補液し脱血量を維持する．

2 PCPS の効果

PCPS は IABP とは異なり，酸素化された血液を 2～3 L/分で流量補助できるため，自己心肺機能が著しく低下し動脈圧が維持できない状態でも効果を発揮する．補助効果は遠心ポンプの回転数により調整可能であるが，大腿動脈より逆行性に送血するため，回転に比例して補助効果が強くなる反面，後負荷の増大にもつながる．そのため，特に重症心不全例においては，IABP を併用することにより，後負荷の軽減と冠灌流圧の増大が得られ，心補助効果が増強される．

3 PCPS の適応・導入のタイミング

PCPS の適応を表 1 に示す．心筋症や心筋炎による心不全が増悪し，高用量の強心薬投与あるいは IABP 併用下でも収縮期血圧 90 mmHg 以下，心係数 2.0 L/分/m^2 以下，肺動脈楔入圧 20 mmHg 以上の状態から脱し得ない場合，速やかに PCPS の挿入を検討する．特に劇症型心筋炎の場合，急速に血行動態が悪化することがあるため，不可逆的臓器障害をきたさないためにも，挿入すべきタイミングを逸しないことが重要である．

表1 PCPSの適応

- 心停止，重度心原性ショック状態に対する心肺蘇生
- 難治性心不全（急性心筋梗塞，劇症型心筋炎，心筋症）
- 薬剤治療抵抗性の心室性不整脈
- 開心術後の低拍出量症候群
- 心大血管手術の循環補助
- 体外循環からの離脱困難
- 補助人工心臓装着までのブリッジ

4 PCPS使用中の管理・注意点

　PCPS挿入中は血栓形成の予防のために，ヘパリンによる抗凝固療法を行う．通常は，ACT（活性化全血凝固時間）が200～300秒になるようコントロールを行う．また，一定の自己心拍出があれば，自己肺で酸素化された血液により脳循環が維持されるため，低酸素血症に陥らないよう，右上肢より動脈血液ガスをモニターしなければならない．PCPSの送血管はIABPと比較しても太いため，刺入部末梢側の虚血に注意が必要である．下肢の色調不良や温度低下を認めた場合は，ドップラ血流計にて血流を確認し，検知できない場合は，送血管刺入部の末梢側に一時的にバイパスを作成し，下肢虚血を予防する．また，PCPSとIABPの併用により強力な循環補助が得られるため，挿入前より投与している強心薬は，可能な限り減量し，自己心機能の温存を図る．しかし，PCPS開始後も循環動態が維持できない場合は，より強力かつ長期の循環補助が可能なVASへの移行を検討する必要がある．特に心臓移植適応となる可能性が高い場合，VASへ移行し血行動態が維持できとしても，不可逆的臓器障害を合併していれば，移植適応外となってしまうため，タイミングを逸しないことが重要である．

5 PCPSのweaning

　PCPS使用中に強心薬を減量しても血行動態が安定してれば，離脱を検討する．PCPSの補助流量を徐々に低下させ，1 L/min程度まで低下させた状態で，心拍出量（心係数2.2 L/min/m^{2}以上が目安），血圧が維持され，中心静脈圧の急速な上昇がないことを確認する．また，心エコーにて補助量減少による自己心機能の低下がないことや，大動脈弁をMモードで観察し，良

好な解放が得られていることを確認する．これらの条件を満たした場合，IABP の併用下で PCPS を停止させ抜去する．また，離脱後，軽度の血圧低下や尿量減少を認める場合には，使用中に減量した強心薬の一時的な増量も検討する．

6　VAS の種類

VAS は通常左室心尖部より脱血した血液を，ポンプにより上行大動脈へ送血することにより，心拍出量の低下した自己心に変わり，強力な循環補助が可能な装置である．ポンプの植え込み場所により体外設置型と体内設置型に，また血液の駆出方式により拍動流型と定常流型に分類される（表2）．

表2　補助人工心臓の種類

	植込み場所	ポンプ容量	駆動方式	入院・退院
ニプロ（東洋紡）VAD	体外	70 mL	拍動流	入院管理
EVAHERAT	体内	132 mL	定常流（遠心ポンプ）	退院可能
DuraHeart	体内	180 mL	定常流（遠心ポンプ）	退院可能
HeartMate II	体内	63 mL	定常流（軸流ポンプ）	退院可能
Jarvik 2000	体内	25 mL	定常流（軸流ポンプ）	退院可能

7　VAS の適応と導入のタイミング

VAS の適応は，強心薬による薬物治療や IABP・PCPS などの機械的補助循環装置を用いても改善しない難治性心不全例で，回復の可能性あるいは心臓移植適応のある患者である．しかし，VAS 装着による心不全の回復，すなわち VAS からの離脱を予測することは困難であるため，基本的には心臓移植の適応がある患者に対するブリッジ（bridge to transplantation：BTT）が適応となる．よって，日本循環器学会心臓移植委員会で心臓移植の適応承認を得ている，または移植実施施設内適応検討会にて心臓移植の適応がある（非心臓移植実施施設では連携心臓移植実施施設の承認が必要）と判断されれば装着可能である．しかし，これらの手続きは短時間で行えるものではないので，治療経過中に VAS の必要性が考慮されれば，早期より移植適応について検討しておくことが重要である．わが国では深刻なドナー不足により

移植待機期間が 2 年以上と非常に長いため，従来の体外設置型 VAS ではその間，入院での待機を余儀なくされた．しかし，2011 年に体内設置型 VAS が保険適応となり，病状の安定した患者は，自宅で移植待機することが可能となった．そのため，基本的には体内設置型 VAS を第 1 選択とし，表 3 に示す選択基準・除外基準をもとに適応を決定する[2]．

VAS の装着は，不可逆的臓器障害が生じる前に行うことが重要であり，肝・腎機能障害の目安として，血清クレアチニン 2.0 mg/dL 以下，総ビリルビン 2.0〜5.0 mg/dL の段階での装着が望ましい．また，装着のタイミング決定には INTERMACS 分類（表 4）[3,4] が有用であり，強心薬依存状態であっても病状が安定している profile 3 が最も良く，遅くとも profile 2 の段階で装着することが望ましい．また，PCPS を装着しているような profile 1 の症例に対する植込み型 VAS の装着は推奨されておらず，その場合には，体外設置型 VAS を装着し，全身状態や臓器障害を改善させたうえで，植込み型 VAS の適応を検討する．

表 3　「植込み型補助人工心臓」実施基準（2011.11.16 案）
（許 俊鋭，他．重症心不全に対する植込型補助人工心臓治療ガイドライン 2013．日本循環器学会，編[2] より）

		適応基準
対象	疾患，病態	心臓移植適応基準に準じた末期的重症心不全で，対象となる基礎疾患は，拡張型および拡張相肥大型心筋症，虚血性心筋疾患，弁膜症，先天性心疾患，心筋炎後心筋症などが含まれる．
選択基準	心機能	NYHA：クラス III 〜 IV（IV の既往あり）．
	ステージ	D（重症の構造的疾患があり，最大限の内科治療にもかかわらず，安静でも明らかな心不全症状がある患者）．
	薬物治療	ジギタリス，利尿薬，ACE 阻害薬，ARB，硝酸塩，β遮断薬などの最大限の治療が試みられている．
	強心薬，補助循環	ドブタミン，ドパミン，エピネフリン，ノルエピネフリン，PDE III 阻害薬などに依存，または IABP，体外設置型補助人工心臓などに依存．
	年齢	65 歳以下が望ましい（身体能力によっては 65 歳以上も考慮する）．
	BSA（体表面積）	システムにより個別に規定．
	血行動態	stage D，NYHA クラス IV の既往．
	条件	他の治療では延命が望めず，また著しく QOL が障害された患者で，治療に参加することで高い OQL が得られ，長期在宅治療が行え，社会復帰が期待できる患者．
	治療の理解	補助人工心臓の限界や併発症を理解し，家族の理解と支援が得られる．

表3 つづき

		適応基準
除外基準	感染症	重症感染症.
	呼吸器疾患	・重度のCOPD. ・高度の肺高血圧症. ・30日以内に発症した肺動脈塞栓症.
	循環器疾患	・開心術後早期（2週間程度）. ・治療不可能な腹部動脈瘤や重度の末梢血管疾患. ・胸部大動脈瘤，心室瘤，心室中隔破裂. ・中等度以上の大動脈弁閉鎖不全症，大動脈弁位機械弁. ・胸部大動脈に重篤な石灰化. ・経験数の多い施設において，手術リスクを高めることなく同時手術により修復可能と判断されるものは除外とならない.
	神経障害	・重度の中枢神経障害. ・薬物中毒またはアルコール依存の既往. ・プロトコールに従えない，あるいは理解不能と判断されるほどの精神神経障害.
	その他の臓器不全	・重度の肝臓疾患. ・重度の出血傾向，高度慢性腎不全，慢性腎不全による透析症例，癌などの生命予後不良な悪性疾患，膠原病などの全身性疾，インスリン依存性重症糖尿病.
	妊娠	妊娠中.
	その他	著しい肥満，輸血拒否など施設内適応委員会が不適当と判断した症例.

8 VAS装着中の注意点

　VAS装着中は，すなわち移植待機中であるため，移植適応外となるような不可逆的臓器障害や感染症を起こさない厳重な全身管理が必要である．脳合併症（梗塞・出血）予防のため，ワルファリンと抗血小板薬による適切な抗凝固療法が必要である．ワルファリンの投与量はPT-INRのモニタリングを施行しながら，各デバイスにより設定された目標範囲内になるよう調整する．抗血小板薬はアスピリン81mgから243mg（バイアスピリンは100mgから300mg）の使用が一般的である．また，ドライブラインの感染は，ポンプ感染症につながり，致命的な菌血症となる場合がある．ドライブラインが過度に動くことが，皮膚貫通部の皮膚障害や感染につながるため，貫通部の消毒処置のみならず，ドライブラインの固定にも注意が必要である．

表4 INTERMACS（J-MACS）Profiles
（許 俊鋭，他．重症心不全に対する植込型補助人工心臓治療ガイドライン 2013. 日本循環器学会，編[2]より）

レベル	INTERMACS	J-MACS	INTERMACSの ニックネーム	VAD 適応 決定までの時間
1	Critical cardiogenic shock	重度の心原性ショック	Crash and burn	hours
2	Progressive decline	進行性の衰弱	Sliding fast	days
3	Stable but inotrope dependent	安定した強心薬依存	Dependent stability	few weeks
4	Resting symptoms	安静時症状	Frequent flyer	months
5	Exertion intolerant	運動不耐容	House-bound	
6	Exertion limited	軽労作可能状態	walking wounded	
7	Advanced NYHA III	安定状態		

AHA/ACC　Stage A　Stage B　Stage C　Stage D
　　NYHA　　I　　II　　III　　IV
　　INTERMACS/J-MACS　7 6 5 4　3 2 1
　　心臓移植医学的緊急度　　　2　　1

9 VAS の weaning

　VAS 装着下の治療を数カ月行うことで，ある程度自己心機能が回復する症例があるが，そのなかにごく少数ではあるが，VAS 離脱が可能なまでに心機能が改善する症例もある（bridge to recovery）．特に，若年で罹病期間が短い症例では離脱の可能性が期待される．そのため，VAS 装着後も積極的な薬物治療の継続が重要であり，術前に十分量使用できなかった β 遮断薬や RAS 阻害薬，アルドステロン拮抗薬を再度導入し，可能な限り増量を行う．また，ADL を低下させないためにも，積極的にリハビリテーションを行う．VAS 離脱基準は，Berlin 基準[5]が標準的で，VAS 停止下で心エコー上 LVEF 45％以上，LVEDD 55 mm 以下で離脱可能とする．また，これら基準を満たさない場合でも，LVEF 30％以上，LVEDD 65 mm 以下でポンプ停止下でも LVEF の低下や PCWP の上昇を認めないという拡大基準[6]も提唱されている．しかし，これらの基準は，主に拍動流型の VAS を対象としたものであり，定常流型の VAS に対しては確立された基準はない．

10 重症心不全治療におけるPCPSとVASの位置づけ

循環補助量という点では，VASはPCPSを上回るため，通常はPCPSでだめならVASを装着するという考えになる．しかし，現時点でVASは心臓移植へとつなぐことが最大の目的であり，装着はPCPSを使用する前に行うのが理想的である．よって，急性心筋梗塞や劇症型心筋炎のように，病態の悪化が急速であっても離脱の可能性が期待できる場合は，速やかにPCPSを使用すべきであるが，入退院を繰り返すような難治性心不全例では，早期よりVASの使用，すなわち心臓移植の適応について検討し，適応のある場合は，VASが必要となった際，PCPSを使用することなくVASへ移行できるよう準備しておくことが重要である．

【参考文献】

1) Hunt SA, Abraham WT, Chin MH, et al. American 2009 focused update incorporated into the ACC/AHA 2005 guidelines for the diagnosis and management of heart failure in adults a report of the American College of Cardiology Foundation/American Heart Association Task Force on Practice Guidelines Developed in Collaboration with the International Society for Heart and Lung Transplantation. J Am Coll Cardiol. 2009; 53: e1-90.
2) 許 俊鋭，磯部光章，小野 稔，他．重症心不全に対する植込型補助人工心臓治療ガイドライン　2013．日本循環器学会，編．http://www.j-circ.or.jp/guideline/pdf/JCS2013_kyo_h.pdf
3) Stevenson LW, Pagani FD, Young JB, et al. INTERMACS profiles of advanced heart failure: the current picture. J Heart Lung Transplant. 2009; 28: 535-41.
4) Kirklin JK, Naftel DC, Kormos RL, et al. The Fourth INTERMACS Annual Report: 4,000 implants and counting. J Heart Lung Transplant. 2012; 31: 117-26.
5) Dandel M, Weng Y, Siniawski H, et al. Long-term results in patients with idiopathic dilated cardiomyopathy after weaning from left ventricular assist devices. Circulation. 2005; 112: I37-45.
6) Matsumiya G, Saitoh S, Sakata Y, et al. Myocardial recovery by mechanical unloading with left ventricular assist system. Circ J. 2009; 73: 1386-92.

〈花谷彰久〉

5. 植込み型補助人工心臓時代の強心薬の使いかた

take home messages

① 植込み型補助人工心臓装着が可能な重症心不全症例では強心薬依存状態と判断されればいたずらに強心薬治療を続けるのではなく，早期に植込み手術を行うべきである．
② 植込み型補助人工心臓は INTEMACS profile 3 の状態での装着が望ましい．
③ 補助人工心臓装着前は末梢臓器機能の評価が重要である．
④ 左心不全由来の肺高血圧を合併する症例で，肺血管抵抗高値を示す例では PDE III 阻害薬などを用いて肺血管抵抗の可逆性を評価する．
⑤ 植込み型補助人工心臓装着後であっても右心不全の合併などでカテコラミンの投与が必要となることがある．

2011 年 4 月以降，植込み型補助人工心臓（非拍動流型）が心臓移植適応の重症心不全で，薬物療法や体外式補助人工心臓などの他の補助循環法によっても継続した代償不全に陥っており，かつ，心臓移植以外には救命が困難と考えられる症例に対して，心臓移植までの循環改善を目的とした場合に保険診療として償還された〔移植までの橋渡し治療：bridge to transplant (BTT) therapy〕．これにより "心臓移植適応承認が前提" という制限はあるものの，わが国における重症心不全治療は大きく変化した．心不全患者を初診に診療する医師（特に循環器内科医師）は日常診療する心不全患者が今後重症心不全状態と陥った際に心臓移植や補助人工心臓治療の適応となるのか，そして患者，家族がそういった治療を希望するのか，といったことを事

前に確認し，病状の安定している時期から移植施設と連携して診療することが必要となる．また，心臓移植適応（もしくは適応となり得る）である患者の心不全が増悪し，カテコラミン依存状態となった場合にはカテコラミン使用下で，可能な限り病状を安定させ，適切な時期，適切な状態で補助人工心臓装着までの治療計画をマネージメントする必要がある．さらに補助人工心臓装着後であっても術後の急性期や一部の症例では慢性期にもカテコラミンの投与が必要な症例が存在し，補助人工心臓装着下での的確な心不全病態の把握から適切な強心薬の選択とその投与量設定が求められる．

　ここでは"植込み型補助人工心臓時代の強心薬の使いかた"と題して補助人工心臓装着を予定されている重症心不全症例に対する強心薬，特にカテコラミンの使いかたと，補助人工心臓装着後の症例に対する強心薬の使いかたといった2つの観点から国立循環器病研究センターで行われている重症心不全患者の強心薬の使いかたの実際を紹介する．

1 植込み型補助人工心臓装着前の強心薬の使いかた

　植込み型補助人工心臓装着前の重症心不全症例に対する強心薬使用のポイントはカテコラミンからの離脱が困難である場合にどのような臨床的指標をもとにカテコラミンの選択，用量調整を行い，補助人工心臓装着の適切な時期を見出すか，ということになる．さらにある症例においてカテコラミンからの離脱，退院が可能と判断できる場合であっても，当該患者のこれまでの病歴や，心機能，臨床データを総合的に判断し，近い将来の心不全再増悪，再入院が予測される場合には対象となる症例の病状が安定している時期にあえてカテコラミンからの離脱は行わず，予後，生活の質（QOL）に大幅な改善が認められる植込み型補助人工心臓の適応を検討する必要性も出てくる．

　補助人工心臓の装着は，すべての通常行い得る内科的，外科的心不全治療に反応しない症例が対象となるため，一般的な心不全重症度としてはNew York Heart Association（NYHA）機能分類Ⅳ度の症例が適応となる．これはすなわちAmerican Heart Association（AHA）/American College of Cardiology（ACC）の心不全重症度分類ではstage Dに相当する[1]．しかしながら補助人工心臓装着患者を対象とした心不全重症度分類ではInteragency Registry for Mechanically Assisted Circulatory Support（INTERMACS）

表1 INTERMACS 心不全患者重症度分類

	profile 分類	定義	患者の状態
NYHA	1	critical cardiogenic shock（重度心原性ショック）	"crash and burn"
Class IV カテコラミン投与中	2	progressive decline（進行性の悪化）	"sliding fast"
	3	stable but inotrope dependent（安定しているが，強心薬に依存）	"stable but dependent"
Class IV カテコラミン投与なし	4	recurrent advanced HF（繰り返す重症心不全）	"frequent flyer"
	5	exertion intolerant（運動不可）	"housebound"
Class IIIB	6	exertion limited（運動耐容能低下）	"walking wounded"
Class III	7	advanced NYHA class III（重症 NYHA class III）	"advanced NYHA class III"

の重症度（profile）分類を用いることが一般的であるため，表1にこれを記す[2]．INTERMACS は北米における補助人工心臓の市販後調査のレジストリーであり，2005年より開始されている．その重症度分類は上述するような補助人工心臓の適応となり得る NYHA 機能分類 III から IV 度の重症心不全症例をさらに細かく7段階に分類しており（NYHA 機能分類 IV は profile 1～6，III は profile 7 に分類されている），より詳細に装着前の心不全重症度を評価している．

日本国内においても同様の J-MACS という補助人工心臓装着患者を対象とした市販後調査のレジストリーが立ち上がり，国内症例におけるデータを蓄積している．我が国では INTERMACS profile 分類での通常1から3の症例，すなわちカテコラミンからの離脱が困難となった重症心不全症例が補助人工心臓装着の適応であるとされているが，profile 分類1すなわち心原性ショック状態の症例は植込み型補助人工心臓装着後の予後が不良であることがこれまでの報告で明らかとなっているため，profile 分類1の症例（経皮的心肺補助，PCPS 装着症例を含む）は植込み型ではなく体外設置型補助人工心臓を第1選択機種として装着することを原則としている（図1）[2]．profile 分類1の状態で体外設置型補助人工心臓を装着した症例であっても，心臓移植の適応が承認されている症例では全身状態が改善した後に植込み型補

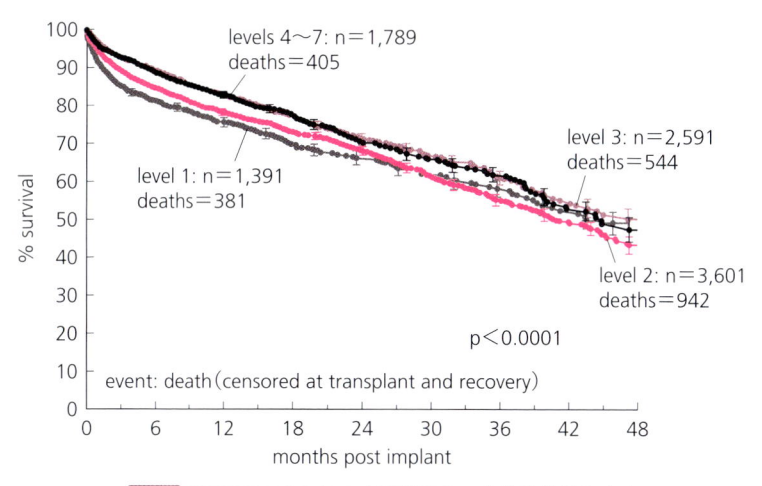

9-5．植込み型補助人工心臓時代の強心薬の使いかた

図1 INTERMACS 重症度別補助人工心臓装着後生存率

助人工心臓への切り替えを行うことができる．しかしながら患者にとっては開胸手術を2回行うという多大なリスクを負うことになるため，強心薬依存状態から直接植込み型補助人工心臓装着へと移行するためには，ただいたずらにカテコラミン治療を継続するのではなく，profile 分類3の状態（profile 2も適応であるが，可能な限り profile 3が望ましい）から速やかに植込み手術へ移行することが求められる．またわが国では profile 分類3の症例がカテコラミンから離脱すると，profile 分類4となり補助人工心臓装着の適応からも外れると考えられているが，INTERMACS レジストリーの詳細な解析では profile 分類4の症例であってもいわゆる frequent flyer といわれる心不全増悪による入退院を繰り返す症例ではそれら心不全イベントを繰り返すことにより末梢臓器機能障害が潜在的に進行することでむしろ profile 分類3よりも予後不良であるとも考えられており，profile 分類4の段階で積極的に人工心臓を装着するという考え方が主流となってきている．その点では profile 分類3とは強心薬に依存した状態ではあるものの，明らかな組織低灌流所見，末梢循環不全からくる臓器障害などの所見を認めず，心不全としては代償された安定状態のことであり，この状態を達成するには心不全による自覚症状や診察所見の評価のみならず血液検査などによる末梢臓器機能の評価や右心カテーテル検査による血行動態評価も同時に行い，強心薬の選択，用量調整をする必要がある．最近では肝機能や腎機能，栄養状態を

422　第9章　重症心不全患者の強心薬の使いかた

もとに植込み型補助人工心臓装着のリスクを総合的に評価した指標として models for end-stage liver disease（MELD）score や heartmate II risk score（HMRS）なども提唱されており，カテコラミン投与中の重症心不全患者のリスク評価として知っておくべきである[3,4]．以下に当院にて profile 分類 3 で植込み型補助人工心臓装着に至った症例の経過を提示する．臨床経過の中で脳性ナトリウム利尿ペプチド（BNP）とともに総ビリルビン（T-Bil）により示される肝機能障害を末梢循環の 1 つの指標としてカテコラミンの用量を調整し，T-Bil 値の安定したタイミングで植込み手術を行った．

症例呈示　カテコラミン依存状態から補助人工心臓装着に至った症例

〔症例〕45 歳，男性．
〔診断名〕拡張型心筋症．
〔病歴〕4 歳時に心不全発症し，特発性心筋症と診断されジゴキシン内服開始．以後当院外来通院開始．29 歳時 ACE 阻害薬開始．32 歳時カルベジロール内服開始．40 歳より心房細動発症．43 歳時，左室拡張末期径収縮末期径 63/54 mm，左室既出率 30％．45 歳時 NYHA class IIm となり，BNP も 1,102 pg/mL と上昇したため当院入院となる．入院後は安静にて経過観察を行うも，BNP は低下せず，T-Bil 値の上昇を認めた．循環不全による肝障害（うっ血肝）を疑い，ドブタミン 2 μg/kg/min にて開始となった．ドブタミン開始後，一時的に BNP，

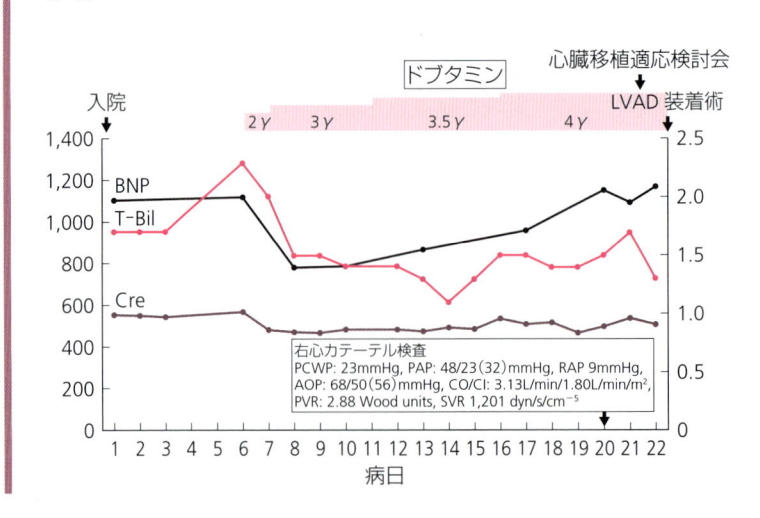

9-5. 植込み型補助人工心臓時代の強心薬の使いかた

T-Bil は低下するも，再度上昇傾向認めるため，ドブタミンは漸増し 4 μg/kg/min とした．ガイドラインに準じた心不全最適治療にもかかわらず心不全増悪を認め，カテコラミンに依存状態であると判断されたため施設内心臓移植適応検討会を開催し，同検討会にて心臓移植適応を承認された．入院第 22 病日目に植込み型補助人工心臓装着となった．補助人工心臓装着 2 日前に施行した右心カテーテル検査では左心不全に伴う肺高血圧と低心拍出を認めた．

2 症例の考察および植込み型補助人工心臓前のカテコラミン使用のコツ

　植込み型補助人工心臓の適応症例に対してカテコラミンを投与する際の実際的なことについては同じ第 9 章 2 の「カテコラミンの導入・離脱の実際」を参考にしていただきたい．基本原則は第 9 章 2 とほぼ同じであり，カテコラミン開始前にはさまざまな臨床指標を評価し，カテコラミン開始後の評価の基礎データとする．投与する薬剤としては心筋収縮力の増加とともに後負荷軽減から心拍出量の増加を目的としたドブタミンの持続投与が第 1 選択となることが多いが，補助人工心臓装着を要する重症心不全症例にはしばしば左心不全由来の二次性肺高血圧の合併が認められるため，肺動脈拡張作用を期待して PDE III 阻害薬（ミルリノン・アムリノン）を併用することも多い．これら薬剤の投与により循環不全を改善させ，得られた臨床指標のなかで心機能に関連した指標とともに血液検査データによって得られる肝機能，腎機能といった末梢臓器機能の評価や栄養状態の評価がより重要となる．心不全の重症度評価とともに，この先に予定されている植込み型補助人工心臓装着術を見据え，手術の侵襲による全身への影響を含めた全身管理の視点が求められる．今回提示した症例では入院後に上昇した T-Bil はドブタミンの開始によっていったんは低下傾向となったものの，正常範囲内までの改善は認めなかったためドブタミンを漸増した．その結果，T-Bil は一時的に正常値まで回復するも（1.1 mg/dL），再度上昇傾向となったため強心薬依存状態と判断し，補助人工心臓装着の方針となった．本症例に関しては T-Bil を末梢循環不全の指標として治療方針を決定したが，その他にもアルブミン（Alb），コリンエステラーゼ（Che）といった肝合成能の指標も著明な低下を

認めており（Alb：入院前 3.8 g/dL，補助人工心臓装着直前 3.3 g/dL，Che：入院前 221 IU/L，補助人工心臓装着直前 166 IU/L），栄養状態の悪化を伴っていた．末梢臓器機能の悪化と栄養状態の悪化はともに術後の回復の障害となるため，ドブタミン 4 μg/kg/min 単剤のみとカテコラミン投与量としてはそこまで高用量とはいえない時点での補助人工心臓装着に踏み切った．これは患者の全身状態からこれ以上の無為なカテコラミン投与は術後のリスクを増加させるのみと判断したためである．術後の経過としては比較的良好ではあったが，術前より懸念していたアルブミンの低下や肝障害により，術後胸水の管理に難渋した．本症例のカテコラミンとしては結果的にドブタミンのみを単剤使用としたが，術前に肺高血圧を認めていたことからは PDE III 阻害薬の併用も有用であった可能性がある．しかしながら，術後の経過を合わせて考えると，循環不全により末梢臓器機能障害が進行しているなかでいたずらにカテコラミンの漸増，追加を行うことに時間を費やし，補助人工心臓装着術までにさらなる末梢臓器機能の悪化，栄養状態の悪化を認めた場合には，手術のリスクを増加させることになるためその判断は慎重に行うべきである．

　我々の施設では補助人工心臓術後の管理も術前と同様に循環器内科医師が関わっている．実際に内科医師が補助人工心臓術前後の管理に積極的に関わることで，カテコラミンの使用方法を含め，これまでとは異なる視点での術前心不全および全身管理が可能になると考えている．

3　左心不全に合併した肺高血圧症に対する強心薬を用いた肺血管抵抗値の可逆性評価

　補助人工心臓の装着を予定されている重症心不全症例のなかにはしばしば左心不全に合併した肺高血圧症〔pulmonary hypertension due to left heart disease（group 2）〕を伴う症例を認める[5]．これら肺高血圧の合併は移植への橋渡し治療として（bridge to transplantation：BTT）補助人工心臓治療を受ける症例にとってはその先にある心臓移植手術のリスクとなる．日本の心臓移植適応基準にも肺血管抵抗値〔wood units，平均肺動脈圧（mmHg）－平均肺動脈楔入圧（mmHg）/心拍出量（L/min）〕6 wood units 以上は心臓移植の禁忌事項として明記されている[6]．高い肺血管抵抗値を認める心臓移

表2 肺血管抵抗高値症例に対するミルリノン負荷試験

対象症例
肺動脈収縮期圧≧50 mmHg で TPG≧15 mmHg もしくは PVR＞3 Wood Units で，収縮期血圧＞85 mmHg の症例

ミルリノン負荷試験
上記基準を満たす症例に対し，中心静脈よりミルリノン 25 μg/kg/10 分ボーラス投与後，0.25 μg/kg/min で持続点滴を継続．その間に右心圧測定を施行し，肺血管抵抗値の再評価を行う．

注）当院では純酸素負荷試験をまず行い，肺血管抵抗値の低下が認められない症例に行うことにしている．一部の症例ではミルリノンの高用量投与により検査中〜検査後に低血圧が遷延することがある．

植レシピエントの場合，正常心機能であるドナー心を移植した場合，ドナー心はレシピエントの高い肺血管抵抗値に抗して右心系から左心系に血液を駆出することができず，移植後に右心不全を合併する．国際心肺移植学会（the International Society for Heart and Lung Transplantation）のレジストリー報告でも肺血管抵抗値が 3.5 wood units 以上の症例ではそれ以下の症例と比較して明らかに予後不良である．そのため，肺血管抵抗値高値を認める症例では BTT 目的に補助人工心臓を装着する前に肺血管抵抗値の可逆性を確認する必要がある．当院では肺血管抵抗値が 3〜4 wood units を示す症例では酸素吸入や強心薬，一酸化窒素吸入などの方法により肺血管抵抗値の低下を確認することにしている．ここではそのうちカテコラミンとしてミルリノンを用いた肺血管抵抗値可逆性評価の当院でのプロトコールを表2に紹介する．

4 植込み型補助人工心臓装着後の強心薬の使いかた

補助人工心臓装着の周術期，術後急性期には強心薬の投与は必要となるが，一部の症例では急性期以降にも強心薬の投与が必要となることがある．

術後急性期のカテコラミンは術中の投与薬を継続し，術後の ICU での管理に引き継ぐ．術後急性期に投与するカテコラミンの目的は主に血圧調節と右心不全対策である．血圧の管理目的にはドパミンやノルアドレナリンといった血管に作用する薬剤を使用する場合もあるが，過度の昇圧は人工心臓にとっての後負荷上昇につながり，結果としてポンプ拍出量の低下につなが

るため，慎重に使用する．術後急性期の右心不全は心筋症などでは右室心筋も障害され，右心機能が低下していることに加えて，高度の左心不全による左室拡張末期圧上昇，肺動脈圧上昇にさらされてきたことによってさらに機能低下が悪化することによりもたらされる．補助人工心臓装着により左心機能はほぼ完全に代行されるが，補助人工心臓が十分に機能するためにはポンプへの前負荷が十分に供給されることが必要となる．補助人工心臓装着の対象患者は元来の右心機能低下に加えて，術中麻酔下の輸液，輸血とともに手術侵襲による血管透過性亢進により肺間質の浮腫，ひいては肺血管抵抗の上昇を招き，右心不全を助長することになる．そのような右心不全合併例では術中，術後急性期に一酸化窒素の吸入を行い，その後はカテコラミン，なかでも肺血管拡張作用の強いPDE III阻害薬の投与により肺血管抵抗値の低下とともに右室の収縮力をサポートすることにより対応する（ドブタミンも有効である）．術後48～72時間は手術侵襲に対する反応として生体は水分貯留の方向へ進むため，その時期を乗り切るためにカテコラミンを使用し，その後の利尿期への移行以後は体液量の調節も比較的容易となり，カテコラミンの漸減，離脱が可能となる．手術に関連した胸水貯留が長期化することにより無気肺が遷延する症例では右心不全の助長を招くため，胸腔ドレナージの再挿入などの処置が必要となることがある．

5 補助人工心臓装着後慢性期の右心不全に対する強心薬の使用

　補助人工心臓装着患者の慢性期に右心不全を合併することを時折経験する．特にわが国ではBTTとしてのみしか補助人工心臓装着が保険償還されていないとはいうものの，実際の心臓移植待機期間は3年近くになる現状ではいかに補助人工心臓装着により自己心の減負荷がなされているとはいえ，基礎心疾患である心筋症の進行により右心機能の低下から右心不全を合併することがある．また現在使用されている植込み型補助人工心臓の特徴である連続流ポンプはその強力なポンプ能力の故に左室から強力に脱血することが可能である．左室からの過剰な脱血は左室の虚脱，中隔壁の左室側への偏位につながり，中隔壁の偏位は右室形態異常からの右心機能低下，右心不全を誘発する．このような補助人工心臓装着後慢性期に発症する右心不全に対して

は人工心臓ポンプの適正設定調整とともにカテコラミンによるサポートを必要とする．この際に使用する薬剤としては強心作用をメインにもつドブタミンを使用する．補助人工心臓装着症例では通常左室内圧は十分に減圧されており，肺高血圧は改善しているため，肺血管拡張作用は必要なく，純粋に心筋収縮作用を増強するドブタミンが第1選択薬となる．ただし，合併する右心不全のさらなる増悪により静脈圧の上昇から胸水貯留などを認める場合には肺間質の浮腫や胸水による無気肺により肺血管抵抗値の上昇が予測されるため，PDE III 阻害薬の使用も考慮する．

上述するように補助人工心臓装着後であってもカテコラミンの使用を必要とする症例は存在する．しかしながら，補助人工心臓装着症例に対するピモベンダンといった経口強心薬の効果に関しては今のところエビデンスはない．当院においては右心不全を示す症例の一部に投与している経験はあるものの，症例数も少なく，効果については判断しかねるのが正直なところである．補助人工心臓装着患者における経口強心薬の効果については今後の症例の蓄積を待ちたい．

6 まとめ

"植込み型補助人工心臓時代の強心薬の使いかた"と題して，植込み型補助人工心臓の装着を予定されている重症心不全症例に対するカテコラミンの使いかたについて，当院での実際の診療を参考に概説した．現時点では植込み型補助人工心臓は心臓移植への橋渡し治療としてのみ保険適応とされているため，その対象症例は多くはない．しかしながら近い将来，わが国でも植込み型補助人工心臓装着が心臓移植適応に関係なく心不全の治療として装着可能となる destination therapy として使用可能となるように現在準備が進められている．循環器内科医師としては，対象となる重症心不全症例の病状をいかに安定させ，少しでも良い状態で補助人工心臓治療へとマネージメントしていくかが大きな課題となっており，その点ではカテコラミンの使用に関してもいたずらに長期間投与するのではなく，重症心不全と診断された場合には常に補助人工心臓治療を含めた患者マネージメントを行うことが望まれる．

今後 destination therapy の導入とともに植込み型補助人工心臓装着症例

の増加が予測されているなかで，循環器内科医師がより積極的にその術前，術後の管理を行うことにより，当該治療領域の発展が期待される．

【参考文献】

1) Yancy CW, Jessup M, Bozkurt B, et al. 2013 ACCF/AHA guideline for the management of heart failure: a report of the American College of Cardiology Foundation/American Heart Association Task Force on practice guidelines. Circulation. 2013; 128: e240-327.
2) Kirklin JK, Naftel DC, Pagani FD, et al. Sixth INTERMACS annual report: a 10, 000-patient database. J Heart Lung Transplant. 2014; 33: 555-64.
3) Yang JA, Kato TS, Shulman BP, et al. Liver dysfunction as a predictor of outcomes in patients with advanced heart failure requiring ventricular assist device support: Use of the Model of End-stage Liver Disease (MELD) and MELD eXcluding INR (MELD-XI) scoring system. J Heart Lung Transplant. 2012; 31: 601-10.
4) Cowger J, Sundareswaran K, Rogers JG, et al. Predicting survival in patients receiving continuous flow left ventricular assist devices: the HeartMate II risk score. J Am Coll Cardiol. 2013; 61: 313-21.
5) Galiè N, Hoeper MM, Humbert M, et al. Guidelines for the diagnosis and treatment of pulmonary hypertension: the Task Force for the Diagnosis and Treatment of Pulmonary Hypertension of the European Society of Cardiology (ESC) and the European Respiratory Society (ERS), endorsed by the International Society of Heart and Lung Transplantation (ISHLT). Eur Heart J. 2009; 30: 2493-537.
6) 一般社団法人日本循環器学会心臓移植委員会ホームページ．http://plaza.umin.ac.jp/~hearttp/

〈瀬口 理〉

第10章　強心薬の将来像

take home messages

① 心不全の臨床は既に超高齢者が大半を占めている．例えば，新潟南病院では年間約100名患者が心不全で入院するがその中央値は85歳である．
② この傾向は2025年にはもっと強まり，今のままで推移すると介護負担が著増すると予想される．高齢者循環器診療の首座に位置する心不全患者をいかに介護負担が少ない，ADLやIADLが保たれた形で独歩退院できるかが問われている．
③ また心不全はフレイルを促進させる．したがって，心臓リハビリや独歩リハビリをいかに迅速に，いかに円滑に導入できるかが超高齢者心不全治療のポイントとなる．
④ このパラダイムのなかで今後の強心薬の役割とありかたを解説する．

　否応なしに日本に超高齢社会がやってくる．東京オリンピックの5年後，2025年が節目の年となるであろう．石川の推計データ[1]によれば，団塊の世代が75歳に達する2025年には後期高齢者が現在の1,631万人から2,159万人に増加し，全人口の18％に達する．その頃には100歳以上が30万人となり，65歳以上人口が30％をオーバーするという[2]．これだけでも人類が初めて経験する超高齢社会，深刻な人口問題である．より複雑なことに，加えて全人口が現在より約600万人減少し，勤労層が全人口の60％を割り込むことである．6,800万人の働き手がこの国を支え，障害者も含めた全国民1億2,000万人の共生を養うことになる．国を担う勤労パワーが大きな不安要因である．それゆえ2025年問題の主眼は医療ではない．医療には十分な歴史的蓄積のもとにアートもサイエンスも備えている．十分な対応能力

である．最大の関心事は老年人口を賄う介護力をいかに獲得するかにある[3]．それにもかかわらず，医療関係者はこの介護の危機に疎い．いまだにイノベーションに専心している面が指摘される．残念ながら現状の医療・医学の方向性ではこの国の超高齢化問題は解決しない．どのような理由があるにせよ，賄える介護力の範囲内で高齢者医療の結果や成果を収れんしなければならない．そのようなパラダイム構築，そのための学術活動が不可欠である．少なくとも，高齢者医療ではそのベクトルを確認する必要がある．特別な事情や背景が個々の症例にはある．高齢者になればなるほどそれらはより複雑なものになるであろう．そうであるにせよ，医療が招いた負の結果や成果を介護領域に押しつけ，負担のスパイラルを深刻化させてはならない．むしろ，個々の症例を包む生活環境や介護環境を深く考慮し，それに最適な医療介入を速やかに選択する．それを医学的に裏づける．このようなより柔軟でより多彩な対応が求められている．これが2025年問題を控えた潜在的な医療・医学ニーズと心得る．

　高齢者循環器医療の首座に位置する心不全はまさにこの構図のなかで語られるべきものがある．高齢者心不全への診療成果が，結果として少子・超高齢社会が賄える介護力の守備範囲内で完結しているか？　当該患者に残された貴重な終末人生をいかにエレガントに彩っているか？　負担を賄う社会的合意は形成できるか？　そんな設問が循環器専門医に鋭く問われている．強心薬も例外ではない．

1 超高齢者の心不全，その特徴

　既に心不全有病者の平均年齢は75歳を超えた[4]．80歳超えも既に現実のものとなってきている．たとえば，恒仁会新潟南病院が診ている心不全入院患者の実態を紹介しよう．政令指定都市・新潟市（人口79万9,000人）の中規模市中病院（入院数177名，DPC III群病院）である．2次救急輪番を担当し，年間2,100名（患者年齢中央値72歳，男女比5：5）の内科，外科，小児科，婦人科，眼科，整形外科，泌尿器科，皮膚科，歯科患者に対応している．そのなかで，うっ血性心不全入院患者（年齢中央値85歳，男女比4：6）は，誤嚥性肺炎158名（87歳，4.5：5.5）に次いで97名と第2位を占め，40％が緊急入院し，平均在院日数が45日と長く，院内死亡率が20％

に達する．医療資源投入量の大きい疾患として位置づけられている．第3位の市中肺炎（年齢中央値72歳，男女比5.1：4.9，緊急入院率12.8％，在院日数28日）78名と比較すると年齢と医療資源投入量の高さが際立っている．実際，男性心不全患者は平均年齢80.6歳，中央値83歳であり，女性患者はそれぞれ87.1歳，87歳である．急性心不全を対象としたわが国の代表的レジストリー研究ATTEND[5]の平均年齢が72.9歳であることを参考にすると，リアルワールドの急性心不全診療は超高齢化している．しかも院内死亡率は誤嚥性肺炎の死亡率32.3％に次いで高い．市中肺炎は11.5％にとどまる．うっ血性心不全は誤嚥性肺炎と同様に，超高齢者が人生の終末，死を迎える1つのモードとして受けとめられている．

　超高齢者の一般臨床がそうであるように，原因疾患の病態のみが心不全診療の難治度を示すとは限らない．超高齢者の心不全患者は総じて多疾患有病者である．それゆえに，合併疾患の多寡，その影響度，それに加えて精神や心理的要因，それに生活要因も加味されて難治度が決まってくる．若年者心不全や壮年者心不全のように，難治度が増したら強心薬，それでも救えないようであれば人工心臓，そしてついには心臓移植かホスピスケアと垂直思考できる患者，手術や処置の多寡で医療資源の消費量が決まる患者とは異なる．

　しかも心不全は高齢者の認知症やフレイルの主要な加速要因でもある．脳循環不全は認知能力を減衰させ，体循環不全は精神的・心理的活動の不活性化とサルコペニアを通じての身体的フレイルを招来する[6]．たとえ急性期を何とか乗り越えたとしても，適切で迅速な介入が遅滞すれば認知症やフレイルを深刻化させ，後医療や介護への負担を著増させる．最終的に，超高齢者心不全の最前線は認知症とフレイルへの対応に終始するといっても過言ではない．"心不全はさておき，この患者さんの認知症とフレイルをどうするか？"のフレイズが先行する世界である．特に，心不全臨床では認知症以上に難渋するのがフレイルである．循環器病の発症とともにフレイルは発生・進行・加速する．さらにその最終像である心不全を発症するとサルコペニアとフレイルの悪性サイクルが深刻化していく（図1）．それが買い物歩行どころか，食事歩行やトイレ歩行を奪い，人間としての尊厳を傷つける．また，これが心不全の病態以上に余命を規定し，終末人生の彩りを褪せさせ，介護負担を著増させる[7]．適切な心臓リハビリや独歩リハビリでの介入がない限り，心不全ではなくフレイルが主徴，主病態となって医療者と介護者を悩ま

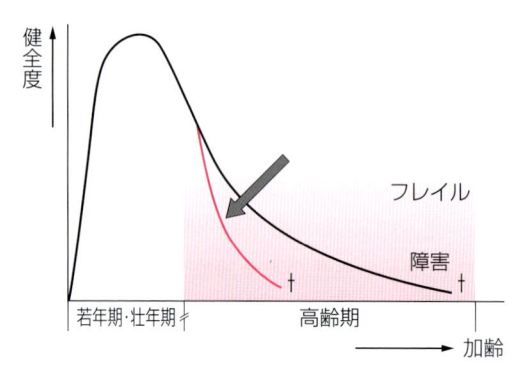

図1　心不全はフレイルを加速する
フレイルは加齢とともに深刻化する．その結果障害が発生し独歩ができなくなる．心不全を発症するとサルコペニアとフレイルの悪性サイクルが深刻化し，フレイルはより加速して表れ，高齢患者の自立性を失わせ死に至らしめる．

す[8-10]．言い換えれば，心不全対応にのみ終始していたのでは，患者，家族，そして社会の期待に応えたことにはならない．フレイルへの対応こそが超高齢者心不全医療の最大関心事となる．心不全病態に応じたフレイル予防，フレイル介入，介護予防が患者や家族，そして社会が循環器専門医に求めている成果ということになる．心不全治療の成功，救命・退院だけでは結果を出せても，成果はあげていない．医療で成果が出ないのであれば，ケアを担当する介護領域で負担が減るはずなどない．結局，医療の負の成果を介護が支払う構図をつくりあげる．これでは2025年には対応できない．

2　心性心不全か血管性心不全か？

　超高齢者100名のうっ血心不全患者を通覧するとあることに気づく．それは彼らの多くは血管性心不全（vascular failure）を病んでいることである[11]．心筋病変に起因するポンプ失調，心性心不全（cardiac failure）ではとても超高齢者まで達することができない．入退院を繰返す過程で淘汰される．多疾患有病者であるがゆえの宿命である．他臓器合併病変によるリスクが大きく寄与する．慢性腎臓病が良い例である．体循環の低下が臓器循環の悪化を招き，本来の固有病変を加速する．

　超高齢者は長寿社会のエリート集団である．超高齢者心不全はその意味で

は過酷な環境下で長寿を全うしてきた超エリートといえる．循環器病の最終像である心不全を病みながら，中央値85歳という超高齢に達している．それは抵抗血管病変に基づくポンプ失調，血管性心不全が主病変であればこその結果であろう．こうして超高齢者では拡張不全患者が多くなり，女性優位の臨床病像が創りあげられる．

　超高齢者心不全のリアルワールドを概観すると，2008年にMebazaaらが提唱した収縮期血圧に注目した急性期病態把握，クリニカルシナリオ（Clinical Scenario: CS）分類[12]は心不全臨床をより簡便化した．現在，高齢者心不全の急性期治療で最も重要な薬剤は血管拡張薬と利尿薬である．収縮期血圧が100mmHg以上あるCS1, CS2, CS4（右室梗塞合併を除く）での初期治療が体系化された．結果，収縮期血圧の維持と管理が困難な患者に心臓救急パワーを集中できている．それは取りも直さず，急性期，回復期を含め強心薬の役割を明確化した．すなわち，CCU管理から離床に向けて，また一般病棟管理から独歩退院に向けて，そして在宅医療での患者支援，介護支援に向けて強心薬が血圧の維持と管理にどれだけ貢献できるかの課題である．血管拡張薬や利尿薬の血圧降下，臓器循環の低下という負の連鎖を是正し，患者の生活の質（QOL）をいかに担保するかの問いでもあろう．先に述べたフレイル介入を念頭におけば，心臓リハビリや独歩リハビリは必須療法である．この心臓リハビリや独歩リハビリをいかに円滑に導入できるか，そしていかに速やかにゴール達成に誘導できるかもポイントとなる．

　厚労省が毎年発表する簡易生命表[13]によれば，日本人男性85歳の平均余命は6.12年，女性は8.19年である．このデータを参照して，不遜なもの言いをすれば超高齢者診療の到達目標は既に長命延長にはない．そうして，超高齢者の心不全臨床では客観的な終点（エンドポイント）の変容が求められていると理解する．全死亡や心事故回避のハードエンドポイントを偏重する臨床試験型の診療体系は改めるべきである．むしろ，自立独歩を基本に据えたADL（activities of daily living）やIADL（instrumental activities of daily living）を重視したソフトエンドポイントの設定である．この変容の本質は介護人生の予防を目指している．心不全診療においてこれらを達成できる介入法は今のところ多くはない．推奨度の高い方法は心臓リハビリに限られる．結果，リハビリの介入密度や妥当性，それに成果が問題となり，施行者や施行施設間でのアウトカムが争われるはずである．ところがいまだにリ

アルワールドが追いついていない．"リハビリ施設をもっている"，"リハビリをしている"に満足している．

超高齢者の心不全診療では，血管性心不全患者を中心に豊かな終末人生を彩る成果を最優先する医療内容が肝要と心得る．そのパラダイムのなかで初めてこれからの強心薬の果たす役割を探索すべきであろう．

3 現在までの強心薬とその役割

翻って強心薬を考察すると，実に損な役回りを演じてきた．血行動態が一度は危機に瀕した患者を対象に，心筋収縮力を高めることによって心肺危機を脱することを一義的な役割として開発され，試され，そして応用されてきた．しかも，長期的な心事故回避がエンドポイントとして強要された．それは臨床試験での結果と成果の検証によく表れている[14]．一言で総括すると，結果は悪くなかったが，成果はあげられなかったことになる．しかし，強心薬を正当に評価できるスケールで判断したか否かは別問題である．今日に至るも不明のままに推移している．そのような厳しい環境下でも，日本の心不全フィールドでは ADL 維持や増進の観点で一定の積極的評価を得てきた[15]．それが，今日もなお日本の心不全領域で，ジギタリス，β_1刺激薬，アデニル酸シクラーゼ活性化薬，非選択的ホスホジエステラーゼ阻害薬，ホスホジエステラーゼ III 阻害薬，トロポニン C 感受性増強薬，cAMP 直接増加薬などが生き残り，上手に活用されている大きな理由である．日本のプロたちが丁寧に対応し，手塩にかけて育て，そして使い切ってきた．

先にも述べたように，超高齢者心不全での臨床到達目標，エンドポイントは質的変換をとげねばならない．従来のように，長命と心事故回避を一義的な関心事とする観点は馴染まない．現在の 0 歳児が期待されている余命年数にほぼ達している超高齢者の心不全臨床では，人間の尊厳を守ったうえで，身の丈にあった介護負担で賄える成果が求められる．質的変換である．新しい観点であるが少子超高齢社会の当然の帰結でもある．超高齢者診療での最大関心事は生命予後にはない．自立した日常生活にある．買い物を楽しみ，催し物に参加し，好きな物を食べ，自力で排泄し，皆と楽しく交わる．小さな見守り介護のなかで独立歩行を楽しむ．このような終末人生の過ごしかたを最後の最後まで求めている．これらが満たされる医療が，医学的に裏づけ

されてきたであろうか．答えは否である．心臓救急であれば，超高齢者が救命されたその瞬間からの命題となる．慢性心不全患者であれば，疾病管理の診察ごとに求められる．超高齢者は，多疾患有病者とはいえスーパーウーマンやスーパーマンである．だからこそそれらの望みには重みがあり，医療チームは納得できる．敬意を払って同意する．しかしながら強心薬を含め，この質的変換に大きく関わってきた治療法が今までそれを尊重してきたであろうか．答えはやはり否である．

4 求められる強心薬

心原性心不全患者においては，低拍出量症候に陥ってもトロポニンC感受性増強薬，あるいはcAMP直接増加薬投与が有効な臓器循環を維持し，重症心不全患者の自立した日常生活に幾ばかりか貢献できるのではないかと試行錯誤が繰り返されている．同様の効果は血管性心不全の超高齢者にも期待される．血管拡張薬によってもたらされた降圧効果，あるいは臓器循環の悪化を補う強心薬，強心薬と血管拡張薬を併せもつinodilatorの使用である．このような成功体験はさらなる強心薬への期待をさらに膨らませる[16]．β刺激の活性化やカルシウムハンドリング，心筋細胞の形質変換のみが着眼点ではない．心筋ミトコンドリアや心筋を構成する毛細血管網への介入も新たなポイントになろう[17]．そして究極の強心薬は自己心筋幹細胞を用いた心筋再生を可能とする[18]．

これらの効果と成果を発揮する強心薬が登場した暁には，超高齢化社会のフレイル問題も同次元で議論されることになる．心不全に加えてフレイルも同時に解決できるエイジェントではないのですか，の質問である．超高齢者の心不全では骨格筋，特に下肢筋力に熱い視線が注がれている[19]．超高齢者心不全のサルコペニア・フレイルに介入するには，①骨格筋量，②筋線維の形質変換，③ミトコンドリア機能，への関与が必要である．心筋や血管平滑筋，それに骨格筋の介入ポイントには相似性がある．心臓・血管・骨格筋連関と称されるような構図である．

5 おわりに

　超高齢者の心不全対策は着手したばかりといっても過言ではない．心不全治療という脈絡で壮年患者も高齢患者も同様に対応されている実情にある．21世紀に入ると"心不全予防"が声高に提唱され，既に十分な時間が経過した．また日本のような高齢化社会では縦型のデータ蓄積も進んできた．そろそろ蓄積された個別縦列データに基づく合理的な心不全医療が展開されて，結実してもよい頃である．そうでなくても，超高齢者特有の病態，認知症とフレイルを勘案し，心不全診療のみではなく介護志向型の医療がスタートしてもよい．従来の強心薬を見直し，将来の強心薬を展望するに当たり，それぞれの目的に叶う役割がある．またそれを探索するフロントを日本の心不全診療が担っている．

【参考文献】
1) 石川ベンジャミン光一. Koichi B_Ishikawa-Profile Tableau Public. https://public.tableau.com/profile/kbishikawa#!/
2) 辻 哲夫. 超高齢社会の到来と地域包括ケア：柏プロジェクトを通して（特集 2025年に向けて「地域包括ケアシステム」の構築）. 保健の科学. 2014; 56: 508-10.
3) 厚生労働省. 高齢者の介護予防等の推進. http://www.mhlw.go.jp/seisakunitsuite/bunya/kenkou_iryou/kenkou/kenkoudukuri_sokusin/dl/kennkou02-04.pdf
4) Hamaguchi S, Kinugawa S, Goto D, et al. Predictors of long-term adverse outcomes in elderly patients over 80 years hospitalized with heart failure-A report from the Japanese Cardiac Registry of Heart Failure in Cardiology (JCARE-CARD) -. Circ J. 2011; 75: 2403-10.
5) Sato N, Kajimoto K, Keida T, et al. Clinical features and outcome in hospitalized heart failure in Japan (from the ATTEND Registry). Circ J. 2013; 77: 944-51.
6) Xue QL. The frailty syndrome: definition and natural history. Clin Geriatr Med. 2011; 27: 1-15.
7) Izumi T. Heart failure and myocardial diseases: A message to the next generation. Cardiovascular disease prevention: Lessons from heart failure. Kitasato Med J. 2013; 42: 26-34.
8) 和泉 徹. 心不全フロントで考える－独歩退院は心臓リハビリの新たな役割－. 高崎医学. 2013; 64: 26-34.

9) 小幡裕明, 南野 徹, 上原彰史, 他. 超高齢社会におけるフレイルを克服する—独歩プロジェクト. 日循予防誌. 2015; 50: 41-7.
10) 和泉 徹. 私の考える心臓リハビリ. 日心リハ誌. 2016 印刷中.
11) 和泉 徹. 急性心不全治療ガイドライン (2011 年改訂版). http://www.j-circ.or.jp/guideline/pdf/JCS2011_izumi_h.pdf
12) Mebazaa A, Gheorghiade M, Piña IL, et al. Practical recommendations for prehospital and early in-hospital management of patients presenting with acute heart failure syndromes. Crit Care Med. 2008; 36: S129-39.
13) 厚生労働省. 平成 25 年簡易生命表の概況: http://www.mhlw.go.jp/toukei/saikin/hw/life/life13/dl/life13-14.pdf.
14) Feldman AM, Bristow MR, Parmley WW, et al. Effects of vesnarinone on morbidity and mortality in patients with heart failure. Vesnarinone Study Group. N Engl J Med. 1993; 329: 149-55.
15) The EPOCH Study Group. Effects of pimobendan on adverse cardiac events and physical activities in patients with mild to moderate chronic heart failure. The effects of pimobendan on chronic heart failure study (EPOCH Study). Circ J. 2002; 66: 149-57.
16) Sato N, Takahashi W, Hirayama A, et al. Multicenter, Randomized, Double-Blinded, Placebo-Controlled Phase II Study of Serelaxin in Japanese Patients With Acute Heart Failure. Circ J. 2015; 79: 1237-47.
17) Lee CF, Tian R. Mitochondrion as a target for heart failure therapy–role of protein lysine acetylation–. Circulation J. 2015; 79: 1863-70.
18) Fujita J, Fukuda K. Future prospects for regenerated heart using induced pluripotent stem cells. J Pharmacol Sci. 2014; 125: 1-5.
19) Kinugawa S, Takada S, Matsushima S, et al. Skeletal muscle abnormalities in heart failure. Int Heart J. 2015; 56: 475-84.

〈和泉 徹〉

索引

あ

アクチン	18
圧利尿関係	146
アディポネクチン	356
アドレナリン	73, 75, 77, 367
アドレナリン受容体	73, 75
アミノクローム	350
アルドステロン	134, 281
アルドステロン拮抗薬	357
アルドステロンブレークスルー	282
アンジオテンシン II	134
アンジオテンシン II 受容体拮抗薬	278, 357
アンジオテンシン変換酵素阻害薬	278, 357, 400

い

1回拍出量	32
一酸化窒素	280
イノダイレーター	67, 228
イバブラディン	226
インスリン	369
インスリン抵抗性	371

う

植込み型補助人工心臓	418
右室機能障害	317
右室梗塞	339
右室の代償機構	209
右心カテーテル	298
右心不全	173, 207
うっ血	87, 95, 105, 122
右房圧	96, 334
運動耐容能	128
運動耐容能低下	123

え・お

エネルギー効率	145
エネルギー障壁	15
エピネフリン	59
エポプロステノール	175
エラスタンス	1
延命効果	73
オルプリノン	77, 79, 151, 371

か

介護力	430
ガイドライン	167
化学受容器反射	146
拡張型心筋症	294
拡張機能	32
拡張相肥大型心筋症	300
拡張不全	279
拡張末期圧	93
拡張末期エラスタンス	2
活性化全血凝固時間	408
活性酸素抑制	83
滑走説	20
カテコールアミン	73, 85
カテコールアミン受容体	73
カテコールアミン製剤	47
カルシウムイオン	7
カルシウム感受性増強薬	224
カルペリチド	288
環状 AMP	348
冠動脈不全	15
緩和ケア	53

き

機械的補助循環	221, 404
気管支拡張効果	216

基礎心疾患	98	催不整脈作用	132
機能的僧帽弁逆流	333	細胞内 Ca^{2+}	11
機能的僧帽弁閉鎖不全	314	細胞内 cAMP	40
急性心筋梗塞	104, 333	細胞内アデニル酸シクラーゼ	40
急性心不全	179, 278	左室-大動脈連関	326
急性大動脈弁閉鎖不全症	309	左室圧-容積関係	91, 329
強心薬	88, 90, 286	左室拡張障害	300
虚血	103, 307	左室拡張末期圧	88
虚血性心疾患	98	左室拡張末期容積	92
筋小胞体	7	左室逆リモデリング	105, 107, 119
		左室駆出率	31
く		左室仕事量	92
グアニル酸シクラーゼ	286	左室収縮性	33
グリコーゲン	369	左室リモデリング	104, 105
クリニカルシナリオ	109, 154, 195	左室流出路狭窄	300
グルコース	369	左心不全	176
		左房圧	96
け		酸化的リン酸化	16
経口強心薬	129, 225	三尖弁逆流	317
系統発生	74	酸素浪費効果	4
経皮的心肺補助装置	410		
経皮的大動脈弁挿入術	307	**し**	
劇症型心筋炎	411	ジギタリス	78, 81, 226, 265, 282
血管拡張薬	54, 286	ジソピラミド	302
血管性心不全	432	実効動脈エラスタンス	145
血行動態	3, 95	疾病管理プログラム	125
血流依存性血管拡張反応	353	自動薬剤注入装置	5
原因鑑別	220	シベンゾリン	302
		時変弾性モデル	1
こ		脂肪細胞	357
交感神経	38, 123, 215	収縮不全	279
交互脈	255, 258	収縮末期エラスタンス	2, 144
高度肥満合併	259	重症心不全	271, 385
興奮収縮連関	8, 78	循環平衡理論	143
骨格筋異常	123	循環補助治療	220
コルホルシンダロパート	203	硝酸イソソルビド	286
		硝酸薬	286
さ		小児	373
サイクリック AMP	73, 368	情報伝達	74

索引

静脈還流曲線	143
静脈系血管拡張薬	288, 289, 290
徐脈性心不全治療	329
腎機能障害	166
心筋トロポニン	20
心筋ミオシン活性化薬	42, 81
心筋リモデリング	121
神経体液性因子	121, 134
心血行動態的	89
腎血流増加	76
心原性ショック	138, 200
心室リモデリング	280
心腎連関症候群	166
新生児	374
心臓-心室カップリング	145
心臓移植	126, 128, 413
心臓移植適応基準	221
心臓型ミオシン軽鎖キナーゼ	25
心臓再同期療法	118, 125
心タンポナーデ	99
心電図トリガー	407
腎動脈狭窄症	195
心肺補助装置	221
心拍応答不全	330
心不全	188
心房細動	301
心房性ナトリウム利尿ペプチド	357

す・せ

睡眠時無呼吸	259
生活の質	124
生体内分子モーター	19
静注強心薬	46
センシタイザー	11
全身血管抵抗指数	289
先天性心疾患	373

そ

僧帽弁狭窄症	311
僧帽弁閉鎖不全症	313
僧帽弁弁輪部運動	34
組織低灌流	111, 182

た

体外式補助人工心臓	418
体外設置型	413
大動脈内バルーンパンピング	221, 404
大動脈弁狭窄症	100, 306
大動脈弁疾患	306
大動脈弁閉鎖不全症	308
体内設置型	413
他臓器機能評価	220
単心室循環	373

ち

超高齢社会	429
直視下僧帽弁切開術	312
治療抵抗性心不全	218

て

低灌流	95
低酸素応答	363
低心機能症例	181
低心拍出状態	317
低拍出症候群	336
低用量	387
デノパミン	77, 79, 241
電撃性肺水腫	157, 192
電子伝達系	16
点滴強心薬	53, 54

と

糖尿病	371
動脈圧反射	146
動脈拡張作用	89
動脈系血管拡張薬	288, 289, 290
動脈血液ガス	412
ドカルパミン	78, 240

特異的徐脈薬	4	非虚血性	103
独歩リハビリ	431	肥大型心筋症	98
ドパミン	53, 73, 76, 77, 168, 201, 215, 238, 367, 382	ピモベンダン	77, 78, 203, 226, 264, 284, 383
ドパミン受容体	73	頻脈性心不全治療	326

ふ

フォレスター（Forrester）分類	116, 148, 195, 253, 334, 391
フォンタン	373
負荷血液量	141
副交感神経	38
部分アゴニスト	79
フレイル	431
プロテインキナーゼ	368

ドブタミン	53, 77, 78, 79, 91, 114, 137, 151, 167, 174, 183, 201, 215, 237, 367, 382, 386		
ドブタミン負荷	302		
トルバプタン	131		
トロポニンC	7		
トロポミオシン	20		

に・の

2型イノシトール1,4,5 三リン酸受容体	347
ニコランジル	288
ニトログリセリン	286
尿量増加	76
ノルアドレナリン	73, 169, 202, 239, 367, 382
ノルエピネフリン	59, 134, 239

へ・ほ

併用療法	389
ベスナリノン	80
弁膜症	306
補助人工心臓	126, 128, 221, 410
ホスホジエステラーゼ（PDE）III 阻害薬	41, 66, 238, 348

ま・み

末梢血管抵抗	387
末梢低灌流	122
ミオシン	18
ミオシン活性化薬	82
ミオシン軽鎖	20
水利尿薬	249
ミトコンドリア	14
ミルリノン	77, 79, 137, 151, 170, 202, 371

は

肺血管抵抗値	395, 424
肺高血圧症	173, 175, 424
肺動脈圧	97
肺動脈楔入圧	334
肺動脈性肺高血圧症	100
ハイブリッド薬	80, 81
肺胞液クリアランス	363
肺胞毛細血管膜リモデリング	362
肺内シャント	364
バソプレシン受容体拮抗薬	124
バソプレシン	245
バルサルバ負荷	302

や

薬物治療抵抗性	221

ひ

非ST上昇型急性心筋梗塞	335

索 引

ら・り

ランジオロール	203
利尿ペプチド	134
リモデリング変化	254
流量補助	411

る・れ

ループ利尿薬	124
レニン-アンジオテンシン-アルドステロン系	123, 135, 400
レニン-アンジオテンシン系	278, 356
レボシメンダン	137

わ

心拍出量	87
心拍出量曲線	142, 143

欧文

α 受容体	367
α_1 受容体	76
α_2 受容体	370
$\alpha\beta$ 遮断薬	358
ACE 阻害薬	278, 400
ACT	408
ADHERE 試験	55, 150
afterload mismatch	192
AMI (acute myocardial infarction)	333
ANP	357
ARB	278, 357
ASV	248, 256
ATP	12, 83
ATP 分解酵素	13
ATTEND 試験	179, 252
A キナーゼ	73
β 遮断薬	46, 93, 107, 118, 129, 135, 274, 357
β 受容体	367
β_1 受容体	39
β_1 受容体刺激薬	73
β_2 受容体	216, 367
biased Brownian ratchet model	22
BNP (B-type natriuretic peptide)	135, 243
bridge to recovery	416
BTT (bridge to transplant) therapy	418
B タイプ利尿ペプチド	135
Ca^{2+} 感受性増強薬	11
Ca^{2+} センサイザー	224, 228
Ca^{2+} トランジェント	8
Ca^{2+} ポンプ	8
cAMP	12, 73, 368
cardiac power	151
Ca トランジェント	74
chronotropic incompetence	330
Clinical Scenarios	195
cMLCK (cardiac myosin light chain kinase)	25
combined pre-capillary PH and post-capillary PH	177
COPD	213
CPI (cardiac power index)	289, 290
CPX	232
CRT	125, 248, 256, 298
destination therapy	427
diastolic augmentation	405
DIG 試験	234, 265
DOA	238
DOB	237
eNOS (endothelial nitric oxide synthase)	353
EPOCH (effects of pimobendan on chronic heart failure)	130, 234, 265
ESCAPE	148, 179
E セレクチン	138
FFR (force-frequency relationship)	325

索引

FIRST	55	NYHA 心機能分類	232, 391
FMD (flow-mediated dilatation)	353	N 末端プロ BNP	135
Forrester 分類	116, 148, 195, 253, 334, 391	omecamtiv mecil	24, 81
		OMI (old myocardial infarction)	333
Frank-Starling (FS) 曲線	116, 150	OPTIME-CHF 研究	263
HFpEF (heart failure with preserved ejection fraction)	248, 292, 381, 391	P-V loop	329
		PCPS (percutaneous cardiopulmonary support)	410
HFrEF (heart failure with reduced ejection fraction)	247, 292, 391	PCWP (pulmonary capillary wedge pressure)	334
Hill 関係	8	PDE III 阻害薬	41, 66, 73, 77, 91, 104, 130, 216, 224, 229, 263, 274, 297, 349, 354, 382, 386
HMRS (heartmate II risk score)	422		
IABP	404		
in vitro motility assay	19	PDE ファミリー	80
INTERMACS (Interagency Registry for Mechanically Assisted Circulatory Support)	414, 419	peripherally inserted central catheter	395
		PICC	395
		PICO trial	264, 389
ISDN	286	PKA	13, 368
istaroxime	81	post-capillary PH	176
lever-arm model	22	pre-capillary PH	174
LOS (low output syndrome)	336	primary PCI (percutaneous coronary intervention)	334
LVEF	31		
LVSWI	150	PVR (pulmonary vascular resistance)	395
MELD (models for end-stage liver disease) score	422		
		RAA 系	123, 135, 401
MOCHA 試験	248	RAP	334
MUCHA 試験	248	SERCA	41
Na^+/Ca^{2+}	8	SERCA2a	347
nesiritide	171	sliding theory	20
nitroglycerin	171	SOAP II	56
NO	280	specific activity scale	132
Nohria-Stevenson 分類	116, 160, 218, 253, 336	SRCa ポンプ	81
		stage D	419
non-dipper	194	STEMI (ST elevation MI)	334
Noria-Stevenson 分類	116, 391	stressed volume	156
NSTEMI (Non-ST elevation MI)	335	ST 上昇型心筋梗塞	334
NT-proBNP	135	SVRI	150, 289, 290
NTG	286	Swan-Ganz カテーテル	90

systolic unloading	405	ventricular interdependence	210
TR	317	volume central shift	192
unstressed volume	156	VTI	162
VAS (ventricular assist system)	410, 416	weaning	408
vascular failure	154	wood units	395
ventricular interaction	210	worsening renal function	158

ここが知りたい
強心薬のさじ加減   ⓒ

発　行	2016年3月18日　初版1刷
編著者	北　風　政　史
発行者	株式会社　中外医学社
	代表取締役　青　木　　滋
	〒162-0805　東京都新宿区矢来町62
	電　話　　（03）3268-2701（代）
	振替口座　　00190-1-98814番

印刷・製本/三和印刷(株)　　　　　　＜MM・SI＞
ISBN978-4-498-13642-7　　　　　Printed in Japan

JCOPY ＜(株)出版者著作権管理機構 委託出版物＞

本書の無断複写は著作権法上での例外を除き禁じられています．
複写される場合は，そのつど事前に，（社）出版者著作権管理機構
（電話 03-3513-6969，FAX 03-3513-6979，e-mail: info@jcopy.
or. jp）の許諾を得てください．